Band 9 Traumatologie, Querschnittlähmungen

Herausgegeben von
W. Heipertz

Bearbeitet von
S. Brauer-Slach, G. Krum, V. Paeslack,
A. Pape, C. Wittmann, L. Zichner

190 Abbildungen
26 Tabellen

1997
Georg Thieme Verlag
Stuttgart · New York

Die Deutsche Bibliothek – CIP-Einheitsaufnahme

Physiotherapie : Taschenlehrbuch in 14 Bänden / hrsg. von A. Hüter-Becker ... – Stuttgart ; New York : Thieme.
NE: Hüter-Becker, Antje [Hrsg.]

Bd. 9. Traumatologie, Querschnittlähmungen : Tabellen / hrsg. von W. Heipertz. Bearb. von S. Brauer-Slach ... – 1997
NE: Heipertz, Wolfgang [Hrsg.]; Brauer-Slach, Sabine

Printed in Germany

Satz und Druck:
Druckhaus Götz GmbH, Ludwigsburg
Gesetzt auf CCS Textline (Linotronic 630)

ISBN 3-13-101321-4 1 2 3 4 5 6

Umschlaggestaltung:
Matthias Winkler, Thun/Schweiz
Illustrationen:
Viorel Constantinescu, Bukarest

Wichtiger Hinweis: Wie jede Wissenschaft ist die Medizin ständigen Entwicklungen unterworfen. Forschung und klinische Erfahrung erweitern unsere Erkenntnisse, insbesondere was Behandlung und medikamentöse Therapie anbelangt. Soweit in diesem Werk eine Dosierung oder eine Applikation erwähnt wird, darf der Leser zwar darauf vertrauen, daß Autoren, Herausgeber und Verlag große Sorgfalt darauf verwandt haben, daß diese Angabe **dem Wissensstand bei Fertigstellung des Werkes** entspricht.

Für Angaben über Dosierungsanweisungen und Applikationsformen kann vom Verlag jedoch keine Gewähr übernommen werden. **Jeder Benutzer ist angehalten,** durch sorgfältige Prüfung der Beipackzettel der verwendeten Präparate und gegebenenfalls nach Konsultation eines Spezialisten festzustellen, ob die dort gegebene Empfehlung für Dosierungen oder die Beachtung von Kontraindikationen gegenüber der Angabe in diesem Buch abweicht. Eine solche Prüfung ist besonders wichtig bei selten verwendeten Präparaten oder solchen, die neu auf den Markt gebracht worden sind. **Jede Dosierung oder Applikation erfolgt auf eigene Gefahr des Benutzers.** Autoren und Verlag appellieren an jeden Benutzer, ihm etwa auffallende Ungenauigkeiten dem Verlag mitzuteilen.

Weitere Bände

Band 1 Biomechanik, Ergonomie, Arbeitsmedizin

Band 2 Physiologie, Trainingslehre

Band 3 Psychologie, Pädagogik, Soziologie, Berufslehre, Wissenschaftliches Arbeiten, Geschichte

Band 4 Untersuchungs- und Behandlungstechniken

Band 5 Praxis der physikalischen Therapie

Band 6 Massage, Gruppenbehandlung, Hygiene, Erste Hilfe, Verbandtechnik, Allgemeine Krankheitslehre

Band 7 Orthopädie

Band 8 Chirurgie, Frauenheilkunde

Band 10 Innere Medizin

Band 11 Neurologie, Psychiatrie

Band 12 Pädiatrie, Neuropädiatrie

Band 13 Sportmedizin

Band 14 Prävention, Rehabilitation, Geriatrie

Anschriften

Brauer-Slach, Sabine, Lehranstalt für Krankengymnastik, Städtische Kliniken Frankfurt/Main-Höchst, Gotenstraße 6–8, 65929 Frankfurt/Main

Heipertz, Wolfgang, Prof. Dr. med. (Universität Frankfurt); Mozartstr. 18, 65779 Kelkheim

Hüter-Becker, Antje, Hollmuthstr. 20, 69151 Neckargemünd

Krum, Gudrun, Idsteiner Str. 31, 65728 Niedernhausen

Paeslack, Volkmar, Prof. Dr. med., Orthopädische Univ.-Klinik, Schlierbacher Landstr. 200a, 69118 Heidelberg

Pape, Anneliese, Orthopädische Univ.-Klinik, Rehabilitationszentrum für Querschnittgelähmte, Schlierbacher Landstr. 200a, 69118 Heidelberg

Schewe, Heidrun, Dr., Franklinstr. 21, 10587 Berlin

Wittmann, Christl, Orthopädische Universitätsklinik, Querschnittzentrum, Schlierbacher Landstr. 200a, 69118 Heidelberg

Zichner, Ludwig, Prof. Dr. med., Ärztl. Dir. d. Orthopäd. Univ.-Klinik Friedrichsheim, Marienburgstr. 2, 60528 Frankfurt

Vorwort der Herausgeber zum Gesamtwerk

1959 wurde das Lehrbuch der Krankengymnastik erstmals von Lindemann, Teirich-Leube und Heipertz herausgegeben, ein damals vierbändiges Werk, das vielen Schülern und Lehrern eine wertvolle Lern- und Unterrichtshilfe war.

1979 wurde das Konzept erneuert: Aus vier gebundenen Bänden wurden elf Taschenbücher mit neuen Autoren und erweiterten Inhalten. In der Nachfolge von Lindemann war H. Cotta Herausgeber und mit ihm W. Heipertz – spiritus rector der Erstausgabe – sowie A. Hüter-Becker und G. Rompe. Auch dieses Lehrbuchkonzept hat sich über viele Jahre mit mehrfachen Aktualisierungen der Einzelbeiträge bewährt.

1994 ist das neue Gesetz über die Berufe in der Physiotherapie verabschiedet worden und ebenfalls eine neue Ausbildungs- und Prüfungsverordnung für Physiotherapeuten, die jetzt gesetzlich geschützte Berufsbezeichnung der bisherigen Krankengymnasten. Der Lehrgang in der Physiotherapie dauert nun drei Jahre, die Ausbildungsinhalte wurden dem erweiterten Spektrum und der gewachsenen Kompetenz des Berufsbildes angepaßt. Diese strukturelle und inhaltliche Neugliederung der Ausbildung war Anlaß, auch die Lehrbuchreihe völlig neu zu konzipieren:

Die wissenschaftlichen Grundlagenbeiträge wurden ergänzt durch die neuen Ausbildungsfächer Pädagogik, Soziologie, Einführung in wissenschaftliches Arbeiten, Rehabilitation, Prävention, Sportmedizin und Arbeitsmedizin. In die klinischen Fächer wurde die Geriatrie eingefügt; die krankengymnastischen Behandlungstechniken wurden erweitert. Der Umfang der Lehrbuchreihe ist auf vierzehn Bände gewachsen, die in einem zeitgemäßen Layout erscheinen.

Dieses neue Konzept wird verantwortet von einer Physiotherapeutin/Krankengymnastin – A. Hüter-Becker – sowie Prof. Dr. med. W. Heipertz und einer Expertin für Bewegung und Bewegungskontrolle – Dr. H. Schewe – als Herausgeber der Gesamtreihe. Die Einzelbände werden zusätzlich von Bandherausgebern betreut: bei überwiegend krankengymnastischen Inhalten von Physiotherapeuten, bei überwiegend medizinischen Inhalten von Ärzten.

Die jetzt ausgeschiedenen Herausgeber des Taschenlehrbuches Krankengymnastik, H. Cotta und G. Rompe, haben über Jahrzehnte mit ihrer über die Grenzen Deutschlands hinaus anerkannten Fachkompetenz dem Lehrbuch der Krankengymnastik Geltung verschafft und dazu beigetragen, es als Standardwerk zu etablieren. Sie haben sich mit diesem Engagement um die Krankengymnastik verdient gemacht.

Auch dieses neue Lehrbuchkonzept lebt vom Austausch zwischen Herausgebern, Autoren und Lesern, zu dem wir Schüler und Lehrer der Physiotherapie ausdrücklich ermutigen wollen. Wir sind dankbar für alle Vorschläge, die dazu beitragen, diese Lehrbücher den Erwartungen derer, für die sie geschrieben wurden, anzugleichen, damit sie eine optimale Lern- und Arbeitshilfe werden.

Heidelberg, Berlin, Frankfurt, März 1996

Antje Hüter-Becker
Heidrun Schewe
Wolfgang Heipertz

Vorwort

Mit der Neukonzeption der Lehrbuchreihe wurden auch die Inhalte der Einzelbände neu geordnet.

So ist jetzt in diesem Band 9 das Kapitel über die angeborenen und erworbenen Querschnittlähmungen mit der Traumatologie zusammengefaßt. Beide Kapitel wurden gründlich überarbeitet, so daß die Darstellung dem aktuellen Stand der ärztlichen und physiotherapeutischen Behandlungsmöglichkeiten entspricht. Dabei wurden sowohl neuere operative Versorgungen berücksichtigt als auch die daraus resultierenden veränderten Behandlungsprogramme der Physiotherapie. Wachsendes Verständnis für funktionelle Zusammenhänge bei Haltung und Bewegung prägt die aktive Physiotherapie; wie sehr dies auch bei der Rehabilitation von querschnittgelähmten Kindern, Jugendlichen und Erwachsenen deutlich wird, haben die Autoren im Kapitel Querschnittlähmungen an diesem vielschichtigen Behinderungsbild dargestellt.

Aus Gründen der besseren Lesbarkeit wurde darauf verzichtet, die männliche und die weibliche Bezeichnung (der/die Physiotherapeut/in oder der/die Patient/in) nebeneinander zu setzen. Wenn die weibliche Form gewählt wird, ist selbstverständlich auch der Mann gemeint und umgekehrt.

Die aktualisierten Inhalte erscheinen nun auch in einer neuen äußeren Gestaltung des Buches. Hierfür und für die aufgeschlossene Zusammenarbeit sei den Mitarbeitern des Thieme Verlages – vor allem Frau Grützner und Herrn Menge – herzlich gedankt.

Heidelberg, November 1996 Antje Hüter-Becker

Inhaltsverzeichnis

1 Traumatologie

1.1 Einführung und Grundsätzliches zur ärztlichen Behandlung ··· 1
L. Zichner
1.1.1 Ursachen von Traumen ··· 1
1.1.2 Voraussetzungen, Methoden und Ziele der Therapie ··· 1
1.1.3 Wunden und Narben ··· 3
Wunden und Wundheilung ··· 3
Narben und Bindegewebsveränderungen ··· 4
Ausgedehnte Hautdefekte ··· 5
1.1.4 Muskel- und Sehnenverletzungen ··· 6
Heilungsfähigkeit ··· 6
Offene Muskelverletzungen ··· 6
Geschlossene Muskelverletzungen (Muskelrisse) ··· 7
Offene Sehnenverletzungen ··· 7
Geschlossene Sehnenverletzungen (Sehnenrisse) ··· 8
1.1.5 Verletzungen peripherer Nerven ··· 9
Verletzungsformen und -folgen und Heilungsfähigkeit ··· 9
Offene Nervenverletzungen ··· 10
Geschlossene Nervenverletzungen ··· 10
1.1.6 Gefäßverletzungen ··· 11
Offene Gefäßverletzungen ··· 11
Gedeckte Gefäßverletzungen ··· 12
1.1.7 Gelenkverletzungen ··· 12
Klinisches Bild ··· 12
Kontusion ··· 12
Zerrung ··· 13
(Über-)Dehnung ··· 14
Bandruptur ··· 14
Luxation ··· 16
1.1.8 Allgemeine Frakturlehre ··· 18
Ursachen, Grade und Komplikationen von Frakturen ··· 18
Einteilung der Frakturen ··· 19
Klassifikation der Frakturen ··· 22

Klinische Symptome ··· 22
Heilungsvorgänge der Fraktur ··· 23
Zur Frakturbehandlung ··· 25
Metallentfernung ··· 33
Lagerungsschienen ··· 34
1.1.9 Allgemeines zu Kopf- und Körperhöhlenverletzungen ··· 38
1.1.10 Mehrfachverletzungen ··· 38

1.2 Allgemeine Richtlinien der physiotherapeutischen Behandlung ··· 39
S. Brauer-Slach, G. Krum
1.2.1 Bedeutung der Physiotherapie in der Traumatologie und Anforderungen an das Personal ··· 39
1.2.2 Untersuchung – Behandlungsziel – Behandlungsplan ··· 40
1.2.3 Prophylaktische Aufgaben der Physiotherapie ··· 40
Präoperative physiotherapeutische Behandlung ··· 40
Prophylaktische physiotherapeutische Aufgaben bei bettlägerigen Patienten ··· 44
Prophylaktische physiotherapeutische Aufgaben bei Patienten mit Gipsversorgung ··· 44
1.2.4 Behandlungsprinzipien ··· 46
Übungsstabilität/Belastungsstabilität ··· 46
Belastung (Gangschulung) ··· 46
Grundsätzliches zur Physiotherapie bei polytraumatisierten Patienten ··· 48
1.2.5 Anmerkungen zu einigen Behandlungen ··· 54
Dekubitusprophylaxe und -behandlung ··· 54
Kryotherapie ··· 54
Bewegungsbad ··· 55
Schlingentisch ··· 56
Elektrotherapeutische Anwendungen ··· 57
Neurophysiologische Behandlungsmöglichkeiten ··· 57
Manuelle Therapie ··· 57
Manuelle Lymphdrainage ··· 58
Übungen vor dem Spiegel ··· 58
Selbständiges Üben – Hausaufgaben ··· 58
Parallellaufende Behandlungsmöglichkeiten ··· 59

1.3 Kopfverletzungen ··· 59
S. Brauer-Slach, G. Krum, L. Zichner
1.3.1 Hautverletzungen am Kopf ··· 59
1.3.2 Schädel-Hirn-Verletzungen ··· 59
Anatomische und physiologische Gegebenheiten ··· 59
Frakturen im Bereich des Kopfes ··· 60
Schädel-Hirn-Trauma ··· 61

1.4 Wirbelsäulenverletzungen ··· 65
S. Brauer-Slach, G. Krum, L. Zichner
1.4.1 Halswirbelsäulenverletzungen ··· 70
Sogenanntes Schleudertrauma ··· 70
Halswirbelfrakturen ··· 73
1.4.2 Brustwirbelfrakturen ··· 78
1.4.3 Lendenwirbelfrakturen ··· 85
1.4.4 Komplikationen und Spätschäden ··· 92
Wirbelsäulenverletzungen ohne Rückenmarksschädigung ··· 92
Rückenmarksschädigung ··· 92

1.5 Brustkorbverletzungen ··· 93
S. Brauer-Slach, G. Krum, L. Zichner
1.5.1 Rippenfrakturen ··· 93
1.5.2 Sternumfrakturen ··· 97

1.6 Beckenverletzungen ··· 98
S. Brauer-Slach, G. Krum, L. Zichner
1.6.1 Beckenfrakturen ··· 98
1.6.2 Frakturen der Hüftgelenkspfanne ··· 106
1.6.3 Traumatische Hüftluxationen ··· 110

1.7 Verletzungen der unteren Gliedmaßen ··· 114
S. Brauer-Slach, G. Krum, L. Zichner
1.7.1 Proximale Femurfrakturen ··· 114
1.7.2 Femurschaftfrakturen (Diaphysäre Frakturen) ··· 122
1.7.3 Distale Femurfrakturen ··· 130
1.7.4 Kniegelenkverletzungen ··· 132
Ursachen und Formen ··· 132
Verletzungen des Kniegelenk-Streckapparates ··· 132
Patellafrakturen ··· 132
Band- und Binnenschäden des Kniegelenkes ··· 138
1.7.5 Unterschenkelfrakturen ··· 164
Proximale Tibiafrakturen ··· 165
Unterschenkelschaftfrakturen ··· 170
Distale Tibiafrakturen ··· 178
1.7.6 Sprunggelenkverletzungen ··· 179
Anatomische und physiologische Gegebenheiten und klinisches Bild ··· 179
Bandverletzungen im Bereich des oberen Sprunggelenkes ··· 179
Knöchelfrakturen ··· 185
1.7.7 Achillessehnenriß ··· 191
1.7.8 Fußverletzungen ··· 194

Luxation und Stauchung ··· 194
Fuß- und Zehenfrakturen ··· 195

1.8 Verletzungen des Schultergürtels und Armes ··· 204
S. Brauer-Slach, G. Krum, L. Zichner
1.8.1 Verletzungen des Schultergürtels ··· 204
Anatomische und physiologische Gegebenheiten ··· 204
Klavikulafrakturen ··· 204
Skapulafrakturen ··· 209
Gelenkverletzungen des Schultergürtels ··· 212
1.8.2 Schultergelenkverletzungen ··· 218
Kapsel-Band-Schäden des Schultergelenkes ··· 219
Traumatische Luxation des Schultergelenkes ··· 222
Rezidivierende Luxation des Schultergelenkes ··· 228
1.8.3 Humerusfrakturen ··· 230
Frakturen des Humeruskopfes und -halses ··· 230
Humerusschaftfrakturen ··· 236
Distale Humerusfrakturen ··· 243
1.8.4 Ellenbogengelenkverletzungen und proximale Unterarmfrakturen ··· 252
Kapsel-Band-Läsionen und Luxationen ··· 252
Olekranonbruch ··· 255
Radiusköpfchenfrakturen ··· 258
1.8.5 Komplikationen der Ellenbogengelenkverletzungen ··· 260
Ischämische Kontraktur ··· 260
Myositis ossificans (heterotope Ossifikationen) ··· 261
Verletzung des N. ulnaris ··· 262
1.8.6 Unterarmschaftfrakturen ··· 263
Distale Unterarmfrakturen ··· 268
Parese des N. medianus ··· 273

1.9 Handgelenk- und Handverletzungen ··· 275
S. Brauer-Slach, G. Krum, L. Zichner
1.9.1 Bedeutung, Prinzipien und Zeitplan der Behandlung ··· 275
1.9.2 Verletzungen der Haut ··· 276
1.9.3 Sehnenverletzungen ··· 277
Überblick über die operativen Methoden ··· 277
Strecksehnenverletzungen ··· 277
Beugesehnenverletzungen ··· 278
1.9.4 Nervenverletzungen ··· 278
1.9.5 Luxationen ··· 278
Luxationen der Handwurzel ··· 278
1.9.6 Frakturen im Bereich der Handwurzel ··· 279
Frakturen des Kahnbeins ··· 279
Frakturen anderer Handwurzelknochen ··· 280

1.9.7 Mittelhandbrüche ··· 280
Bennett-Luxationsfraktur ··· 280
Frakturen der Metakarpalknochen ··· 281
1.9.8 Frakturen der Phalangen ··· 282

1.10 Störungen im Heilverlauf ··· 293
S. Brauer-Slach, G. Krum, L. Zichner
1.10.1 Dystrophisches Syndrom (Sudeck-Erkrankung) ··· 293
1.10.2 Verzögerte Frakturheilung, Pseudarthrose ··· 298
1.10.3 Osteitis/Osteomyelitis ··· 300
1.10.4 Ischämische Kontraktur ··· 302

2 Erworbene Querschnittlähmungen
A. Pape, V. Paeslack

Einleitung ··· 305
2.1 Krankheitsbild ··· 306
2.2 Ursachen ··· 309
2.3 Klinischer Befund ··· 311
Motorik ··· 311
Sensibilität ··· 312
Vegetative Funktionen ··· 312
Begleitverletzungen, Sekundärschäden, Komplikationen jenseits der Primärphase ··· 319
Behandlungsverlauf ··· 325
2.4 Klinischer Sport ··· 409
2.4.1 Ziele ··· 409
2.4.2 Rollstuhl ··· 410
2.4.3 Rollstuhltraining ··· 417
Rollstuhltraining bei Patienten mit einer Paraplegie ··· 418
Rollstuhltraining bei Patienten mit einer Tetraplegie ··· 435
Rollstuhltraining – Zusammenfassung ··· 442
2.4.4 Sportarten ··· 443
Tischtennis ··· 443
Bogenschießen ··· 448
Schwimmen ··· 454
Basketball ··· 455
Rollstuhl-Rugby ··· 456
Rollstuhlsportarten ··· 459

Literatur ··· 464

Sachverzeichnis ··· 469

1 Traumatologie

1.1 Einführung und Grundsätzliches zur ärztlichen Behandlung

L. Zichner

1.1.1 Ursachen von Traumen

Unter Trauma versteht man die Einwirkung einer direkt oder indirekt ansetzenden äußeren Gewalt auf den Organismus. Die Verletzungen werden von unterschiedlichen Ursachen ausgelöst: Stoß, Schlag, Anprall, Geschoß, Temperatur, Strahlen usw. Beeinflußt werden sie von der Beschaffenheit der einwirkenden Gegenstände (Größe, Gewicht, Oberfläche, kinetische Energie) und der Widerstandsfähigkeit der betroffenen Körperregion und -gewebe. Nach ihrer Entstehung unterscheiden wir Straßenverkehrs-, Arbeits-, Sport- und häusliche Unfälle.

1.1.2 Voraussetzungen, Methoden und Ziele der Therapie

Die Traumatologie befaßt sich mit der Behandlung und Rehabilitation verletzter Menschen. Zu den Zielen der Unfallchirurgie gehört es, Ursachen und Folgen einer Verletzung und deren therapeutische Beeinflussung zu erfassen.

Am Anfang der Behandlung wird daher in der Regel die ärztliche Diagnosestellung und die Therapie durch den Arzt stehen. Sie wird nach Maßgabe der Verletzungsschwere und der erfolgten therapeutischen Eingriffe begleitet durch unterstützende Maßnahmen. Oft umsorgt ein Behandlungsteam in der Folge den Verletzten. Neben Arzt und Pflegepersonal, medizinisch-technischen Helfern und Beschäftigungstherapeuten kommt dem Physiotherapeuten eine wichtige Aufgabe zu.

Ärztliche und physiotherapeutische Maßnahmen haben die völlige Wiederherstellung des Verletzten zum Ziel. Wenn bleibende Beeinträchtigungen unvermeidlich sind, sollen ihre Auswirkungen möglichst gering gehalten werden. Durch operative und konservative Behandlungsmaßnahmen wird eine Kompensation fortbestehender Ausfälle angestrebt.

Die ärztliche Versorgung frischer Verletzungen darf nicht nur die akute Situation, sondern soll auch den Dauerzustand berücksichtigen. Bereits die Erste Hilfe stellt häufig die Weichen für ein gutes Behandlungsergebnis; sie ist um so wichtiger bei schweren Verletzungen wie beim Polytrauma oder der Querschnittlähmung. Hier sind bereits die ersten Maßnahmen am Unfallort entscheidend für das weitere Vorgehen sowie den Behandlungserfolg und damit die Grundlage für ein befriedigendes funktionelles Behandlungs- und Rehabilitationsergebnis.

Der Erfolg unfallchirurgischer Sofort- und Spätmaßnahmen ist oft von vorbereitender, begleitender und abschließender Übungsbehandlung abhängig. Die Durchführung der Physiotherapie erfordert eine gezielte Verordnung und Planung. Weitere funktionelle Methoden, wie z. B. Beschäftigungstherapie, sind hierbei einzubeziehen; auch Sport und Spiele (klinisch und als Versehrtensport) haben großen Wert in der Rehabilitationsphase. Versorgung mit orthopädisch-technischen Hilfsmitteln, Umschulung u. a. helfen bei der sozialen und beruflichen Wiedereingliederung.

Zu den Voraussetzungen erfolgreicher physiotherapeutischer Tätigkeit in der Traumatologie gehören neben anatomischen und physiologischen Grundlagen, neben Beherrschung der Techniken auch Kenntnisse über Verletzungsmechanismen und -formen sowie über ärztliche Behandlungsmethoden und -ziele. Diese sollen im vorliegenden traumatologischen Band vermittelt werden. Dabei werden Gebiete, die für die Physiotherapie von geringerer Bedeutung sind, oder über die in anderen Bänden nachzulesen ist (z. B. Schock, Erste Hilfe, innere Verletzungen), nur gestreift.

Vorrang hat in diesem Band die Besprechung frischer Verletzungen des Stütz- und Bewegungsapparates und ihrer Behandlung unter Einschluß häufiger Komplikationen. Ärztliche Maßnahmen werden so weit aufgeführt, wie es zum Verständnis der physiotherapeutischen Behandlungsempfehlungen und -anweisungen zweckmäßig ist. Schwerpunkte bilden jene Verletzungen, bei denen die Übungsbehandlung besonders vordringlich oder erfolgversprechend ist.

Wann immer möglich werden in der Traumatologie funktionelle Methoden angewandt. Kann sie nicht ohne vorausgegangene Operation (z. B. bei Fersenbeinbruch, Oberarmkopfbruch) durchgeführt werden, strebt man an, durch chirurgische Eingriffe Stabilität der verletzten Gliedmaßenabschnitte zu erzeugen. Wird Übungsstabilität oder sogar Belastungsstabilität erreicht, streben Übungsbehandlung und weitere physikalische Maßnahmen die Wiederherstellung der Funktion der betroffenen Extremität an.

1.1.3 Wunden und Narben

•••• Wunden und Wundheilung

Verletzungen der Haut sind häufig und werden als Wunden bezeichnet. Sie werden durch mechanische, thermische und chemische Schädigungen verursacht. Die häufigen gewaltsamen Durchtrennungen von Haut oder Schleimhaut entsprechen in ihrer Form der Art der einwirkenden Gewalt (Abb. 1.**1 a–d**):

- Schnittwunden haben glatte Wundränder,
- Hiebwunden zeigen Quetschungen der sonst glatten Wundränder,
- Stichwunden lassen tiefer gelegene Verletzungen erwarten,
- Quetschungen entstehen durch stumpfe Gewalt, die auch unter der Haut gelegene Strukturen treffen,
- Platz- und Rißwunden weisen unregelmäßige Ränder auf,
- Schußwunden führen zu tiefen, weitreichenden Zerstörungen,
- Bißwunden können mit hochvirulenten Erregern u. a. kontaminiert werden.

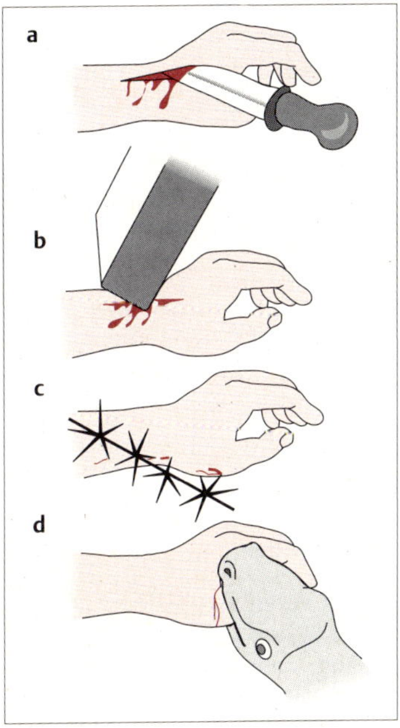

Abb. 1.**1 a–d** Häufige Wundformen. **a** Schnitt- und Stichwunde, **b** Quetschwunde, **c** Rißwunde, **d** Bißwunde

Die *Wundheilung* erfolgt in der Regel spontan und besteht im Verschluß des Defektes durch vernarbendes Stützgewebe und in anschließender Wiederherstellung des deckenden Epithels. Dies gelingt *primär,* wenn glatte Wundränder aneinanderliegen und unter geringfügiger Gewebsneubildung wieder verschmelzen; dies erreicht man durch Adaptation der Wundränder, bei größeren Wunden durch die chirurgische Naht. Bei klaffenden oder infizierten Wunden sowie bei Verbrennungswunden kommt es zur Heilung *per secundam.* Es bilden sich Granulationen; die Wunde zieht sich zusammen und füllt sich auf, schließlich epithelisiert sie. Nachteil der Sekundärheilung ist die kosmetisch unschöne, oft flächenhafte und gegen die Unterlage gezügelte Narbe.

Die *operative Wundbehandlung* strebt die Schaffung glatter Wundverhältnisse zur Erzielung primärer Heilung an und besteht in Ausschneidung der Wundränder im Gesunden (innerhalb 6 Stunden!) und Unterschneidung der Randzonen (zur Vermeidung übermäßigen Zuges der Naht), in sorgfältiger Nahttechnik, sterilem Verband und, soweit erforderlich, Ruhigstellung. Sie ist bei der offenen Wundbehandlung wichtig, wenn Wundverhältnisse und äußere Umstände nur eine „Wundtoilette" zulassen; darunter versteht man die Säuberung des Wundgebietes von Verunreinigungen, Abtragung gequetschten und schlecht durchbluteten Gewebes sowie Blutstillung. Gleichzeitig werden Maßnahmen gegen Wundödem (Hochlagerung) und Tetanusprophylaxe eingeleitet. Neben der passiven Schutzimpfung gegen Wundstarrkrampf wird heute die aktive Immunisierung durchgeführt; sie besteht aus dreimaliger Injektion von Tetanol innerhalb eines Jahres in festgelegten Abständen sowie in Wiederholungsimpfungen in mehrjährigen Abständen, je nach Disposition – beispielsweise zweijährlich bei exponierten Sportlern.

Zur lokalen Behandlung gegen Verbackung und Schrumpfung des Narbengewebes sowie gegen Kontrakturen, die die Beweglichkeit beeinträchtigen können, kommen physiotherapeutische Maßnahmen zur Hyperämisierung, Lockerung und Dehnung in Betracht. Spezielle Salben und Massagen unterstützen das Geschmeidigwerden von Narben.

Wenn ausgedehnte Verletzungen längere Bettruhe erfordern, ist Thrombose- und Embolieprophylaxe angezeigt (S. 44).

•••• Narben und Bindegewebsveränderungen

Wunden von größerer Ausdehnung und mit Verletzung tieferer Gewebe – z. B. bei komplizierten Frakturen und offenen Gelenkverletzungen, nach operativer Knochenbruchbehandlung, wiederherstellenden Eingriffen und Amputationen – führen zu entsprechend großen und sichtbaren Narben. Sie können (ähnlich wie Verbrennungsnarben) *Bindegewebsschäden* hinterlassen, die Beachtung und Behandlung erfordern.

Denn das Bindegewebe dient als Gleit- und Ernährungsgewebe und ist somit für die Funktion der Gliedmaßen von größerer Bedeutung; es spielt eine maßgebliche Rolle bei Gelenksteife und Kontrakturen, ebenso wie bei der Sudeck-Dystrophie.

Die Regenerationskraft des Bindegewebes ist manchmal so ausgeprägt, daß eine Wucherung resultiert, die für die Heilung der anderen Gewebe nachteilig ist. Derart wucherndes Bindegewebe droht zu schrumpfen und bedarf dehnender Maßnahmen (nach Kohlrausch), durch die nicht nur die Kontraktur behandelt wird, sondern der Abbau überschüssigen Bindegewebes gefördert wird. In diesem Sinn wirkt jedoch nur der sanfte und langdauernde Dehnreiz, während brüske Reize durch neuerliche Einrisse die Schrumpfungstendenz fördern.

Andauernde Ödembildungen sind für das Bindegewebe ausgesprochen schädlich. Nach Verletzungen können Höhlen mit seröser Auskleidung der Wände und Lymphergüsse beobachtet werden; hier wird chirurgisches Vorgehen erforderlich. Bei der traumatischen Abscherung der Haut gegenüber der Faszie mit Abriß des subkutanen Bindegewebes kann es zu erheblichen Störungen des Lymphabflusses kommen.

Blutergüsse im Unterhautfettgewebe *(Hämatome)* werden im frischen Zustand durch Eisanwendungen, komprimierende Verbände und kurze Ruhigstellung behandelt. Bei älteren Hämatomen kommen physikalische Maßnahmen wie Wärmeanwendungen, Diadynamik und statische und dynamische Übungen zur Anwendung.

Bei größeren Hautgeschwüren und Verletzungen, die mit ausgedehnten Narbenbildungen heilen, läßt sich das Epithelwachstum von den Rändern zur Mitte hin anregen. Durch Massagen (Bindegewebsmassage) kann eine Lösung von der Unterlage und eine heilungsfördernde Hyperämie erzielt werden. Narbenzügelungen gegen die Unterlage wirken sich besonders störend an Amputationsstümpfen aus. Wegen der recht guten Dehnfähigkeit des frischen Bindegewebes ist es wichtig, daß die Therapie gegen Narbenschrumpfung frühzeitig einsetzt.

•••• Ausgedehnte Hautdefekte

Wenn primär durch das Unfallereignis große Hautdefekte entstanden sind oder sekundär nach Demarkierung von infizierten, kontusionierten oder abgelederten Hautbezirken oder nach Verbrennungen flächenhafte Hautverluste eingetreten sind, müssen plastische Verfahren zur Deckung angewandt werden:

Reverdin-Plastik: Subkutisfreie Epidermisinseln von Fingernagelgröße werden auf gut granulierendes Wundbett versetzt.

Thiersch-Plastik: Eine größere subkutisfreie und dünne Epithelschicht wird mit Messer oder Dermatom gewonnen und auf den Defekt gebracht. Eine mögliche Sekretansammlung wird durch kleine Inzisionen verhindert.

Größere – auch gefäßgestielte – Vollhautverschiebeplastiken werden bei tieferen Defekten vorgenommen (z. B. Cross-leg).

Postoperativ ist eine kurzfristige Ruhigstellung der Extremität angezeigt. Danach setzt eine anfänglich behutsame, dann allmählich sich steigernde Mobilisation ein.

1.1.4 Muskel- und Sehnenverletzungen

• • • • Heilungsfähigkeit

Bei diesen Verletzungen sind Dauer und Ergebnis der Heilungsvorgänge sehr unterschiedlich.

Die *Muskulatur* gehört zu den besonders gut mit Blutgefäßen versorgten Geweben und zeigt deshalb gute Heilungstendenz.

Die *Sehnen* enthalten dagegen keine gut verzweigten Blutgefäße. Sie gehören, wie Gelenkbänder, Faszien und Menisken, zum bradytrophen Gewebe, das wegen seines trägen Stoffwechsels nur geringe Regenerationsfähigkeit aufweist. Die Ernährung der Sehnen erfolgt zu etwa gleichen Teilen vom zugehörigen Muskel, von der Ansatzstelle am Knochen aus und durch Diffusion vom Sehnengleitgewebe.

• • • • Offene Muskelverletzungen

Wunden, die die Haut und das Unterhautfettgewebe durchdringen, verursachen offene Muskelverletzungen mit den Gefahren einer *Infektion* durch Eintritt von Erregern (eingedrungene Fremdkörper wie Metall, Holz, Geschosse). Zerfetztes Gewebe und Gewebstaschen bieten vor allem den anaerob wachsenden Tetanus- und Gasbranderregern einen Nährboden und erfordern sorgfältige chirurgische Versorgung. Diese besteht in einer Ausschneidung bzw. Glättung der Wundränder und Entfernung gequetschten Muskelgewebes (Débridement) sowie in guter Adaption der Muskelstümpfe, um die Voraussetzungen für glatte Heilung und volle Wiederherstellung der Funktion zu schaffen.

Die *Heilung* von Muskelwunden erfolgt nicht unter Neubildung kontraktiler Elemente, sondern durch straffes Bindegewebe (Narbe); ein Funktionsverlust ist deshalb jedoch nicht zu befürchten.

Ausgedehnte Muskelquetschungen – etwa bei einer Verschüttung – gehen mit Allgemeinerscheinungen vom Schock durch Blutverlust bis zum

Crush-Syndrom durch Myoglobinausfall in den Nieren einher; sie können zu ischämischen Muskelnekrosen und zur Urämie führen.

•••• Geschlossene Muskelverletzungen (Muskelrisse)

Muskelrisse werden überwiegend durch Einwirkung der eigenen Körperkräfte hervorgerufen und nur im Ausnahmefall durch äußere Gewalt (Quetschung des Muskels gegen den darunterliegenden Knochen). Bei einem Mißverhältnis zwischen Kraftanstrengung und Beanspruchungsgrenze des Gewebes, vor allem infolge mangelhafter Koordination der Muskulatur, kommt es zum Muskelteilriß oder Muskeldurchriß. Spontanrisse, die aufgrund einer „falschen Bewegung" beim Sport, aber auch bei alltäglichen Bewegungen ohne besondere Belastung auftreten, werden auf entzündliche oder degenerative Veränderungen (Alterungsprozesse) des Muskels zurückgeführt.

Die leichteste Verletzung ist die *Muskelzerrung*. Sie beruht auf feinen Einrissen der Muskelfasern und bedarf ebenso wie ein kleiner Muskelriß keiner nennenswerten Schonung. Wenn jedoch Durchblutungsstörungen oder Verspannungen der Muskulatur zugrunde liegen, sind physiotherapeutische Maßnahmen zur Entspannung der Muskulatur und zur Durchblutungsförderung angezeigt.

Größere *Muskelrisse* sind in frischem Zustand als schmerzhafte Eindellung des angespannten Muskels tastbar. Sicher darzustellen sind sie durch die Ultraschalluntersuchung. Sie verlangen Ruhigstellung und anschließend Verbandbehandlung (Tape-Verband). Vollständige Muskelrisse sind – je nach Lokalisation, funktioneller Wichtigkeit, Beanspruchung und Alter des Patienten – operativ zu versorgen und anschließend für 4–6 Wochen partiell ruhigzustellen; danach erfolgt vorsichtig dosierte physiotherapeutische Behandlung.

Die Verletzung selbst, aber auch unsachgemäße Behandlung, kann zur *Myositis ossificans* (verknöchernde Muskelveränderung, heterotope Ossifikationen) führen. Ernährungsstörungen der Muskulatur infolge gleichzeitiger Gefäßverletzung bzw. unsachgemäßer Massagen kommen als Hauptursachen in Betracht. Wenn eine Myositis infolge gestörter nervöser Versorgung auftritt, wird sie als *Myositis ossificans circumscripta neurotica* bezeichnet. Auch kongenitale polytope Formen sind bekannt.

•••• Offene Sehnenverletzungen

Sehnen werden bei tieferen Schnitt-, Stich-, Schuß- und Quetschwunden, aber auch bei Verbrennungen verletzt; die Kontinuitätstrennung zeigt sich am Funktionsverlust. Die Behandlung besteht je nachdem, ob es sich um eine völlige oder Teildurchtrennung handelt und an welcher Stelle sie sich befindet, in primärer Naht oder in späterer Versorgung. Dem entsprechen handchirurgische Begriffe wie „aufgeschobene Dringlichkeit" (Unterlassung sofortiger Wundversorgung) und „Niemandsland" (Verzicht auf primäre Sehnennaht bei Durchtrennung von Fingerbeugesehnen in bestimmten Abschnitten, insbesondere distal des Retinaculum flexorum [Lig. transversum carpi]). Nach Versorgung von Sehnenverletzungen, aber auch nach Sehnenplastiken und zu ihrer Vorbereitung ist eine intensive physiotherapeutische Behandlung in Verbindung mit Beschäftigungstherapie erforderlich.

Bakterielle *Sehnenscheidenentzündungen* können sich auch bei „Bagatellverletzungen" entwickeln; in das Sehnengleitgewebe eingedrungene Erreger führen zu folgenschweren eitrigen Entzündungen, die in den Sehnenscheiden fortschreiten. Gefürchtet ist die V-Phlegmone, die sich infolge einer Verbindung zwischen den Beugesehnenscheiden des Daumens und des Kleinfingers entwickeln kann.

Ausreichend lange Ruhigstellung für 6 Wochen nach Sehnenverletzungen ist nicht nur zur Sicherung von Sehnennähten, sondern auch zur Vermeidung oder Verbreitung einer Infektion angezeigt und wird auch bei einer tiefen Stichverletzung (z. B. Eintreten eines rostigen Nagels) vorgenommen. Funktionelle Behandlung ist in besonders gelagerten Fällen, z. B. bei Beugesehnennähten, möglich.

•••• Geschlossene Sehnenverletzungen (Sehnenrisse)

Die geschlossenen Sehnenverletzungen reichen von sog. Zerrungen bzw. Überdehnungen bis zum Riß. Neben kleinen Einrissen werden häufig vollständige subkutane Durchreißungen beobachtet.

Die subkutanen Rupturen großer Sehnen beruhen oft auf einer Degeneration des Sehnengewebes; seltener kommt es zu Rissen gesunder Sehnen infolge unkoordinierter körpereigener Gewalt. Häufig treffen mehrere Ursachen zusammen, darunter altersentsprechende oder vorzeitige Abnutzung, einseitige Überforderung bzw. Dauerbeanspruchung, deformierende Veränderungen im Sehnengleitlager.

Die gesunde Sehne ist in der Lage, jeder bewußten, auch größten Kraftentfaltung des zugehörigen Muskels standzuhalten. Dementsprechend haben die Sehnen kräftiger Muskeln einen großen Querschnitt. Sehnen sind nur sehr geringfügig dehnbar; das ist eine Voraussetzung für die Kraftübertragung. Bei nicht vorgeschädigtem Sehnengewebe ist weniger mit einem Riß der Sehne selbst als mit Einrissen am Übergang von der Muskulatur in die Sehne oder mit Ausrissen des Sehnenansatzes zu rechnen: Strecksehnenabrisse am Fingerendglied, traumatische Sehnenausrisse am Rollhügel (Trochanter), am vorderen oberen Darmbeinstachel (Spina iliaca anterior superior), an der Ellenbogenspitze (Olekranon).

Als auslösendes und gelegentlich ursächliches Moment für die *Achillessehnenruptur* kommen vor allem gestörte Bewegungsabläufe, Unebenheiten des Bodens, Abrutschen von einer Stufe und dadurch bedingte unkoordinierte Muskelanspannung, gelegentlich auch ein Schlag gegen die gespannte Sehne in Betracht. Am ehesten sind beim Sport Achillessehnenrisse ohne schon bestehende degenerative Veränderungen zu beobachten.

Bei der *Ruptur der Quadrizepssehne* stehen altersbedingte Vorgänge ganz im Vordergrund; sie wird vor allem in der zweiten Lebenshälfte gesehen. Dies gilt ebenso für die *Bizepssehnenruptur*, bei der, ebenso wie bei der Ruptur der Supraspinatussehne und der Daumen- und Fingerstrecksehne, degenerative Veränderungen ursächlich führend sind. Ein überwiegend traumatischer Supraspinatussehnenriß geht mit Abhebung einer Knochenlamelle einher.

Die Behandlung der geschlossenen Sehnenruptur erfolgt im frischen Zustand allgemein operativ. Das gilt insbesondere für die „großen Sehnen", wie Achillessehne, Quadrizepssehne und Lig. patellae. Bei Ruptur der langen Bizepssehne wird dagegen in Abhängigkeit vom Lebensalter und der beruflichen Beanspruchung eher konservativ vorgegangen. Veraltete Sehnenrisse an der oberen Extremität werden häufig funktionell behandelt, während an der unteren Gliedmaße plastische Verfahren zur Restabilisierung der Gliederkette angewendet werden.

1.1.5 Verletzungen peripherer Nerven

•••• Verletzungsformen und -folgen und Heilungsfähigkeit

Eine Nervenschädigung äußert sich durch sofort einsetzende motorische und sensible Ausfälle im Ausbreitungsgebiet des Nervs; sekundär zeigt sie sich in Veränderungen von Haut, Gefäßen, Muskulatur und Knochen mit atrophischen Störungen und Deformierungen. Bei nahezu 5% aller Verletzungen liegt eine Nervenbeteiligung vor.

Nervenverletzungen haben sehr unterschiedliche Heilungstendenz, je nach Form der Schädigung (mechanisch, elektrisch, thermisch oder chemisch bzw. unmittelbar infolge Mangeldurchblutung) und nach ihrem Schweregrad. Man unterscheidet
- Neuropraxis (Entmyelinisierung unter Erhaltung der Neuroaxone),
- Axonotmesis (Unterbrechung der Axone),
- Neurotmesis (vollständige Nervendurchtrennung).

Spontane Regeneration ist bei der Neuropraxis zu erwarten und bei Axonotmesis möglich; bei Neurotmesis erfolgt trotz Nervennaht oft nur unvollständige Regeneration. Bei einer Reinnervation kehrt die Nervenfunktion in der Reihenfolge: Schweißdrüsentätigkeit, Kälteempfindlichkeit, Wärmegefühl, Berührungsempfindung und zuletzt motorische Funktion zurück. Die Regenerationsfähigkeit beträgt nach Überbrükkung der Läsionsstellen etwa 1 mm pro Tag.

•••• Offene Nervenverletzungen

Die Behandlung offener Nervenverletzungen besteht bei sauberen Wundverhältnissen in der Naht, anderenfalls in Sekundärnaht oder plastischer Versorgung nach abgeschlossener Wundheilung bzw. 4–6 Wochen nach der Verletzung. Auch späterhin (nach 6 Monaten und später) ist noch eine Naht möglich, deren Heilungsaussichten wegen der zwischenzeitlichen Atrophie der distalen Nervenscheiden und Muskelendplatten sowie der sensiblen Organe jedoch schlecht sind.

Bei kompletter Leitungsunterbrechung müssen die Nervenstümpfe durch Naht oder – bei ausgedehnten Defekten, die eine Naht ohne Spannung nicht gestatten – durch Überbrückung mit Transplantaten vereinigt werden.

Nach Nervennähten ist bis zu ihrer Reißfestigkeit eine mehrwöchige Ruhigstellung im Gipsverband erforderlich; eine vorsichtig dosierte Übungsbehandlung mit Schutz vor Überdehnungen schließt sich an. Die postoperative physiotherapeutische Behandlung erfolgt nach funktionellen Gesichtspunkten. Nach passiven Bewegungsübungen wird frühzeitig aktiv geübt, wobei auch Funktionsschienen zur Anwendung kommen.

•••• Geschlossene Nervenverletzungen

Bei geschlossener Nervenschädigung wie Überdehnung und Distorsion oder Luxation (der Schulter), Druck oder Zug unter einer Operation wird zunächst abgewartet. Neben Übungsbehandlung ist Reizstromtherapie erforderlich; Exponentialströme in Längsrichtung der Muskulatur haben sich bewährt. Die Elektrotherapie beschleunigt die Regeneration des peripheren Nervs nicht, wirkt aber der Atrophie der denervierten Muskelfasern entgegen und schafft so die Voraussetzungen dafür, daß der regenerierte Nerv ein ausreichend funktionstüchtiges Erfolgsorgan vorfindet.

Kommt es jedoch bei fortlaufender Untersuchung innerhalb von 3 Monaten nicht zu Regenerationszeichen, muß der Nerv freigelegt werden. Bei Zunahme neurologischer Störungen nach einer Verletzung ist operative Revision angezeigt; sie erfolgt vor allem bei örtlichem Trauma, Fraktur, Luxation und stumpfer Gewalt. Der Nerv wird freigelegt und von Druck entlastet; dies ist besonders wichtig bei den Nn. fibulares (peronaei) sowie beim N. radialis und N. ulnaris.

Eine *Schonungsatrophie* der Oberschenkelmuskulatur bei und nach Kniegelenksverletzungen kann zur Fehldiagnose einer Parese des M. quadriceps femoris infolge Schädigung des N. femoralis führen. Die Inaktivitätsatrophie betrifft aber neben der vom N. femoralis innervierten Streckmuskulatur auch die Beuger und Adduktoren; umgekehrt fehlen bei einer Schonungsatrophie Sensibilitätsstörungen, die bei einer Schädigung des peripheren Nervs zusätzlich vorliegen. Die Klärung der Diagnose erfolgt im Zweifelsfall durch Elektromyographie. Immer müssen bei Diagnostik und Behandlung von Nervenschäden Innervationsanomalien sowie Überlappungen der Versorgungsgebiete benachbarter Nerven berücksichtigt werden.

Werden bei einer Nervenlähmung keine prophylaktischen therapeutischen Maßnahmen ergriffen, entstehen paralytische *Kontrakturen.* Sie zeigen der Wirkung der nichtgelähmten Antagonisten entsprechend typische Bilder: Krallenhand bei Ulnarislähmung, Fallhand bei Radialislähmung, Affenhand bei Medianus-Ulnaris-Lähmung, Spitz-Klump-Fuß bei Ischiadikus- bzw. Peronäuslähmung. Im Verlauf des ersten Unfalljahres geht die Atrophie der Muskulatur, die sich innerhalb weniger Wochen einstellt, in fibröse Degeneration über.

Die vasomotorisch-atrophischen Störungen aufgrund von Nervenverletzungen bestehen in den ersten Wochen in einer Erwärmung der betroffenen Region, danach in verminderter Durchblutung und schließlich in Atrophie. Neben Hyperkeratose bilden sich atrophische Geschwüre mit schlechter Heilungstendenz, und es finden sich Störungen des Haar- und Nagelwachstums sowie der Pigmentierung und der Schweißsekretion.

1.1.6 Gefäßverletzungen

Verletzungen der Gefäße führen zu Blutungen aus dem verletzten Gefäß und/oder zur Minderdurchblutung der abhängigen Partien. Kleinere Gefäße können unterbunden werden, größere müssen genäht oder durch Interponate überbrückt werden.

•••• Offene Gefäßverletzungen

Die frische Gefäßeröffnung oder offene Gefäßdurchtrennung manifestiert sich häufig durch eine eindrucksvolle Blutung. Sie sistiert gelegentlich durch lokale Verlegung der Gefäßverletzung oder dadurch, daß sich der durchtrennte Gefäßschlauch einrollt.

•••• Gedeckte Gefäßverletzungen

Gedeckte Höhlenverletzungen (Abdomen, Thorax, Schädel) kaschieren nicht selten zusätzliche Gefäßverletzungen. Klinisch dokumentiert sich die Verletzung von Arterien durch eine periphere Minderdurchblutung. Die akuten Symptome sind: Schmerz, Pulsverlust, Blässe, Gefühlsstörung, Lähmung, Schock. Durch die Angiographie wird die Art und das Ausmaß der Verletzung geklärt. Besondere Bedeutung kommt ihr zu bei der Kniegelenksluxation, bei suprakondylären Humerus- und Femurfrakturen und bei der Schultergelenksluxation.

Eine Sonderform stellt das Kompartment-Syndrom dar. Durch Druckerhöhung in der Faszienloge infolge Sickerblutung und Hämatom kommt es zur Gefäßverlegung von außen. Eine ausgedehnte Schädigung der Muskulatur ist die Folge, wird nicht innerhalb von Stunden entweder die arterielle Strombahn rekonstruiert oder die Druckerhöhung durch Fasziendurchtrennung reduziert (s. ischämische Kontraktur, Tibialis-anterior-Syndrom).

Arterielle Verletzungen werden je nach Lage und Größe direkt genäht, anastomosiert, mit einem Venenpatch oder -interponat versorgt oder mittels Venenbypass überbrückt. Venen werden bei peripheren Gefäßverletzungen unterbunden, Einrisse oder Unterbrechungen der zentralen Venenstämme machen eine Naht erforderlich.

1.1.7 Gelenkverletzungen

•••• Klinisches Bild

Zeichen einer Gelenkverletzung sind Schmerz, Funktionseinschränkung und Schwellung. Sie werden durch traumabedingte Reaktionen – Hyperämie, Hämatom und Ödem – im subsynovialen bzw. periartikulären Gewebe verursacht. Erhöhte Kapillardurchlässigkeit führt gleichzeitig zu einem Gelenkerguß, der wiederum eine Überdehnung der Gelenkkapsel zur Folge haben kann. Durch Röntgenaufnahmen lassen sich begleitende Frakturen sowie Bandverletzungen (gehaltene Aufnahmen) nachweisen bzw. ausschließen. Gegebenenfalls ist auch die Ultraschalluntersuchung (Schultergelenk) oder ein NMR (nuclear magnetic resonance) hilfreich und notwendig.

•••• Kontusion

Prellungen werden durch direkte stumpfe und geschlossene Traumen hervorgerufen (Schlag, Stoß, Sturz, Fall, Aufprall von Gegenständen, Einklemmung). Es kommt zu Gewebsquetschungen, die je nach Stärke der

Gewalt Haut und Unterhautfettgewebe, Muskeln, Faszien und Sehnen, Gelenkkapsel und Bänder sowie Knorpel und Knochen treffen. Folgenschwer können Prellungen des Gelenkknorpels sein, wenn Knorpelzonen mit dem darunterliegenden spongiösen Knochen imprimiert werden oder Knorpelpartien aus ihrem Verband gerissen werden (flake fractures). Hierdurch entsteht eine Inkongruenz der Gelenkflächen, welche zu vorzeitigem Verschleiß führt. Abgescherte Stücke schädigen als freie Körper zusätzlich den übrigen Knorpel. Gefäßzerreißungen führen zu Blutaustritten. Durch stärkere subfasziale Gewebsschädigung und durch Fehlbehandlung, insbesondere Massagen, kann es zu Verkalkungen in der Muskulatur kommen (Myositis ossificans = heterotope Ossifikationen). In absteigender Häufigkeit sind betroffen: Fuß, Hand und Finger, Schulter, Ellenbogen und Knie, Wirbelsäule und Hüfte.

Knochenprellungen – bevorzugt an Schienbein und Schädel – können zu schmerzhafter Knochenhautreizung und zu Auslösung periostaler Reaktionen führen.

Kontusionen durch indirekte und fortgeleitete Gewalteinwirkung werden als *Stauchungen* bezeichnet; sie betreffen vorwiegend die Knochen und den Knorpel der Gelenke.

Die Kontusion verursacht Druck- und Bewegungsschmerz, aber auch Spontanschmerzen. Die Funktionseinschränkung ist schmerzbedingt, soweit nicht Nebenverletzungen vorliegen. Es findet sich eine nichtentzündliche Schwellung durch Austritt von Gewebswasser oder Blut; ein subkutan gelegener Bluterguß äußert sich durch Hautverfärbung.

Die *Behandlung* der Prellung besteht je nach Schwere zunächst in Ruhigstellung und Hochlagerung, Kälteanwendungen und Druckverband, auch in dehnenden Maßnahmen zur Lockerung von Muskelverkrampfungen, danach in schonenden Übungen und hyperämisierenden Maßnahmen.

•••• Zerrung

Gelenkverdrehungen führen durch Überschreitung des physiologischen Bewegungsausmaßes bzw. infolge indirekter fortgeleiteter Krafteinwirkung in abnormer Richtung des Bewegungsausschlages zu Zerrungen. Bei ihnen liegt eine elastische und reversible Dehnung vor, die nicht zur Unterbrechung der ligamentären Strukturen führt; gehaltene Aufnahmen sind negativ. Die Zerrung kann ohne Folgen abheilen.

•••• (Über-)Dehnung

Eine stärkere Distorsion (Verdrehung, Verstauchung) geht mit Auflockerung von Faserbündeln und Teileinrissen von kollagenen Fasern einher, wobei jedoch die Gesamtkontinuität des betroffenen Bandes erhalten bleibt.

Klinisch findet man diffusen Spontanschmerz, Druck- und Dehnungsschmerz sowie Bewegungsschmerz. Die Funktion ist schmerzhaft eingeschränkt; es bilden sich Schwellungen und Ödeme sowie Bluterguß. Neben den Gelenkbändern sind häufig Muskulatur und Sehnen betroffen. Auch kommen Zerrungen peripherer Nerven vor. Am häufigsten ereignen sich Dehnungen am Kniegelenk (innen) und Sprunggelenk (außen).

Die *Behandlung* der Zerrung entspricht der bei Kontusion. Bei der Überdehnung ist zusätzlich eine Ruhigstellung im fixierenden Verband angezeigt, Dauer 2–6 Wochen. Anschließend werden physiotherapeutische Maßnahmen (Bewegungsübung, Muskelkräftigung) notwendig.

•••• Bandruptur

Schwere Gewalteinwirkungen führen zu Kapselbandrissen mit Kontinuitätsdurchtrennung eines oder mehrerer Bänder oder zu Bandausrissen im Bereich des Ansatzes am Knochen. Die Widerstandsfähigkeit der Bänder ist am knöchernen Bandansatz am geringsten; hier reißen sie häufig. Selten liegt der Riß über dem Gelenkspalt.

Bandrisse in der Reihenfolge ihrer Häufigkeit:
1. oberes Sprunggelenk (äußerer Bandapparat),
2. Kniegelenk (Innen- und Kreuzbänder),
3. Fingergelenke (Metakarpophalangealgelenk I, proximale Interphalangealgelenke II–V, distale Interphalangealgelenke II und III),
4. Ellenbogengelenk,
5. Schultergelenk.

Obwohl das Ausmaß der Bandverletzung bei der Bandzerreißung dem einer Luxation gleichkommt, können die Symptome denen einer leichten Zerrung gleichen. Dies darf nicht zu unzureichender Therapie führen, deren Folge ein Schlottergelenk sein kann. Voraussetzung der Therapie ist daher der Nachweis der Instabilität des Gelenkes. Der Bandriß wird durch gehaltene Röntgenaufnahmen nachgewiesen; die Röntgen-Standarduntersuchung ist zum Ausschluß oder Nachweis knöcherner Verletzungen einschließlich der knöchernen Bandausrisse vorher erforderlich. Die Arthrosonographie ist bei bestimmten Gelenken (Schulter, oberes Sprunggelenk und Kniegelenk) hilfreich und ersetzt häufig die gehaltenen Röntgenaufnahmen.

Schwere Verletzungen mit ausgedehnten Teilrissen des Kapsel-Band-Apparates und Bandzerreißungen verlangen je nach Lokalisation die sofortige Ruhigstellung oder die sofortige Operation mit Adaptationsnaht. Operative Versorgung empfiehlt sich vor allem im Bereich der häufig betroffenen Knie-, Sprung- und Daumengrundgelenke (s. dort). Anschließend wird für 4–6 Wochen gegebenenfalls eine Orthese angelegt. Gipsverbände sind inzwischen weitgehend obsolet. Im Bereich der Sprunggelenke erfolgt alternativ Versorgung mit stabilisierenden Sportschuhen oder Orthesen.

Bei konservativem Vorgehen ist eine 6wöchige Ruhigstellung im Gipsverband oder mit einer stabilisierenden Orthese und anschließend eine physiotherapeutische Behandlung erforderlich, was jedoch u.U. nur zu unvollständiger Wiederherstellung der Bandstabilität führt. Eine verbleibende Lockerung erfordert schließlich doch noch eine Operation zur passiven und aktiven Stabilisierung des Gelenkes – dies vor allem bei Menschen jüngeren Alters und bei Sporttreibenden.

Bei Diagnostik und Therapie der Bandverletzungen ist auf die Beteiligung gelenknaher Verbindungen, wie der radioulnaren Syndesmose (bei Handgelenkverstauchungen) oder der tibiafibularen Syndesmose (bei Sprunggelenksverletzungen), Rücksicht zu nehmen.

Die besonders häufige Schulterprellung und -zerrung hat oft ein anhaltend schmerzhaftes Krankheitsbild zur Folge, das ungenau als „Periarthropathia humeroscapularis“ bezeichnet wird. Es handelt sich um eine Schulterteilsteife, die infolge von Ruhigstellung bzw. unterlassener Übungsbehandlung vor allem bei Vorschäden (degenerative Halswirbelsäulenveränderung) auftritt. Dies macht die physiotherapeutische Behandlung der posttraumatischen Schulterteilsteife oft langwierig und verlangt gelegentlich eine Mobilisation in Narkose mit physiotherapeutischer Anschlußbehandlung von der Abduktionsschiene aus und auf dem Schlingentisch.

Verdrehungen des Kniegelenkes durch indirekt und drehend ansetzende Gewalteinwirkung können zu Meniskusverletzungen führen. Wenn dagegen nur geringe bzw. ungeeignete Gewalteinwirkung vorliegt und überwiegend degenerative Veränderungen die Meniskusläsion bedingen, wird besser von einer Meniskusablösung gesprochen. Die Behandlung besteht in operativer Entfernung des geschädigten Meniskusteils (s. Kniegelenk, S. 145).

•••• Luxation

Die *Verrenkung* besteht in einer verbleibenden Verschiebung der gelenkbildenden Knochen gegeneinander und setzt vollständige Risse oder weitreichende Teilrisse der Gelenkkapsel und der Bänder durch direkte oder indirekte Gewalteinwirkung voraus. Ist die Verrenkung unvollständig und der Kontaktverlust der Knochenenden nur teilweise (ungleiche Erweiterung des Gelenkspaltes), so spricht man von Subluxation. Die Luxationen werden entsprechend ihrer Entstehungsart eingeteilt:
- traumatische Verrenkung: infolge abnorm starker und plötzlicher Gewalteinwirkung mit Überbeugung oder Überstreckung,
- habituelle Verrenkung: infolge physiologischer Gewalt- bzw. Krafteinwirkung bei Anlageschwäche,
- pathologische Verrenkung: durch allmähliche, physiologische Krafteinwirkung auf pathologisch veränderte Gelenkanteile,
- sog. angeborene Verrenkung: infolge Gelenkdysplasie durch langsame, physiologische Krafteinwirkung (z. B. Hüftluxation).

Am häufigsten sind betroffen:
- traumatisch: Schulter (50%), Ellenbogen (20%), Finger- und Zehengelenke, oberes Sprunggelenk, Schultereckgelenk, Hüft-, Hand- und Kniegelenk,
- habituell: Schulter-, Femoropatellar- und Daumengrundgelenk.

Schmerzhaftigkeit und Schwellung der Gelenkgegend und Funktionseinschränkung sind allgemeine Symptome. Verformung und Fehlstellung der Gelenkenden und Blockierung des Gelenkes (federnde Fixation) sind sichere Zeichen.

Besonders großer Gewalt bedarf es zur Ausrenkung eines knöchern geführten Gelenkes wie des Hüftgelenkes; hierbei kommt es häufig zu Knochenabsprengungen. Bei Luxationsneigung infolge dysplastisch angelegter Gelenkform bedarf es keiner großen Gewalten (habituelle Luxation der Schulter, habituelle Patellaluxation).

Zur sicheren Diagnose und zur Abklärung knöcherner Begleitverletzungen müssen Röntgenaufnahmen angefertigt werden. Nach der Reposition sind Kontrollaufnahmen notwendig, zur Diagnostik eventueller Bandschäden auch gehaltene Aufnahmen. Arthrosonographie, Arthro-Computertomographie und Kernspintomographie klären inzwischen das Verletzungsausmaß besser und sind hilfreich in der präoperativen Planung.

Die wichtigsten *Komplikationen* einer Verrenkung sind Druckschäden benachbarter Nervenstränge und Durchblutungsstörungen der betroffenen Gliedmaßen distal von der Luxation durch Druck auf die Blutgefäße. Druck der luxierten Gelenkteile führt ferner zu Schäden am Gelenkknorpel mit örtlichen Nekrosen oder beim Luxationsvorgang auch zu Absche-

rungen von Knorpel-Knochen-Stücken. Da die Luxation immer mit Verletzungen der Gelenkkapsel und der Bänder einhergeht, droht bei deren Vernarbung die Schrumpfung der Gelenkkapsel. Blutergüsse in der Gelenkkapsel oder in der unmittelbaren Umgebung können nach Organisation und Resorption zusätzlich Bewegungseinschränkungen hervorrufen.
Zu Bewegungseinschränkungen neigen besonders die Schultergelenke, vor allem bei längerer Ruhigstellung in Anspreizstellung (Dreiecktuch = „Leichentuch" der Schulter). Als Spätfolgen nach Verrenkungen sind periartikuläre Verkalkungen und Verknöcherungen zu beobachten.

Die *Erstversorgung* der Luxation besteht in geeigneter Lagerung (Schiene) für den Transport, die ärztliche *Behandlung* in einer Reposition unter Zug und Gegenzug, am besten in entspannender Narkose. Die sofortige bzw. *frühestmögliche Reposition* ist anzustreben, um Komplikationen zu vermeiden oder in Grenzen zu halten – dies gilt vor allem für neurologische und Durchblutungsstörungen.

Wenn die Einrenkung konservativ nicht gelingt, muß operativ vorgegangen werden; die Operation ist auch angezeigt zur Primärversorgung begleitender Verletzungen des Kapsel-Band-Apparates und größerer Gefäße sowie ggf. zur Entlastung bei Nervendruckschaden. Auch bei gleichzeitig vorliegender Knochenverletzung (Verrenkungsbruch), die eine Reposition und Fixation der Bruchstücke erforderlich macht, sowie dann, wenn unter schonender Reposition die Gelenkform nicht wiederherzustellen ist, wird offen reponiert.

Der Erstbehandlung schließt sich eine für die Knochenheilung erforderliche und je nach Osteosyntheseart notwendige *Ruhigstellung* in Funktionsstellung des Gelenkes an, damit Verklebungen und Vernarbungen der Kapsel vermieden werden, welche die Funktion behindern würden. Baldmöglichst erfolgt Übungsbehandlung, ggf. in Verbindung mit dehnenden und lockernden Maßnahmen. Bei Kapselbandverletzungen wird häufig auf Ruhigstellung verzichtet; in Verbindung mit geeigneten Fixationsmethoden (Orthese, Tape-Verband, Stabilschuhe) ist die frühfunktionelle Behandlung Methode der Wahl.

Bei gewohnheitsmäßiger Verrenkung gelingt die Reposition nicht selten dem Betroffenen, jedenfalls erfordert sie keine Narkose. Es bedarf nur kurzer Ruhigstellung zur Schmerzlinderung (4–6 Tage). Eine durch erstmalige traumatische Verrenkung ausgelöste, aber auch die auf dem Boden einer Fehlanlage bestehende Verrenkungsneigung, die ebenfalls als habituelle oder gewohnheitsmäßige Verrenkung bezeichnet wird, erfordert operative Behandlung der Luxationsneigung. Dies wird bereits nach erstmaliger Verrenkung angestrebt.

Verrenkungen im Bereich der Schulter sind von besonderer Bedeutung. Sie treten im Schultergelenk selbst auf, aber auch im Gelenk zwischen

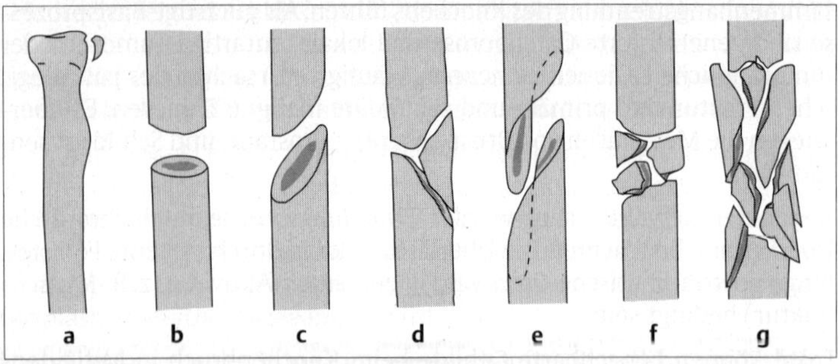

Abb. 1.2**a–g** Bruchformen **a** Längsfraktur (Meißelbruch), **b** Querbruch, **c** Schrägbruch, **d** Biegungsbruch, **e** Spiralbruch, **f** Mehrfragmentbruch, **g** Trümmerbruch

auf, je nach Größe und Zeitdauer der Gewalt: bei großen, rasch einwirkenden Kräften verläuft die Frakturlinie flach, bei langsamer Einwirkung steil. Bei zusätzlicher Biegung und/oder Stauchung (Skiverletzung) entstehen Drehkeile (bei zwei Keilen = Schmetterlingsfraktur). *Abscherfrakturen* entstehen an der Grenze von abgestützten und nichtabgestützten Knochenpartien, u. a. auch bei Luxationen. *Kompressionsfrakturen* ereignen sich überwiegend am spongiösen Knochen (Wirbel, Fersenbein, Schienbeinkopf); dieser wird dadurch stark deformiert. Der Biegungsbruch entsteht durch seitlichen Druck, der Drehbruch durch Rotationsbelastung, der Stauchungsbruch durch plötzliche, überstarke Druckbelastung, die zu Kompression vor allem gelenknaher Knochenabschnitte sowie von Wirbeln führt.

Die Frakturlokalisation gibt häufig den Bruchformen ihre Bezeichnung, z. B. mediale oder laterale Schenkelhalsfraktur usw.

Die Frakturen weisen besonders beim Erwachsenen eine mehr oder weniger deutliche Verschiebung der Bruchenden auf, die als Dislokation bezeichnet wird (Abb. 1.3**a–f**).

Wir unterteilen
- Dislocatio ad latus (zur Seite),
- Dislocatio ad longitudinem (in der Länge; mit Verkürzung, Verlängerung oder mit Einstauchung),
- Dislocatio ad axim (mit Achsenknickung) und
- Dislocatio ad peripheriam (mit Verdrehung).

Wenn der Bruch bis in ein Gelenk reicht, wird von einer *Gelenkfraktur* gesprochen, und wenn er mit einer Verrenkung kombiniert ist, von einer *Luxationsfraktur*.

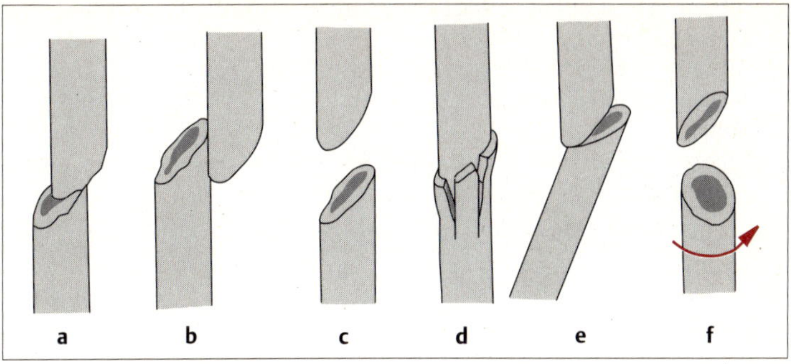

Abb. 1.**3 a–f** Verschiebungsarten der Bruchstücke **a** Zur Seite; **b–d** in der Länge: **b** Verkürzung, **c** Verlängerung, **d** Einstauchung; **e** mit Achsenknickung, **f** mit Verdrehung

Besondere Verhältnisse liegen beim gelenknahen kindlichen Bruch vor. Wenn die plötzliche Gewalt auf die noch offene Wachstumsfuge des kindlichen und jugendlichen Knochens einwirkt, kann die Epiphysenfuge betroffen sein.

Wir unterscheiden nach Aitken folgende Epiphysenfugenverletzungen und -frakturen (Abb. 1.**4 a–f**):

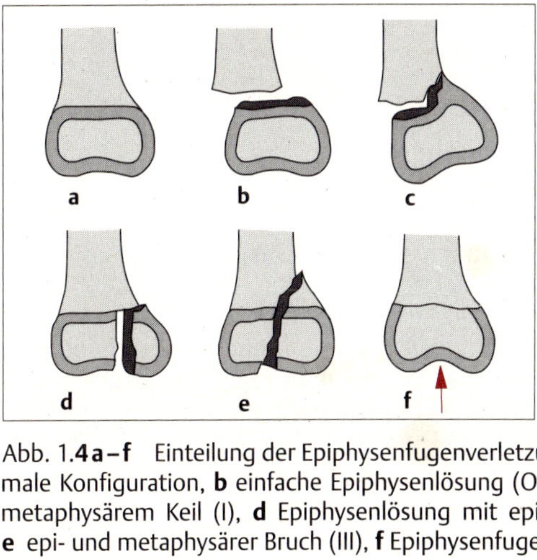

Abb. 1.**4 a–f** Einteilung der Epiphysenfugenverletzungen nach Aitken **a** Normale Konfiguration, **b** einfache Epiphysenlösung (O), **c** Epiphysenlösung mit metaphysärem Keil (I), **d** Epiphysenlösung mit epiphysärem Fragment (II), **e** epi- und metaphysärer Bruch (III), **f** Epiphysenfugenstauchung

- Aitken-Typ 0: einfache Lockerung ohne oder mit Dislokation (reine Epiphysenlösung),
- Aitken-Typ I: Epiphysiolyse mit metaphysärem Fragment,
- Aitken-Typ II: Fraktur durch die Epiphysenfuge (epiphysäres Fragment),
- Aitken-Typ III: Fraktur der Epiphysenfuge mit epi- und metaphysärem Anteil.

Eine Sonderform bildet die axiale Epiphysenstauchung mit Mikrofrakturen von Wachstumsfuge und Spongiosa.

•••• Klassifikation der Frakturen

Die Knochenbrüche der einzelnen Knochenabschnitte werden jeweils klassifiziert. Darin spiegelt sich der Schweregrad des Bruches wider, woraus sich die Behandlung ableitet und die Prognose abschätzen läßt (AO-Klassifikation der Frakturen). Ein jedes Knochensegment wird in drei Typen, jeder Typ in drei Gruppen und letztere wieder in drei Untergruppen gegliedert.

Die Klassifikation ist nach dem zunehmenden Schweregrad geordnet. Sie entspricht der Komplexität der Verletzung, dem Schwierigkeitsgrad der Behandlung und der Prognose.

Die Zuordnung zum Segment (proximal, diaphysär und distal) erfolgt durch die Lage des Frakturzentrums. Der Schweregrad wird durch den Frakturtyp aufsteigend von A nach C beschrieben. Der Frakturverlauf wird in zunehmender therapeutischer und prognostialer Schwierigkeit von 1–3 festgelegt. Untergruppen von 1–3 stellen Variationen der Gruppen dar.

•••• Klinische Symptome

Als *sichere Zeichen* einer frischen Knochenfraktur gelten: *Deformation* (Form- und Lageveränderung), *abnorme Beweglichkeit* und *Knochenreiben* (Krepitation) sowie in offenen Wunden sichtbare Knochenbruchstücke. Jedes einzelne von ihnen sichert die Diagnose. *Unsichere Knochenbruchzeichen* sind *Schwellung* (vor allem durch Bluterguß), *Schmerzhaftigkeit* und *Funktionsstörung* (functio laesa); sie können auch Symptome von Weichteilverletzungen sein. Abnorme Beweglichkeit und Krepitation werden bei unvollständigen und eingekeilten Brüchen fehlen, Knochenreiben bei Zwischenlagerung von Weichteilen zwischen die Bruchenden oder bei großer Dislokation – auch bereitet die Feststellung dieser Zeichen Schmerzen.

Schmerzfrei und am sichersten ist der Knochenbruch röntgenologisch zu diagnostizieren. Die Untersuchung erfordert *Röntgenaufnahmen in zwei Ebenen*. Wiederholungen in angemessenen Abständen gestatten die Sicherung einer zunächst fraglichen Diagnose und die Kontrolle des Heilungsvorganges. Bei Fissuren ergibt das Röntgenbild häufig erst nach 10 Tagen einen krankhaften Befund, weil dann auch der haarfeine Bruchspalt durch inzwischen eingetretene Knochenresorption deutlicher geworden ist (Kahnbeinfissur!).

Die *Fehlstellungen* können durch Knickung der Achse im X- und O-Sinne sowie nach vorn (Antekurvation) und nach hinten (Rekurvation), durch seitliche Verschiebung der Bruchstücke um weniger oder mehr als Schaftbreite, durch Verkürzung und seltener durch Verlängerung sowie durch Verdrehung (Torsion) bedingt sein; die Torsion wird häufig in ihrem Ausmaß nicht erkannt und führt dann zur Heilung unter fehlerhafter Drehung.

•••• Heilungsvorgänge der Fraktur

Knochen sind zur organspezifischen Regeneration fähig.

Ungestörte Frakturheilung

Voraussetzung zur Wiederherstellung der Kontinuität des Knochens ist die Überbrückung des Frakturspaltes. Wie bei anderen Geweben ist eine primäre und eine sekundäre Bruchheilung möglich.

- Liegen die Bruchstücke so eng aufeinander, daß von außen (Periost) oder innen (Endost) keine Gefäße einwachsen können, so geht die Knochenheilung von den Gefäßen der Havers-Osteone (angiogene Knochenbruchheilung) aus. Ein sichtbarer Kallus entsteht dabei nicht. Dieser Vorgang gilt als Heilung per primam.
- Besteht zwischen den Bruchstücken ein Spalt (Abb. 1.**5a–f**), in den vom Peri- und Endost Gefäße einsprossen können, so setzt die Knochenbruchheilung im Bereich des Blutergusses ein, der zwischen den Bruchenden entstanden ist. Hier sproßt Bindegewebe mit feinen Blutgefäßen ein. Es bildet sich der bindegewebige Kallus. Durch Umwandlung der Bindegewebszellen in Knorpel und knochenbildende Zellen entsteht ein Fixationskallus aus einem netzförmigen und regellosen Maschenwerk. Unter mechanischen Einflüssen, die zu elektrischen Impulsen transformiert werden, differenziert sich der Kallus unter Ausrichtung der Strukturen in Längsrichtung. Nach Erreichen einer Grundstabilität reduziert sich der anfänglich überschießend gebildete end- und periostale Kallus annähernd auf das Normmaß. Voraussetzungen dazu sind 1. ausreichende Durchblutung von Knochen und umgebendem Gewebe, 2. exakte und ununterbrochene Ru-

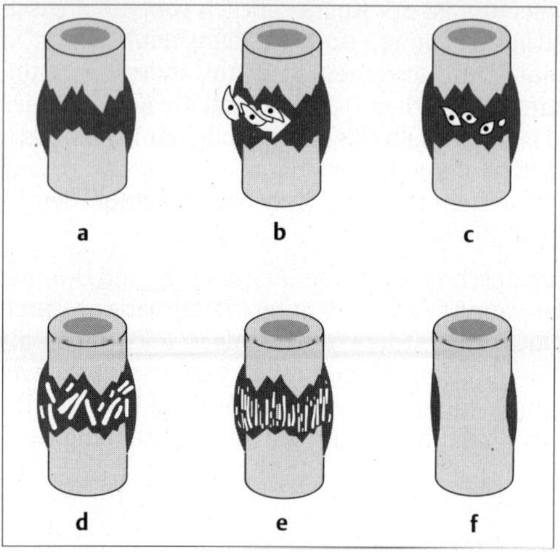

Abb. 1.5 **a–f** Sekundäre Bruchheilung über Kallusformation **a** Frakturhämatom, **b** Einwanderung von Bindegewebszellen, **c** Umwandlung in Osteoblasten, **d** regellose netzförmige Knochenbälkchen (Fixationskallus), **e** differenzierte Ausrichtung der Knochenstruktur, **f** Heilung durch trabekuläre Längsausrichtung

higstellung und 3. blande, ungestörte Verhältnisse (keine Infekte, Zytostatika usw.).

Gestörte Frakturheilung

Störungen treten auf
- bei schlechter Durchblutung des Knochens und der umgebenden Weichteile (schon bestehendes Gefäßleiden, Beeinträchtigung der Zirkulation durch das Trauma und seine Folgen, z. B. avitale Fragmente),
- bei ungenügender Ruhigstellung (mechanische Störfaktoren) der Knochenbruchheilung,
- bei lokalen Defekten (fehlendes knöchernes Substrat, Interposition von Muskulatur),
- bei lokalem Infekt (nach offener Fraktur oder Osteosynthese),
- durch Medikamente (Cortison, Zytostatika, Antikoagulantien, Indometacin u. ä.).

Ist die Vaskularisation intakt, der Bruch aber nicht permanent ruhiggestellt, kommt es zur überschießenden periostalen Kallusbildung ohne Vereinigung der Fragmente: Es entsteht die hypertrophe (Elefantenfuß-)Pseudarthrose. Ist dagegen die Durchblutung vermindert, liegt ein Infekt vor oder werden die Kallusbildung beeinträchtigende Medikamente genommen, bilden sich atrophische Pseudarthrosen aus. Der Bruchspalt ist von Bindegewebe überbrückt.

Belastungsschmerz, Instabilität, Überwärmung und eingeschränkte Funktion sind bei beiden Formen anzutreffen. Die operative Revision und Stabilisation mit oder ohne Spongiosaplastik ist erforderlich.

Die Frakturheilung unterliegt bestimmten zeitlichen Abläufen (vgl. Abb. 1.**11**). Wir sprechen von:
- verzögerter Knochenbruchheilung, wenn eine Vereinigung der Bruchenden innerhalb von 6 Monaten nicht erfolgt ist,
- ausgebliebener Knochenbruchheilung (Pseudarthrose), wenn nach 12 Monaten die Fragmente nicht fest zusammengewachsen sind.

•••• Zur Frakturbehandlung

Ziel

Die Behandlung einer Fraktur hat die Wiederherstellung der Funktion des verletzten Körperabschnittes zum Ziel. Volle Funktion läßt sich in der Regel durch Herstellen der ursprünglichen Form bei Vermeidung von Fehlstellungen sowie Gelenkversteifungen erzielen.

Grundsätzlich stehen zwei Behandlungsformen zur Wahl, die *konservative* und die *operative Therapie.*

Beide streben die Grundprinzipien der Knochenbruchbehandlung, a) Reposition, b) Retention, c) Rehabilitation, an.

Konservative Behandlung

Die Reposition der Bruchstücke erfolgt am geeignetsten in Narkose (Voll- oder Leitungsanästhesie). Unter Schmerzfreiheit und Muskelentspannung lassen sich die Bruchenden am genauesten aufeinanderstellen. Durch Zug, Gegenzug und seitlichen Druck werden die Repositionsmanöver ausgeführt. Zur Retention dienen je nach Bruchart und -ort verschiedene Verfahren. Überwiegend werden Gipsverbände (oder Kunststoffverbände und Orthesen) angelegt. Diese umfassen fast immer die beiden der Fraktur benachbarten Gelenke. Zur Vermeidung posttraumatischer oder postoperativer Ödeme und Druckschäden müssen die Verbände bis auf die Haut gespalten werden.

Wenn mit dem Gipsverband eine ausreichende Retention nicht zu erreichen ist und/oder die Fragmente sich nicht sicher reponieren lassen, können beide Behandlungsziele durch Extensionsbehandlung erreicht werden. Achsengerechter, gleichmäßiger Zug beseitigt die Verkürzung und Fehlstellung und schient durch den umgebenden Weichteilmantel die Fragmente. Ist eine bindegewebige Fixation der Bruchstücke erfolgt, wird in der Regel ein Gipsverband angelegt.

Schon gleichzeitig und noch vor erreichter Frakturkonsolidation läuft die Rehabilitationsphase ab: Während der Ruhigstellungsphase werden nach Möglichkeit schon Maßnahmen zur Erhaltung einer guten lokalen und allgemeinen Funktion durchgeführt – ein Schwerpunkt der physiotherapeutischen Behandlung.

Bereits im frischen Stadium wird physiotherapeutisch und medikamentös einer *Venenthrombose* vorgebeugt. Bei Patienten höheren Alters mit reduziertem Allgemeinzustand muß der Kreislauf unterstützt werden. Einer *Lungenentzündung* sowie Druckschäden der Haut (Dekubitus) und Harnwegsinfektionen (Rückstauung vor allem bei Hochlagerung der Beine auf Schienen) wird durch geeignete Maßnahmen entgegengewirkt.

Sobald ausreichende Frakturfestigkeit erreicht ist, schließt sich eine Übungsbehandlung mit steigender Belastung an.

Bei konservativer Behandlung von Knochenbrüchen mit länger dauernder Ruhigstellung gilt es, die sog. *Knochenbruchkrankheit* zu verhindern. Sie basiert auf der Inaktivität der verletzten Gliedmaße. Minderdurchblutung, Atrophie von Muskeln und Knochen sowie Gelenkeinsteifungen sind lokale Folgen. Ein allgemeines Trainingsverbot und Einschränkung der vitalen Funktionen sind übergeordnete Folgen. Die Erhaltung einer ausreichenden Blutzirkulation ist daher vorrangig. Sie ist lokal gefährdet, wenn frische Frakturen mit einem zirkulären Verband (Gipsverband) versorgt werden, weil der Blutabfluß und schließlich – mit steigendem Druck durch das sich entwickelnde Hämatom und die Weichteilschwellung – auch die Blutzufuhr gedrosselt werden. Es können Nervenschäden und Nekrosen in der Muskulatur und in den Weichteilen auftreten. Verkalkungen, Kontrakturen und manchmal sogar Amputation können die Folge sein. Durchblutungsstörungen im Gipsverband sind an bläulicher Hautverfärbung, Weichteilschwellung, schließlich an Blässe der körperfernen Gliedabschnitte, an Empfindungs- und Bewegungsstörungen sowie an Schmerzen zu erkennen und erfordern sofortige Erweiterung oder Entfernung des Verbandes, wenn die Hochlagerung der Gliedmaße im Anfangsstadium und die Verordnung von Medikamenten gegen das posttraumatische Ödem keine entscheidende Besserung bringen. Bei offenen Verletzungen kann eine Minderdurchblutung der Verbreitung von eingedrungenen Erregern Vorschub leisten (Anaerobier, Gasbrand und Tetanus).

Operative Behandlung

Die operative Frakturbehandlung gestattet die genaue *Reposition* der Bruchstücke und in der Regel die *stabile innere Fixation;* das läßt unmittelbar postoperativ physikalische Therapie und damit Maßnahmen gegen Durchblutungsstörungen, Muskelatrophie und Gelenkeinsteifungen zu.

Man unterscheidet unter den Osteosynthesefragen 2 Gruppen:
- stabile Osteosynthese und
- adaptierende Osteosynthese.

Stabile Osteosynthese

Das Hauptziel der stabilen Osteosynthese ist das Erreichen normaler Gelenk- und Muskelfunktion bei mechanischer Neutralisation der Frakturzone in anatomischer Stellung und mit größtmöglicher Sicherheit der Bruchheilung.

Zur Anwendung gelangen folgende Verfahren der stabilen Osteosynthese:
- *Marknagel* (Abb. 1.**6a–c**):
  Beim Quer- und kurzen Schrägbruch im mittleren Drittel langer Röhrenknochen wird nach dem Prinzip des Rohr-im-Rohr-Systems eine elastische intramedulläre Verklemmung erzielt. Im Idealfall kann sogar Belastungsstabilität erreicht werden. Der Vorzug der gedeckten Marknagelung ist, daß die Fraktur nicht eröffnet wird. Sog. Verriegelungsnägel ermöglichen es, durch Verbolzung der Bruchstücke mit dem Nagel auch Brüche im proximalen und distalen Anteil der Röhrenknochen mit dem Marknagel zu versorgen. Werden beide Fragmente verriegelt, spricht man von statischen Verhältnissen, welche

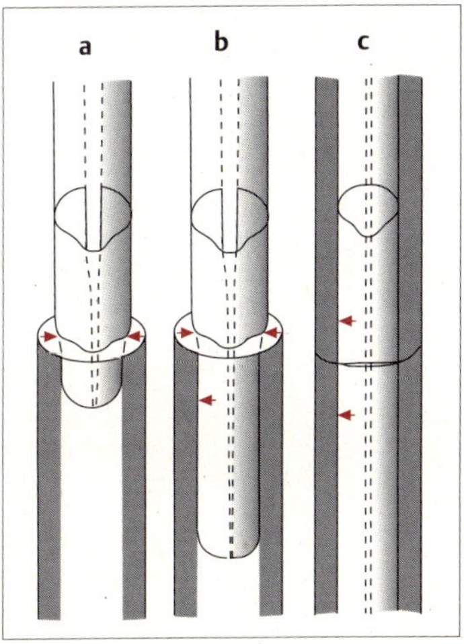

Abb. 1.**6a–c**
Prinzip der Marknagelung: Rohr-im-Rohr-System

primär hergestellt werden. Später wird ein Fragment entriegelt, der Bruch dynamisiert, d.h. die Lastübertragung auf den Frakturbezirk gerichtet. Wurden bisher Marknägel verwendet, die nach vorherigem Aufbohren des Markkanals eingebracht wurden, so kommen jetzt zunehmend Marknägel zur Anwendung, die ohne Aufbohren eingeschlagen werden. Auch sie werden je nach Frakturlokalisation „verriegelt". So können Marknägel geringeren Durchmessers bei reduzierter Fettembolie-Gefahr verwendet werden.

- *Plattenosteosynthese* (Abb. 1.7**a–c**):
  Besteht keine Indikation für den Marknagel, wird die Plattenosteosynthese angewandt. Frakturen im metaphysären Bereich und an der oberen Extremität gelten als Indikationsbereich. Die Platten werden als Kompressionsplatte bei Quer- und kurzen Schrägfrakturen, als Neutralisationsplatte bei Trümmerfrakturen und als Abstützplatte bei spongiösen Frakturen angewandt. Die Kompression der Fragmente wird entweder durch Spannen mittels Spanngerät (Abb. 1.7**a**) erreicht oder durch exzentrisch angelegte Bohrlöcher, die selbstspannend wirken (Abb. 1.7**b**). Platten mit reduzierter Auflagefläche sollen die Spongiosierung der Kortikalis unter der Platte vermindern.

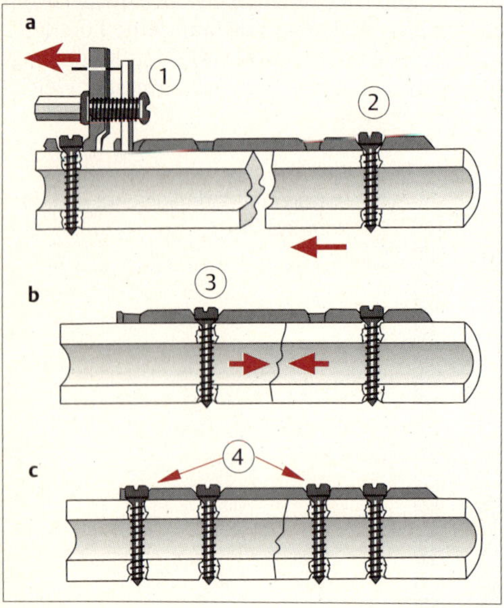

Abb. 1.7**a–c**
a Druck-(Kompressions)Plattenosteosynthese **a** Befestigung der Platte auf einer Seite mit einer Kortikalisschraube (1), Spannen mit Spezialgerät (2)
b Nach Adaptation unter Druck werden die Bruchstücke aufeinandergezogen und die Gegenseite befestigt (3) **c** Die restlichen Schrauben werden zur Fixation eingebracht (4)
b Achsenkompressionsplatte

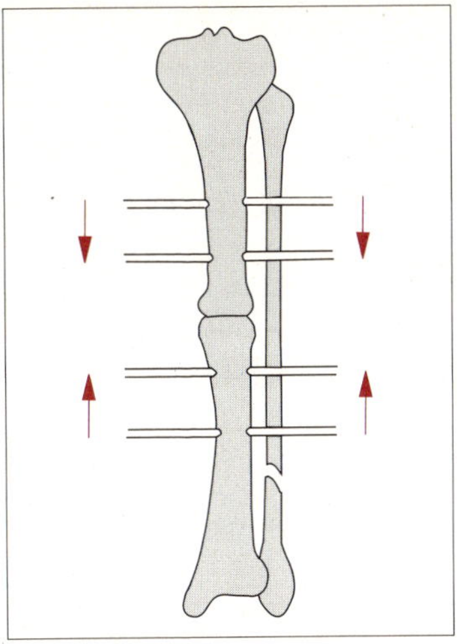

Abb. 1.**8** Über Steinmann-Nägel, die im proximalen und distalen Fragment eingebracht werden, wird äußerlich durch zwei- oder dreidimensionale Verstrebungen Druck auf die Fragmente übertragen

- *Fixateur externe* (Abb. 1.**8**):
  Eine zwei- bis dreidimensionale Verstrebung überträgt die Fixationskräfte auf die Fragmente über perkutan eingebrachte Nägel und Schrauben. Offene Frakturen ohne und mit Infekten und Trümmerbrüche werden so behandelt.

Adaptierende Osteosynthesen

Adaptierende Osteosynthesen mit Bohrdrähten, Cerclagen oder Schrauben (Abb. 1.**9 a – c** u. 1.**10 a** u. **b**) sind Teil einer Versorgung auf dem Weg zur stabilen Osteosynthese. Allein werden sie bei kindlichen Ausrißfrakturen und in Ausnahmefällen beim Erwachsenen zur Retention eines Repositionsresultates angewandt.

Bei bestimmten Fraktur- und Versorgungsformen ist die Kombination operativen Vorgehens mit vorübergehender äußerer Fixation (Gipsverband für Tage oder Wochen) angezeigt. Dies gilt insbesondere, wenn gleichzeitig Bandverletzungen vorliegen.

Bei bestimmten Frakturen alter Menschen und bei schweren Gelenktrümmerfrakturen kommt primär die endoprothetische Versorgung in Betracht (s. dort).

Die Osteosynthese schafft die besten Bedingungen für spätere volle Funktionstüchtigkeit und die Endoprothetik für die Rehabilitation alter Menschen.

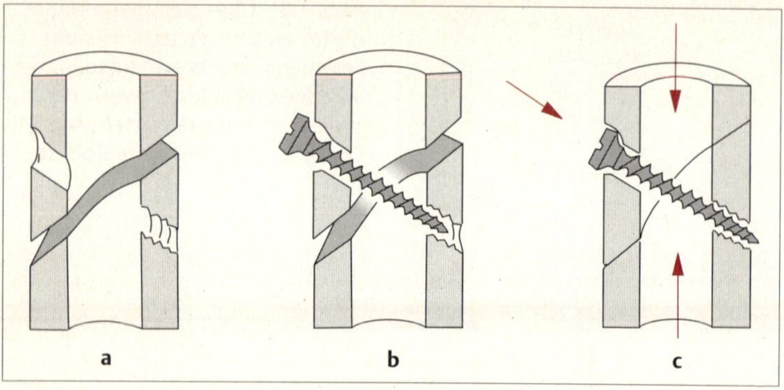

Abb. 1.**9 a–c** Schraubenosteosynthese am Röhrenknochenschaft **a** Bohren des Gleitlochs (links, mit einem Durchmesser von 4,5 mm) und des Gewindelochs (rechts, 3,2 mm) **b** Einbringen der Schraube **c** Adaptation und Kompression durch Kortikalisschraube

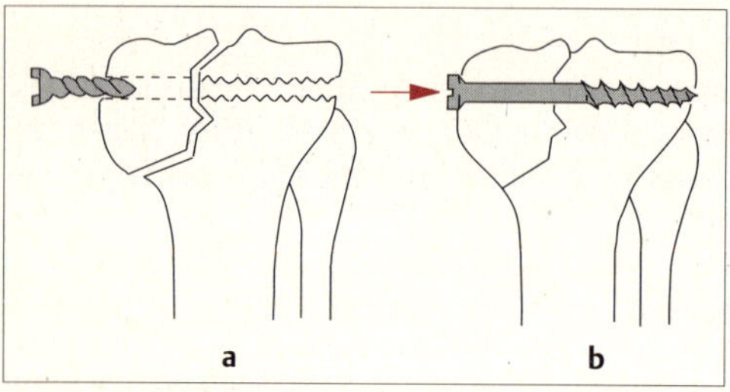

Abb. 1.**10 a** u. **b** Schraubenosteosynthese im spongiösen Bereich **a** Bohren des Schraubenkanals **b** Kompression der Fragmente durch Spongiosaschraube

Die *Osteotomie* ist eine in therapeutischer Absicht gesetzte Knochendurchtrennung; ihre Heilung entspricht der Bruchheilung. Man macht sich die bessere Knochenheilungstendenz im Bereich des spongiösen Knochens zunutze, indem man die Osteotomie in den gelenknahen Knochenabschnitten vornimmt. Sie erfolgt nach Freilegung des betroffenen Knochenabschnittes mit dem Meißel oder der oszillierenden Säge; u. a. wird die Osteotomie zur Korrektur von Fehlstellungen nach Frakturen angewendet und meistens mit einer Osteosynthese verbunden.

Die Prinzipien der *Bruchbehandlung beim Kind* sind verhältnismäßig einfach; auch hier wird achsengerechte Stellung angestrebt, doch können Achsabweichungen um so eher belassen werden, je jünger das Kind ist und je gelenknäher der Knochenbruch liegt, da es durch das weitere Wachstum weitgehend zum Ausgleich der Fehlstellung kommt. Im mittleren Drittel der Schaftknochen muß die Reposition allerdings genauer sein. Eine zu genaue Reposition ad longitudinem ist nicht notwendig, da es durch die Hyperämie im frakturierten Knochen zu einem überschießenden Längenwachstum von bis zu 4 cm kommen kann. Mit Ausnahme von Gelenkfrakturen und Bandausrissen (z.B. Frakturen durch die Wachstumsfuge der Aitken-Typen II und III, Schenkelhalsfrakturen mit Dislokation, irreponible und pathologische Frakturen, Ausrißbrüche an Patella und Olekranon), bei denen operatives Vorgehen erforderlich werden kann, liegen beim Kind günstige Voraussetzungen für die Bruchbehandlung mit konservativen Methoden vor. Drehfehlstellungen allerdings bleiben bestehen und bedürfen überwiegend der Korrektur.

Die knöcherne Festigung von Frakturen erfolgt beim Kind in kürzerer Zeit als beim Erwachsenen (Abb. 1.**11**). Ruhigstellung ist nur verhältnismäßig kurzfristig erforderlich, muß aber mit Rücksicht auf den Bewegungstrieb des Kindes u. U. mehr als nur die benachbarten Gelenke einschließen. Bei der Bewegungsbehandlung ist gerade bei Kindern der Schmerz ein besonders guter Indikator für die Dosierung. Im übrigen kann auch nach längeren Zeiträumen noch mit Funktionsbesserung und dem Gebrauch der verletzten Gliedmaße beim Spielen und bei den täglichen Verrichtungen gerechnet werden.

Die Wahl des geeigneten Behandlungsverfahrens wird immer abhängig sein von Bruchform und -lokalisation, Möglichkeiten des Behandlungsortes und Erfahrung des Behandlers. Darüber hinaus gilt es, die Vor- und Nachteile der Behandlungsformen in Einklang zu bringen mit den Vorgaben der Patienten.

Vorzüge der Gipsbehandlung: baldige allgemeine Mobilisation, insbesondere bei Gehgipsverbänden (ambulant): die Fraktur bleibt geschlossen.

Nachteile der Gipsbehandlung: keine exakte Ruhigstellung, Gefahr der „Frakturkrankheit“ oder der Sudeck-Dystrophie.

Vorteile der operativen Behandlung:

postoperativ aktive Bewegungstherapie (Verhinderung der „Frakturkrankheit“), exakte Reposition, Pflege beim polytraumatisierten Patienten.
Nachteile der operativen Behandlung: Infektion (1 – 4%), technische Mängel bei Indikation und Durchführung.

Die *Physiotherapie* muß sich auf die Art der durchgeführten Versorgung einstellen. Bei Übungsstabilität nach Osteosynthese wird mit aktiven Übungen bereits wenige Tage nach der Operation begonnen, wodurch Blutzirkulation und Lymphfluß angeregt werden und von vornherein Gelenkkontrakturen und Muskelatrophien entgegengewirkt wird. Die Physiotherapie muß neben den örtlichen Verhältnissen den Allgemein-

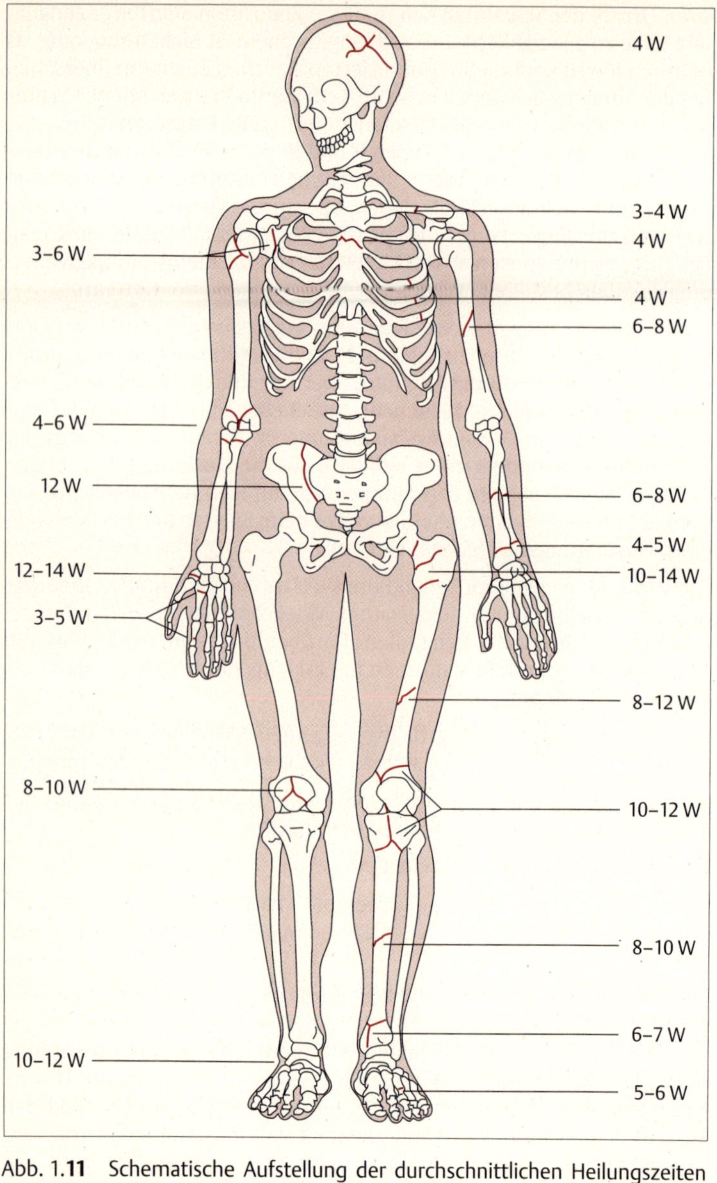

Abb. 1.**11** Schematische Aufstellung der durchschnittlichen Heilungszeiten von Frakturen in Wochen

zustand des Patienten berücksichtigen. Längere Bettruhe verlangt regelmäßige Durchführung von Atemtherapie und Kreislauftraining, vor allem bei älteren Patienten, ebenso Dekubitusprophylaxe. An der verletzten Extremität werden Spannungsübungen durchgeführt, die nichtfixierten Gelenke zur Vermeidung von Kontrakturen aktiv bewegt. Durchblutungsfördernd werden die nichtbetroffenen Gliedmaßen aktiv durchbewegt. Nicht zu unterschätzen ist die konsensuelle Wirkung auf die betroffene Gliedmaße.

Nach längerer Ruhigstellung zeigen sich als Ausdruck gestörter Durchblutung Blässe oder auch rotbläuliche Verfärbung der Haut, infolge Kapselschwellung und Stauungen verstrichene Umrisse der Gelenke und schließlich Bewegungseinschränkungen und Muskelminderung. Während Bewegungseinschränkungen vor allem bei Kindern und nach kürzerer Ruhigstellung jeweils überwiegend muskulär bedingt sind, sind sie später ligamentär und kapsulär verursacht.

•••• Metallentfernung

Die Entfernung operativ eingebrachter Metallteile (Platten, Schrauben, Drahtcerclagen, Fixateur externe) ist in der Regel notwendig. Haben die intern oder extern angebrachten fixierenden Metallkörper zur knöchernen Konsolidation von Brüchen, zur Stabilität nach Verrenkungen oder zum Durchbau von Arthrodesen geführt, so werden sie entfernt.

Dies liegt auf der Hand beim Fixateur externe, der ein- oder beidseitig die Weichteile der Gliedmaße überragt und dadurch hinderlich ist. Auch sind die perkutanen Eintrittsstellen Besiedlungswege für pathogene Keime. Sobald sich die knöcherne Heilung abzeichnet, werden daher der fixierende Apparat und die „Steinmann-Nägel“ entfernt. Je nach lokalen Verhältnissen schließt sich noch die Ruhigstellung im Gipsverband oder die Übungsbehandlung an.

Beim internen Fixationsmaterial gilt als Faustregel, daß das Osteosynthesematerial etwa nach 1 Jahr entfernt wird, vorausgesetzt, es ist knöcherne Heilung eingetreten. Die Kortikalis muß durchgehend im Röntgenbild dargestellt und der Markraum in Restauration begriffen sein.

Ist eine Fraktur mit zwei Platten stabilisiert worden, kann es angezeigt sein, erst eine Platte zu entfernen und später die zweite. Die Plattenosteosynthese führt nach knöchernem Durchbau zu einer gewissen Osteoporose des stabilisierten Knochens, da die Platte die Lastübertragung übernimmt und der Knochen durch Inaktivität atrophiert. Es ist daher nach Metallentfernung eine gewisse Schonung erforderlich, um Refrakturen zu vermeiden. Diese treten bevorzugt durch Schraubenlöcher auf. Daher ist für 4 – 6 Wochen eine Teilentlastung an Unterarmgehstöcken zu verordnen. Physiotherapeutische Übungsbehandlung erfolgt frühzeitig.

Eine besondere Schonung oder Weiterbehandlung nach Küntscher-Nagelung ist in der Regel nicht notwendig.

Sog. Stellschrauben zur temporären Transfixation bei Bandverletzungen (Syndesmose des oberen Sprunggelenkes oder Bänder des Schultergelenkes) sind nach 6 Wochen zu entfernen. Erst danach ist zunehmende Belastung oder Motilität angezeigt.

•••• Lagerungsschienen

Die Lagerung einer verletzten Gliedmaße ist wichtig
- nach dem Trauma (z.B. für den Transport, s. Erste Hilfe) und
- nach den Behandlungsmaßnahmen.

Sie verfolgt zwei Ziele: Ruhigstellung und Hochlagerung.

Dadurch dient sie in beiden Fällen
- der Schmerzlinderung,
- der Entspannung der Muskulatur,
- der Verbesserung des venösen Abflusses (Thromboseprophylaxe),
- der Vorbeugung gegen Stauungen und Ödembildungen,
- der Eingrenzung von Nachblutungen und Hämatomentwicklung.

Die Lagerung wird bei konservativem Vorgehen bis zur Konsolidation der Weichteilverhältnisse (Hämatome, Ödeme usw.) aufrechterhalten, dann schließen sich fixierende (Gips, Verbände) oder mobilisierende Maßnahmen an.

Nach operativem Vorgehen ist Lagerung bis zur Wundheilung (10–14 Tage) angezeigt. Danach oder schon während dieser Zeit sind zunehmend mobilisierende Anwendungen vorzunehmen.

Besteht jedoch weiterhin stärkere Schwellneigung oder Thrombosegefahr, muß neben der physiotherapeutischen Behandlung die Lagerung beibehalten werden.

Es gilt allgemein, daß, je weiter körperfern die Verletzung liegt, desto höher der periphere Gliedmaßenanteil zu lagern ist.

Neben der Fixation und Ruhigstellung in Gipsverbänden (s. Verbandlehre) dienen Schienen zur vorübergehenden und vor allem postoperativen Lagerung. Gebräuchlich sind die folgenden.

Untere Gliedmaßen

- *Schaumstoffschiene* (Abb. 1.**12**): Die betroffene Extremität liegt in einer angedeutet anatomischen Schaumstoffbettung; das Knie ist gering angebeugt (10–15°), der Fuß wird in Funktionsstellung (0°) gehalten.
  Sie kommt postoperativ z.B. bei hüftgelenksnahen Brüchen, Eingriffen am Knie und bei Unterschenkelbrüchen zur Anwendung.
- *Volkmann-Schiene* (Abb. 1.**13a**): Sie entspricht in ihrem Anwendungsbereich der Schaumstoffschiene. Sie besteht aus einem starren Metallrohrrahmen, der eine Blechführung hat und bespannt ist.
- *Hohe Schaumstoffschiene:* Soll die Extremität hochgelagert werden, was insbesondere auch nachts angezeigt ist, so kann eine erhöhte Schaumstoffschiene angewendet werden, welche im Kniegelenk eine Beugung von 30–45° beinhaltet. Oberschenkelschaftbrüche, aber auch Unterschenkelbrüche werden so gelagert.
- *Braun- und Kirschner-Schiene* (Abb. 1.**13b** u. **c**): Schienen aus Metallrohren, im Rahmensystem mit Binden bespannt, welche im Kniegelenk gebeugt sind, werden nach Braun benannt, wenn der Kniebeugewinkel fixiert ist. Bei der Kirschner-Schiene ist der Kniewinkel und die Länge der Gliedmaßenteile variabel einzustellen. Auch andere Modifikationen, z.B. nach Ewerwein und anderen, sind im Gebrauch. Der Fuß wird mit einem angeklebten Strumpf an einem Haken des Fußrahmens angehängt (Krapp-Schiene Abb. 1.**13d**).
- *Bewegungsschienen:* Sie haben sich in der postoperativen, aber auch in der frühfunktionellen Behandlung von nicht oder wenig dislozierten Tibiakopffrakturen bewährt.
  Bewegungsschienen werden entweder an einer Bettstange oder am Bettfußteil befestigt und erlauben durch Zügelbetätigung (Frankfurter Schiene) oder eigene Muskelanspannung (Ulmer Schiene) die

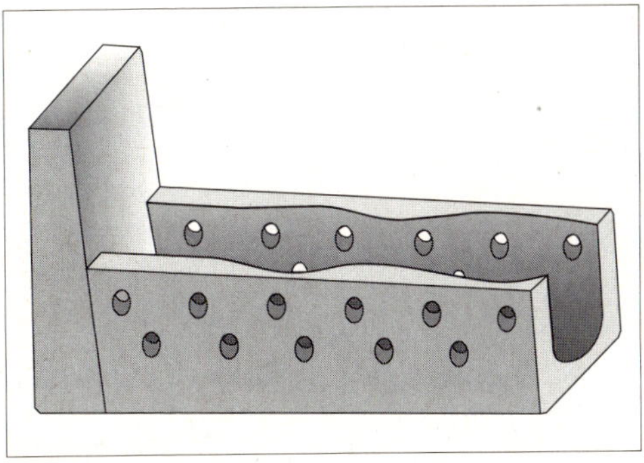

Abb. 1.**12** Schaumstoffschiene

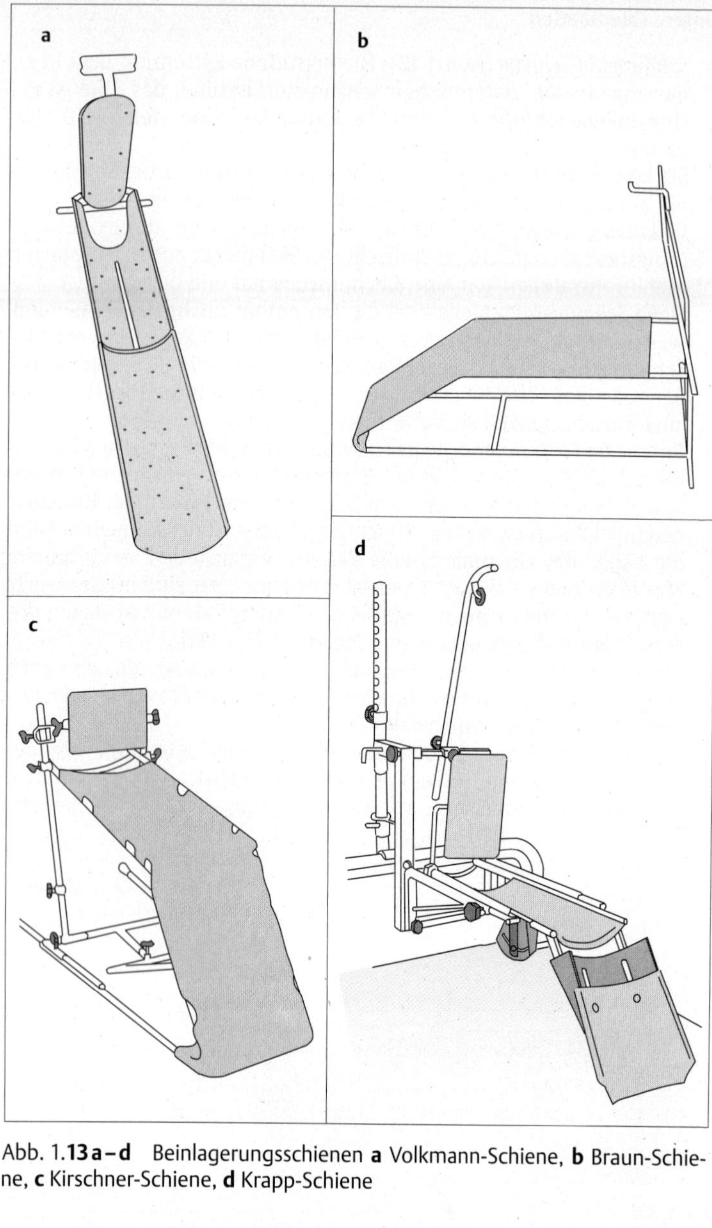

Abb. 1.**13 a–d** Beinlagerungsschienen **a** Volkmann-Schiene, **b** Braun-Schiene, **c** Kirschner-Schiene, **d** Krapp-Schiene

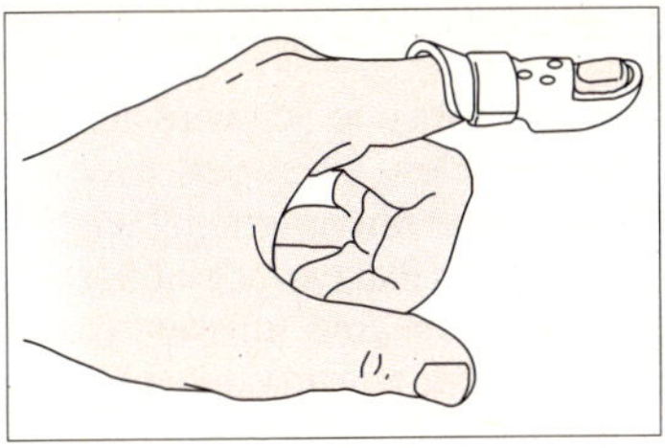

Abb. 1.**14** Extensionsschiene des Fingerendgelenks

passive bzw. aktive Kniebeugung in differenziertem Ausmaß. Diese Schienen erlauben besonders auch eigentätige Übungen.
- *Passive motorisierte Bewegungsschienen:* Elektrisch betriebene Bewegungsschienen, die über Kleincomputer programmiert werden, ermöglichen eine zeitlich vorgegebene und dosierte Bewegungstherapie, die losgelöst vom zeitlichen Engagement des Physiotherapeuten zusätzliche Gelenkmotilität erlaubt (Abb. 1.**14**).

Obere Gliedmaßen

- *Thoraxabduktionsschiene:* Über einen festen Brustkorbring wird eine in Schultergelenkfunktionsstellung gehaltene Armschiene geführt. Sie wird im Schultergelenk so gehalten, daß die distale Gelenkkapsel des Schultergelenkes entfaltet ist und ihre Verklebung verhindert wird. So wird der posttraumatischen Schultersteife vorgebeugt. Auch hier sind motorisierte Schienen in Gebrauch.
- *Ortholen-Orthesen:* Kunststoffschienen zur volaren oder auch dorsalen Abstützung des Handgelenkes sind in vielfältiger Modifikation in Anwendung. Ihre Form variiert je nach Verletzungsart und Funktionsausfall.
- *Fingerendgelenk-Extensionsschiene* (Abb. 1.**14**): Bei Strecksehnenausrissen an den Fingerendgelenken wird Heilung in der Regel durch Einstellung des Endgelenkes in Überstreckung erzielt. Anwendungsdauer 6 Wochen.

Obere und untere Gliedmaßen

Notfallmäßig wird an oberer wie unterer Extremität die *Cramer-* oder *Drahtleiterschiene* angelegt. Sie besteht aus einer bindenumwickelten metallenen Gitterleiterschiene. Es gibt sie in verschiedenen Breiten. Die Länge kann der jeweiligen Immobilisationsstrecke angepaßt werden.

1.1.9 Allgemeines zu Kopf- und Körperhöhlenverletzungen

Am Kopf führen Gewalteinwirkungen je nach Ort und Schwere zu sehr unterschiedlichen Verletzungen. Bei Platzwunden, Bluterguß usw. erfordern sie die üblichen Maßnahmen (s. dort), bei Mitverletzung wichtiger Organe (Auge, Ohr) fachärztliche Versorgung. Platzwunden über der Schädeldecke reichen häufig in die Kopfschwarte und müssen, damit stärkere Blutungen gestillt werden, eine Phlegmone vermieden und eine Fraktur nicht übersehen wird, sorgfältig versorgt werden.

Der *Schädelbruch* kann zur Blutung in die Schädelhöhle und damit zu lebensbedrohlichen Situationen führen. Ein „Monokelhämatom" oder ein „Brillenhämatom" weisen auf Schädelbruch hin – der dabei entstehende Bluterguß sackt in die Augenhöhlen ab. Tritt Liquor durch die Nase aus, ist die Dura mitverletzt. Aber auch eine relativ harmlose Prellung im Bereich des Gesichtes kann ein ähnliches Bild erzeugen. Zur Aufdeckung knöcherner Verletzungen sind Röntgenaufnahmen erforderlich.

Die *Gehirnerschütterung* (Kommotion) ist eine sehr häufige Verletzung und gehört zu den gedeckten Schädel-Hirn-Traumen – im Gegensatz zu der offenen Schädelfraktur mit Hirnverletzungen. Sie äußert sich in Erbrechen, Pulsanomalie und Erinnerungslücke (retrograde Amnesie). Die Kommotion gilt als leichte Hirnschädigung, deren Störungen von seiten des Kreislaufs, der Psyche und des Vegetativums innerhalb weniger Tage abzuklingen pflegen. Bei der Hirnschädigung zweiten Grades *(Kontusion)* dagegen bilden sich die Schädigungsfolgen erst innerhalb von Wochen zurück, und bei der Hirnschädigung dritten Grades *(Kompression)* muß mit bleibenden, unterschiedlich starken psychischen, neurologischen und gelegentlich vegetativen Störungen gerechnet werden (s. Spezieller Teil).

Auf die Verletzungen innerer Organe durch Auftreffen von Gewalt im Bereich der Körperhöhlen kann nicht eingegangen werden; es sei jedoch auf die oft lebensbedrohliche Bedeutung von Blutungen durch Gefäßverletzungen und Organrisse hingewiesen. Die Symptome bilden sich oft erst nach Stunden oder Tagen aus. Nach entsprechender Gewalteinwirkung ist eine sorgfältige Beobachtung erforderlich. Hierbei sind auch leicht erscheinende Prellungen zu berücksichtigen, die unvorbereitet den Bauchraum treffen, so daß ihnen keine Abwehrspannung der Muskulatur entgegenwirkt (Fußball oder andere Sportarten).

1.1.10 Mehrfachverletzungen

Werden mehrere Körperregionen (z. B. Schädel, Körperhöhlen, Extremitäten) gleichzeitig verletzt, so spricht man von Polytraumatisierung. Anders als Mehrfachfrakturen eines Knochens oder multiple Frakturen (an mehreren Knochen) haben Mehrfachverletzungen (Polytraumen) – etwa 20% der stationär aufgenommenen Unfallpatienten – eine sehr ernste Prognose.

Am häufigsten sind Schädel und Thorax zusammen verletzt; seltener, aber schwerwiegender, sind Brustkorb-Bauch-Verletzungen.

Die Behandlung besteht zuerst in der Abwendung akuter Lebensgefahr. Daher ist die Diagnostik der lebensgefährlichen Verletzungen vordringlich. Sie betrifft Atmung, Kreislauf und Zentralnervensystem. Nach entsprechenden Maßnahmen – Intubation und Beatmung, Legen eines venösen Zuganges und Kreislaufauffüllung – werden die einzelnen Körperregionen untersucht, und nach der Dringlichkeit der Versorgung wird die Behandlung vorgenommen:
- lebensrettende Sofortmaßnahmen (z.B. Milz-, Leberruptur, Herztamponade),
- dringliche Wahleingriffe (z.B. stabile Osteosynthese offener Frakturen),
- Eingriffe, die auch noch nach Tagen und Wochen durchgeführt werden können (z.B. Naht eines peripheren Nervs, einer Sehne).

Bewegungsstabile Osteosynthesen erleichtern oder ermöglichen erst die Intensivpflege. Offene Frakturen haben Vorrang vor geschlossenen. Bei Frakturstabilität ist Durchbewegen auch des bewußtlosen Patienten angezeigt.

1.2 Allgemeine Richtlinien der Physiotherapie

S. Brauer-Slach und G. Krum

1.2.1 Bedeutung der Physiotherapie in der Traumatologie und Anforderungen an das Personal

Durch die Vielfalt der Verletzungsformen und Versorgungsmöglichkeiten bietet die Traumatologie Physiotherapeuten einen großen und abwechslungsreichen Wirkungsbereich.

Entsprechend der unablässig fortschreitenden Entwicklung wird bei den physiotherapeutischen Fachkräften einerseits eine solide Basis an theoretischen und praktischen Kenntnissen, andererseits Flexibilität und ständige Weiterbildungsbereitschaft vorausgesetzt. Ebenso wie in allen anderen Fachbereichen sind auch in der Traumatologie gute Kommunikation und Kooperation zwischen Physiotherapeut und allen weiteren an der Wiederherstellung des Patienten Beteiligten, wie z.B. Ärzten, Pflegepersonal, Ergotherapeuten usw., Grundvoraussetzung.

1.2.2 Untersuchung – Behandlungsziel – Behandlungsplan

Das Ziel jeder Behandlung in der Traumatologie ist die optimale Rehabilitation, d.h. bestmögliche Wiederherstellung von Funktion und Kraft bei weitgehender Schmerzfreiheit bzw. -armut des Patienten und damit seine möglichst reibungslose Wiedereingliederung in das tägliche Leben und in den Beruf.

Unerläßliche Voraussetzung für ein erfolgreiches physiotherapeutisches Arbeiten ist die gründliche und exakte Untersuchung und ein auf ihr aufbauender Behandlungsplan (Tab. 1.**1** u. 1.**2**).

Je treffender die Untersuchungsergebnisse Auskunft über den Patienten geben, um so individueller und gezielter wird der Physiotherapeut den Behandlungsplan gestalten können. Da sich im Laufe der Rehabilitationsphasen die therapeutische Situation ändert, ist es notwendig, neben dem Anfangsbefund Zwischenbefunde zu erheben und diesen entsprechend Änderungen im Behandlungsplan vorzunehmen.

Wir geben im allgemeinen Teil eine detaillierte Aufstellung der Inhalte von physiotherapeutischer Untersuchung und Behandlungsplan und stellen im nachfolgenden speziellen Teil den Besprechungen der einzelnen Verletzungsbilder jeweils die zu erwartenden Untersuchungsergebnisse und den Behandlungsplan voran. Allerdings verzichten wir aus Platzmangel darauf, immer wieder darauf hinzuweisen, daß die Punkte „Persönliche Daten" und „Basisinformation" jede Untersuchung bzw. Dokumentation der Ergebnisse einleiten.

Der Behandlungsplan gliedert sich in mehrere, zumeist aufeinander aufbauende Gesichtspunkte. Zu jedem Gesichtspunkt gehören eine Reihe verschiedenartiger Maßnahmen. In der Praxis kommt es selten vor, daß man nur einen Gesichtspunkt und seine Maßnahmen verfolgt; gewöhnlich laufen mehrere gleichzeitig nebeneinander her. Natürlich kann es auch im Verlauf einer Behandlung notwendig werden, Änderungen des ursprünglich entworfenen Programms (Reduzierungen, Erweiterungen) vorzunehmen.

Jede Behandlung schließt mit einer der Anfangsuntersuchung an Ausführlichkeit vergleichbaren Enduntersuchung ab.

1.2.3 Prophylaktische Aufgaben der Physiotherapie

•••• Präoperative physiotherapeutische Behandlung

Der präoperativen physiotherapeutischen Behandlung fällt in der Traumatologie keine große Bedeutung zu. Sie wird u.a. dann angewandt, wenn vor die erforderlichen Operationsmaßnahmen eine *Extensionsbehandlung* gestellt werden muß.

Tabelle 1.1 Physiotherapeutische Untersuchung

Persönliche Daten	– Name – Alter – Beruf – Unfalldatum – Diagnose – Operation (Maßnahme und Ruhigstellung, Datum)
Basisinformation	– Kurve – Krankengeschichte – Operationsbericht – Röntgenbilder
Optische Beobachtung	– Lage(rung) – Narben, Verfärbungen – trophische Störungen, Schwellungen, Auftreibungen – Achsenabweichung, Stellung der Knochen im Gelenk zueinander – Bewegungsweise, Haltung, Gangbild, Koordination
Taktile Beobachtung	– Temperatur, Feuchtigkeit – Tonus, Verhärtungen, Verschieblichkeit – Atrophie, Schwellungen – ggf. Pulse – Sensibilitätstest
Messen/Schätzen	– Umfang: Vergleich von Seite zu Seite und/oder von der ersten Messung zu den folgenden Messungen – Länge: Beinlänge in Rückenlage mit Bandmaß im Stand mit Brettchen (bei Vollbelastung) – Bewegungsausmaß der Gelenke (nach der Neutralnullmethode) – ggf. Atembefund – Durchblutungstest nach Ratschow usw. – Muskelstatus
Befragen des Patienten	– Schmerzen, Klagen – Auswirkungen der Behinderung im privaten und beruflichen Bereich usw.
Ergänzende Beobachtungen	– Mitarbeitsbereitschaft – soziales Umfeld usw.

Tabelle 1.2 Physiotherapeutischer Behandlungsplan (detaillierte Übersicht über verschiedene Anwendungsmöglichkeiten; Reihenfolge unabhängig von der der einzelnen Punkte der Befundaufnahme)

Gesichtspunkte	Maßnahmen
DPTP (Dekubitus-Pneumonie-Thrombose-Prophylaxe)	– Lagerung(skontrolle) – statische und dynamische Muskeltätigkeit – Erarbeiten von Lagewechseln – Atemtherapie – Kompression durch Bandaqen, Strümpfe – Hoch-(Um-)Lagerung – aktives Bewegen (große Gelenkbewegungen)
Kreislauftraining	– dynamische Muskeltätigkeit möglichst großer/vieler Muskelgruppen – Positionswechsel – Atemtherapie
Entstauung	– Kompression durch Bandagen, Strümpfe – Hochlagerung – Massage (Ausstreichungen, intermittierende Druckausübung) – aktives Bewegen (große Gelenkbewegungen) – Atemtherapie – statische Muskelkontraktionen in Verbindung mit Kryotherapie
Durchblutungsförderung	– Umlagerungen – Massage (Bürsten-, Muskel-, Bindegewebsmassage) – Hydrotherapie (Medizinal-, Wechsel-, Bewegungsbäder, Kneipp-Anwendungen, Unterwassermassage) – Kryotherapie – Elektrotherapie (Kurz-, Mikrowelle, Vierzellen-, Stanger-Bad, galvanische Ströme) – Bewegungstherapie (dynamischer Muskeleinsatz)
Narbenbehandlung	– Narbenmassage (mit Salben) – Bindegewebsmassage – Quermassage – Elektrotherapie (Iontophorese)

Tabelle 1.2 (Fortsetzung)

Gesichtspunkte	Maßnahmen
Mobilisation	Kontrakturverhütung durch: – Lagerung – statische und dynamische Muskeltätigkeit Kontrakturbeseitigung durch: – manuelle Therapie – Entspannungstechnik – Dehnlagen – Kryotherapie – Schlingentisch – Bindegewebsmassage – Hydrotherapie – Bewegungsbad
Innervationsschulung	– Elektrotherapie – propriozeptive neuromuskuläre Bahnung (PNF) – Kryotherapie
Kräftigung	– ohne und mit Gerät dynamische Muskeltätigkeit gegen Widerstand – PNF – Hydrotherapie (Bewegungsbad, Schwimmen) – Haltungsschulung
Schulen von Gebrauchsbewegungen	– Alltags- und Gebrauchsübungen ohne und mit Gerät – Geschicklichkeitstraining – Gleichgewichtsübungen – Gangschulung

Das Behandlungsprogramm gliedert sich dann nach folgenden Gesichtspunkten:

- Pneumonieprophylaxe durch Techniken und Geräte der Atemtherapie,
- Thromboseprophylaxe durch Kompression, dynamischen Muskeleinsatz, Atemtherapie,
- Dekubitusprophylaxe durch Lagerung(skontrolle) und, soweit erlaubt/möglich, aktives Bewegen, Lagewechsel,
- Kreislaufanregung durch dynamische Muskelarbeit,

- Mobilisation und Kräftigung der nichtbetroffenen Körperbereiche, soweit dabei die Ruhigstellung der Verletzungsregion gewährleistet ist,
- Kryotherapie (zur Abschwellung).

•••• Prophylaktische physiotherapeutische Aufgaben bei bettlägerigen Patienten

Mit prophylaktischen physiotherapeutischen Maßnahmen bei konservativ und operativ behandelten Patienten in der Traumatologie vermeidet man eine Reihe von unnötigen Komplikationen, wie z. B. Inaktivitätszeichen am Atmungs- und Herz-Kreislauf-System, Kontrakturen, Muskelatrophien, durch die insbesondere alte und bettlägerige Patienten gefährdet sind.

Folgende Gesichtspunkte müssen dabei berücksichtigt werden:
- Atemvertiefung durch Techniken der Atemtherapie und Geräte zur Atemschulung wie z. B. Übungsbird,
- Kreislaufanregung durch dynamische Muskelarbeit,
- Thromboseprophylaxe durch tägliches Abtasten der Thrombosedruckpunkte, Kompression (Beine wickeln, Kompressionsstrümpfe), dynamische Muskeltätigkeit (Muskelpumpe),
- Dekubitusprophylaxe durch Lagerung(skontrolle), statische und dynamische Muskelarbeit, soweit erlaubt/möglich Lagewechsel,
- Mobilisation aller nicht ruhiggestellten Gelenke, z. B. durch Zehen-, Knie-, Hüftübungen bei Unterschenkelliegegips,
- Mobilisation und Kräftigung der nichtbetroffenen Körperbereiche, soweit dabei die Ruhigstellung der Verletzungsregion gewährleistet ist.

•••• Prophylaktische physiotherapeutische Aufgaben bei Patienten mit Gipsversorgung

Bei Verletzungen, die mit Gipsverbänden versorgt wurden, drohen Komplikationen infolge Durchblutungsstörung, Funktions- und Kraftminderung in den benachbarten Gliedmaßenabschnitten.

Deshalb sind während der Zeit der Ruhigstellung im Gipsverband physiotherapeutische Maßnahmen zwingend, zumindest ist der Patient während des stationären Aufenthaltes in einem kleinen Übungsprogramm zu unterweisen.

Für alle im folgenden genannten Übungen gilt, daß Dosierung und Ausführung dem Schmerzgeschehen und dem Heilungsverlauf angepaßt sein müssen.

1. *Armverletzte Patienten:*
   a) abschwellende Maßnahmen:
      - Hochlagern des verletzten Armes auf Keil im Bett, Stuhllehne, Tisch usw.,
      - Übungen für die Finger (Faustschluß; gegebenenfalls unter Zuhilfenahme eines Schaumstoffballs) und die Schulter.

   b) Erhalten der endgradigen Gelenkbeweglichkeit der gipsfreien Gelenke:
      - Beüben der Finger- und Daumengelenke (Faustschluß),
      - Beüben des Ellenbogengelenks (bei Unterarmgips),
      - Beüben des Schultergelenks in allen möglichen Bewegungsrichtungen aus unterschiedlichen Ausgangsstellungen (Rükkenlage, Sitz).

   c) Kraft- und Koordinationsschulung:
      durch Übungen – in erster Linie für das Schultergelenk – zunächst unter Abnahme der Schwere, später aktiv, gegen die Schwere bis hin zu Übungen gegen Widerstände auch im Sinne der PNF-Methode mit veränderter Grifftechnik.

2. *Beinverletzte Patienten:*
   a) abschwellende Maßnahmen:
      - Hochlagern des verletzten Beins durch Schienen im Bett, Hokker usw.,
      - Übungen der Zehengelenke, gegebenenfalls des Fußgelenkes im Sinne des Pumpens,
      - Isometrische Anspannung der gesamten Beinmuskulatur.

   b) Erhalten der endgradigen Gelenkbeweglichkeit der gipsfreien Gelenke:
      - Beüben der Zehengelenke,
      - Beüben des Kniegelenkes (auch aus Bauchlage) bei Unterschenkelgips,
      - Beüben des Hüftgelenkes aus unterschiedlichen Ausgangsstellungen (Rücklage, Bauchlage, Seitlage), wobei besonderer Wert auf die zur Verkürzung neigenden Muskeln (M. iliopsoas, M. rectus femoris) zu legen ist.

   c) Kraft- und Koordinationsschulung:
      durch Übungen, die zunächst unter Abnahme der Schwere, später aktiv, gegen die Schwere bis hin zu Übungen gegen Widerstände auch im Sinne der PNF-Methode ausgeführt werden.

1.2.4 Behandlungsprinzipien

•••• Übungsstabilität/Belastungsstabilität

Die Planung einer physiotherapeutischen Behandlung bei der Rehabilitation Unfallverletzter, unabhängig davon, ob es sich um eine konservative oder operative Versorgung handelt, läßt sich nur unter den Gesichtspunkten *Übungsstabilität/Belastungsstabilität* erstellen. Der Grad der Belastbarkeit wird vom Arzt vorgegeben.

Wir unterscheiden:

1. Lagerungsstabilität:
   - keine aktiven Übungen,
   - statische Übungen möglich, solange keine Bewegung zustande kommt,
   - Übungen mit der gesunden Seite, die sich konsensuell auf die erkrankte Extremität übertragen.
2. Übungsstabilität:
   - keine passiven Übungen,
   - keine Widerstände distal der Fraktur,
   - keine Belastung,
   - dynamische Übungen (je nach Krankheitsbild oder operativer Versorgung können die dynamischen Übungen in der Anfangsbehandlung partiell vom Arzt eingeschränkt werden, z. B. Rotation nicht erlaubt, oder Übungen nur unter Abnahme der Schwere erlaubt),
   - PNF nur im Rahmen der festgelegten Bewegungsspielräume möglich, modifiziert anwendbar, d. h. ohne Zug, Stretch und Druck.
3. Belastungsstabilität:
   - statische und dynamische Übungen möglich,
   - Widerstände proximal und distal (langsam gesteigert) möglich,
   - Einsatz von Geräten erlaubt.

•••• Belastung (Gangschulung)

Belastungsbeginn und Belastungssteigerung im Bewegungsbad

Besonders bei Patienten mit längeren Liege-(Entlastungs-)Zeiten ist es vorteilhaft, wenn die Belastung im Bewegungsbad beginnt (z. B. Zustand nach Wirbelkörperfraktur).

Ausgehend von minimaler Belastung bei Wasserstand in Hals-Schulter-Höhe, steigert man allmählich durch Hochfahren der Hebebühne (also durch Senken des Wasserspiegels).

Das Steigerungstempo wird vom Arzt angegeben. Der Arzt entscheidet außerdem, wann der Patient mit den Belastungsversuchen außerhalb des Wassers anfangen soll.

„Schweben" und „Bodenkontakt"

In der Literatur wird häufig empfohlen, „sachgemäß durchgeführte Osteosynthesen" bei Frakturen der unteren Extremität frühzeitig teilzubelasten (Müller u. Mitarb. 1969). Es hat sich bewährt, die Patienten in der Aufrichtungsphase gewöhnlich nur „schweben" (entlastender Gang an Unterarmstützen) oder „Bodenkontakt" nehmen zu lassen.

Bei Bodenkontakt kommt es zu einer Belastung von 5 – 10 kg. Da dieses Maß auf keinen Fall überschritten werden darf, müssen Arzt und Physiotherapeut sicher sein, daß der Patient, dem Bodenkontakt erlaubt wird, die Verordnung versteht und exakt ausführt. Ist diese Sicherheit nicht gegeben, sollte man den entlastenden Gang an Unterarmstützen beibehalten.

Belastungsbestimmung

Wir sind uns der Tatsache bewußt, daß exakte physikalische Meßdaten zur Bestimmung der auf das Skelett einwirkenden Kräfte beim Menschen im Einzelfall nicht gewonnen werden können. Die statische Belastung der Extremität wird daher als leicht zu bestimmende Meßgröße zur Grundlage der Belastung gemacht (Tab. 1.**3**).

Im folgenden beschreiben wir zwei Möglichkeiten der Belastungsbestimmung, die sich im Klinikalltag durchgesetzt haben.

Möglichkeit 1 (statisch): Der Patient steht mit dem gesunden Bein auf einer Bettkiste, die die Höhe des Waagetrittbrettes hat. Die Stützen sind entsprechend hoch eingestellt oder stehen auch auf Bettkisten. Das verletzte Bein berührt das Waagetrittbrett (Abb. 1.**15 a** u. **b**).

Der Physiotherapeut stellt die gewünschte Kilogrammzahl auf der Skala ein. Der Patient verlagert das Gewicht so weit auf das Waagetrittbrett, bis diese erreicht ist. Er wird nun aufgefordert, das Ergebnis im Verlauf von Stabilisierungsübungen zu halten („verteidigen"). Gelingt ihm das, sollte er versuchen, die Kilogrammzahl möglichst auch bei geschlossenen Augen während der Standbeinphase zu drücken.

Danach reproduziert der Patient das so erarbeitete Belastungsgefühl beim Dreipunktegang an Unterarmstützen.

Möglichkeit 2 (dynamisch): Weniger umständlich und schneller korrekt ist das Erarbeiten der Teilbelastung auf der folgenden, leicht herzustellenden Einrichtung (= „Waagenstraße"):

Um eine handelsübliche Personenwaage (geeicht) wird ein Holzrahmen von gleicher Höhe und 20 – 30 cm Breite gebaut. Man fügt drei solcher Kästen/Waagen aneinander und verbindet sie seitlich durch Haken. Mit Hilfe dieser „Waagenstraße" kann der Physiotherapeut mit dem Patien-

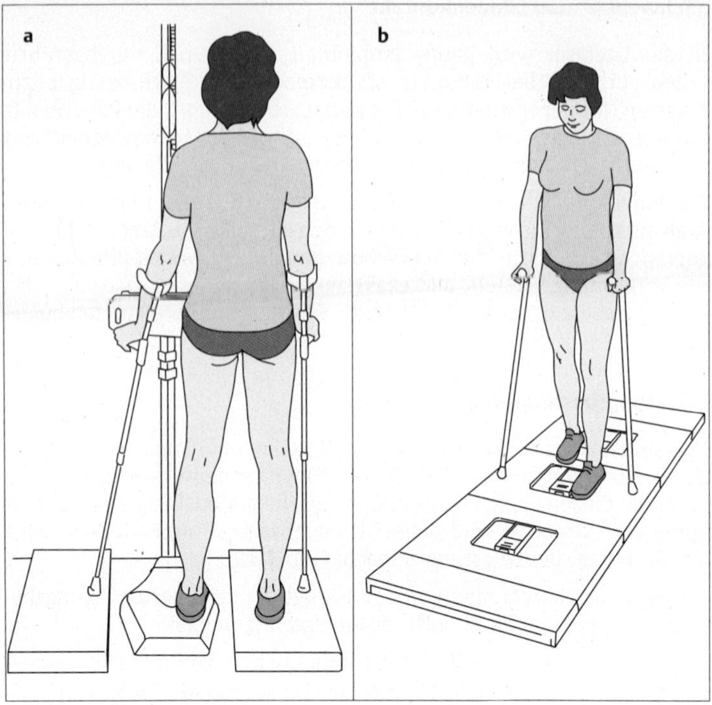

Abb. 1.**15a** u. **b** Möglichkeiten der Belastungsbestimmung

ten die erlaubte Teilbelastung im Stand und in der Fortbewegung erarbeiten. Sobald er dazu fähig ist, sollte der Patient dann auch mehrfach am Tag allein diese Teilbelastungskontrolle auf den Waagen durchführen (Abb. 1.**15a** u. **b**).

• • • • Grundsätzliches zur Physiotherapie bei polytraumatisierten Patienten

Immer häufiger wird der Physiotherapeut, der in der Traumatologie arbeitet, mit polytraumatisierten Patienten konfrontiert.

Auch wenn sich aufgrund der Vielfalt der Verletzungskombinationen für die physiotherapeutische Behandlung keine Regeln aufstellen lassen, kann einiges Grundsätzliches gesagt werden:

Tabelle 1.**3** Belastungsgrade

Belastungsart	Hilfsmittel	Gangtyp
Entlastung	Gehbarren, Gehwagen (Abb. 1.**16**), Unterarmstützen mit anatomischen Handgriffen (Abb. 1.**17**), Achselstützen (Abb. 1.**18**)	entlastender Gang („schweben“)
Minimalbelastung	Barren, Gehwagen, Unterarmstützen mit anatomischen Handgriffen, Achselstützen	„Bodenkontakt“, 5 – 10 kg
Teilbelastung	2 Unterarmstützen mit anatomischen Handgriffen, Achselstützen	Dreipunktegang
Belastung	reziprokes Gehgestell (Abb. 1.**20**), 2 Unterarmstützen, 2 Handstöcke mit anatomischen Handgriffen (Abb. 1.**19**), 2 Achselstützen	Vierpunktegang Zweipunktegang
Belastung	Gehbock (Abb. 1.**21**), Vierpunktgehhilfe (Abb. 1.**22**), 1 Handstock mit anatomischem Handgriff (auf gesunder Seite)	Zweipunktegang
Vollbelastung		freier Gang
Treppensteigen	nach Bedarf	aufwärts: gesundes Bein voran, abwärts: verletztes Bein voran

1. Wichtiger als bei allen anderen Verletzungsformen ist die gute Zusammenarbeit des Therapeutenteams (Arzt, ggf. Psychologe, Berufshelfer, Pflegepersonal, Physiotherapeut, Ergotherapeut).
2. Neben fundierten Fachkenntnissen sind Bereitschaft und Fähigkeit zur psychischen Betreuung und in besonderem Maße Flexibilität und Phantasie erforderlich.
3. Zu Anfang stehen in der Physiotherapie Maßnahmen zur Dekubitus-, Pneumonie-, und Thromboseprophylaxe sowie zur Kreislaufanregung im Vordergrund; mit zunehmender Übungsfähigkeit und Be-

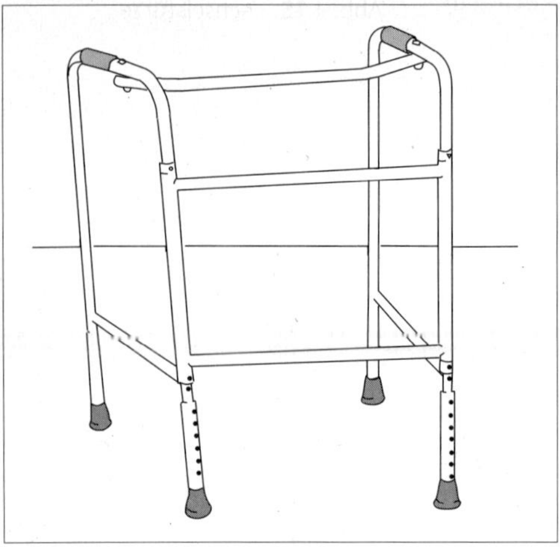

Abb. 1.**20** Reziprokes Gehgestell

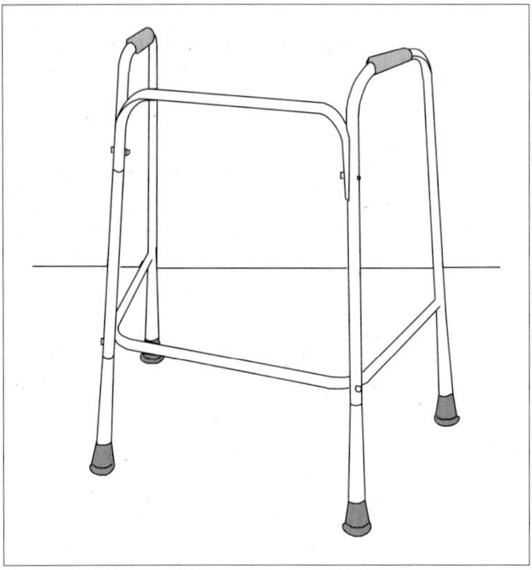

Abb. 1.**21** Gehbock

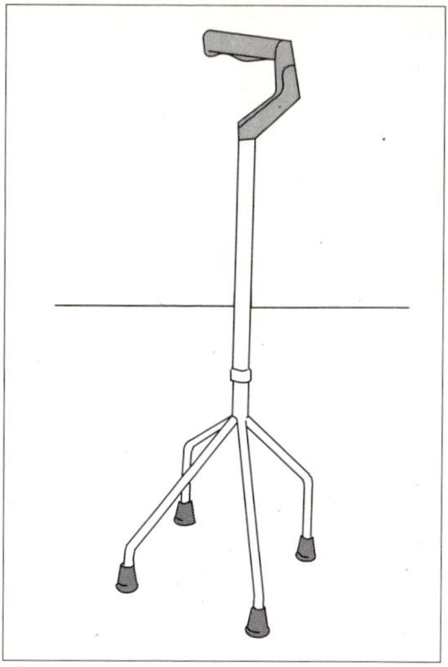

Abb. 1.22 Vierpunktgehhilfe

lastbarkeit des Patienten verschiebt sich das zugunsten der Durchblutungsförderung, Mobilisation, Kräftigung und Koordination (z. B. Übungen nach Brunkow), Gebrauchsschulung.

4. Physio- und Ergotherapeut sollten zur Improvisation fähig und bereit sein, z. B.
   - beim Einüben von Gebrauchsbewegungen, die die Selbständigkeit des Patienten im Klinikalltag ermöglichen oder steigern, wobei beide Therapeuten beobachten und überlegen müssen, welche Hilfsmittel (ausgleichende Eßhilfen, Schienen, Buch- bzw. Zeitungsstütze, Umblätterhilfe, „verlängerter Arm", Prismenbrille usw.) dabei möglich sind,
   - entgegen sonstigen Gepflogenheiten die „Therapie ans Bett" zu bringen: z. B. Eimer mit Paraffinknetmasse, elektrische Apparate, Material und Geräte zum Geschicklichkeitstraining und anderes mehr,
   - bei Stützunfähigkeit einer Hand oder eines Unterarms statt der üblichen Unterarmstützen eine Achselstütze (natürlich unter ständiger Kontrolle des Physiotherapeuten wegen der Gefahr der Plexusschädigung) zu benutzen,
   - wenn bilateral nur Teilbelastungserlaubnis vorliegt, die Gangschulung mit dem Patienten im Bewegungsbad (auf der der Belastbarkeit entsprechend tief gesenkten Hebebühne, wobei das

am wenigsten belastbare Bein die Wasserhöhe bestimmt) auszuführen usw.

1.2.5 Anmerkungen zu einigen Behandlungen

•••• Dekubitusprophylaxe und -behandlung

Bei Patienten mit übungsstabil versorgten Osteosynthesen tritt aufgrund des sofortigen Behandlungsbeginns und der sehr kurzen Liegezeit das Problem der Dekubitusbildung außerordentlich selten auf. Trotzdem sollte der Physiotherapeut immer mit darauf achten, daß die unmittelbar postoperativ üblichen Schalen und Schienen nicht drücken, daß der Patient bequem liegt und daß ggf. gefährdete Bereiche wie Fersen, Kreuzbein mit Hilfsmitteln (Fersenring, Fell) und durch einfache Übungen (statische Kontraktionen der benachbarten Muskulatur, wo erlaubt auch schon dynamisches Bewegen, Umlagern) entlastet werden.

Entsprechend größere Aufmerksamkeit muß der Physiotherapeut auf diese Punkte richten, wenn der Patient zu längeren Liegezeiten gezwungen ist.

Besonders gefährdet sind Polytraumatisierte, ältere Menschen, Patienten mit mangelhafter Durchblutung und Patienten mit vegetativen und Sensibilitätsstörungen.

Ist es jedoch trotz aller Vorsicht zur Ausbildung eines Dekubitus gekommen, kann neben den prophylaktischen Maßnahmen durch Bindegewebsmassage (Anhaktechnik) im Dekubitusrandbereich die Heilung des Gewebes unterstützt werden.

•••• Kryotherapie

Die Eisbehandlung nimmt in der Traumatologie einen wichtigen Platz ein. Sie ist angezeigt bei Reizzuständen (Knie), bei entzündlichen Vorgängen (dystrophisches Syndrom), als Unterstützung der bewegungserweiternden Techniken, aber auch zur Kontraktionsstimulierung paretischer Muskeln bei Frakturen mit neurologischer Komponente. Bei den meisten passiven Techniken ist sie kontraindiziert.

In welchen Techniken das Eis appliziert wird (Quick-ice-Eismassage, Frottee-Methode, Cool pack, Tauchbad), bestimmt der vorliegende Befund. Die gewählte Anwendung darf nie für sich allein stehen, sondern muß immer mit einer bewegungstherapeutischen Maßnahme verbunden werden.

Auf keinen Fall darf die Eisanwendung in der Frühphase durch die dabei entstehende Feuchtigkeit die Wundheilung beeinträchtigen.

•••• **Bewegungsbad** (Abb. 1.**23**)

Steht in einer Abteilung für physikalische Therapie ein Bewegungsbad zur Verfügung, ist es für den Bereich der traumatologischen Rehabilitation von hohem Wert. Es kann im Sinne der Durchblutungsförderung, Mobilisation, Kräftigung und Gebrauchsschulung (vor allem Gangschulung) genutzt werden. Zudem hat es einen deutlichen analgetischen und positiven psychischen Effekt bei nahezu allen Patienten.

Am günstigsten ist es, wenn eine beliebig verstellbare Hebebühne vorhanden ist, so daß der Physiotherapeut die jeweils gewünschte Behandlungshöhe einstellen kann. Will man bewegungserweiternd arbeiten oder noch schwache Muskulatur entlasten, sollte man die Positionen und Übungen so wählen, daß die Auftriebskraft unterstützt (die Bewegungen erfolgen in Richtung zur Wasseroberfläche hin) oder „neutralisiert" ist (die Bewegungen erfolgen horizontal im Wasser).

Zur intensiven Kräftigung läßt man den Patienten gegen die Auftriebskraft arbeiten (die Bewegungen erfolgen in Richtung zum Beckengrund hin). Dabei muß die Fraktur so weit belastbar sein, daß sie Wasserwiderstand und eventuell abscherende Komponenten schon verträgt.

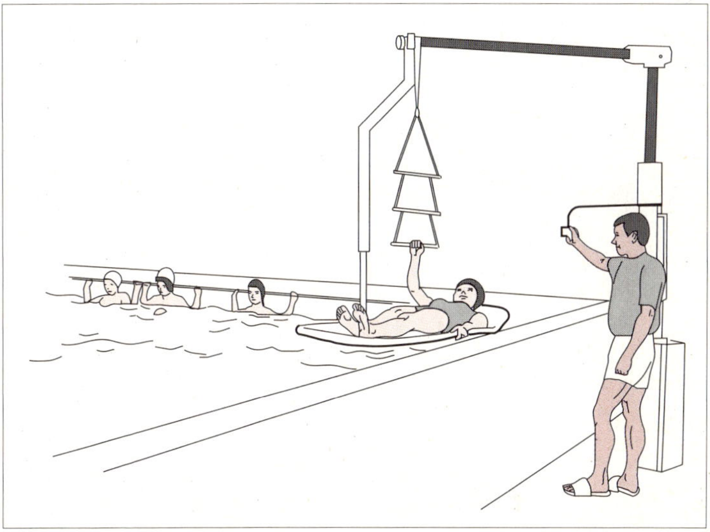

Abb. 1.**23** Bewegungsbad

Auftriebskörper können sowohl erleichternd – als Addition zum Auftrieb – als auch erschwerend – in Kombination mit Übungen gegen den Auftrieb – eingesetzt werden.

Als sehr hilfreich hat es sich erwiesen, bei gesenkter Bühne erste Gehversuche mit Teilbelastung durchführen zu lassen. So vorbereitet, macht es dem Patienten dann erheblich weniger Mühe, außerhalb des Wassers die erste Belastungsprobe zu bestehen.

Das Bewegungsbad gibt einerseits die Möglichkeit zur individuellen Einzelbehandlung, wobei der Physiotherapeut, wenn nötig, auch selbst mit ins Wasser geht. Andererseits können auf der Hebebühne Patienten mit ähnlichen Diagnosen und vergleichbarem Leistungsstand zu Gruppen zusammengefaßt werden; dabei ist es besser, wenn der Physiotherapeut am Beckenrand steht und von dort aus die Übungen ansagt und korrigiert.

•••• Schlingentisch

Die Bedeutung des Schlingentisches liegt in der schwerelosen und achsengerechten Aufhängung der Extremitäten und/oder des Rumpfes (Abb. 1.**24**). Dadurch wird eine schmerzfreie und entspannende Behandlung ermöglicht.

Die Aufhängungsmöglichkeiten in verschiedenen Ausgangsstellungen lassen statische und dynamische sowie mehrere Fixationsmöglichkeiten für eine Kontrakturbehandlung zu. In der Traumatologie ist darauf

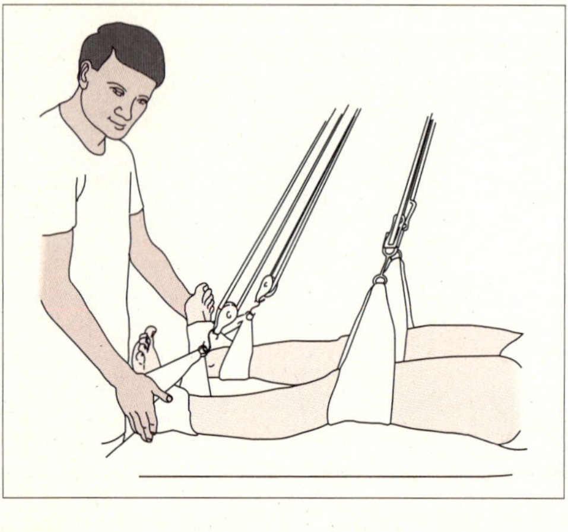

Abb. 1.**24** Statisch-dynamische Übung in der Schlingenaufhängung

zu achten, daß nicht durch die Anlage der Schlingen Scherkräfte unterhalb einer Fraktur entstehen können.

•••• Elektrotherapeutische Anwendungen

Bei den elektrotherapeutischen Anwendungen, die im Bereich der Traumatologie verordnet werden, handelt es sich vorwiegend um Diadynamik, sowie Reiz- und Schwellstrom.

Mit diadynamischen Strömen versucht man zum Beispiel die Resorption von Hämatomen, Reizergüssen und Kapselschwellungen zu unterstützen. Solange nicht vollkommen ausgeschlossen werden kann, daß es mit Anwendung dieser Ströme bei dem im Elektrobereich liegenden Osteosynthesematerial zu chemischen, thermischen oder anderen Schädigungen kommt, sollte je nach Lage der Osteosynthese von ihrer Verordnung und Verabreichung abgesehen werden.

Reizstrom (Exponentialstrom) wendet man an, um bei Frakturen mit neurologischer Komponente beim paretischen Muskel die Entartungsreaktion zu verhindern.

Um die Kontraktionsfähigkeit zu stimulieren, eignet sich die Schwellstrombehandlung.

•••• Neurophysiologische Behandlungsmöglichkeiten

PNF: In der Traumatologie finden Übungen auf der Basis der PNF-Methode, auf die im einzelnen nicht eingegangen werden soll, ein großes Einsatzfeld.

Unter Beachtung der wichtigsten Grundprinzipien – kein Zug, kein Stretch, unterhalb der Läsion kein Widerstand – können sie nahezu bei jedem Krankheitsbild in entsprechend modifizierter Grifftechnik angewandt werden.

Stemmführungen nach Brunkow: Stemmführungen nach Brunkow gewährleisten u.a. eine ökonomische Anspannung der Rumpfmuskulatur und haben sich deshalb bei der Behandlung wirbelsäulenverletzter Patienten besonders bewährt.

Auch bei der Therapie polytraumatisierter Patienten zur Innervationsschulung und zum Spannungsaufbau finden sie u.a. Einsatz.

•••• Manuelle Therapie

Die manuelle Therapie findet in der Behandlung Unfallverletzter in der Spätphase ein großes Einsatzgebiet bei Schwellungen und Kontrakturen.

In der Frühphase ist der Einsatz der manuellen Therapie im Verletzungsgebiet nicht möglich, doch kann die Behandlung benachbarter Gelenke angezeigt sein.

•••• Manuelle Lymphdrainage

In der Nachbehandlung von Frakturen, Distorsionen, Kontusionen und Luxationen ist die Kombination von Physiotherapie und manueller Lymphdrainage angezeigt.

Durch die manuelle Lymphdrainage werden posttraumatische und postoperative Schwellungen und Hämatome vermindert.

Bei der Narbenbehandlung nimmt die manuelle Lymphdrainage neben der klassischen Narbenmassage eine wichtige Stellung ein.

•••• Übungen vor dem Spiegel

Bei nahezu allen Übungen, die im Sitzen, im Stehen und bei der Fortbewegung ausgeführt werden (gleichgültig, in welcher Region die Verletzung liegt), erweist es sich als zweckmäßig, mit dem Patienten vor dem Spiegel zu arbeiten. So kann er sich selbst überprüfen und über die Augenkontrolle Bewegungsgefühl und Bewegungsablauf schulen und verbessern.

•••• Selbständiges Üben – Hausaufgaben

Alle Patienten, sowohl stationäre als auch ambulante, sollten zur täglich mehrmaligen Eigenarbeit außerhalb der Behandlungszeit angeregt werden.

Die im Hausaufgabenprogramm vorkommenden Übungen müssen im Schwierigkeitsgrad und in der Wiederholungszahl zur Vermeidung von Überforderung oder auch Unterforderung auf jeden Patienten individuell abgestimmt werden. Nur mit einem sinnvoll gestalteten Hausaufgabenprogramm und dem Appell an das eigene Gesundheitsbewußtsein kann man die Patienten zum selbständigen Üben motivieren.

Exakte und verständliche Anweisungen verhindern Fehler bei der Ausführung.

Wenn sich der Therapeut auf die Eigenarbeit eines Patienten verlassen kann, verbleibt innerhalb der physiotherapeutischen Behandlung mehr Zeit für diejenigen Übungen, die vom Patienten nicht selbst ausgeführt werden können.

•••• Parallellaufende Behandlungsmöglichkeiten

Hydrotherapeutisch-balneologische Anwendungen wie Schwimmen, Medizinalbäder usw. sowie Ergotherapie werden im folgenden Text immer wieder als weitere Verordnungsmöglichkeiten erwähnt, ohne daß genauer auf sie eingegangen wird.

Wer sich gründlicher über diese Anwendungen informieren möchte, findet im Anhang Hinweise auf weiterführende Literatur.

1.3 Kopfverletzungen

S. Brauer-Slach, G. Krum und L. Zichner

1.3.1 Hautverletzungen am Kopf

Ursachen: Verletzungen der Weichteile, die den knöchernen Schädel umhüllen, unterliegen den gleichen Gesetzmäßigkeiten wie alle Hautverletzungen am Körper. Sie entstehen durch direkte Gewalt.

Das Gewebe ist allgemein sehr gut durchblutet, zeigt eine gute Heilungstendenz und infiziert sich nur ausnahmsweise.

Diagnose und Therapie: Die Versorgung der Wunden entspricht den im allgemeinen Teil dargelegten Prinzipien. Exzisionen müssen, wenn überhaupt, sparsam erfolgen. In jedem Fall sind jedoch die umschlossenen Strukturen zu beachten. Bei Verletzungen im Bereich der Kopfschwarte ist nach Fissuren des knöchernen Schädels, die sich röntgenologisch nicht darstellen, zu fahnden. Augapfel und Ohrknorpel sind zu inspizieren. Kosmetische Nahttechnik ist besonders im Bereich der Augenbrauen, Lider, Ohren und Lippen erforderlich.

Adrenalin soll dem Lokalanästhetikum *nicht* zugesetzt werden.

Komplikationen: Bei lokalen Wundinfektionen besteht im Bereich des Schädeldaches die Gefahr der Kopfschwartenphlegmone mit Übergreifen auf die Schädelkalotte (Ostitis des Schädeldaches). Vom Gesichtsschädel aus können die Erreger auf den Sinus cavernosus fortgeleitet werden und zur Sinusthrombose führen.

1.3.2 Schädel-Hirn-Verletzungen

•••• Anatomische und physiologische Gegebenheiten

Knochenverletzungen im Bereich des Kopfes und Schädel-Hirn-Traumen nehmen aufgrund der anatomischen Verhältnisse eine *Sonderstellung* ein. Gehirn und Liquorräume sind vom knöchernen Schädel umschlossen und können bei Blutung oder Ödem nur begrenzt ausweichen. Es kommt dadurch zur Druckerhöhung im Schädelinnern; diese äußert sich in einer weiten, lichtstarren Pupille (infolge Druck auf den N. oculomotorius) und führt schließlich zu einer schweren Schädigung des Mittelhirns, die als Dezerebration bezeichnet wird. Unter Atemlähmung und Kreislaufzusammenbruch kann der Tod eintreten; deshalb sind nach jedem Schädel-Hirn-Trauma sorgfältige Beobachtung und rechtzeitiges Eingreifen erforderlich.

•••• Frakturen im Bereich des Kopfes

Es werden Brüche des Gesichts- und Gehirnschädels unterschieden.

Ursachen: Brüche des *Gesichtsschädels* werden durch direkte Gewalt hervorgerufen. Sie können mit Beteiligung der Nebenhöhlen (Kieferhöhle, Stirnhöhle oder Augenhöhle) einhergehen und betreffen vor allem Nasenbein, Jochbogen und Jochbein.

Formen: Im Bereich des Oberkiefers werden die Brüche je nach Ausdehnung nach LeFort in drei Gruppen unterteilt; die Brüche des Unterkiefers sind vielgestaltig.

Die Frakturen des *Gehirnschädels* können in *Schädelkalotten-* und *Schädelbasisfrakturen* unterteilt werden.

Klinisches Bild, Therapie und Komplikationen: Die Brüche des Gesichtsschädels gehen mit Verformung (Nasenbeinschiefstand, Augenfehlstellung), Schmerz, Schwellung, Funktionsbehinderung und häufig mit einem Bluterguß einher. Häufig ist die Zahnokklusion fehlerhaft; sie verlangt Versorgung unter Beteiligung der entsprechenden Fachärzte.

Die *Bedeutung der Schädelkalottenbrüche* liegt in Zusatzverletzungen, insbesondere Gehirnschädigung oder Gefäßverletzungen, die zu epiduralem oder subduralem Hämatom führen können.

Bei Verlagerung von Knochenfragmenten in die Tiefe spricht man von einer Impressionsfraktur. Sie verlangt sofortige operative Anhebung oder Entfernung der Bruchstücke.

Wenn die Fraktur mit einer Wunde einhergeht, die direkten Kontakt zum Gehirn schafft, können sich Liquor und Hirnmasse entleeren; auch die Infektionsgefahr verlangt in diesem Fall sofortige chirurgische Versorgung – ggf. mit plastischem Verschluß der Hirnhaut. Sonst bedarf die Kalottenfraktur der vorübergehenden stationären Überwachung zur frühzeitigen Erkennung einer Komplikation.

Schädelbasisfrakturen bereiten Schwierigkeiten bei der Diagnostik. Sie sind oft eher durch indirekte Zeichen als durch Röntgenaufnahmen zu sichern. Liquoraustritt aus Ohr, Nase oder Mund und Luftansammlung im Schädel sowie das positive Röntgenbild sind sichere Zeichen. Dagegen können Blutungen aus Mund, Nase und Ohr, Monokel- und Brillenhämatom auch ohne Basisfraktur auftreten. Schädelbasisfrakturen ohne Komplikationen bedürfen stationärer Überwachung zur frühzeitigen Erkennung einer Komplikation. Infektion droht bei einer Liquorfistel: Es drohen eine Meningitis (Hirnhautentzündung) als Frühkomplikation und als Spätkomplikationen Hirnabszeß und Sinusthrombose. Deshalb werden prophylaktisch liquorgängige Antibiotika verabfolgt.

•••• Schädel-Hirn-Trauma

Ursachen: Schädel-Hirn-Traumen können zusätzlich zu den beschriebenen Verletzungen, aber auch als selbständige Verletzungen (ohne begleitende Haut- oder Knochenverletzung = gedecktes Schädel-Hirn-Trauma) zustande kommen.

Formen: Es wird zwischen Commotio, Contusio und Compressio cerebri unterschieden, die je nach den Symptomen und ihrer Dauer abzugrenzen sind. Vorteilhafter ist die Einteilung in drei Schädigungsgrade, die sich nach Dauer und Vollständigkeit der Rückbildung der Symptome richten und deshalb erst retrograd sicher abgegrenzt werden können.

Klinisches Bild: Die *Commotio cerebri* (Gehirnerschütterung) entspricht der *Hirnschädigung 1. Grades* und weist eine Funktionsstörung des Hirns auf, die innerhalb weniger Tage abklingt. Es liegen keine anatomisch nachweisbaren strukturellen Veränderungen vor; Dauerfolgen sind nicht zu erwarten. Die mit dem Schädelunfall einsetzende Bewußtlosigkeit hält einige Minuten an. Erbrechen, Gedächtnislücken und Kopfschmerzen sind weitere Symptome. Nach einer Gehirnerschütterung sollte der Verletzte 2 Tage stationär beobachtet werden und Bettruhe einhalten, danach ist Mobilisation angebracht.

Die Symptome der *Hirnkontusion* oder *Hirnschädigung 2. Grades* entsprechen denen der Gehirnerschütterung, halten jedoch länger an. Die Schädigungszeichen bilden sich innerhalb von 3 Wochen zurück. Es liegt eine Schädigung der Hirnsubstanz vor, die durch Anprallherde im Bereich des Traumas (coup) oder der diametral entgegengesetzten Stelle (contrecoup) entsteht.

Bei der schweren *Hirnkompression (Hirnschädigung 3. Grades)* dauern die Symptome oft wesentlich länger. Infolge Zerstörung von Hirngewebsbezirken verbleiben endgültige Defekte. Massive subarachnoidale Blutungen führen zum akuten subduralen Hämatom und damit zur Compressio cerebri. Es sind Schädelöffnung zur Stillung der Blutung und Ausräumung des Hämatoms erforderlich.

Auch epidurale Hämatome, aus arteriellen Blutungen bei Kalottenfrakturen entstanden, führen zu Hirndrucksymptomen und bedürfen der raschen operativen Entlastung.

Differentialdiagnose: Der Zustand nach gedecktem Schädel-Hirn-Trauma ähnelt dem nach Alkoholabusus. Bei jedem Verdacht auf Schädel-Hirn-Trauma ist stationäre Beobachtung erforderlich.

Therapie: Unter den Maßnahmen der ersten Hilfe stehen bei der *Hirnschädigung 3. Grades* die Intubation zwecks Freihaltung der Atemwege und der Volumenersatz zur Unterstützung des Kreislaufs im Vordergrund.

Unter den konservativen Maßnahmen sind die Überwachung des Verletzten und eine entwässernde Therapie vorrangig. Andauernde Bewußtlosigkeit verlangt parenterale bzw. Sondenernährung, Unruhezustände werden medikamentös gedämpft, hohe Temperaturen mit Kälteanwendungen und „lytischem Cocktail" (Analgetika, Antipyretika) behandelt.

Komplikationen: Verlangsamung des Pulses und Temperaturanstieg weisen auf zunehmenden Hirndruck hin. Weitere Zeichen sind zunehmende Kopfschmerzen, Unruhe, Schwindelgefühl, Verwirrungszustände, neurologische Ausfälle, erneut einsetzende Bewußtlosigkeit und Mydriasis. Je nach Lokalisation eines subduralen Hämatoms oder des Hirnödems zeigen sich entsprechende Ausfälle.

Spätschäden: Nach Contusio und Compressio cerebri können Reiz-, Krampf- und Lähmungserscheinungen verbleiben. Es werden Pyramidenzeichen, Hirnnervenlähmungen, Pupillendifferenz und zentrales Fieber beobachtet. Nicht selten kommt es zu heterotopen Ossifikationen, besonders von Hüft- und Ellbogengelenken.

Physiotherapeutische Behandlung

Commotio cerebri und Frakturen des Schädels ohne neurologische Ausfälle

- *Befund:*
  - Kopfschmerzen,
  - Schwindel,
  - Erbrechen, besonders bei schnellen Bewegungen, Umlagerungen und Aufrichtversuchen.
- *Gesichtspunkte und Maßnahmen:*
  1. DPTP (Dekubitus-Pneumonie-Thrombose-Prophylaxe):
     - Atemtherapie,
     - dynamische Muskelarbeit.

2. Kreislauftraining:
   - aktives Bewegen im Sinne des Ausdauertrainings,
   - Erarbeiten verschiedener Positionen.
3. Mobilisation und Schulung von Gebrauchsbewegungen:
   - Erarbeiten verschiedener Positionen,
   - statische und dynamische Muskelarbeit in verschiedenen Positionen,
   - Üben von Alltagsaktivitäten.

- *Verlauf: Während der Ruhigstellungsphase,* die in der Regel nur wenige Tage beträgt, stehen Pneumonie- und Thromboseprophylaxe sowie das Kreislauftraining im Vordergrund der Behandlung. Einerseits werden die Senkung der eventuell erhöhten Atemfrequenz, eine Vertiefung der Atmung und die Förderung des Abhustens angestrebt; andererseits werden aktive Bewegungen der Extremitäten, von distal nach proximal, zügig einsetzend und im Tempo zunehmend, durchgeführt (Ausdauertraining).

  Sobald Lagewechsel erlaubt sind, übt der Physiotherapeut mit dem Patienten das Drehen aus der Rückenlage in Seit- und Bauchlage und das Aufrichten zum Sitzen. In der jeweils neu erarbeiteten Ausgangsstellung werden Stabilisierungsübungen vorgenommen. Diese Lagewechsel werden erst langsam, dann rascher geübt, so daß sich der Patient zum Zeitpunkt des ersten Aufstehens und Gehens kreislaufmäßig den wechselnden Körperstellungen gut anzupassen vermag. Besonders beim Aufsetzen und Aufstellen sollte der Physiotherapeut den Puls des Patienten kontrollieren und Behandlungsaufbau und -dosierung schonender gestalten, wenn die Frequenz inadäquat erhöht ist oder Rhythmusstörungen vorliegen.

- *Übungsbeispiele:*
  - *Drehen von Rückenlage in Seitlage en bloc:*
    Der Patient befindet sich in Rückenlage mit aufgestellten Beinen, dreht (mit dorsalextendierten Füßen) gegen den Führungskontakt des Physiotherapeuten an Schulter und Becken auf die Seite und wieder zurück auf den Rücken, erst langsam, dann zügig, mit Tempowechsel je nach Befund.
    Kontakt kann auch an Schulter – Knie, an Becken – gestrecktem Arm, an Kopf – Becken usw. sein.
  - *Drehen von Seitlage in Bauchlage:*
    Der Patient befindet sich in Seitlage mit gestreckten Beinen, dreht (mit angehoben-gestrecktem Kopf und plantarflektierten Füßen) gegen den Führungskontakt des Physiotherapeuten (s. 1. Übung) auf den Bauch und (jetzt mit angehoben-gestrecktem Kopf und dorsalextendierten Füßen) gegen entsprechenden Führungskontakt wieder zurück in die Seitlage.

– *Aus Seitlage aufrichten zum Sitzen:*
  Der Patient befindet sich in Seitlage mit angebeugten Beinen, dicht an der Bettkante. Er stützt sich mit dem untenliegenden Arm (erst Ellenbogen, dann Hand) und der Hand des obenliegenden Armes vom Bett hoch und läßt gleichzeitig die Unterschenkel (mit dorsalextendierten Füßen) über die Bettkante gleiten. So stemmt und hebelt er sich in den aufrechten Sitz; seine Augen folgen während des gesamten Bewegungsablaufes der Positionsveränderung der Füße, richten sich aber, sobald der Sitz erreicht ist, nach geradeaus, auf den Physiotherapeuten. Die Füße werden auf eine Bettkiste oder auf den Boden gesetzt. Der Physiotherapeut kann mit Führungskontakten an verschiedenen Stellen (Knie – Fuß) und ohne Führungskontakt arbeiten; er kann den Patienten sich erst langsam, dann schneller und mit wechselndem Tempo aufrichten lassen.
– *Stabilisation des Sitzens:*
  Der Physiotherapeut stabilisiert den Sitz des Patienten durch laterale, ventrale, dorsale und Rotationskontakte an Rumpf, Kopf und Extremitäten: erst einzelne Stellen (Kopf, Schulter, Knie usw.), dann kombiniert (Kopf – Schulter, Kopf – Becken, Kopf – Arm, Knie – Fuß usw.). Zum aufrechten Sitzen wird der Patient stimuliert, indem er seine Füße einerseits fest auf die Unterlage drückt und sich andererseits gegen den Kontakt des Physiotherapeuten im Haarwirbelbereich streckt.
– *Aufrichten zum Stand:*
  Der Patient sitzt ganz vorn an der Bettkante, die Beine sind in Schrittstellung auf dem Boden: Gewichtsverlagerung auf das vordere Bein und Hochstemmen in die Senkrechte, Nachziehen des hinteren Beins. Beim Hochkommen zum Stand kann sich der Patient gleichzeitig mit den Händen vom Bett abstemmen oder sich mit Druck auf die Hände des Physiotherapeuten (nach vorn – unten) aufrichten, und er kann es auch freihändig – zu Anfang vielleicht gegen Führungskontakt des Physiotherapeuten am Becken – üben.
  Der Stand sollte zur größeren Sicherheit leicht breitbeinig (Vergrößerung der Unterstützungsfläche) sein und vor der Erarbeitung der Fortbewegung korrigiert und stabilisiert werden.

1.4 Wirbelsäulenverletzungen

S. Brauer-Slach, G. Krum und L. Zichner

Der Wirbelsäule als Achsenorgan kommt sowohl eine Stützfunktion beim aufrechten Gang als auch eine Schutzfunktion für Rückenmark und Nerven zu. Sie ist aus Funktionssegmenten zusammengesetzt, die durch das Zusammenspiel von Knochen, Bandscheiben, Bändern und Muskeln ihren Bewegungsradius erreichen.

Ursachen: Wirbelsäulenverletzungen werden überwiegend durch indirekte Gewalt hervorgerufen, die die Belastungsgrenze der Strukturen überschreitet. Es liegen daher überwiegend Kombinationsverletzungen an Knochen, Bändern und Bandscheiben vor. Dabei erweist sich gesundes Bandscheibengewebe – außer bei Überstreckungstraumen – als widerstandsfähiger als das Knochengewebe. Die Weichteile sind unterschiedlich mitbetroffen. Längsstauchungen bei Sturz auf das Gesäß und Absturz aus größerer Höhe und unphysiologische Flexion und Extension führen die Verletzungen des Achsenorgans herbei. Häufig wirken Torsionsmechanismen mit.

Formen: Die Einteilung der Wirbelsäulenverletzungen erfolgt nach Art und Ausmaß der verletzten Gewebe. Neben isolierten Brüchen der Wirbelkörper, an Wirbelbögen und -fortsätzen stehen zahlenmäßig die Kombinationsverletzungen im Vordergrund.

Reine Weichteilverletzungen *(Prellungen, Zerrungen* und *Verdrehungen)* sind an der Wirbelsäule häufig. Sie sind nur selten von Bedeutung; es kommt zu keiner bleibenden Dislokation oder Fraktur. Allerdings führen Blutergüsse in der Muskulatur zu oft heftigen Schmerzen.

Eine Sonderform der Verdrehung ist das sog. Schleudertrauma (Peitschenschlagverletzung, whiplash injury). Es findet überwiegend an der Halswirbelsäule statt.

Verletzungen des Bandapparates der Wirbelsäule sowie des Zwischenwirbelgewebes verlangen sorgfältige Analysierung des Unfallherganges und sind oft schwer zu beurteilen. Die Symptome der Wirbelsäulenverletzung entsprechen oft nicht ihrem Ernst; sie werden zunächst häufig durch Unfallschock und andere Verletzungen überdeckt. Sichere Bandverletzungen liegen bei einseitigen oder vollständigen beidseitigen Verrenkungen von Segmenten gegeneinander vor. Bei plötzlicher, rascher Bewegung in der Sagittalebene entstehen beidseitige Verrenkungen oder Teilverrenkungen. Wirkt zusätzlich eine drehende Kraft mit, kommt es zu einseitigen Verrenkungen.

Die isolierte Bandscheibenzerreißung ist eine seltene Verletzung; auch der isolierte Wirbelbogenbruch ist selten. Beide sind wegen ihrer Auswirkungen auf das Rückenmark ernst zu nehmen.

Die Wirbelkörperbrüche werden heute nach dem Verletzungsmodus klassifiziert (Harms u. Magerl 1990). Die Stabilität gegenüber Extension, Flexion und Rotation und die Analyse der Ätiopathomechanik sind Kriterien zur Einteilung der Wirblesäulenbruchformen. Für diese Betrachtung werden 3 osteoligamentäre Säulen unterschieden. Die vordere Säule bilden vorderes Längsband und vordere Dreiviertel von Wirbelkörper und Bandscheibe. Die mittlere Säule besteht aus hinterem Viertel von Wirbelkörper und Bandscheibe sowie hinterem Längsband. Die hintere Säule wird von den Wirbelbögen, den Gelenken, den Dornfortsätzen und den dorsalen Bändern gebildet. Aufgrund des Verletzungsmechanismus und der Gewalteinwirkung im Sinne der axialen Kompression bzw. Distraktion, verbunden mit Verschiebungen in der Transversalebene, unterscheidet man:

1. Kompressionsbrüche (Abb. 1.**25**),
2. Distraktionsbrüche (Abb. 1.**26a** u. **b**) und
3. Rotationsbrüche (Abb. 1.**27**).

Weitere Untergruppen werden je nach Beteiligung der 3 Säulen gebildet, wobei der mittleren Säule größte Bedeutung zugemessen wird.

Zur Differenzierung der therapeutischen Maßnahmen ist die Frage der Stabilität von überragender Wichtigkeit. Als instabil gilt ein Wirbelsäulenbruch, wenn das Rückenmark mitverletzt ist oder die Gefahr der Beeinträchtigung des Rückenmarks besteht. Hierzu zählen Fragmentverlagerungen in den Spinalkanal, stärkere Achsabweichungen oder Verschiebungen in der Transversalebene.

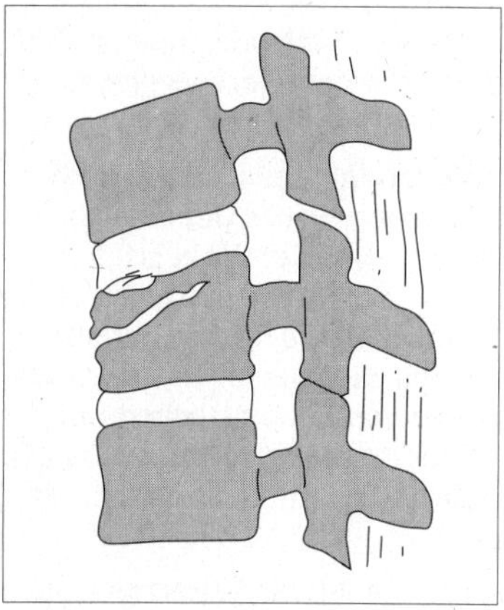

Abb. 1.**25** Kompressionsbruch infolge Flexion (vordere Säule: Typ 1)

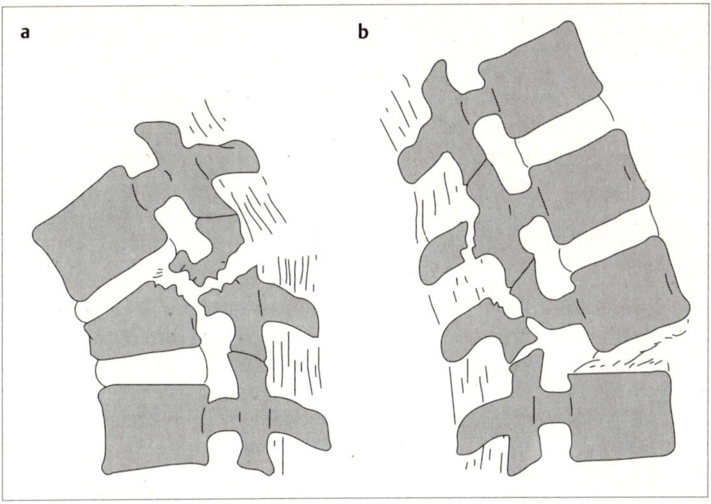

Abb. 1.**26 a** u. **b** Distraktionsbrüche **a** infolge Flexion, **b** infolge Extension (Typ 2: alle 3 Säulen betroffen)

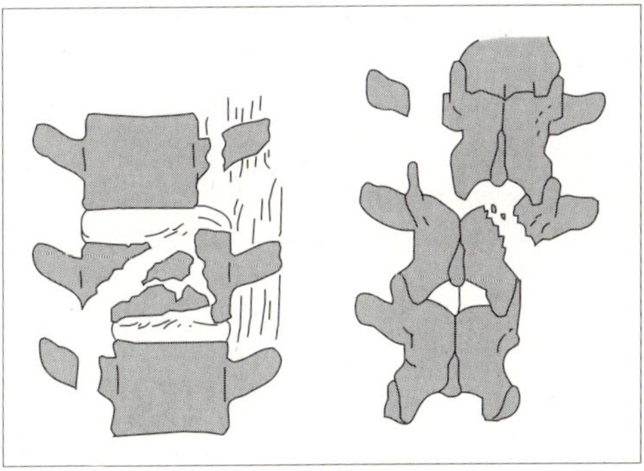

Abb. 1.**27** Rotationsbruch (Typ 3: alle 3 Säulen)

Im Gegensatz zu diesen Frakturen stehen die weniger ernsten Querfortsatz- und Dornfortsatzbrüche. Isolierte Frakturen der Querfortsätze finden sich als Folge indirekter Gewalt vor allem im Bereich der Lendenwirbelsäule. Es handelt sich überwiegend um Abrißbrüche durch unkoordinierten Zug der Muskulatur. Die Frakturen kommen aber auch durch direkten Schlag bzw. Zusammenprall oder Sturz zustande. Die Heilung der Querfortsatzbrüche erfolgt oft pseudarthrotisch, ohne dadurch eine wesentliche Beeinträchtigung zu hinterlassen. Dornfortsatzfrakturen werden sowohl durch indirekte als auch durch direkte Gewalt hervorgerufen. Sie verlangen in der Regel keine Ruhigstellung. Am Übergang von der Hals- zur Brustwirbelsäule kommen sie auch als Ermüdungsfrakturen vor (Schipperkrankheit).

Das Ausmaß der Wirbelsäulenverletzung ist in der Regel von Art und Größe der einwirkenden Gewalt abhängig. Bei einer Osteoporose führen bereits geringe Gewalten zu oft erheblichen Wirbelverformungen. Auch andere krankhafte Zustände von Knochen, Gelenken und Muskulatur beeinflussen das Verletzungsbild.

Klinisches Bild und Diagnose: Die Diagnose einer knöchernen Wirbelsäulenverletzung wird ohne große Schwierigkeiten durch Röntgenuntersuchung gesichert. Der isolierte Wirbelkörperbruch läßt sich durch Verformung des Wirbelkörpers oder durch eine Verdichtungszone im Knochenbälkchenwerk des bandscheibennahen Wirbelkörperabschnittes nachweisen. Verletzungen des Bandapparates mit Sub- oder voller Luxation stellen sich radiologisch gleichfalls deutlich dar. Bandverletzungen kommen frühzeitig nur selten und nur durch indirekte Zeichen (z. B. Verdrängung der Trachealuftsichel) zur Darstellung. Häufig weisen erst Verkalkungen im geschädigten Bereich in späteren Kontrollaufnahmen auf abgelaufene Bandläsionen hin. An der Halswirbelsäule sind Zerrungen häufig; dagegen findet sich die Mehrzahl der Wirbelbrüche am Übergang vom Brust- zum Lendenabschnitt.

Zur exakten Klassifizierung (s. oben) und zur Therapieplanung sind heute Computertomographie, Kernspintomographie und Myelographie (auch intraoperativ) unumgänglich.

Die *voll ausgebildete Wirbelverletzung* geht mit Abknickung der Wirbelsäule und Verschiebung ihrer Achse einher. Eine Rückenmarksbeteiligung kann zum Bild der partiellen oder totalen Querschnittslähmung führen. Auch im weiteren Verlauf kann überschießende Kallusbildung noch Druck auf das Rückenmark ausüben und einen Eingriff erforderlich machen. Besonders groß ist die Gefahr irreparabler Rückenmarksschädigung bei der Luxationsfraktur und bei der reinen Wirbelsäulenluxation. Es ist hervorzuheben, daß auch Wirbelverletzungen ohne wesentliche Formveränderung eine Rückenmarksschädigung nach sich ziehen können, vor allem durch Blutung und Ödem. Hämatomyelie und „Kommotion des Rückenmarks" haben eine verhältnismäßig gute Prognose, bei Kontusion und Kompression des Rückenmarks dagegen bestehen nur geringe Rückbildungstendenzen der Querschnittsläsion.

Therapie: Die Behandlung der Wirbelsäulenverletzung hat die Wiederherstellung der vollen Funktion des Stützorgans zum Ziel, vor allem Stabilität und Schmerzfreiheit. Schmerzhafte Bewegungseinschränkungen nach Zerrungen und Verdrehungen können ernste Verletzungen vortäuschen und vorübergehende Schonung erfordern. Die Behandlung erfolgt im Bereich der Halswirbelsäule durch Ruhigstellung in einem Schanz-Verband oder ähnlichen „Krawatten". Prellungen und Stauchungen der Wirbelsäule pflegen keine Folgen zu hinterlassen; bleibende Beschwerden sind vielmehr häufig als Folge unfallunabhängiger schon bestehender Veränderungen (Bandscheibenerkrankungen, Verschleißerscheinungen der kleinen Wirbelgelenke, schonungsbedingte muskuläre Insuffizienz) zu erklären und erfordern ggf. aktive Übungsbehandlung. Besteht der Verdacht auf eine Wirbelsäulenverletzung ernsteren Grades, müssen die Maßnahmen der Ersten Hilfe darauf abgestellt werden, um weitere Schädigungen zu vermeiden (z. B. Querschnittssyndrom).

Brüche der Wirbelsäule bedürfen der Ruhigstellung. Die Differentialtherapie richtet sich nach dem Frakturtyp und der Stabilität.

Wenn die Stabilität der Wirbelsäule nicht beeinträchtigt ist, kann nach Abklingen der Schmerzphase eine äußere Fixation ausreichend sein (Abb. 1.**28**). Ist jedoch die Stabilität durch die Verletzungsform nicht

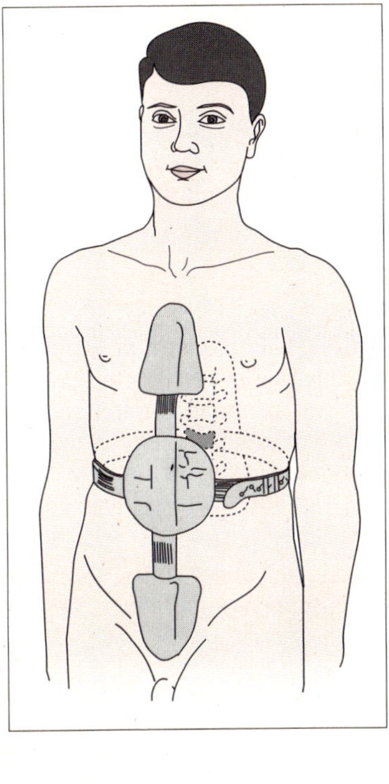

Abb. 1.**28** Drei-Punkte-Stützkorsett nach Bähler zur Behandlung stabiler Wirbelfrakturen

mehr gewährleistet, kann bei knöchernen Verletzungen während konsequenter Bettruhe die Frakturkonsolidation abgewartet werden. Die Frakturheilung läßt nach durchschnittlich 3 Monaten Belastungsfähigkeit der Wirbelsäule annehmen; doch handelt es sich hierbei um ein vorläufiges Heilergebnis. Erst nach 1–2 Jahren sind die knöchernen Strukturen wiederhergestellt.

Therapie und Prognose sind abhängig vom hauptsächlich betroffenen Gewebetyp. Ossäre Läsionen und Instabilitäten gelten nur zeitlich begrenzt als instabil. Mit zunehmender Bruchheilung reduziert sich die Instabilität. Sind jedoch zusätzlich oder überwiegend diskoligamentäre Läsionen entstanden, dann heilen diese brachytrophen Gewebe unvollständig narbig ab; es resultieren häufig chronische Instabilitäten.

Demzufolge werden instabile komplexe Verletzungen operativ versorgt. Hierzu bieten sich interne Stabilisationsverfahren von dorsal (Fixateur interne und transpedikuläre Spongiosaplastik) und/oder von ventral (mit Verblockung und Instrumentation) an.

Bei verbleibender mäßiggradiger Abknickung sorgt eine gut gekräftigte Rumpfmuskulatur („Muskelkorsett") für statische Kompensation.

Verbleibende Lockerungen im Bewegungssegment können eine Spondylodese oder die Versorgung mit Stützmieder erforderlich machen.

1.4.1 Halswirbelsäulenverletzungen

Die Verletzungen der Halswirbelsäule sind aufgrund des Aufbaus dieses Wirbelsäulenabschnitts, seiner exponierten Lage und der besonderen Beweglichkeit häufig und vielgestaltig.

•••• Sogenanntes Schleudertrauma

Ursachen: Das Schleudertrauma der Halswirbelsäule wird durch einen besonderen und typischen Unfallmechanismus hervorgerufen. In der Regel erleidet ein Pkw-Fahrer bei einem Auffahrunfall von hinten eine indirekte Gewalteinwirkung (Abb. 1. **29a** u. **b**). Äußere Verletzungszeichen fehlen. Schervorgänge und insbesondere die Reklination führen zu Verletzungen von Bewegungssegmenten. Der Vorwärtsbeugung kommt eine untergeordnete Bedeutung zu.

Formen: Das Schleudertrauma kann mit den im vorstehenden Abschnitt beschriebenen Frakturen und Bandzerreißungen einhergehen. Besonders betroffen sind der 3.–7. Halswirbel.

Klinisches Bild: Im Hinblick auf die Therapie und die Beurteilung der Folgen werden nach Erdmann 4 Verletzungsstufen unterschieden:

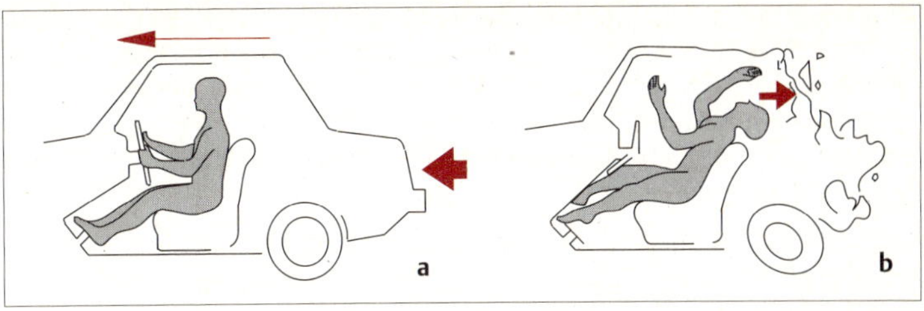

Abb. 1.**29** **a** u. **b** Vorgang des sog. Schleudertraumas **a** nach Anprall von hinten Vorwärtsführung des Kopfes **b** konsekutive Rückwärtsschleuderung des Kopfes mit Scherwirkung

1. geringfügige Schädigung der Weichteile im Sinne von Zerrungen oder Stauchungen eines Wirbelbogengelenkes, perikapsulär oder in der Muskulatur kleinere Blutergüsse, keine Knochenverletzung, Abklingen der Beschwerden innerhalb weniger Wochen,
2. ernstere Weichteilverletzungen in Form von Rissen von Bändern und Gelenkkapsel, Aufsprengung der Bandscheibe im betroffenen Bewegungssegment und vorübergehender Wirbeldislokation, ohne Knochenverletzung,
3. ausgedehnte Weichteilschädigung, verbunden mit Wirbelbruch, deutlicher Fehlstellung und eindeutigen Röntgenzeichen,
4. schwerste Stufe des Schleudertraumas analog der beschriebenen Luxationsfraktur mit allen Begleiterscheinungen.

Die Verletzten klagen entweder unmittelbar (selten) nach dem Unfall oder im Laufe der folgenden 1 – 3 Tage (häufig) über Schmerzen im Hinterkopf und Nacken, Bewegungseinschränkung der Halswirbelsäule, Schwindelgefühl (beschwerdefreies oder beschwerdearmes Intervall). Klinisch stehen die schmerzhaft eingeschränkte Funktion der Halswirbelsäule, Verspannungen und Druckschmerzhaftigkeit der Nacken- und Schultermuskulatur sowie Weichteilschwellungen in dieser Region im Vordergrund.

Neurologische Komplikationen wie Parästhesien, Hyp- und Hyperästhesien und sensible wie motorische Ausfälle begleiten die schweren Verletzungsstufen.

Diagnose: Die Röntgenuntersuchung ist, abgesehen von einer häufig zu beobachtenden Störung des Verlaufs der Halswirbelsäule und geringer Verschiebung von Wirbelkörpern gegeneinander, unauffällig. Dies sind jedoch unzuverlässige radiologische Merkmale. Zuverlässige Zeichen sind Abstandsvergrößerungen unter Extension.

Therapie: Bei Stufe 1 wird bei Erfordernis ein Schanz-Verband angelegt; bei Stufe 2 ist eine Halskrawatte aus Kunststoff notwendig. Bei den Stufen 3 und 4 richtet sich die Behandlung nach den neurologischen Komplikationen und dem Luxationsausmaß. Nach Extension ist ein Kopf-Rumpf-Gips, eine Orthese oder eine äußere Fixation im Sinne des Halo-Jackets erforderlich.

Begleitende und anschließende physiotherapeutische Behandlung läßt sich gut durch manuelle Maßnahmen (Traktionen usw.) ergänzen bzw. fortsetzen, die jedoch bei Hypermobilität kontraindiziert sind. Hypermobilität erfordert vielmehr *statisches Muskeltraining* der stützenden Muskulatur.

Die heutigen Sicherheitsmaßnahmen im Pkw – Sicherheitsgurt und Kopfstützen – haben die schweren Halswirbelsäulenverletzungen zurückgedrängt. Die Zerrung ist heute die häufigste Verletzungsform.

Physiotherapeutische Behandlung

- *Befund:*
  - Patient mit Schanz-Krawatte oder Kunststoffkragen versorgt,
  - Schmerzen im Halswirbelsäulenbereich, Kopfschmerzen,
  - Schwindel,
  - massive Bewegungseinschränkung der Halswirbelsäule,
  - Hypertonus im Bereich der Nackenmuskulatur (u. U. auch Schultermuskulatur).
- *Gesichtspunkte:*
  1. Durchblutungsförderung und Entspannung der Halswirbelsäulenmuskulatur,
  2. Mobilisation,
  3. Kräftigung,
  4. Schulung von Gebrauchsbewegungen,
  5. Haltungsschulung.
- *Maßnahmen:*
  1. Durchblutungsförderung und Entspannung der Halswirbelsäulenmuskulatur:
  - Entspannungs- und Lösungstherapie nach Schaarschuch,
  - Massage (Schulter- und Nackenbereich),
  - Bindegewebsmassage,
  - statische Muskelkontraktionen in alle Bewegungsrichtungen der Halswirbelsäule aus der Rückenlage oder im Sitzen,
  - Eisapplikationen (auch in Verbindung mit statischen Muskelkontraktionen).

2. Mobilisation:
   - PNF: Entspannungstechniken unter Eisapplikation,
   - Arbeit mit Geräten und Alltagsaktivitäten.
3. Kräftigung:
   - PNF: (Skapula-, Kopf-, Kopf-Arm-Pattern),
   - dynamische Übungen gegen vorsichtig dosierten Widerstand.
4. Schulung von Gebrauchsbewegungen:
   Der Patient sollte bei allen Übungen über die ständige Blickkontrolle zum physiologischen Mitbewegen von Kopf und Nacken angehalten werden.

- *Übungsbeispiele:* Hier wird die mittlere Phase abgehandelt: PNF, ohne (oder mit nur minimalem) Dehnreiz, mit Vorsicht bei der Rotation des Kopfes:
  - Kopfpattern aus Unterarmstütz,
  - kombiniertes Arbeiten für Kopf und Arm,
  - „Chopping" und „Lifting" (Abb. 1.**30 a** u. **b** und 1.**31 a** u. **b**).

Halswirbelfrakturen

Ursachen: Durch senkrecht auftretende Gewalt wie Sturz oder Schlag auf den Kopf kann es zu Brüchen des 1. und 2. Halswirbels kommen (Berstungsbruch des Atlas [Jefferson-Fraktur], Densfraktur [u.a. Hangman's fracture]).

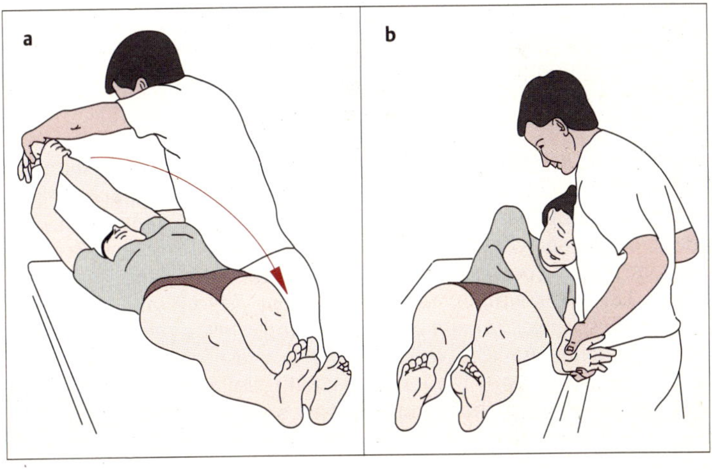

Abb. 1.**30 a** u. **b** Chopping

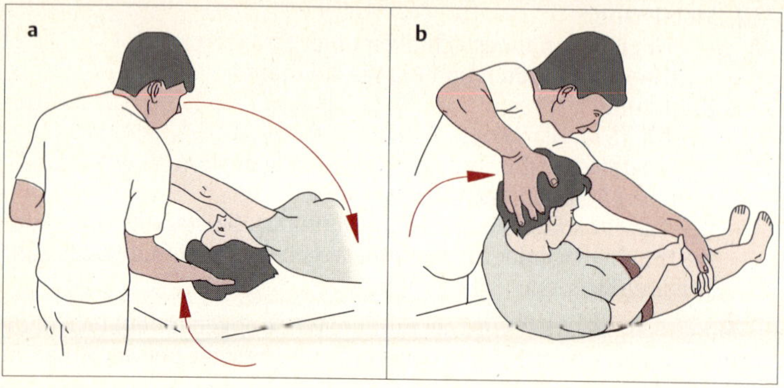

Abb. 1.**31** **a** u. **b** Lifting

Auch die Verletzungen im mittleren und unteren Abschnitt der Halswirbelsäule können durch senkrechte Gewalteinwirkung entstehen; typisch sind sie jedoch als Folge eines Überbeugungs- oder Überstrekkungsmechanismus.

Formen: Bei den häufigen Kompressionsbrüchen erscheint der Wirbelkörper keilförmig deformiert. Zusätzlich sind die oberen Wirbelgelenke oftmals verrenkt. Gleichzeitig kann der Wirbelbogen gebrochen und der dorsale Bandapparat gerissen sein. Bandscheibenverletzungen erkennt man an der Höhenabnahme des Zwischenwirbelraumes.

Klinisches Bild: Brüche des 1. und 2. Halswirbelkörpers verursachen Schmerzen im Bereich des Hinterhauptes und Steifigkeit des Nackens bzw. Kraftlosigkeit der Kopfhaltung. Kyphotische Knickbildungen finden sich bei Brüchen der mittleren und unteren Halswirbelsäule.

Therapie: Die Behandlung richtet sich nach der verbliebenen Instabilität und nach dem neurologischen Befund. In der Regel ist die Behandlung konservativ. Ruhigstellung ist bei stabilen Brüchen im Kopf-Brust-Gips oder einer entsprechenden Orthese für 3 Monate erforderlich. Bei starker Verschiebung und Instabilität wird mit Crutchfield-Zange extendiert (Abb. 1.**32**). Selten wird operativ vorgegangen (Reposition und Spondylodese; dies ist bei zunehmenden neurologischen Symptomen angezeigt, bei Irreponibilität, verbleibender Diastase oder ausbleibender Knochenbruchheilung). Die Dauer der Ruhigstellung bei Verletzungen dieser Halswirbelsäulenabschnitte beträgt beim Wirbelbruch 3 Monate. Wenn Zerreißungen von vorderen und hinteren Bandverbindungen vorliegen, muß ein Kopf-Brust-Gipsverband für 3 Monate angelegt oder ein Halofixateur externe appliziert werden (Abb. 1.**33**).

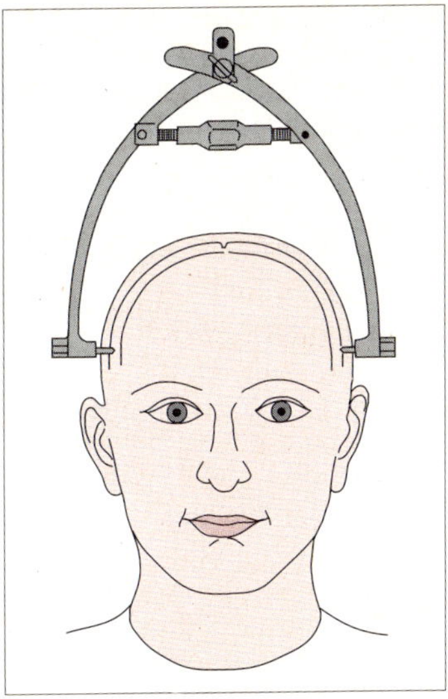

Abb. 1.**32** Crutchfield-Zange

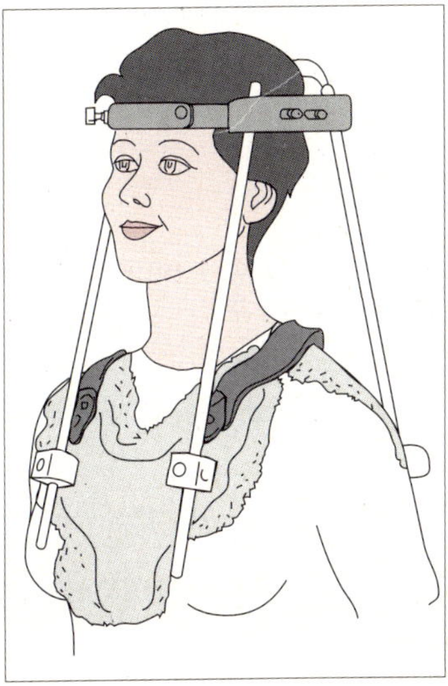

Abb. 1.**33** Halofixateur externe

Die Röntgenserie nach Halswirbelsäulenverletzungen gibt Hinweise auf die erforderliche Dauer der Ruhigstellung, abhängig von nachweisbaren Abstützungsvorgängen durch Bildung von Knochenspangen usw. (auch Funktionsaufnahmen). Bei verbleibender Instabilität kann eine Versteifungsoperation (Spondylodese) angezeigt sind.

Physiotherapeutische Behandlung

Konservativ versorgte Halswirbelfraktur

- *Befund:*
  - Versorgung des Patienten mit Kragen, Schanz-Krawatte oder Halofixateur,
  - flache Rückenlage,
  - eventuell herabgesetzte Atem- und Kreislauffunktion,
  - Schmerzen im Frakturbereich,
  - Kopfschmerzen,
  - Schwindel.
- *Gesichtspunkte:*
  1. DPTP (Dekubitus-Pneumonie-Thrombose-Prophylaxe),
  2. Lagerung,
  3. Durchblutungsförderung und Entspannung der hypertonen Muskulatur,
  4. Mobilisation,
  5. Kräftigung,
  6. Schulung von Gebrauchsbewegungen.
- *Maßnahmen:*
  1. *DPTP:*
     Die DPTP findet bei halswirbelsäulenverletzten Patienten nur dann Anwendung, wenn von ärztlicher Seite Bettruhe verordnet wurde. Sie sollte dann unter besonderer Beachtung der Schmerzangabe des Patienten ausgeführt werden, um Irritationen im Frakturbereich zu vermeiden (Prophylaktische Aufgaben bei bettlägerigen Patienten, S. 79 f).
  2. *Lagerung:*
     Der Patient befindet sich in flacher Rückenlage, die Kniegelenke können mit einer Knierolle unterlagert werden.
  3. *Durchblutungsförderung und Entspannen der hypertonen Muskulatur:*
     a) Frühphase:
     - Entspannungs- und Lösungstherapie nach Schaarschuch,
     - Massage (Schultergürtelmuskulatur),

- ❖ statische Muskelkontraktionen in alle Bewegungsrichtungen der Halswirbelsäule aus Rückenlage oder im Sitz,
- ❖ Eisapplikationen, auch in Verbindung mit statischen Muskelkontraktionen.

b) Spätphase:

- ❖ Massage (Nacken- und Schultergürtelmuskulatur),
- ❖ Bindegewebsmassage,
- ❖ Eisapplikationen.

4. *Mobilisation:*
   a) Während der Konsolidierungsphase:
   Erhalten der freien Gelenkbeweglichkeit aller Extremitätengelenke durch aktives endgradiges Bewegen.
   b) Nach Abschluß der Konsolidierung:
   Erarbeiten der freien Beweglichkeit der Halswirbelsäule in verschiedenen Ausgangsstellungen.

Zunächst werden die Mobilisationsübungen gegen gering dosierten Führungskontakt, später gegen den immer kräftiger werdenden Widerstand des Physiotherapeuten geübt. Man kann die verschiedenen Richtungen sowohl selektiv als auch kombiniert im Sinne von PNF schulen.

Ganz besonders schonende Mobilisationsübungen lassen sich im Schlingentisch unter Traktion ausführen. Auch die manuelle Extension wirkt durch ihren dehnenden Charakter bewegungsfördernd.

5. Kräftigung:
   a) Während der Konsolidierungsphase:
   - ❖ statische und dynamische Muskelarbeit für die Extremitäten- und Rumpfmuskulatur, soweit sie schmerzfrei sind,
   - ❖ von Anfang an statische Muskelarbeit für die Nackenmuskulatur in alle Richtungen, zunächst in Rückenlage (später auch im Sitzen), um eine muskuläre Sicherung der Fraktur zu erreichen.

   b) Nach Abschluß der Konsolidierung:
   statische und dynamische Arbeit für die Nackenmuskulatur (wie unter Punkt 4b erwähnt) aus verschiedenen Ausgangsstellungen.
6. *Schulung von Gebrauchsbewegungen:*
   - Abbau der Schonsteifhaltung durch Bewegen mit Geräten,
   - Einüben von Alltagsbewegungen, z.B. An- und Ausziehen, Kämmen,
   - Üben im Stehen und mit unterschiedlichen Sitztiefen an der Übungswand,
   - an zusätzlichen Behandlungen vor allem Übungen im Bewegungsbad.

Mit Thoraxdiademgips oder Halofixateur versorgte Halswirbelkörperfraktur

- *Verlauf:* Wird die Halswirbelkörperfraktur mit einem Thoraxdiademgips versorgt, verbringt der Patient den größten Teil der Ruhigstellungszeit (16 – 20 Wochen) zu Hause. Vor seiner Entlassung wird er in der DPTP und in kreislaufanregenden Übungen unterwiesen und dazu aufgefordert, diese bis zu seiner Wiederaufnahme in die Klinik selbständig und regelmäßig weiterzuführen. So kann er selbst dazu beitragen, daß Atem-, Kreislauf- und Gleichgewichtsstörungen vermieden werden. Nach der Gipsabnahme tragen die meisten Patienten für eine kurze Übergangszeit einen Kragen: Die physiotherapeutische Behandlung entspricht der bei Sofortversorgung mit Kragen.
- *Übungsbeispiele:*
  1. Frühphase:
     statisches Anspannen der Halsmuskulatur:
     - Kopf rausschieben wollen,
     - Kopf zur Schulter neigen wollen,
     - Kopf über die Schulter drehen wollen,
     - Stemmführungen nach Brunkow.
  2. Spätphase (nach Abnahme des Halofixateurs):
     a) PNF, ohne (oder mit nur minimalem) Dehnreiz, mit Vorsicht bei der Rotation des Kopfes:
     - Kopfpattern aus Unterarmstütz,
     - kombiniertes Arbeiten von Kopf und Arm: „Chopping" und „Lifting" im Sitz (Abb. 1.**30 a** u. **b** u. 1.**31 a** u. **b**).

     b) Übungen mit Gymnastikball:
     - den Ball im Langsitz unter ständiger Augenkontrolle um sich herumrollen,
     - den Ball im Hockersitz unter ständiger Augenkontrolle mit beiden Händen in verschiedene Richtungen (von sich weg, um sich herum, zur Decke, zum Boden usw.) führen.

     c) Übungen mit Fussel- oder Kleiderbürste:
     unter ständigem Augenkontakt die Garderobe von „Kopf bis Fuß" reinigen.

1.4.2 Brustwirbelfrakturen

Ursachen und Formen: Die *Besonderheiten* dieses Wirbelsäulenabschnittes liegen in der physiologischen Kyphose der Wirbelsäule und in ihrer Abstützung durch den Brustkorb. Neben Prellungen und Stauchungen kommt es überwiegend durch Stürze zu Wirbelkörperbrüchen. Es handelt sich meistens um reine Biegungsbrüche infolge Überbeugung, so daß keilförmige Deformierungen häufig sind. Die seltenen Überstrekkungsbrüche enden meist tödlich. Reine Stauchungsbrüche werden bei Vorschädigung (Osteoporose) gesehen.

Therapie: Für die *Behandlung* von Brustwirbelfrakturen muß man berücksichtigen, daß Aufrichtungen infolge des knöchernen Thorax nur begrenzt gelingen und die Frakturen frühzeitig als *stabil* anzusehen sind. Dies macht längere Bettruhe überflüssig und gestattet in vielen Fällen frühfunktionelle Behandlung, sonst frühzeitige Versorgung mit reklinierendem Korsett (Dreipunktkorsett).

Für die physiotherapeutischen Behandlungsmaßnahmen hat es sich bewährt, nicht nur den 12., sondern auch die beiden nächsthöheren Brustwirbelkörper nach dem Schema der Lendenwirbelverletzung anzugehen.

Die Dauer der Behandlung richtet sich nach dem Ausmaß der Spongiosakompression und beträgt durchschnittlich 8 – 12 Wochen.

Bei instabilen Brüchen ist Lagerung auf harter Unterlage in Lordosierung notwendig, die zunehmend gesteigert werden kann. Nach 4 – 6 Wochen kann Mobilisation im Böhler-Korsett erfolgen. Selten ist die operative Stabilisierung notwendig (Typ-III-Brüche).

Physiotherapeutische Behandlung

- *Befund:*
  - Patient in flacher Rückenlage (Lagerung auf harter Unterlage, unter Umständen in Lordosierung),
  - Schmerzen im Frakturbereich,
  - evtl. herabgesetzte Atem- und Kreislauffunktion (Pneumonie- und Thrombosegefahr),
  - verunsicherte und reduzierte Extremitätenbewegungen, bedingt durch die Flachlagerung,
  - evtl. reduzierter Allgemeinzustand.
- *Gesichtspunkte:*
  1. DPTP,
  2. Kräftigung,
  3. Mobilisation,
  4. Lagewechsel,
  5. Schulung von Gebrauchsbewegungen.
- *Maßnahmen:*
  1. DPTP:
     Da es sich bei diesem Krankheitsbild häufig um Patienten mit längerer Liegezeit handelt, ist die DPTP wichtiger Bestandteil der Behandlung. Sie sollte unter Beachtung der Schmerzangabe des Pa-

tienten ausgeführt werden, um Irritationen im Frakturbereich zu vermeiden.

Der Patient sollte zum Selbsttraining durch eine geeignete Übungsauswahl angeleitet und angehalten werden (Prophylaktische Maßnahmen bei bettlägerigen Patienten, S. 44).

2. Kräftigung
   - statische und dynamische Muskelarbeit für die Extremitätenmuskulatur, soweit sie nicht zu Schmerzen im Frakturbereich führt,
   - zunächst statische, später auch dynamische Muskelarbeit für die Rumpfmuskulatur in verschiedenen Positionen.

Zur Erreichung eines Muskelkorsetts soll die Übungsbehandlung von Anfang an durchgeführt werden. Sie sollte mit leichten isometrischen Übungen für die Bauch- und Rückenmuskulatur in Rückenlage begonnen werden.

Der Spannungsaufbau geschieht unter Zuhilfenahme von Kopf, Arm und Bein zunächst mit kurzem Hebel. Jetzt können Stemmführungen nach Brunkow eingeübt werden. Ebenso geeignet sind PNF-Pattern.

Langsam steigernd – der Belastbarkeit des Patienten entsprechend – können Hebel verlängert und Widerstände erhöht werden. Zur gleichen Zeit kann die Übungsbehandlung auch im Schlingentisch durchgeführt werden. Der Patient wird schmerzfrei „aufgehängt" und soll nun eine Position gegen die dosiert gesetzten wechselnden Widerstände der Physiotherapeutin verteidigen. Auf gleiche Art und Weise können auch parallel zur Gymnastik im Bett Übungen im Bewegungsbad erfolgen (Transport im Liegen dorthin und über hydraulische Liege ins Wasser ist Vorbedingung).

3. Mobilisation:
   a) Während der Konsolidierungszeit:
      Erhalten der freien Beweglichkeit aller Extremitätengelenke durch aktives endgradiges Bewegen, immer unter Beachtung der Schmerzangabe durch den Patienten.
   b) Nach Abschluß der Konsolidierung:
      Erarbeiten der freien Beweglichkeit der Brustwirbelsäule in verschiedenen Ausgangsstellungen durch aktives Bewegen und Übungen mit Geräten (z. B. Ball, Stab, Keule).

Zunächst werden die vorsichtigen Mobilisationsübungen auf stabiler Unterlage, z. B. Sitz auf dem Hocker, isoliert, später auch in Form von Kombinationsbewegungen durchgeführt, auch in Verbindung mit Atemübungen.

Parallel zur Trockengymnastik laufen auch Übungen im entspannend wirkenden Bewegungsbad.

Ergotherapie ergänzt das Rehabilitationsprogramm.

4. Lagewechsel:
   a) Während der Konsolidierungszeit:
   Nach einem durch den Arzt vorgegebenen Zeitraum darf der Patient die Ausgangsstellung wechseln, d.h., er muß zunächst das Drehen en bloc aus der Rückenlage über die Seitlage in die Bauchlage erlernen (s. Übungsbeispiel).
   Die Übungsbehandlung in der Bauchlage wird analog der in Rückenlage durchgeführt.
   Auch Aufspannübungen mit gering gewähltem Bewegungsausmaß sind jetzt erlaubt.
   Der Vierfüßlerstand (Abb. 1.**34**), eine belastungsfreie Position für Wirbelsäulenverletzungen, kann zu diesem Zeitpunkt als Steigerung Einsatz finden. Der Patient erhält den Auftrag, seine Position gegen die dosiert wechselnden Widerstände der Physiotherapeutin zu halten.
   Auch Übungen aus dem Klapp-Kriechen können angewandt werden.
   b) Nach Abschluß der Konsolidierung:
   Nach Maßgabe des Arztes kann zuerst der Sitz, aber auch der Stand als weitere Steigerung erlaubt sein.

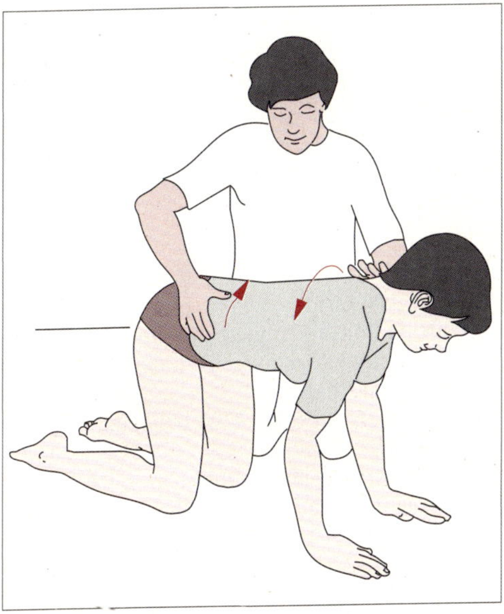

Abb. 1.**34** Stabilisation im Vierfüßlerstand

Wenn möglich, sollte der Patient das Stehen und Gehen im Bewegungsbad bei tief eingestellter Hebebühne beginnen; im Laufe der folgenden Tage wird der Wasserspiegel dann allmählich abgesenkt.
Dem Patient wird geraten, möglichst wenig zu sitzen, im gut aufeinander abgestimmten Wechsel zu gehen und zu liegen, um so chronischen Rückenschmerzen vorzubeugen.
Jetzt kann die physiotherapeutische Behandlung durch eine intensive Haltungsschulung im Sitz auf dem Pezzi-Ball (bzw. auf dem Hocker) erweitert werden, in die auch mobilisierende Übungen eingebaut werden.
Gewöhnlich werden die Beseitigung der Schonsteifhaltung und das Erarbeiten physiologischer Alltagsbewegungsabläufe einen größeren Teil der Zeit in Anspruch nehmen. Dies geschieht vor allem über Haltungsschulung auf der Matte, über Übungen mit Geräten (Pezzi-Ball, Stab, Keule, Seil, Ball, Reifen usw.) aus allen möglichen Ausgangspositionen und auch immer wieder im Hockersitz und Stand vor dem Spiegel (Augenkontrolle).
Ergotherapie ergänzt das Rehabilitationsprogramm.

5. Schulung von Gebrauchsbewegungen:
   Um chronischen Rückenbeschwerden bei Wirbelsäulenverletzten vorzubeugen, ist es wichtig, sie z. B. in einem Bücktraining bei stabilisierter Wirbelsäule zu unterweisen (Hausarbeit, Arbeitshaltungen am Schreibtisch).

- *Verlauf:* Das vorliegende Behandlungsprogramm für Brustwirbelkörperfrakturen läßt sich sowohl auf konservativ versorgte als auch auf operierte Patienten anwenden.

  Nach operativ versorgter Fraktur folgen die einzelnen Behandlungsschritte rascher aufeinander, wobei Zeitdauer und Belastbarkeit durch den Operateur vorgegeben werden.

- *Übungsbeispiele:*
  1. Frühe bis mittlere Phase im Bett:
     a) Kräftigung der Rumpfmuskulatur:
     Grundstellung für die Stemmführungen aus der Rückenlage einnehmen, Ausgangsstellung gegen wechselnde Widerstände an Hand, Arm, Fuß, Knie usw. halten.
     b) Kräftigung der Rückenstreckmuskulatur, Bauchlage:
     - Kopf anheben und drehen,
     - Kopf und Schultern von der Unterlage abheben,
     - die vorgestreckten Arme im Wechsel unter Blickkontakt abheben,
     - jeweils einen Arm und ein Bein diagonal von der Unterlage abheben,

- ❖ Arme in U-Haltung oder Hände unter der Stirn, so Kopf, Arme und Oberkörper leicht von der Unterlage lösen.

2. Mittlere Phase:
   - Drehen von Rückenlage in Seitlage:
     Der Patient befindet sich in Rückenlage mit angestellten Beinen, dreht (mit angehobenem Kopf und dorsalextendierten Füßen) gegen den Führungskontakt des Physiotherapeuten an Schulter und Becken auf die Seite und wieder zurück auf den Rücken; erst langsam, dann zügig; mit Tempowechsel je nach Befund.
     Kontakt kann auch an Schulter – Knie, an Becken – gestrecktem Arm, an Kopf – Becken usw. sein.
   - Drehen von Seitlage in Bauchlage:
     Der Patient befindet sich in Seitlage mit gestreckten Beinen, dreht (mit angehoben-gestrecktem Kopf und plantarflektierten Füßen) gegen den Führungskontakt des Physiotherapeuten (s. oben) auf den Bauch und (jetzt mit angehoben-gestrecktem Kopf und dorsalextendierten Füßen) gegen entsprechenden Führungskontakt wieder zurück in die Seitlage.
   - Aus Seitlage aufrichten zum Sitzen:
     Der Patient befindet sich in Seitlage mit angebeugten Beinen, dicht an der Bettkante. Er stützt sich mit dem untenliegenden Arm (erst Ellbogen, dann Hand) und der Hand des obenliegenden Armes vom Bett hoch und läßt gleichzeitig die Unterschenkel (mit dorsalextendierten Füßen) über die Bettkante gleiten. So stemmt und hebelt er sich in den aufrechten Sitz; seine Augen folgen während des gesamten Bewegungsablaufes der Positionsveränderung der Füße, richten sich aber, sobald der Sitz erreicht ist, nach geradeaus, auf den Physiotherapeuten. Die Füße werden auf eine Bettkiste oder auf den Boden gesetzt. Der Physiotherapeut kann mit Führungskontakten an verschiedenen Stellen (Knie – Fuß) und ohne Führungskontakt arbeiten; er kann den Patienten sich erst langsam, dann schneller und mit wechselndem Tempo aufrichten lassen.
   - Stabilisation des Sitzens:
     Der Physiotherapeut stabilisiert den Sitz des Patienten durch laterale, ventrale, dorsale und Rotationskontakte an Rumpf, Kopf und Extremitäten: erst einzelne Stellen (Kopf, Schulter, Knie usw.), dann kombiniert (Kopf/Schulter, Kopf/Becken, Kopf/Arm, Knie/Fuß usw.). Zum aufrechten Sitzen wird der Patient stimuliert, indem er seine Füße einerseits fest auf die Unterlage drückt und sich andererseits gegen den Kontakt des Physiotherapeuten im Haarwirbelbereich streckt.

- Aufrichten zum Stand:
  Der Patient sitzt ganz vorn an der Bettkante, die Beine sind in Schrittstellung auf dem Boden: Gewichtsverlagerung auf das vordere Bein und Hochstemmen in die Senkrechte, Nachziehen des hinteren Beins. Beim Hochkommen zum Stand kann sich der Patient gleichzeitig mit den Händen vom Bett abstemmen oder sich mit Druck auf die Hände des Physiotherapeuten (nach vorn – unten) aufrichten, und er kann es auch freihändig – zu Anfang vielleicht gegen Führungskontakt des Physiotherapeuten am Becken – üben.
  Der Stand sollte zur größeren Sicherheit leicht breitbeinig (Vergrößerung der Unterstützungsfläche) sein und vor der Erarbeitung der Fortbewegung korrigiert und stabilisiert werden.

3. Mittlere bis späte Phase:
   a) Kräftigung der Rumpfmuskulatur im Vierfüßlerstand (Abb. 1.**34**):
   - Ausgangsstellung gegen wechselnde Widerstände halten,
   - einen Arm abheben (s. oben),
   - ein Bein abheben (s. oben),
   - Arm und Bein diagonal abheben (s. oben).

   b) Mobilisation der Brustwirbelsäule:
   Vierfüßlerstand:
   - Flexion – Extension der Wirbelsäule durch „Katzenbukkel"übung,
   - Flexion – Extension der Wirbelsäule durch Zusammenführen von Stirn und Knie unter dem Körper,
   - Lateralflexion der Wirbelsäule, eingeleitet durch den abgehobenen, am Kopf vorbei auf die gegenüberliegende Körperseite ziehenden Arm (distales Kommando) oder durch Zurseitekrabbeln beider Hände bei feststehendem Becken,
   - Extension plus Rotation der Wirbelsäule durch seitliches Zurdeckeheben der Hand (Außenrotation und Blickkontakt).

   Hockersitz:
   - Keule aus Vorbeuge vom rechten (linken) Fuß diagonal nach links (rechts) oben zur Decke heben und strecken,
   - Pezzi-Ball mit beiden Händen von Seite zu Seite rollen,
   - Pezzi-Ball mit beiden Händen von Seite zu Seite rollen, jeweils am Bewegungsende eine Hand lösen und über den Kopf heben, so daß die Wirbelsäule in Seitneige kommt,
   - Pezzi-Ball mit beiden Händen von Seite zu Seite rollen, von verschiedenen Punkten vor dem Körper abwechselnd die rechte und linke Hand lösen und in Außenrotation (unter Blickkontakt) zur Decke hin dehnen.

4. Späte Phase:
   a) Kräftigung der Rumpfmuskulatur;
   b) Sitz auf dem Therapieball (vor dem Spiegel):
   - ventraler Widerstand an der Schulter, Ausgangsstellung halten,
   - dorsaler Widerstand an der Schulter, Ausgangsstellung halten,
   - ventraler Widerstand am Becken, Ausgangsstellung halten,
   - dorsaler Widerstand am Becken, Ausgangsstellung halten,
   - physiologische Kombinationen.

1.4.3 Lendenwirbelfrakturen

Ursachen und Formen: Am Übergang vom Brust- zum Lendenabschnitt werden die häufigsten Wirbelbrüche gesehen (Th 12 und L 1). Die keilförmigen Deformierungen herrschen vor, denn es handelt sich meistens um Beugungs- oder Stauchungsbrüche, die durch Sturz auf Gesäß oder Rücken zustande kommen (s. Klassifikation S. 22).

Klinisches Bild: Subjektiv stehen Schmerzen im betroffenen Abschnitt im Vordergrund; sie werden aber auch in die Brustwirbelsäule projeziert. Manchmal kann ein retroperitoneales Hämatom mit Vortäuschung eines akuten Abdomens auftreten. Lokal findet sich ein erkennbarer Gibbus mit Klopfschmerzhaftigkeit über dem Dornfortsatz und Druckschmerz der paravertebralen Muskulatur.

Diagnose: Die Röntgenaufnahmen sind meist eindeutig. Eine Abgrenzung gegen osteoporotische Deformierungen, juvenile Aufbaustörung (häufige Keilform von L 1 bei tiefreichendem Morbus Scheuermann) und gegen persistierende Randleisten oder Apophysen ist erforderlich.

Therapie: siehe Brustwirbelbrüche, S. 78 f.

Brüche der Dorn- und Querfortsätze bedürfen in der Regel keiner gezielten Behandlung. Vorübergehende Ruhigstellung für 2–4 Tage fördert die rasche Befreiung von Schmerzen.

Frakturen der Interartikularportion L 5/S 1 (traumatische Spondylolyse) sind überaus selten. Bei ihnen sind die Bandscheiben mitbeteiligt. Die Behandlung gleicht der von instabilen Wirbelkörperbrüchen.

Die Operation wird angestrebt bei
- geschlossen nicht reponierbarer Fraktur oder Luxation bei diskoligamentären Verletzungen,
- großer Kompressionszone mit einem Kyphosewinkel über 20°,
- Querschnittslähmung (zur Verbesserung der Pflege und Rehabilitation),
- Mehrfachverletzten und Schädel-Hirn-Trauma.

Ziel ist neben der Wiederherstellung der anatomischen Form die frühe Mobilisation und Rehabilitation.

Physiotherapeutische Behandlung

Fraktur des 10. Brustwirbels bis 5. Lendenwirbels

- *Verlauf:* Befindet sich die Fraktur in Höhe des 12. Brustwirbels bis 4. Lendenwirbels (Ursprung des M. iliopsoas), sollte die Hüftbeugung anfangs gar nicht oder mit Zurückhaltung (Röntgenbild) geübt werden, um eine ungünstige Zugwirkung an der Frakturstelle zu vermeiden.

  Inhaltlich entspricht die Behandlung der bei der Fraktur des 1.–9. Brustwirbels.

  Der Behandlungsplan muß nach Konsolidierung um den Punkt Erarbeiten der Beweglichkeit der Lendenwirbelsäule ergänzt werden (s. Übungsbeispiele).

- *Übungsbeispiele:* Es handelt sich um das Erarbeiten von Flexion, Extension und Seitneigung in der späten Phase.

Freies Üben für den Patienten: Es kommen statische und dynamische Übungsformen in Frage; die Auswahl ist je nach Zielsetzung vorzunehmen. Drehen en bloc, Aufsetzen und Hinlegen über die Seite und Bücken mit stabilisierter Wirbelsäule sind für alle Patienten mit Wirbelsäulenschäden obligat.

1. Rückenlage:
   a) Hubfreie Mobilisation der Lendenwirbelsäule nach Klein-Vogelbach:
   Beine gelagert, Patient ertastet seine Spinae und verschiebt sie im Wechsel nach kranial und kaudal, das Bewegungsausmaß wird verringert, das Tempo rascher (Gangtempo), dadurch kommt es zur Feinmobilisation in den einzelnen Segmenten der Lendenwirbelsäule im Sinne der Lateralflexion.
   b) Stemmführung nach Brunkow:
   Der Patient stemmt mit gering angewinkelten Beinen unter Dorsalextension die Fersen in die Unterlage, die Arme stemmen mit Innenrotation die Handwurzeln fußwärts, druch Translation der Halswirbelsäule nach dorsal zusätzliche Spannung im Sinne der Streckung. Anheben des Kopfes ist bei Schmerzen zu vermeiden.
   c) Gegengleiche Pattern der Extremitäten:
   Arme und Beine liegen in den Körperdiagonalen, rechter Arm und linkes Bein werden mit Ellenbogen- und Knieflexion über dem Na-

bel zusammengezogen, während die liegenden Extremitäten Druck auf die Unterlage ausüben.

2. Seitlage:
   d) Es erfolgt hubfreie Mobilisation in Richtung Flexion – Extension (s. Übung a); Bein leicht flektiert, oberer Arm und oberes Bein gelagert, Bewußtmachen der Distanzpunkte und deren Abstandsveränderung, z. B. obere Spina und Patella.
   e) Flexions-Extensions-Schulung der Lenden- und Brustwirbelsäule wird durch gemeinsame Flexions-Extensions-Bewegungen der oben liegenden Extremitäten erreicht. Abduktion – Adduktion und Rotation kann im Sinne der PNF-Patterns eingebaut werden (Abb. 1.**35**).
   f) Stemmführung:
   Oberer Arm stemmt die Hand vor dem Sternum in die Unterlage, oberes Bein stemmt in Richtung Extension.
3. Vierfüßlerstand:
   g) Es erfolgt hubarme Mobilisation einzelner Wirbelsäulenabschnitte im Sinne der Lateralflexion. Extremitäten stemmen dabei in die Unterlage, der Kopf bleibt in Verlängerung der Wirbelsäule eingeordnet.
   h) Über Arm- und Beinbewegungen wird die gesamte Wirbelsäule flektiert und extendiert (Abb. 1.**36**).
   i) Alle vier Extremitäten werden in die Unterlage gestemmt, dabei Versuch, Knie und Hände zu nähern und zu entfernen (Abb. 1.**37**).
4. Sitz auf dem Therapieball (Abb. 1.**38 a** u. **b**):
   j) Lendenwirbelsäule wird mobilisiert in Richtung Flexion – Extension und Lateralflexion, mit langsamem Rollen des Balles, Gesäß bleibt fest haften, Oberkörper und Kopf bleiben senkrecht im Raum.

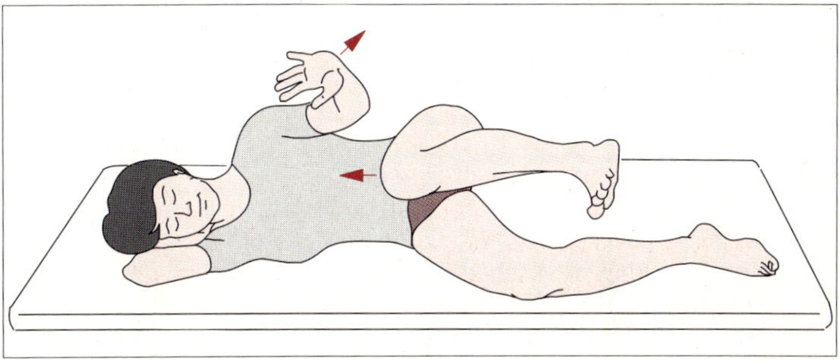

Abb. 1.**35** Flexion und Extension der Wirbelsäule über die Extremitäten in Seitlage

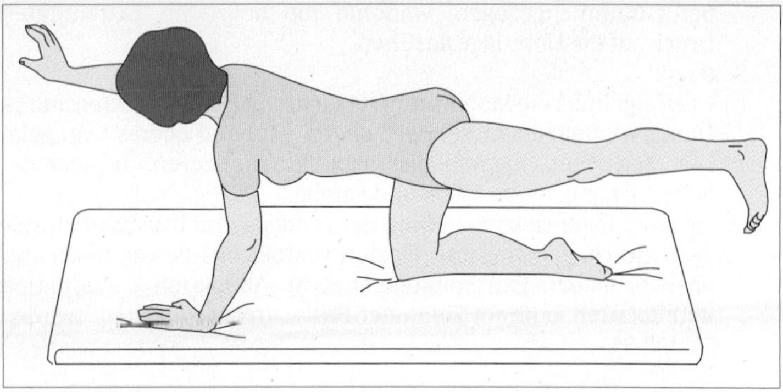

Abb. 1.**36** Flexion und Extension der Wirbelsäule über die Extremitäten im Vierfüßlerstand

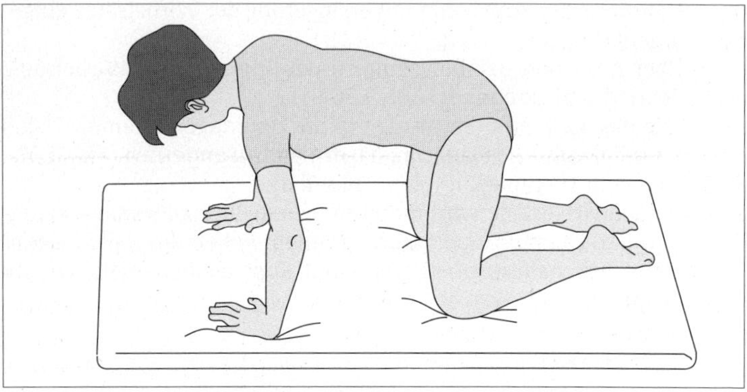

Abb. 1.**37** Stemmen im Vierfüßlerstand

k) Stabilisation – Wippen auf dem Ball:
Bei abduzierten Beinen ist ein in den Hüftgelenken potentiell bewegliches Becken Voraussetzung für den Aufbau der Wirbelsäule, d. h., die physiologischen Schwingungen müssen gewährleistet sein, um durch die beim Wippen entstehende Approximation eine reflektorische Antwort der stabilisierenden Muskulatur zu erreichen.

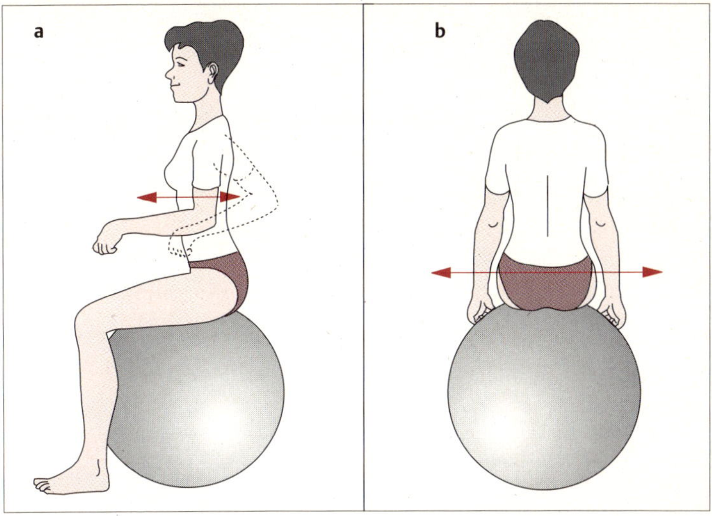

Abb. 1.**38** **a** u. **b** Mobilisation der Lendenwirbelsäule auf dem Ball

Variationen:
- Impulsgebung durch Plantarflexion der Füße, rhythmische Armbewegung im Sinne des Laufs,
- Impulsgebung zur Spannungserhöhung einzelner Muskelgruppen: ruckartige Wegbewegung der angewinkelten Arme vom Rumpf.

l) Stemmführung zum Wechsel zwischen Stand und Hocke (Abb. 1.**39**):
Über Stemmen der Arme jeweils in die Gegenrichtung wird mit stabilisierter Wirbelsäule die Position gewechselt.

m) Gehen mit gedachten Widerständen:
Die Arme werden bewußt gegensinnig zu den Schritten bewegt und dabei in Richtung kaudal – ventral und kaudal – dorsal gestemmt.

n) Rhythmisches Gehen:
Rasches Tempo, dadurch kommt der Patient in Vorlage und wird gezwungen, seine Brustwirbelsäule bei freier Rotation in Extension zu stabilisieren. Die Körperabschnitte Becken – Bein können dadurch überhaupt erst ökonomisch eingesetzt werden.

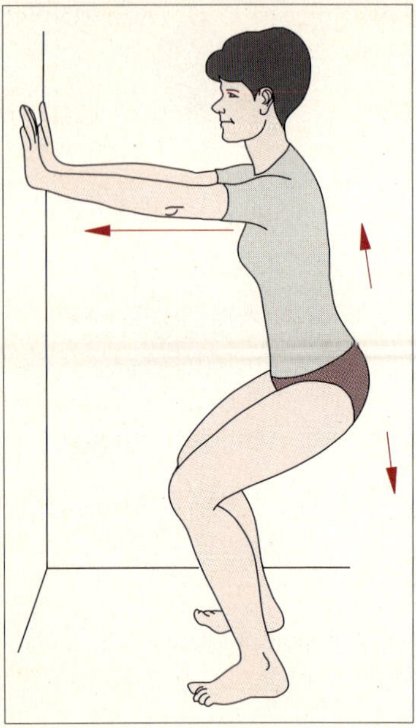

Abb. 1.**39** Wechsel zwischen Stand und Hocke mit Stemmführung

Schulung des Bückens mit stabilisierter Wirbelsäule:

1. Hocker:
   - Bei aufrechtem Sitz mit leicht abduzierten Beinen ertastet der Patient mit 2 Fingern der anderen Hand den Abstand Nabel – Symphyse, mit 2 Fingern der anderen Hand den Abstand Nabel – Sternumspitze. Er „mißt“ den Abstand und und behält diesen bei, während er den Rumpf durch Flexion – Extension des Beckens in den Hüftgelenken nach vorn und in die Ausgangsstellung zurückbewegt.
   - Die Übung wird ohne Tasten mit seitlich am Rumpf steif gehaltenen Armen durchgeführt.
   - Die Arme werden angewinkelt und rasch vor- und zurückbewegt im Sinne des „Marschierens“.
   - Während des „Marschierens“ löst sich beim Vorverlagern des Rumpfes das Gesäß vom Sitz.

2. Ball:
   - Bei aufrechtem Sitz mit leicht abduzierten Beinen wird der Ball mit dem Gesäß vor- und zurückgerollt, die Abstände Symphyse –

Nabel – Sternumspitze bleiben erhalten, dadurch zwangsläufige Verlagerung des Rumpfes im Raum.

3. Stand:
   - Bei leicht abduzierten Beinen erfolgt fester Druck der Fußsohlen auf den Boden, „Marschieren" der Arme.
   - Während des „Marschierens" erfolgt Flexion – Extension der Beine mit einer den Proportionen entsprechenden Vor- und Rückverlagerung von Unter- und Oberkörper.

Erst wenn die Wirbelsäule bei dieser Übung stabil gehalten werden kann, wird mit dem Aufheben kleiner Gegenstände begonnen.

Übungsbeispiele im Bewegungsbad: Patienten mit Wirbelsäulenproblemen fühlen sich im allgemeinen sehr wohl im Bewegungsbad. Wärme, Auftrieb und die damit gegebene Erleichterung lassen viel Bewegung zu, die zudem noch schmerzarm bis schmerzfrei ist.

Bewegungsübungen lassen sich leicht finden und entwickeln, begonnen bei Schwimmbewegungen über „Radfahren", Paddeln der Beine u. ä. Die Nützlichkeit dieser Übungen ist nur gegeben, wenn zumindest abschließend die Muskulatur wieder entsprechend tonisiert wird. Zu erreichen ist das, indem das Wasser als Widerstand genutzt wird, dem eine kleine (Extremitäten) bis große Angriffsfläche (Rumpf) in raschem Tempo entgegengesetzt wird:

- Zehenstand mit Halt am Beckenrand:
  Ein Bein wird steif gehalten und in raschem Tempo vor- und zurückbewegt, ebenfalls seitlich, der Bewegungsausschlag ist dem Tempo entsprechend gering.
- Freier Stand im Wasser: Beide Arme werden steif gehalten und in raschem Tempo wechselseitig vor- und zurückbewegt. Steigerung: Handkanten führen – Handflächen führen.
- „Schlußsprung" aus dem Stand: Beide Arme geben dabei einen Schlag nach hinten gegen das Wasser.

Bei Übungen dieser Art muß stets die gesamte Rumpfmuskulatur statisch arbeiten.

Dorn- und Querfortsatzfrakturen

Da meist keine Ruhigstellung notwendig ist, kann sofort mit Mobilisations-, Kräftigungs- und Gebrauchsübungen begonnen werden.

Während der ersten Tage nach dem Unfall wird der Patient noch starke Schmerzen haben. Der Physiotherapeut muß das beim Aufbau seines Übungsprogramms berücksichtigen und entsprechend schonend vorgehen.

1.4.4 Komplikationen und Spätschäden

•••• Wirbelsäulenverletzungen ohne Rückenmarksschädigung

Die Prognose der Wirbelsäulenverletzung ist ohne Rückenmarksbeteiligung gut. In einzelnen Fällen können jedoch Deformierungen der Wirbelkörper und endgradige Bewegungseinschränkungen zurückbleiben. Bei unzureichender Vernarbung mitverletzter Bandstrukturen kann Segmentinstabilität zu Beschwerden bei Bewegung und Belastung (sog. Lockerungssymptomatik) führen. In seltenen Fällen macht sie eine Spondylodese notwendig.

•••• Rückenmarksschädigung

Ursachen: Bei schweren Wirbelsäulenverletzungen mit ausgeprägt instabilen Brüchen von Wirbelkörpern und Verlagerung von Bruchstücken in den Markkanal, durch ausgedehnte Hämatome und durch Luxationen und Luxationsbrüche ist eine Schädigung des Rückenmarks möglich.

Formen und klinisches Bild: Die Störungen können alle Schweregrade umfassen. Sie variieren von diskreter Schwächung der neurologischen Qualitäten bis hin zum völligen Funktionsverlust.

Es sind unterschiedlich betroffen:
- Motorik,
- Sensibilität,
- Reflexe und
- sympathisch-parasympathisches System mit den Sphinkteren.

Schädigungen auf Höhe C 1 und C 2 lassen ein Überleben in der Regel nicht zu. Verletzungen zwischen C 3 und Th 2 weisen Horner-Syndrom und Lähmungen von den oberen Extremitäten an auf. Zwischen Th 12 und S 2 finden sich Paresen der unteren Gliedmaßen. Ein Ausfall des 3.–5. Sakralsegmentes hat Störungen der Blasen- und Mastdarmfunktion zur Folge.

Diagnose: Die Segmenthöhe der Schädigung wird anhand der Ausfälle und Störungen der aufgezählten Qualitäten festgelegt.

Therapie: Die Behandlung von Verletzten mit Wirbelbrüchen und neurologischen Ausfällen ist sehr problematisch. Der Transport zur Klinik hat bei geringstem klinischen Verdacht in absolut flacher Lagerung und erschütterungsfrei zu erfolgen, um Verschiebungen der Rückenmarksanteile und weitere Rückenmarksschädigung zu vermeiden.

Operatives Vorgehen ist primär bei komplettem Querschnittssyndrom nicht angezeigt. Nimmt jedoch ein inkomplettes Querschnittssyndrom zu, so ist die operative Entlastung und anschließende Stabilisation erforderlich. Die Durchführung der Pflege verbessert, selbst bei komplettem Querschnittssyndrom, die Stabilisation instabiler Brüche. Die Lagerung erfolgt in Drehbetten oder auf Spezialkissen, um Druckgeschwüre zu vermeiden. Die Harnblase muß katheterisiert, die Mastdarmentleerung gefördert werden.

Es schließt sich die Rehabilitation in besonderen Zentren an.

1.5 Brustkorbverletzungen

S. Brauer-Slach, G. Krum und L. Zichner

Ursachen: Brustkorbverletzungen entstehen in der Regel durch direkte Gewalt.

Formen: Brustkorbverletzungen sind häufig (5–8% aller knöchernen Verletzungen). Sie werden in stumpfe (gedeckte) und offene (perforierende) Traumen eingeteilt.

Die gedeckten Thoraxverletzungen reichen von der banalen Thoraxprellung über Zerrungen und Brüche bis zu Kompressionen mit ernsten Verletzungen der inneren Organe.

Herz- und Lungenverletzungen können auch bei der perforierenden Thoraxverletzung im Vordergrund stehen.

Über deren Behandlung und über die Behandlung der Komplikationen gedeckter Brustkorbverletzungen wie Hämatothorax, Pneumothorax, Mediastinalemphysem, Verletzungen des Herzens und der großen Gefäße ist im internistischen und im chirurgischen Band nachzulesen.

Hier sind die knöchernen Verletzungen des Thorax zu besprechen.

1.5.1 Rippenfrakturen

Formen: Der Rippenbruch kann in jedem Abschnitt vom dorsalen bis zum ventralen Ansatz der Rippe gelegen sein. Er entsteht vorwiegend als Biegungsbruch oder als Berstungsbruch, bei schwerer lokaler Gewalteinwirkung auch als Impressionsbruch. Bei breitflächiger Gewalteinwirkung kommt es zum Bruch mehrerer Rippen oder auch zu beidseitigen Rippenserienfrakturen. In zunehmendem Alter ist die Verletzungsgefahr aufgrund des Elastizitätsverlustes der Rippenknochen erhöht; im Kindesalter dagegen ist eine knöcherne Thoraxverletzung selten.

Klinisches Bild: Das Hauptsymptom der knöchernen Brustkorbverletzung ist der Schmerz bei der Atmung. Die Verletzungsstelle läßt sich durch Krepitation, Druckschmerzhaftigkeit und Kompressionsschmerz des Brustkorbes annähernd genau lokalisieren. Rippenreihenbrüche erkennt man an einer nachschleppenden (paradoxen) Inspiration der betroffenen Thoraxseite; palpatorisch können Stufen im Rippenverlauf erkannt werden.

Diagnose: Die Sicherung der Diagnose erfolgt röntgenologisch, wobei sich Rippenverletzungen am Übergang vom knöchernen zum knorpeligen Teil jedoch nicht darstellen. Zur Beurteilung des Brustbeins können Aufnahmen in weiteren Ebenen erforderlich werden, und es empfiehlt sich, beim Brustbeinbruch auch die Brustwirbelsäule mitzuerfassen (und umgekehrt), da die Kombination von Sternumfraktur und Stauchungsbruch eines Brustwirbels nicht selten ist.

Therapie: Die Behandlung hat bestmögliche Ruhigstellung zum Ziel; diese wird mit einem elastischen Verband erreicht, der zirkulär um den Thorax gelegt wird, oder mit einem „dachziegelförmigen" Verband mit Klebebinden. Bei alten Menschen ist die Vorbeugung gegen Komplikationen, insbesondere die Bronchopneumonie, vordringlich. Gegebenenfalls ist Schmerzausschaltung durch paravertebrale Injektion angezeigt. Bei Rippenserienbrüchen ist wegen erhöhter Komplikationsgefahr (Hämatothorax, Pneumothorax, Pneumonie) stationäre Beobachtung vorzuziehen oder dringend erforderlich. Durch assistierte Beatmung wird der instabile Thorax von innen „geschient". Selten ist eine operative Stabilisierung mit Osteosyntheseplättchen oder -klammern erforderlich.

Die physiotherapeutische Behandlung der Rippenserienfraktur entspricht, je nach Mitverletzung innerer Organe, der Therapie nach Thoraxeingriffen. Im Vordergrund steht Atemtherapie, deren leitender Gesichtspunkt das Lenken der Atembewegung ist.

Physiotherapeutische Behandlung

Frakturen einzelner Rippen (Thorax stabil)

- *Befund:*
  - Evtl. Lagerung des Patienten mit erhöhtem Oberkörper im Bett (steile Kopfeinstellung),
  - evtl. Hämatom und Auftreibung im Frakturbereich,
  - reduzierte Thoraxexpansion beim Atmen, Husten, in Ruhe und Bewegung und entsprechend herabgesetzte Vitalkapazität,
  - Schmerzen beim Atmen, Husten, Bewegung,
  - Schonneigung des Patienten bei allen Aktivitäten.
- *Gesichtspunkte:*
  1. Atemtherapie und Kreislauftraining,
  2. Mobilisation und Kräftigung.

- *Maßnahmen und Verlauf:*

1. *Atemtherapie:*
   Die physiotherapeutische Behandlung setzt am Tag nach dem Unfall ein. Ihr Hauptgewicht liegt auf der atemtherapeutischen Betreuung und der Mobilisation des Patienten.
   Mit der Atemtherapie strebt man an, daß der Patient die verletzte Thoraxseite voll mit in die Atembewegung einbezieht, daß die Atmung vertieft, die Atemfrequenz herabgesetzt und ggf. Sekret gelöst und abgehustet wird.
   Diese Ziele lassen sich über folgende Maßnahmen erreichen:
   - Atemarbeit mit dem Giebel-Rohr,
   - Atemführung durch manuelle Kontakte am Thorax,
   - Kombinieren von Bewegungsübungen und Atmung, z.B. passive Dehnzüge, zu Anfang in Rückenlage und Lage auf der gesunden Seite, später auch in Dehn- und Drehlagen, im Sitzen, mit Geräten,
   - Kombinieren von Stimmarbeit und Atmung (Phonationsübungen),
   - Atem- und Lösungstherapie nach Schaarschuch.

   Sekretlösung und Abhusten werden insbesondere durch Vibrationen, Klopfungen und Klatschungen auf der nicht betroffenen Seite und oberhalb der Frakturstelle in Verbindung mit vibrierenden Konsonanten gefördert.
   Je besser der Physiotherapeut den Patienten beim Abhusten unterstützt, indem er mit seinen Händen den Frakturbereich „schient", um so geringer werden dessen Schmerzen sein, und um so angstfreier, bereitwilliger und erfolgreicher wird er mitarbeiten. Von Anfang an sollte der Physiotherapeut dem Patienten zeigen, wie er sich beim Husten auch selbst „schienen" kann.
2. *Mobilisation und Kräftigung*
   Bei der Mobilisation steht einerseits aktives Bewegen der Arme im Vordergrund. Dabei wird angestrebt, daß der Patient mit dem Arm der verletzten Seite das volle Bewegungsausmaß des Schultergelenks ausnutzt (Atemreiz durch Dehnung, Verhütung sekundärer Kontrakturen). Diese Bewegungen sind gut mit Atemübungen kombinierbar. Andererseits erarbeitet der Physiotherapeut mit dem Patienten so früh wie möglich die Positionswechsel von Rükkenlage zur Seitlage, zum Sitzen, Stehen und Fortbewegen und ermutigt ihn zum häufigen Selbstüben, Aufstehen, Herumlaufen. In allen neuen Ausgangsstellungen werden Bewegungsaufträge ohne und mit Gerät sowie Alltagsaktivitäten ausgeführt. Auch hierbei ist es angebracht, immer wieder Bewegungen und Atemübungen miteinander zu verbinden.

Besteht ein starkes Hämatom im Frakturbereich, kann zur Resorptionsförderung eine Serie von Diadynamikbehandlungen gegeben werden.

- *Übungsbeispiele:* Hier wird die Mobilisation in der mittleren bis späten Phase der Pneumonieprophylaxe beschrieben.

  Der Patient liegt auf der gesunden Seite auf einer Matte, seine Beine sind leicht gebeugt, die untere Hand ist unter dem Ohr, die obere locker vor dem Körper:
  - bei auf dem seitlichen Thorax des Patienten liegenden Händen des Physiotherapeuten jenen gegen den Handkontakt atmen lassen, wobei Einatmung mit dem Zuhalten eines Nasenlochs oder mit „Schnüffeln" und Phonationsübungen verbunden wird;
  - aktive Dehnzüge der Beine (Füße hinausschieben) und Arme (Finger aufmachen). Dehnung über einige Atemzüge halten – weiteratmen lassen – lösen. Übung kann mit Phonationsübungen verbunden werden,
  - obere Hand aus Extension – Adduktion – Innenrotation vor den Knien diagonal in Flexion – Abduktion – Außenrotation neben das Ohr führen (Kontakt: eine Hand fixiert am Becken, die andere gibt leichten Führungswiderstand an der Hand des Patienten), Hinweg mit Einatmung kombinieren, tönende Ausatmung während des Rückwegs,
  - die vorhergehende Übung ohne Rückweg, statt dessen in der Ausatemphase am oberen Bewegungsende locker lassen, während der folgenden Einatmungen immer weiter mit Arm und Schulter bodenwärts ziehen, beim Ausatmen jeweils die Spannung (tönend) lösen, wobei die gebeugten Knie mit dorsalextendierten Füßen fest gegen den Boden gepreßt sind, so daß der Patient allmählich die Seitdrehlage erreicht und über Atmung plus Spannungswechsel (z.B. ein: Faustschluß, aus: öffnen) und Atmung plus Stimme (z.B. ein: schnuppern, aus: Strömungslaute) in ihr sich entspannen lernt,
  - in der Seitdrehlage mit Keule, Tennisball oder kleiner Hantel arbeiten: den diagonalen Bewegungsweg ausführen lassen oder das Gerät aus der Dehnung heraus im Halbkreis vor die Knie und wieder zurück in die dehnende Stellung nach oben bringen (die Streck-Dehn-Bewegungsphase mit Einatmung, das Lösen mit tönender Ausatmung verbinden).

Rippenserienfrakturen (Thorax instabil)

Im Falle von Rippenserienfrakturen besteht die Gefahr von Hämato- und Pneumothorax, Lungenatelektasen und Kontusionspneumonie. Während der ersten Tage nach dem Unfall liegt der Patient zumeist auf der Intensivstation.

Die physiotherapeutischen Maßnahmen werden insgesamt erheblich schonender dosiert und sind langsamer voranschreitend als die nach einer einfachen Rippenfraktur.

Neben den vorbeugenden Maßnahmen gegen Pneumonie und Thrombose muß hier immer auch im Sinne der Dekubitusprophylaxe (Lagerungskontrolle, statische Muskelarbeit im Nachbarbereich gefährdeter Regionen, aktives Bewegen und soweit möglich Lageveränderung) gewirkt werden.

1.5.2 Sternumfrakturen

Ursachen: Der Brustbeinbruch entsteht vorwiegend durch direkte Gewalteinwirkung auf die vordere Brustkorbwand oder seltener in Zusammenhang mit einem Brustwirbelbruch infolge „Taschenmesser-Flexionsmechanismus".

Klinisches Bild und Diagnose: Die Fraktur äußert sich durch örtliche Schmerzhaftigkeit und läßt sich manchmal mit einer Knochenstufe palpieren.

Bei Einstauchen bzw. Adaptation der Fragmente sind die Schmerzen und Funktionseinschränkungen (Beeinträchtigung der Atmung) verhältnismäßig gering. Die Röntgenuntersuchung ist zur Sicherung der Diagnose wichtig und schließt ggf. eine Röntgenaufnahme der Brustwirbelsäule ein. Instabilität der Sternumfraktur geht, vor allem in Verbindung mit Rippenbrüchen, mit deutlicher Atemstörung einher (Kollaps der instabilen Thoraxwand bei Inspiration) und hat eine Hypoxie zur Folge.

Therapie: Nichtdislozierte Brüche bedürfen keiner Behandlung oder selten der Gabe von Analgetika und eines Zingulums.

Zur Behandlung bei völliger Fragmenttrennung hat sich, liegen gleichzeitig Rippenfrakturen vor, die Stabilisierung der Brustwand durch „innere pneumatische Schienung" in Form von Intubation und Überdruckbeatmung bewährt.

Physiotherapeutische Behandlung

Die physiotherapeutische Behandlung der Patienten mit einer Sternumfraktur verläuft nach dem Behandlungsmodell der Rippenfrakturen, wobei jedoch die Mobilisation des Rumpfes (Dehn-, Drehlagen) später aufgenommen und schonender dosiert wird.

Üblicherweise heilen Sternumfrakturen in 6–8 Wochen aus und bereiten dann keine Beschwerden mehr.

1.6 Beckenverletzungen

S. Brauer-Slach, G. Krum und L. Zichner

Beckenverletzungen sind meist Folge direkter schwerer Gewalteinwirkungen und gehen oft mit Verletzungen der im Becken gelegenen Organe einher. Oft steht wegen ihrer größeren Bedeutung die Versorgung der Mitverletzungen im Vordergrund ärztlichen Vorgehens (s. Bd. 8 Chirurgie). Indirekt entstehen sie durch fortgeleitete Gewalt (z. B. Azetabulumfraktur oder Muskelansatzausrisse).

1.6.1 Beckenfrakturen

Formen: Die Beckenfrakturen lassen sich in Beckenschaufelbrüche, Brüche des oberen und unteren Schambeinastes, Symphysen- und Iliosakralfugenrupturen und Beckenringbrüche unterteilen (Abb. 1.**40** u. 1.**41**).

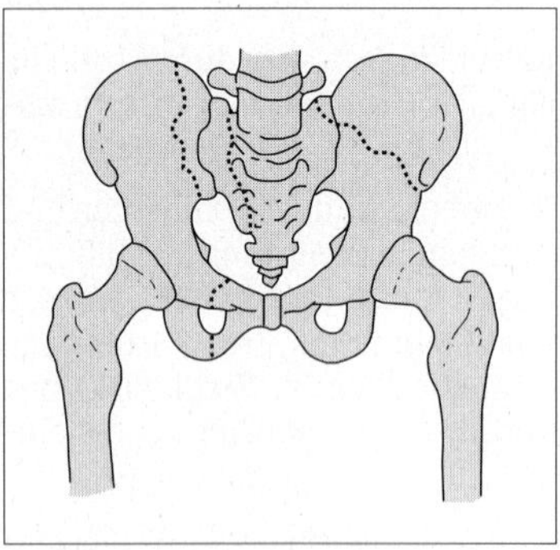

Abb. 1.**40** Bruchformen des Beckens. Links Ringbrüche, rechts Beckenschaufelbruch

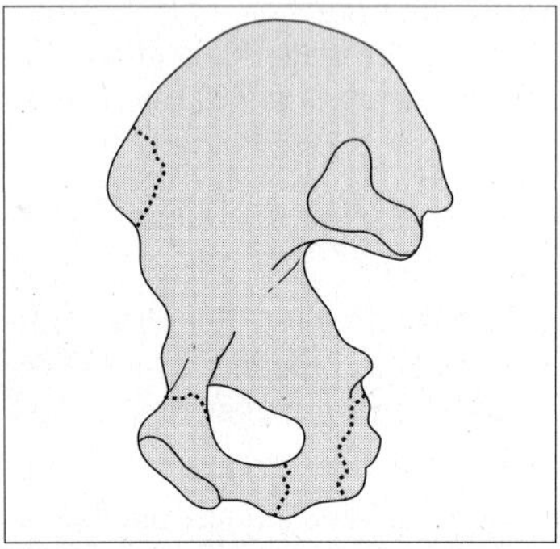

Abb. 1.**41** Separate Bruchformen am Becken. Ausrißbrüche der Spina iliaca anterior superior und des Sitzbeines (besonders beim Kind) und solitäre Scham- und Sitzbeinbrüche (besonders beim alten Menschen)

Daneben kann es zu Brüchen von Kreuz- und Steißbein kommen. Isolierten Beckenschaufelbrüchen kommt nur geringe Bedeutung zu. Im Gegensatz dazu sind Brüche der Schambeinäste und des Beckenringes sowie die Symphysen- und Iliosakralfugenruptur klinisch wichtig. Von vorrangiger Bedeutung sind die Beckenringbrüche, da sie Statik und Stabilität des Beckens beeinträchtigen, welches die Kräfte zwischen Rumpf und unteren Gliedmaßen überträgt. Der Beckenring wird vom Kreuzbein und von den Beckenknochen (doppelseitige Darm-, Sitz- und Schambeine) gebildet und hat Gelenkverbindungen bzw. „Halbgelenke" in den Iliosakralfugen sowie eine synchondrotische Verbindung (Faserknorpel) im Bereich der Symphyse. Der straffe Kapsel-Band-Apparat und ein kräftiger Muskelmantel gewährleisten festen Zusammenhalt bei gleichzeitiger Elastizität.

Diese Weichteilstrukturen werden bei schweren, durch direkte Gewalt hervorgerufenen Beckenverletzungen oft mitbetroffen; typische Nebenverletzungen treten an Blase, Harnröhre, Genitalorganen und Ischiasnerven auf. Alle Beckenfrakturen können zu größeren Blutverlusten führen. Bei gleichzeitiger Kontusion von Fett- und Muskelgewebe besteht die Gefahr der Fettembolie.

Klassifikation:

Zur Festlegung der Therapie hat sich heute die Unterteilung der Beckenbrüche nach Pennal und Tile durchgesetzt. Sie folgt der einwirkenden Kraftrichtung.

I. Die anteroposteriore Kompression (15%) führt zu
   - Typ-1-Frakturen ohne Hinweis auf eine hintere Instabilität, mit Symphysensprengung unter 1,5 cm,
   - Typ-2-Frakturen mit Symphysenseparation über 2,5 cm und Verletzung des vorderen Anteils des Sakroiliakalgelenks,
   - Typ-3-Frakturen mit kompletter Zerreißung von Symphyse und Sakroiliakalgelenk.
II. Die laterale Kompression (55%) führt zu Frakturen von Schambeinästen, Kreuzbein, Beckenschaufel und zentralem Azetabulum:
   - Typ-1-Frakturen (dorsolateral) sind stabil.
   - Typ-2-Frakturen (anterolateral) führen zur Zerreißung der dorsalen Bandstrukturen und sind instabil.
   - Typ-3-Frakturen bedingen zusätzlich eine Zerreißung der kontralateralen Bänder und sind gleichfalls instabil.
III. Bei der Vertikalverschiebung (30%) handelt es sich um die Malgaigne-Fraktur: ventral Beteiligung von Symphyse oder Schambeinästen, dorsal von Os sacrum, Iliosakralgelenk oder Os ilium.

Klinisches Bild: Wegen der Mehrfachverletzungen werden Beckenbrüche nicht selten zunächst übersehen.

Im Vordergrund steht der Kompressionsschmerz des Beckens in sagittaler und frontaler Richtung sowie Schmerz bei Stauchung des gestreckten Beines. Auch ausgedehnte Hämatome weisen auf eine Beckenverletzung hin, die dann durch eine Röntgenaufnahme zu sichern ist.

Therapie: Die Knochenheilung nimmt bei den Beckenrandbrüchen einige Wochen in Anspruch. Bei Beckenringfrakturen mit Verlagerung von Fragmenten kann sie Monate benötigen. Beckenschaufelbrüche und Schambeinastbrüche mit erhaltener Tragfunktion des Beckens werden in der Regel sofort mobilisiert. Beckenringbrüche ohne wesentliche Dislokation benötigen 4 Wochen Bettruhe. Dislozierte Brüche und Rupturen von Iliosakralgelenken und Symphysen machen häufig eine operative Versorgung notwendig, vor allem wenn Begleitverletzungen vorliegen und operiert werden. Konservativ können Extensionen angelegt oder die Schwebelage (Rauchfuß) angewandt werden. Operiert werden heute die instabilen Luxationsfrakturen, insbesondere die Typen I/3, II/2, II/3 und III. Zur Anwendung gelangen der Fixateur externe für die Typen I/3 und II/2 und die innere Plattenstabilisierung bei den Typen II/3 und III.

Die Sofortmaßnahmen am Unfallort und bei der Klinikaufnahme bestehen in Flachlagerung, Blutdruckkontrolle und Schockbekämpfung, Bestimmung der Blutwerte, Urinkontrollen (Katheterismus, Mengenbestimmung) und prophylaktischen Maßnahmen gegen Fettembolie sowie Kontrolle der neurologischen Funktionen.

Vorrangig ist die Behandlung schwerer Begleitverletzungen, wie z.B. Harnröhren- und Blasenriß.

Physiotherapeutische Behandlung

Konservativ versorgte Beckenringfraktur

- *Befund:*
  Patient in flacher Rückenlage,
  - evtl. Hämatome im Beckenbereich,
  - (durch Schmerzen) herabgesetzte Beweglichkeit der Beine, allgemeine Bewegungsinaktivität,
  - Schmerzen im Frakturbereich,
  - Vorsicht bei der Prüfung der Hüftgelenksbeweglichkeit, da der M. iliopsoas irritierend auf vertikale Beckenringbrüche, die Mm. adductores scherend bei vorderen Brüchen wirken können.
- *Gesichtspunkte und Maßnahmen:* Siehe Tab. 1.**4**.
- *Verlauf:* Am Tag nach dem Unfallereignis setzt die physiotherapeutische Behandlung mit der Durchführung der prophylaktischen Aufgaben bei bettlägerigen Patienten ein.

Tabelle 1.4 Gesichtspunkte und Maßnahmen bei konservativ versorgter Beckenringfraktur

DPTP	Durchblutungsförderung	Kräftigung	Mobilisation	Schulung von Gebrauchsbewegungen
– dynamische Muskelarbeit der nicht betroffenen Extremitäten • Lagerungskontrolle – Erarbeiten von Lagewechseln	• dynamische Muskelkontraktionen – Kompression – Bewegungsbad – Medizinalbäder • Diadynamik	• statische Muskelkontraktionen der Rumpfmuskulatur – dynamische Muskeltätigkeit gegen Widerstand, ohne und mit Gerät – PNF • Bewegungsbad • Schlingentisch – Schwimmen	– statische und dynamische Muskelarbeit – Erarbeiten von Lagewechseln plus aktives Bewegen in diesen Positionen • Bewegungsbad – Schwimmen	• Aufbau zur Belastung mit Hilfsmitteln – Gangschule – Stabilisationsübungen

• Bedeutet: Diese Maßnahmen werden im folgenden Text beschrieben.

Dazu kommen statische Übungen für die Beinmuskulatur.

- *Lagerungskontrolle:* Der Patient ist so auf dem Rücken gelagert, daß sich die Hüftgelenke in Nullstellung befinden. Eine Spitzfußprophylaxe ist bei längerer Ruhigstellung unbedingt notwendig. Zur Dekubitusprophylaxe lernt der Patient die Rumpfmuskulatur anzuspannen und sich mit Hilfe des Galgens über dem Bett mit gespanntem Oberkörper abzuheben (Abb. 1.**42**).
- *Dynamische Übungen* für die Bein- und Fußmuskulatur (Muskelpumpe) fördern die Durchblutung. Eine Serie von Diadynamik beschleunigt die Hämatomresorption.
- Die *Kräftigung der Muskeln,* die das Becken umgeben, beginnt sofort, um eine Sicherung der Fraktur zu gewährleisten. Die Kräftigung dieser Muskeln (Hüft-, Gesäß-, Bauch- und Rückenmuskulatur) erfolgt zuerst in statischen, später in dynamischen diagonalen Übungen (s. Übungsbeispiele, Frühstadium). Dazu eignen sich auch die Stemmführungen nach Brunkow, da man hierbei eine Gesamtspannung der ventralen und dorsalen Muskulatur erreicht. Gleichzeitig wird einer Atrophie der gesamten Beinmuskulatur durch statische und dynamische Übungen (sofern in allen Bewe-

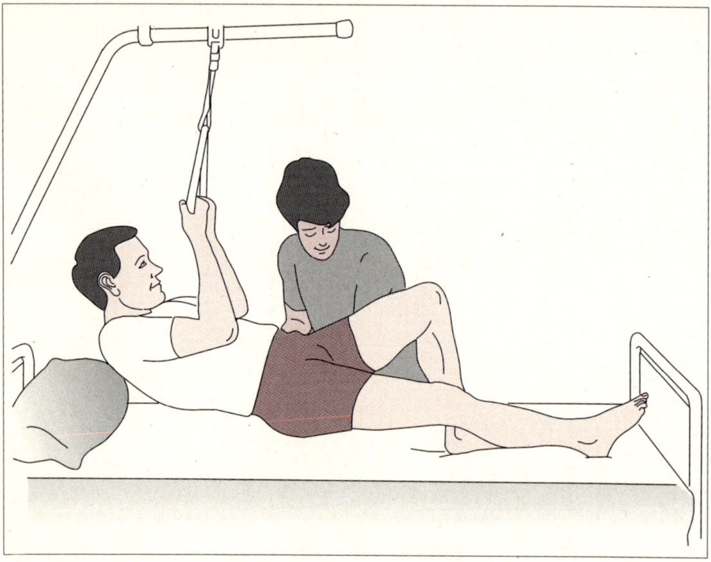

Abb. 1.**42** Hochziehen am Bettgalgen unter Spannung von Bauch- und Rückenmuskeln. Abstützen des gesunden Beines

gungsrichtungen erlaubt) entgegengewirkt; besonderer Wert wird auch auf die Krafterhaltung der gesunden Extremität und der Arme gelegt, da die Gangschule zuerst im Gehwagen und mit Unterarmstützen erfolgt. Hierfür eignen sich PNF-Pattern, wobei immer darauf zu achten ist, daß es nicht zu Irritationen (z.B. Ausweichbewegungen) an der betroffenen Beckenseite kommt.

- *Schlingentisch:* Eine weitere Möglichkeit, die Muskulatur des Rumpfes und der Extremitäten zu kräftigen, ist die Aufhängung im Schlingentisch (Abb. 1.**43**).
  Wann ein Patient im Schlingentisch behandelt werden kann, entscheidet im jeweiligen Fall der Arzt.
  In der schwerelosen und entspannenden Aufhängung können Widerstände am Rumpf und an den Extremitäten ausgeübt werden.

Die Mobilisation der Hüfte der betroffenen Seite erfolgt mit zunehmender Konsolidierung der Fraktur. Die Flexions- und Extensionsrichtungen neigen aufgrund der Schmerzen und der Atrophie der Muskulatur zu Einschränkungen.

Jetzt erfolgen auch Lagewechsel, d. h., es kann in Lage auf der nicht betroffenen Seite und in Bauchlage geübt werden. Übungen im Bewegungsbad und im Schlingentisch fördern die Beweglichkeit und werden für den beginnenden Belastungsaufbau relevant.

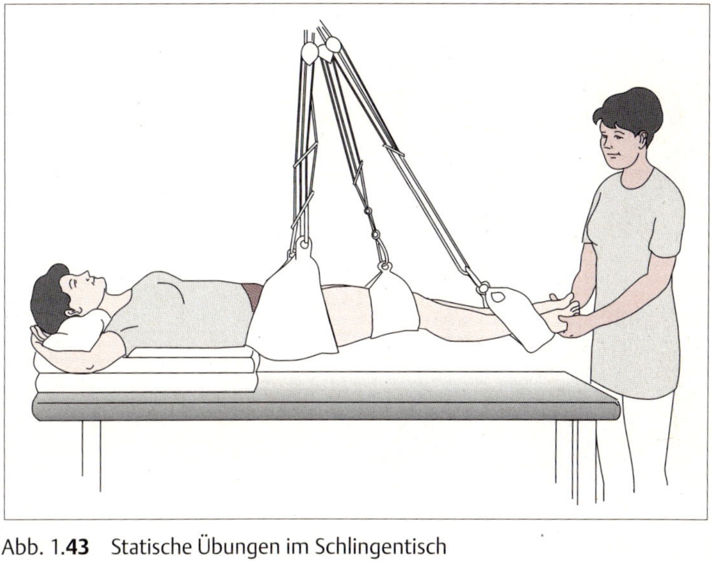

Abb. 1.**43** Statische Übungen im Schlingentisch

In der Regel beginnt die Belastungsvorbereitung im Wasser: Der Patient führt bei gesenkter Hebebühne (Wasserspiegel in Halshöhe) Gehübungen (vorwärts, rückwärts, seitwärts) aus. Nach einigen Tagen kommt die Belastung auch außerhalb des Wassers hinzu. Die Gehhilfen Gehwagen, Unterarmstützen, Handstöcke, Stock werden den individuellen Gegebenheiten entsprechend angeordnet und allmählich abgebaut. Parallel zur Korrektur des Stehens und zum Erarbeiten der Fortbewegung in der Gangschulung laufen die Übungen zur weiteren Kräftigung. Dabei sind Widerstandsübungen ohne und mit Gerät, PNF, Mattenarbeit (Vierfüßlerstand, Fersensitz, Kniestand usw.), Pullingformer, Pezzi-Ball (Abb. 1.**44**), Standfahrrad, Schaukelbrett möglich, sobald die Fraktur völlig durchbaut ist.

Zusätzlich können noch Schwimmen und Ergotherapie verordnet werden.

- *Übungsbeispiele:*
  1. Frühstadium: Kräftigung der Muskulatur in der Ausgangsstellung Rückenlage:
     - statische Kontraktionen für den M. quadriceps femoris und die Hüftmuskulatur (betroffene Extremität),
     - Herausschieben des gespannten Beines aus der Hüfte,
     - Hineinziehen des gespannten Beines in die Hüfte,

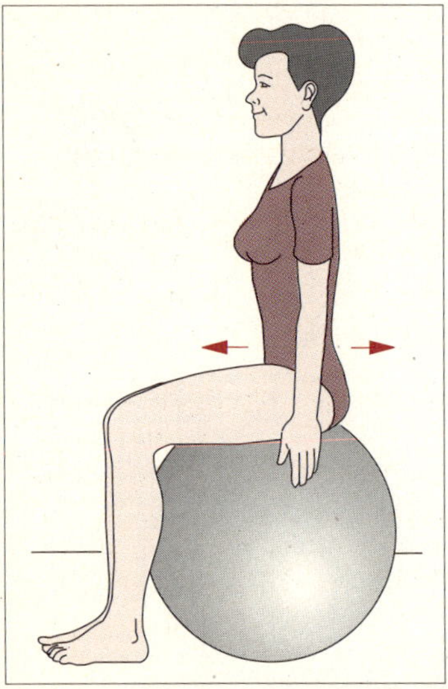

Abb. 1.**44** Mobilisation des Lenden-Becken-Bereiches auf dem Therapieball

- Kombination: Hineinziehen eines Beins, Herausschieben des anderen,
- Beckenkreuzbewegungen (Flexion und Extension) statisch,
- Vordrehen der einen Beckenseite, Zurückdrehen der Gegenseite (diese Übung wird anfangs statisch ausgeführt, dabei liegen die kontaktgebenden Hände auf dem Beckenkamm und unter dem Gesäß),
- Kräftigung des M. quadriceps femoris und Üben der Knieflexion im seitlichen Überhang,
- Stemmführungen nach Brunkow.

2. Mittlere Phase der Mobilisation und Kräftigung (im Bewegungsbad):
   a) Patient liegt in Rückenlage im Wasser und hält sich an der Stange fest:
   - ❖ Flexion – Extension von Knie und Hüfte,
   - ❖ Abduktion – Adduktion,
   - ❖ Außenrotation – Innenrotation,
   - ❖ PNF-Diagonale: aus Extension – Abduktion – Innenrotation in Flexion – Adduktion – Außenrotation (Ferse auf gegenüberliegendes Knie) (erst unilateral, dann bilateral symmetrsich),
   - ❖ die geschlossenen Beine im Wechsel zur rechten und linken Achsel beugen und zurückstrecken,
   - ❖ die geschlossenen gebeugten Knie von Seite zu Seite ins Wasser sinken lassen,
   - ❖ die geschlossenen gestreckten Beine von Seite zu Seite durchs Wasser ziehen.

   b) Patient liegt in Bauchlage:
   - ❖ Gesäß spannen und Fersen aus dem Wasser drücken,
   - ❖ gestreckte Beine in die Tiefe sinken lassen und wieder nach oben (Fersen aus dem Wasser) drücken,
   - ❖ das gleiche, aber Beine gegeneinander (eines aufwärts, eines abwärts) bewegen,
   - ❖ bei voller Hüftextension: Abduktion – Adduktion,
   - ❖ bei voller Hüftextension: beide Beine geschlossen von Seite zu Seite ziehen,
   - ❖ aus voller Extension mit beiden Beinen in volle Knie-Hüft-Flexion ziehen und zurück,
   - ❖ das gleiche, aber beide Knie jeweils unter die rechte (linke) Achsel ziehen,
   - ❖ beide Beine geschlossen beugen, in die Tiefe strecken, gestreckt zur Oberfläche aufschwimmen lassen, nachstrecken (Fersen aus dem Wasser drücken).

Operativ versorgte Beckenringfraktur

Die Behandlung von Patienten nach operativ versorgter Beckenringfraktur unterscheidet sich wenig von der konservativ versorgter. Wurde durch die Operation Übungsstabilität erreicht, ist dynamische Muskelarbeit in allen entlastenden Ausgangsstellungen früher erlaubt. Zur Belastung kommt der Patient jedoch selten vor Ablauf eines Vierteljahres.

1.6.2 Frakturen der Hüftgelenkspfanne

Ursachen: Brüche des Azetabulums mit oder ohne Hüftkopfluxation entstehen durch eine große indirekt ansetzende Gewalt über Hüftkopf und Schenkelhals; am häufigsten treten sie durch Aufprall des im Hüftgelenk gebeugten Oberschenkels (Verkehrsunfall: Autozusammenstoß) auf.

Formen: Neben einfachen Spaltbrüchen, Mehrfach- und Trümmerbrüchen ist die Fraktur der Hüftpfanne und deren Impression in das Beckenlumen von Bedeutung. Sie wird als zentrale Hüftluxation bezeichnet.

Wir unterscheiden:
- dorsokranialen Pfannenrandbruch (25%),
- dorsalen Pfeilerbruch (5%),
- ventralen Pfeilerbruch (7%),
- zentralen Querbruch (9%),
- Kombinationsverletzungen (54%).

Therapie: Unkomplizierte Brüche werden konservativ behandelt. Das Gelenk ist für 8–12 Wochen zu entlasten. Dislozierte Brüche müssen häufig zur Wiederherstellung der Gelenkkongruenz offen reponiert und intern fixiert werden. Massive Zertrümmerungen werden mit Streckverband im Seitenzug behandelt.

Komplikationen und Spätschäden: Als Komplikation ist – wie nach Schenkelhalsbruch – die Hüftkopfnekrose gefürchtet; auch die posttraumatische Arthrosis deformans tritt häufig auf. Als vorsorgliche und vorübergehende Maßnahme kommt die Versorgung mit einem entlastenden Apparat in Betracht. Im Hinblick auf die Langzeitfunktion ist die Prognose unsicher. Auch N.-ischiadicus-Läsionen und periartikuläre Verkalkungen werden beobachtet.

Physiotherapeutische Behandlung

Konservativ versorgte zentrale Hüftluxation

- *Befund:*
  - Patient in flacher Rückenlage, Bein in Schienenlagerung, evtl. Extensionsbehandlung (axialer Zug durch die Femurkondylen, Seitenzug durch den Trochanter major),

- durch Extension und Schmerzen bedingte herabgesetzte allgemeine Beweglichkeit (Atrophie- und Kontrakturgefahr, insbesondere im Bereich des M. quadriceps und der Mm. glutaei, sowie zu erwartende Bewegungseinschränkungen im Knie- und Hüftgelenk – zunächst nicht prüfbar),
- Minderdurchblutung durch allgemeine Immobilität bei Extensionsbehandlung (Thrombosegefahr),
- evtl. geminderte Atemaktivität bei Extensionsbehandlung (Pneumoniegefahr).

Umfangreiche Muskelprüfungen und Messungen können im Frühstadium nicht vorgenommen werden.

- *Gesichtspunkte und Maßnahmen:* Siehe Tab. 1.**5**.

- *Verlauf:* Während der ersten Zeit (Patient in Extension) übt der Patient nach den auf S. 44 (prophylaktische Maßnahmen bei bettlägerigen Patienten) angegebenen Richtlinien. Es können am betroffenen Bein Zehen und Fuß dynamisch bewegt und vorsichtig folgende Maßnahmen durchgeführt werden:
  - *statische Muskelkontraktionen für die Mm. glutaei,* um einer Hüftbeugekontraktur vorzubeugen,
  - *statische Muskelkontraktionen für den M. quadriceps femoris.*

Parallel zu diesen Übungen wird der Patient angeleitet, die Kräftigungsübungen für seine Arme und das nichtbetroffene Bein selbständig auszuführen.

- Nach Abnahme der Extension: *dynamische Bewegungen der betroffenen Extremität:*
  Durch den Extensionszug bedingt, wird die Mobilisation des Hüft- und Kniegelenks Schwierigkeiten bereiten. In dieser frühen Phase der Behandlung muß der Physiotherapeut außerordentlich schonend vorgehen. Alle Übungen sind wohldosiert auszuführen, um den häufig auftretenden paraartikulären Verkalkungen entgegenzuwirken. Daher sind anfangs aktiv geführte Bewegungen der Hüfte unter Abnahme der Schwere angezeigt (z. B. Physiotherapie im Schlingentisch).
  Die Abduktion in Verbindung mit der Innenrotation ist anfangs verboten. Zeigt sich eine ausreichende Konsolidierung der Fraktur, werden PNF-Pattern für die betroffene Extremität und PNF-Pattern in Lage auf der nichtbetroffenen Seite, an Becken- und Schultergürtel durchgeführt.

Parallel zu diesem Trockenprogramm nimmt der Patient an den Übungen im Bewegungsbad teil. Der Patient beginnt bei gesenkter Hebebühne im Wasser zu gehen.

Tabelle 1.5 Gesichtspunkte und Maßnahmen bei konservativ versorgter zentraler Hüftluxation

DPTP	Durchblutungsförderung	Mobilisation	Kräftigung	Schulung von Gebrauchsbewegungen
– Lagerungskontrolle – dynamische Muskelarbeit der nichtbetroffenen Extremität – Atemtherapie	– Kryotherapie • dynamische Muskelarbeit – Bewegungsbad	– dynamische Bewegungen der nichtbetroffenen Gelenke • dynamische Bewegungen der betroffenen Extremität – Entspannungstechnik mit Eis – Bewegungsbad – Schlingentisch	– statische und dynamische Muskelarbeit der nichtbetroffenen Gelenke – dynamische Muskelarbeit mit Gerät • PNF – Standfahrrad – Schlingentisch – Bewegungsbad	– Haltungsschulung • Gangschule

• Bedeutet: Diese Maßnahmen werden im folgenden Text beschrieben.

- *Gangschule:* Anfangs benutzt der Patient den Gehwagen; im Laufe der folgenden Zeit werden die Hilfsmittel (Unterarmstützen, Handstöcke) entsprechend dem Konsolidationsstand der Fraktur und entsprechend der Muskelkraft allmählich abgebaut. Der (hilfsmittel)freie Gang wird auch bei abgeschlossenem knöchernen Durchbau des Bruchs erst aufgenommen, wenn die muskulären Verhältnisse gut sind (negatives Trendelenburg-Zeichen) und die Gefahr des Hinkens ausgeschlossen ist.

Wegen der langen Entlastungszeit wird es unerläßlich sein, parallel zur Gangschulung mit dem Patienten intensive Haltungsschulung auf der Matte (in allen Positionen von der Lage bis zum Stand) durchzuführen. Training an Pullingformer und Standfahrrad, Schwimmen und Ergotherapie ergänzen das Rehabilitationsprogramm.

Nach operativer Versorgung einer zentralen Hüftluxation gibt es zwei Möglichkeiten: Im Anschluß an offene Reposition und innere Fixation muß die Pfanne noch für einen Zeitraum durch Extension entlastet werden, oder aber eine Extension ist nicht nötig.

In beiden Fällen verläuft die physiotherapeutische Behandlung im Prinzip wie im konservativen Fall: d. h., ungefähr für die Dauer eines Vierteljahrs wird der Patient in Entlastung mobilisiert und gekräftigt. Die dynamische Muskelarbeit wird jedoch vielfach früher einsetzen können als bei konservativer Versorgung. Belastbarkeit wird auch nach operativem Vorgehen nicht vor Ablauf von 12 Wochen zu erwarten sein.

□ *Übungsbeispiele:*

1. Mobilisation in der Frühphase und Durchblutungsförderung mit Übungen in Rückenlage:
   - Zehen: krallen, spreizen, auf und ab,
   - Fuß: auf und ab, einwärts und auswärts, hoch und rein (raus)/runter und raus(rein), kreisen,
   - statische Kontraktionen des M. quadriceps (mit Fußbeteiligung),
   - statisches Anspannen des ganzen Beins (mit Fußbeteiligung),
   - achsengerechtes Erarbeiten von Flexion – Extension in Knie und Hüfte unter Abnahme der Schwere,
     Griff: körperferner Unterarm unter Unterschenkel, körpernahe Hand unter Oberschenkel des Patienten (Fuß mit in die Bewegung einbeziehen),
   - zwischen den Flexions-Extensions-Übungen Wiederholung der statischen Kontraktionen.
2. Späte Phase der Mobilisation und Kräftigung (Vollbelastung):
   a) Übungen in Bauchlage mit Erarbeitung und Kräftigung der Hüftstreckung:

- Anspannen des Gesäßes,
- gestrecktes Bein (ggf. teilweise Abnahme der Schwere) von der Unterlage abheben (Arbeit für die glutäalen und ischiokruralen Muskeln kombiniert),
- gebeugtes Bein von der Unterlage abheben (Arbeit für die Glutäalmuskulatur allein),
- gestrecktes Bein und gestreckten gegenüberliegenden Arm gleichzeitig abheben, in der Luft halten, zurücklegen.

b) Übungsgerät Pezzi-Ball:

- Sitz auf Ball gegen Widerstände verteidigen,
- aus Sitzen auf Ball in Seitlage (gesunde Seite) auf Ball kommen, mit leichter Abstützung durch bodennahen Arm oder beide Arme, ausbalancieren, gegen Widerstände verteidigen,
- durch Drehen aus Seitlage in Bauchlage auf den Ball kommen, Bauchlage (beide Beine gestreckt in der Luft, Arme stützen nach Bedarf ab) ausbalancieren und gegen Widerstände verteidigen,
- Bauchlage auf Ball, Stütz auf gestreckte Arme, Füße am Boden, Ball und Knie armwärts bewegen, d. h. in Fersensitz auf den Ball kommen; wieder in die Streckung zurückschieben und Beine in der Luft halten, so ausbalancieren und gegen Widerstände verteidigen,
- aus Bauchlage in Seitlage (gesunde Seite) auf Ball rollen, ausbalancieren und gegen Widerstände verteidigen (Hilfen: Physiotherapeut faßt Füße des Patienten, Patient stützt sich mit dem bodennahen Arm oder beiden Armen ab).

c) Übungsgerät Sportkreisel (Abb. 1.**45**)
(vor Sprossenwand, Patient kann sich – wenn nötig – festhalten):

- balancieren, stabilisieren,
- vor und zurück, nach rechts und links, diagonal bewegen, halten, weiterbewegen,
- kreisen, (an)halten, weiterkreisen.

1.6.3 Traumatische Hüftluxationen

Ursachen: Die traumatische Hüftluxation wird wie die ernsten Beckenfrakturen durch Einwirkung großer, überwiegend indirekt ansetzender Gewalt hervorgerufen, bei der gleichzeitig Rotationskräfte wirken. Sie ist durch schwere Verkehrs- und Arbeitsunfälle zunehmend häufig. Bei Kraftfahrzeugzusammenstößen mit Auftreffen der Kniegelenke gegen das Armaturenbrett kommt es beispielsweise zu einer Stauchung der Oberschenkel, die die Hüftköpfe – unter Absprengung eines Pfannenfragmentes – nach hinten oben aus den Gelenken austreten läßt.

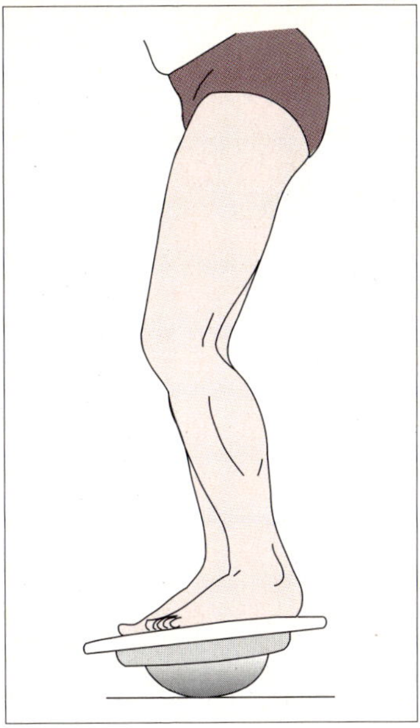

Abb. 1.**45** Sportkreisel

Formen: Die Form der Luxation wird durch die Richtung der Gewalteinwirkung bestimmt (Abb. 1.**46a–d**): Luxation nach hinten oben (Luxatio iliaca), Luxation nach hinten unten (Luxatio ischiadica), seltener Luxation nach vorne oben (Luxatio suprapubica) und Luxation nach vorne unten (Luxatio obturatoria). Sämtliche Verrenkungen können mit und ohne Azetabulumfraktur vorkommen. Es wird daher weiter eingeteilt bei der hinteren Luxation:

- Grad 1: hintere Luxation bei intaktem Azetabulum,
- Grad 2: mit Fraktur des Pfannenrandes, jedoch mit Halt des Kopfes in der Pfanne nach Reposition,
- Grad 3: hintere Luxation mit Fraktur des Azetabulums ohne Halt nach Reposition,
- Grad 4: hintere Luxation, verbunden mit Hüftkopf- oder Schenkelhalsfraktur.

Klinisches Bild: Bei der häufigen hinteren Luxation ist das Bein im Hüftgelenk federnd und innenrotiert sowie gebeugt fixiert. Bei der vorderen Luxation ist das Bein dagegen außenrotiert. Hier kann die arterielle Zufuhr zum Bein beeinträchtigt sein. Auch müssen die Funktionen von N. femoralis und ischiadicus geprüft werden. Röntgenaufnahmen infor-

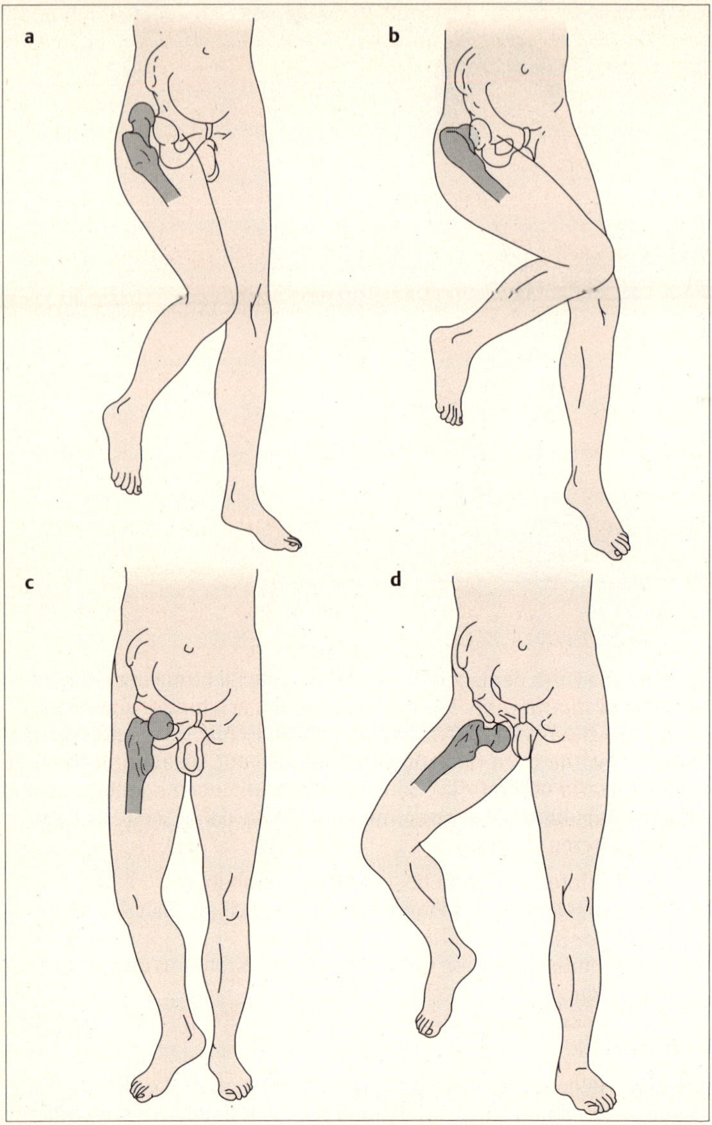
a
b
c
d

mieren über die Art der Luxation. In der Beckenübersichtsaufnahme ist besonders auf die Gelenkspaltweite (eng bis aufgehoben) zu achten, da sonst hintere Luxationen übersehen werden.

Therapie: Die Behandlung der Verrenkung besteht in der raschen Einrenkung in Narkose. Ruhigstellung ist für ca. 2 Wochen nötig. Bei Luxationen der Grade 3 und 4 ist die operative Fixation der Fraktur angezeigt.

Komplikationen und Spätschäden: Teilweise kommen Nervenläsionen und Störungen der Blutzirkulation vor. Da bei der Luxation die den Hüftkopf versorgenden Gefäße reißen, ist die Hüftkopfnekrose (10–20%) gefürchtet; posttraumatische Arthrosen treten besonders nach Azetabulumbeteiligung auf. Vereinzelt entstehen auch ausgedehnte periartikuläre Verkalkungen und Verknöcherungen.

Physiotherapeutische Behandlung

Traumatische Hüftluxation ohne knöcherne Beteiligung

- *Befund:*
  - Patient in flacher Rückenlage, verletztes Bein auf Schiene (evtl. Extensionsbehandlung),
  - evtl. Hämatom und Schwellung im Hüftbereich,
  - durch Extension und Schmerzen bedingte herabgesetzte allgemeine Beweglichkeit.
- *Gesichtspunkte, Maßnahmen und Verlauf:* Sie entsprechen denen bei konservativ versorgter zentraler Hüftluxation (S. 106 ff), außer daß wegen der kürzeren Liegezeit weniger im Sinne der Kontrakturbehandlung gearbeitet und mehr auf Kräftigung (Sicherung des Gelenks) hingewirkt wird.

  Die Mobilisation des Hüftgelenks erfolgt sehr vorsichtig; besonders in der Anfangszeit sind die Adduktions- und Außenrotationsbewegungen zu vermeiden, da die Gefahr der Reluxation besteht.
- *Übungsbeispiele:* Siehe S. 106 ff (konservativ versorgte zentrale Hüftluxation).

◀ Abb. 1.**46 a–d** Formen der Hüftgelenksluxation
a Luxation nach hinten oben (iliaca),
b Luxation nach hinten unten (ischiadica),
c Luxation nach vorne oben (suprapubica),
d Luxation nach vorne unten (obturatoria)

1.7 Verletzungen der unteren Gliedmaßen

S. Brauer-Slach, G. Krum und L. Zichner

1.7.1 Proximale Femurfrakturen

Ursachen: Brüche des körpernahen Femurendes entstehen in der Regel durch indirekte Gewalteinwirkungen, vor allem durch Sturz auf Hüfte (Trochanter major) oder Bein. Besonders gefährdet sind alte Menschen mit osteoporotischem Skelett, bei denen es auch zu Spontanbrüchen kommen kann. Je nach Verletzungsmechanismus werden Biegungs- und Stauchungsbrüche, aber auch Abscherungs- und Drehbrüche sowie Kombinationen davon beobachtet.

Formen: Wir unterscheiden am proximalen Femur Frakturen der Trochanterregion, am Schenkelhals oder am Hüftkopf. Die Schenkelhalsfrakturen sind die häufigsten Frakturen des proximalen Femur. Sie werden auch in mediale und laterale unterschieden. Zusätzlich können noch zwischen ihnen gelegene „intermediäre" Formen abgegrenzt werden. Die medialen sind vom Abduktionstyp (10%) oder Adduktionstyp (90%). Bei der Abduktionsfraktur wird der Hüftkopf gegen den kranialen Anteil des Halsfragmentes gestaucht. Daraus resultiert ein vergrößerter Schenkelhalswinkel (Valgusposition); hier liegen bedingt stabile Verhältnisse vor. Bei der Adduktionsfraktur resultiert eine Varusstellung: Der Bruchspalt klafft proximal, und der Schenkelhals ist gegen den Hüftkopf nach proximal verschoben. Diese Bruchformen gelten als instabil. Für die Therapie hat sich weiterhin die Einteilung nach Pauwels bewährt (Abb. 1.**47 a–c**):

- Typ I: Die Frakturebene beträgt 30° oder weniger: Abduktionsbruch. Die Prognose der Heilung ist günstig und die Kopfnekroserate gering.
- Typ II: Der Frakturflächenwinkel mißt 50°; es besteht ein Adduktionsbruch. Heilungs-und Nekroserate sind befriedigend.
- Typ III: Die Frakturebene liegt bei 70°, und Hüftkopfnekrose- und Pseudarthrosenrate belaufen sich auf 20–30%, da die mechanischen Kräfte am ungünstigsten sind.

Die medialen Schenkelhalsfrakturen verlaufen intrakapsulär und gehen mit einem Hämarthros einher. Dieser führt durch Druckerhöhung im Gelenk zu Störungen der Blutzirkulation der den Hüftkopf ernährenden Gefäße. Dadurch besteht vermehrt die Gefahr der Hüftkopfnekrose.

Von den Formen des medialen Schenkelhalsbruches werden die lateralen Schenkelhalsbrüche abgegrenzt (Abb. 1.**48 a–f**). Sie verlaufen extrakapsulär. Schon außerhalb des Schenkelhalses liegen die pertrochantären und die subtrochantären Oberschenkelfrakturen.

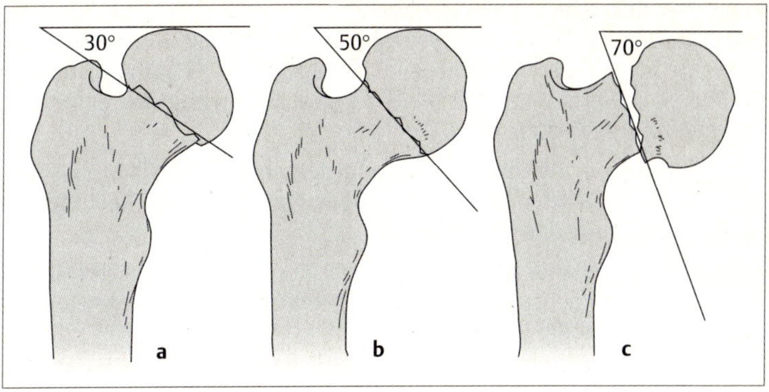

Abb. 1.**47 a–c** Die medialen Schenkelhalsbrüche **a** Medialer Abduktionstyp (I) **b** medialer Adduktionstyp (II) **c** medialer Adduktionstyp mit Separation (III)

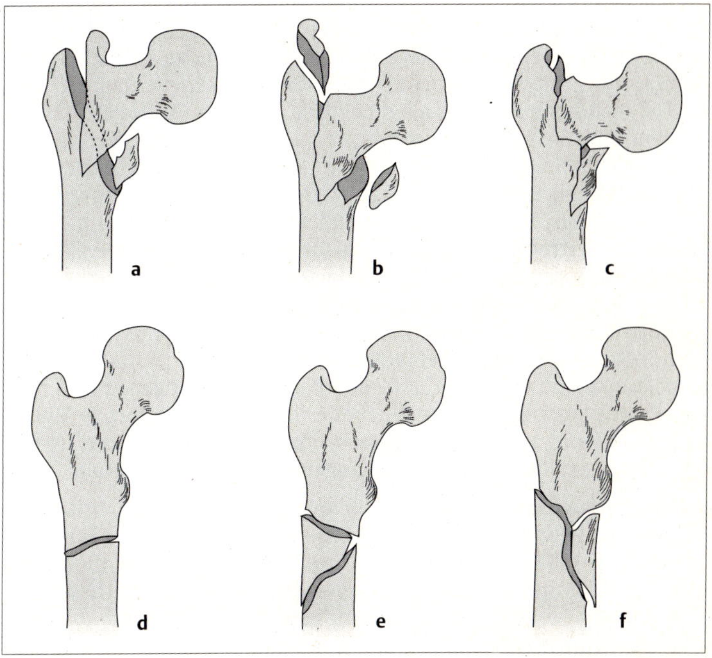

Abb. 1.**48 a–f** Formen der lateralen und subtrochantären Oberschenkelbrüche. **a–c** Formen der intertrochantären Femurbrüche, **d–f** subtrochantäre Brüche des Oberschenkels

Klinisches Bild: Die Symptome bestehen im Bewegungsschmerz des Hüftgelenkes, im Druck- und Bewegungsschmerz von Trochanter oder Fußsohle her. Es besteht in der Beinlängsachse eine Verkürzung und eine Rotationsfehlstellung. Oft ist die aktive Bewegung des Beines im Hüftgelenk aufgehoben.

Diagnose: Neben der Klinik, die in der Regel schon auf die Diagnose hinweist, ist die Röntgenaufnahme in 2 Ebenen beweisend. Sie gestattet die exakte Zuordnung des Frakturtyps.

Therapie: Die Behandlung richtet sich nach Bruchform und Lebensalter; bei den (eingestauchten) Abduktionsfrakturen wird in der Regel konservativ (frühfunktionell) vorgegangen.

Die mediale Schenkelhalsfraktur vom Adduktionstyp wird ebenso wie die laterale und die pertrochantäre Fraktur in der Regel operativ versorgt. Im Kindesalter stellt die mediale Schenkelhalsfraktur einen chirurgischen Notfall dar: Eröffnung des Gelenkes, Ablassen des Hämatoms, exakte Reposition und Fixation mit Schrauben sind die notwendigsten Schritte. Die Frakturen vom Pauwels-Typ II sowie die lateralen, inter- und subtrochantären Brüche werden bis zum 60.–65. Lebensjahr durch Osteosynthese behandelt (Nagelung nach Ender oder Küntscher oder Verplattung mit Winkelplatte oder Kompressionsschrauben [z.B. DHS=Dynamische Hüftschraube] bei Frakturen vom Pauwels-Typ II, lateralem Schenkelhalsbruch und pertrochantären Brüchen; Verplattung bei subtrochantärem Bruch). Für eine ausreichende Valgisierung des proximalen Fragmentes ist Sorge zu tragen. Frakturen vom Pauwels-Typ III bedürfen zusätzlich der valgisierenden Osteotomie (Entnahme eines lateralen intertrochantären Keils), um die Scherkräfte auf der Frakturfläche zu vermindern und Druckkräfte wirksam werden zu lassen. Bei Patienten jenseits des 60.–65. Lebensjahres und besonders bei Patienten in schlechtem Allgemeinzustand ist der endoprothetische Ersatz möglich. Bei unverändertem Azetabulum wird ggf. nur der Hüftkopf ersetzt (bipolare Kopfprothese), bei arthrotischen Veränderungen jedoch Kopf und Pfanne (Totalendoprothese). Dies ermöglicht eine sofortige Mobilisation des Patienten, während osteosynthetisch versorgte Frakturen einer zeitweisen Ruhigstellung und längerer Entlastung bedürfen.

Komplikationen und Spätschäden: Beim alten Menschen gefährden kardiopulmonale Komplikationen das Leben. Lokal müssen die Hüftkopfnekrose (15–30%) und die Pseudarthrose infolge schlechter biomechanischer Verhältnisse (Pauwels-Typ III), sperrenden Osteosynthesematerials oder mangelhafter Durchblutung genannt werden. Nach partieller Hüftkopfnekrose treten beschleunigt arthrotische Veränderungen auf.

Nach neueren Nomenklaturen werden die subtrochantären Brüche (Abb. 1.**48 d–f**) zu den diaphysären Brüchen gezählt, gleichwohl ist ihre Versorgung mit der der Schenkelhalsbrüche vergleichbar.

Physiotherapeutische Behandlung

Operativ versorgte mediale und laterale Schenkelhalsfraktur

- *Befund:*
  - Lage des frakturierten Beins, das Außenrotationsneigung zeigt, in einer Schiene in leichter Abduktion,
  - herabgesetzte allgemeine Bewegungsaktivität durch Lagerung und Schmerzen und evtl. entsprechende Minderung in den Funktionen von Atmung und Kreislauf,
  - evtl. Schwellung und Hämatom im Frakturbereich,
  - Wundschmerz,
  - bei Ender-Nagelung Lage der Narbe oberhalb des Knies medial,
  - im Laufe der Ruhigstellung/Entlastung einsetzende Atrophie der gesamten Beinmuskulatur,
  - Bewegungseinschränkung, besonders des Hüft-, aber häufig auch des Kniegelenks (erfragen, ob Adduktion und Rotation in der Hüfte freigegeben sind),
  - evtl. Beinverkürzung (anfangs nur mit Maßband in Entlastung, später mit Brettchen in Belastung meßbar).
- *Gesichtspunkte und Maßnahmen:* Siehe Tab. 1.**6**.
- *Verlauf:* In der ersten Zeit arbeitet der Patient im Sinne der auf S. 44 angegebenen prophylaktischen Aufgaben bei bettlägerigen Patienten.
  - Um der Dekubitusneigung der älteren Patienten vorzubeugen, werden *Lagewechsel* vorgenommen. Die Patienten sollen auf der nichtoperierten Seite gelagert werden; das operierte Bein liegt in Nullstellung der Hüfte auf einem Kissen (zwischen den Beinen). Der Sitz wird wegen der direkten Belastung des Hüftgelenks anfangs nicht so lange eingenommen.
  - Der Patient lernt (möglichst stündlich) das *Gesäß zu entlasten.* Er erreicht das am besten, indem er es anspannt und (durch Druck mit dem aufgestellten gesunden Bein sowie beider Arme) leicht von der Unterlage abhebt (Abb. 1.**42,** S. 102).
  - Die Mobilisation der operierten Extremität erfolgt durch *dynamische Muskelarbeit:*
    - Die Fußgelenke werden dynamisch in allen Bewegungsrichtungen bewegt (s. Übungsbeispiele).
    - Die Knieflexion der operierten Seite wird kombiniert mit Hüftflexion aus dem seitlichen Überhang oder in Bauchlage geübt. Bei Ender-Nagelung ist darauf zu achten, daß durch die Operation die Kniebewegungen eingeschränkt sein können.
    - Die Knieextension wird dynamisch mit Durchgriff zur gesunden Seite ausgeführt.

Tabelle 1.6 Gesichtspunkte und Maßnahmen bei operativ versorgter medialer und lateraler Schenkelhalsfraktur

DPTP	Durchblutungsförderung	Mobilisation	Kräftigung	Schulung von Gebrauchsbewegungen
• Lagerung(skontrolle) – dynamische Muskelarbeit • Erarbeiten von Lagewechseln – Atemtherapie	– Kryotherapie – Hochlagerung der betroffenen Extremität – Kompression – statische Kontraktionen der Beinmuskulatur – Bewegungsbad – Narbenmassage	• dynamische Muskelarbeit – Entspannungstechnik ggf. mit Eis – Erarbeiten von Positionswechseln – Bewegungsbad	• statische und dynamische Muskelarbeit der nichtbetroffenen Extremitäten • statische und dynamische Muskelarbeit für die betroffene Extremität – Bewegungsbad	• Gangschule • Einüben von Alltagsaktivitäten

• Bedeutet: Diese Maßnahmen werden im folgenden Text beschrieben.

- Aktiv geführte Gymnastik der operierten Seite (anfangs mit Schienengriff) erfolgt in alle erlaubten Bewegungsrichtungen (bei Ender-Nagelung: Rotationsverbot!).
- Für die Hüftextension empfiehlt es sich, den Thomas-Handgriff zu wählen, da die meist älteren Patienten nicht in Bauchlage üben können.
- Es können alle Ausgangsstellungen eingenommen werden, wie Bauchlage, Rückenlage, Seitlage, Sitz und Stand auf dem gesunden Bein. Insgesamt sollte man auf Alter und Allgemeinzustand der Patienten Rücksicht nehmen.
- Um die Gelenkbeweglichkeit der gesunden Seite und der Arme zu erhalten, werden dynamische endgradige Übungen gewählt. Sind keine Kontrakturen zu befürchten, wird PNF durchgeführt.

Die Kräftigung der operierten Seite darf in der Anfangsbehandlung nur bis Wert 3 (Muskelfunktionsprüfung) erfolgen.

Man beginnt mit
- *statischen Kontraktionen für die Oberschenkelmuskulatur,*
- *statischen Kontraktionen für die das Hüftgelenk umgebende Muskulatur,* besonders der Glutäalmuskeln.
  Grifftechnik: Die proximale Hand befindet sich auf der Frakturstelle oder proximal von ihr. Die distale Hand gibt nur einen taktilen Reiz.
  Sind die Fäden gezogen, geht der Patient ins *Bewegungsbad.*

Da die Patienten mit Gehwagen und anschließend mit Unterarmstützen gehen lernen, werden die Arme von Anfang an auf Kraft trainiert. PNF-Pattern, Bali-Gerät, Hanteln und Sandsäcke sind hier geeignet.

Auch die nicht betroffene Extremität wird nach den Übungen der erkrankten Seite auf Kraft trainiert.

Bei allen Übungen ist darauf zu achten, daß es nicht zu Irritationen an der operierten Extremität kommt (S. 135 ff, Übungsbeispiele Patellafraktur).
- *Schulung von Gebrauchsbewegungen:* Im Rahmen der Gangschule werden verschiedene Gangarten, wie z. B. Hindernisgehen, Storchengang, Rückwärts- und Seitwärtsgehen, geübt. Auch Sicherheit beim Treppensteigen ist bei Entlassung der Patienten erforderlich.
  Weitere Gebrauchsübungen sind:
  - Hinsetzen und Aufstehen,
  - Anziehen von Schuhen,
  - Ein- und Aussteigen in und aus einer Badewanne,
  - Gegenstände aufheben.

- *Übungsbeispiele:*

1. Durchblutungsförderung, Mobilisation, Kräftigung in der Frühphase:

   a) Übungen in Rückenlage:
   - Zehen: krallen, spreizen, auf und ab,
   - Fuß: auf und ab, einwärts und auswärts, hoch und rein (raus)/runter und raus(rein), kreisen,
   - statische Kontraktionen des M. quadriceps (mit Fußbeteiligung),
   - statisches Anspannen des ganzen Beins (mit Fußbeteiligung),
   - achsengerechtes Erarbeiten von Flexion – Extension in Knie und Hüfte unter Abnahme der Schwere (Griff: körperferner Unterarm unter Unterschenkel, körpernahe Hand unter Oberschenkel des Patienten),
   - zwischen den Flexions-Extensions-Übungen Wiederholung der statischen Kontraktionen (3. und 4. Übung).

     Übungen wie unter a), nur rein dynamisch, ohne die Schwere abzunehmen:

     gesundes Bein aufstellen oder an den Bauch heranziehen, das operierte Bein gut durchspannen und in Extension drücken (Kopf dabei anheben, um eventuelles Lordosieren noch besser zu korrigieren).

   b) Übungen im Sitzen:

   Im Sitz an der Bettkante (Kompressionsstrümpfe!) werden Stabilisierungsübungen und Bewegungen für Zehen, Fuß- und Kniegelenke ausgeführt. Während der Übungspausen ruhen die Füße auf einer Bettkiste. Es ist darauf zu achten, daß beim Stabilisieren das verletzte Bein nicht (teil-)belastet wird.

2. Mobilisation und Kräftigung in der mittlerenPhase:

   c) Übungen in Seitlage: unter Abnahme der Schwere (Lage auf der gesunden Seite, gesundes Bein leicht gebeugt, der Physiotherapeut steht hinter dem Patienten, hält das verletzte Bein, Griff: eine Hand am Fuß, die andere Hand oberhalb des Knies am Oberschenkel):
   - Kniebeugung und -streckung des oben liegenden Beins bei Nullstellung der Hüfte,
   - kombinierte Knie-/Hüft-Beugung des oberen Beins bei Nullstellung der Hüfte,
   - Versuch, das verletzte Bein allein in Nullstellung von Knie und Hüfte zu halten,
   - Abspreizen des gestreckten oberen Beins (Abb. 1.**49**),
   - operiertes Bein gestreckt etwas nach vorn in Hüftflexion bringen und zurück in Extension oder Hyperextension (Hohlkreuz vermeiden).

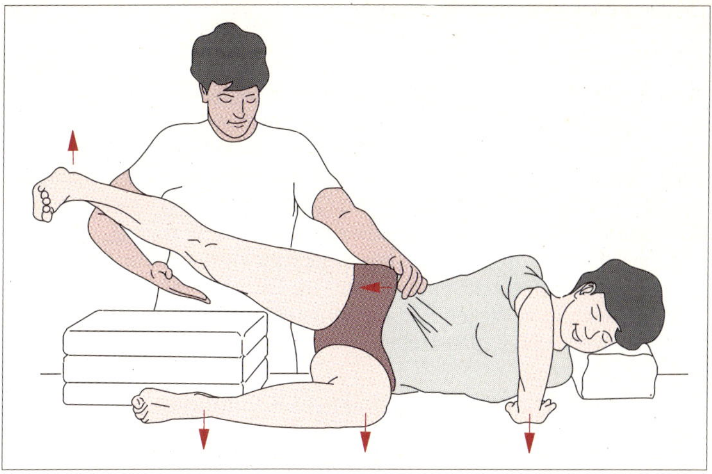

Abb. 1.**49** Üben in Seitlage

Bei allen Übungen ist immer wieder darauf zu achten, daß die korrekte Seitlage, d.h. leichte Flexion des unten liegenden Beins bei Nullposition in der Hüfte des oberen Beins, beibehalten und nicht „gekippelt“ wird; ggf. zwischendurch stabilisieren!

d) Übungen in Bauchlage mit Erarbeitung und Kräftigung der Hüftstreckung:

- Anspannen des Gesäßes durch direktes Kommando oder indirekt durch Abheben von Kopf und Oberkörper,
- gestrecktes Bein (ggf. teilweise Abnahme der Schwere) von der Unterlage abheben (Arbeit für die glutäalen und ischiokruralen Muskeln kombiniert),
- gebeugtes Bein von der Unterlage abheben (Arbeit für die Glutäalmuskulatur allein),
- gestrecktes Bein und gestreckten gegenüberliegenden Arm gleichzeitig abheben, in der Luft halten, zurücklegen.

Konservativ versorgte Schenkelhalsfraktur

Die physiotherapeutische Behandlung entspricht der Behandlung der operierten Schenkelhalsfraktur.

Vorsicht ist bei dynamischen Übungen geboten. Zu Anfang sollte auf die Schulung von Adduktion und Streckhebung verzichtet werden. Bei der Adduktion kommt es zu einer unerwünschten Scherwirkung auf die Fraktur; bei der Streckhebung wird die Fraktur durch den langen Hebelarm und durch einseitigen Muskelzug (M. iliopsoas, M. rectus femoris) ungünstig belastet.

Totalendoprothese des Hüftgelenks

(siehe Band 7, Orthopädie des Physiotherapielehrbuchs)

Die Physiotherapie nach Hüftgelenkersatz wegen Fraktur entspricht dem Vorgehen nach Hüftgelenkersatz bei orthopädischen Krankheitsbildern. Die physiotherapeutische Behandlung der „sekundären" Totalendoprothese, die eine der Operationsmöglichkeiten bei hochgradiger Koxarthrose darstellt, muß jedoch im Gegensatz zur „primären" Indikationsstellung nach Frakturen der Tatsache Rechnung tragen, daß in der Regel erhebliche Kontrakturen (besonders der Flexoren, der Adduktoren und der Außenrotatoren), ein kompensatorisches Hohlkreuz und ein gestörtes Gangbild vorliegen und dementsprechend ein Ausgleich dieser präoperativen Fehler anzustreben ist.

1.7.2 Femurschaftfrakturen (Diaphysäre Frakturen)

Ursachen: Oberschenkelfrakturen im Bereich des Schaftes entstehen überwiegend durch direkte Gewalteinwirkung. Aufgrund der unterschiedlichen Einwirkungen der Gewalt sind sie sehr vielgestaltig, meist mit Biegung, Drehung und Stauchung kombiniert.

Formen: An Frakturformen werden unterschieden: Torsionsbruch, Biegungsbruch, Querbruch, Mehrfragmentbruch und Trümmerbruch (Abb. 1.**50 a–c**).

Klinisches Bild und Diagnose: Durch Zug der kräftigen Oberschenkelmuskulatur kommt es – wie bei den subtrochantären Frakturen – zu Dislokationen mit Verkürzung und erheblicher Abknickung sowie Seitenabweichung (Abb. 1.**51 a–c**). Die Röntgenaufnahmen in 2 Ebenen klären Form und Ausdehnung des Bruches.

Therapie: Oberschenkelschaftbrüche gehen mit großem Blutverlust einher (1–2 l; hämorrhagischer Schock). Sie bedürfen daher der Intensivbehandlung. Die Behandlung der Oberschenkelschaftbrüche erfolgt beim Kind meist konservativ mit Streckverband (Abb. 1.**52**). In den ersten Lebensjahren ist dies eine Heftpflasterextension an den Weichteilen des Beines, allgemein in einer 90°-90°-Lagerung von Hüft- und Kniegelenk bei leichter Verkürzung der Fragmente, um überschießendem Wachstum vorzubeugen. Bei konservativer Behandlung der Oberschenkelfraktur des Erwachsenen muß mit mehrmonatiger Ruhigstellung im Extensions- und anschließenden Gipsverband gerechnet werden und in Zusammenhang damit mit hartnäckigen Beeinträchtigungen der Beweglichkeit des Knie- und Sprunggelenkes. Hierbei können sich Fehlstellungen und Verkürzungen einstellen. Die Osteosynthese dagegen sichert postoperativ Übungsstabilität und – bei Verwendung eines Mark-Nagels – auch frühzeitige Belastungsfähigkeit. Sie verhindert bei richti-

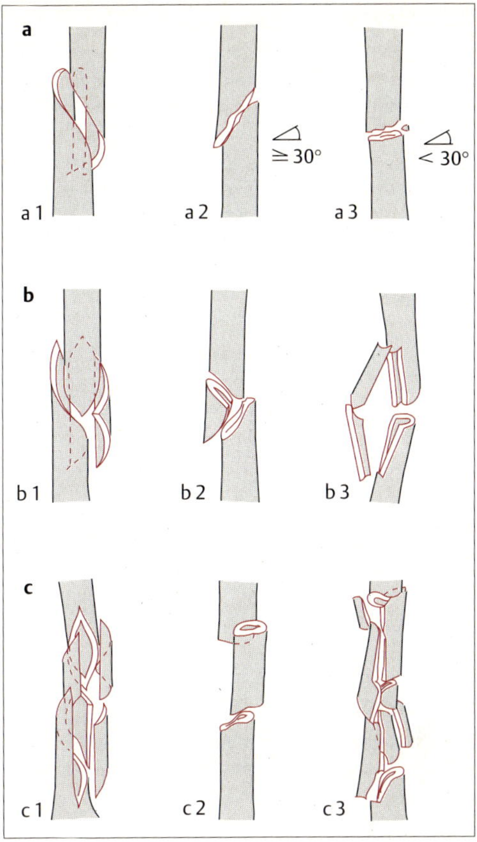

Abb. 1.**50** Femurfrakturen Diaphyse

a einfache Fraktur
a 1 spiralförmig
a 2 schräg
a 3 quer

b Keilfraktur
b 1 Drehkeil
b 2 Biegungskeil
b 3 Keil fragmentiert

c komplexe Fraktur
c 1 spiralförmig
c 2 etagenförmig
c 3 irregulär

ger Indikation der einzelnen Verfahren Fehlstellungen und Pseudarthrosen. Die Wahl des Osteosynthesematerials richtet sich nach der Frakturform. Für den Marknagel eignen sich Quer- oder kurze Schrägbrüche im mittleren Drittel des Femurs. Bei Torsions- und Stückbrüchen findet der sog. Verriegelungsnagel Anwendung. Die Osteosynthese ist vorzugsweise gedeckt durchzuführen.

Frakturen im oberen und unteren Femurschaftdrittel werden vorzugsweise mit Plattenosteosynthese versorgt. Die Platten werden lateral angelegt; medial hat eine knöcherne Abstützung zu bestehen. Die Nachbehandlung der operierten Oberschenkelschaftbrüche erfolgt frühzeitig durch aktive Bewegungstherapie. Je näher der Bruch zum Kniegelenk

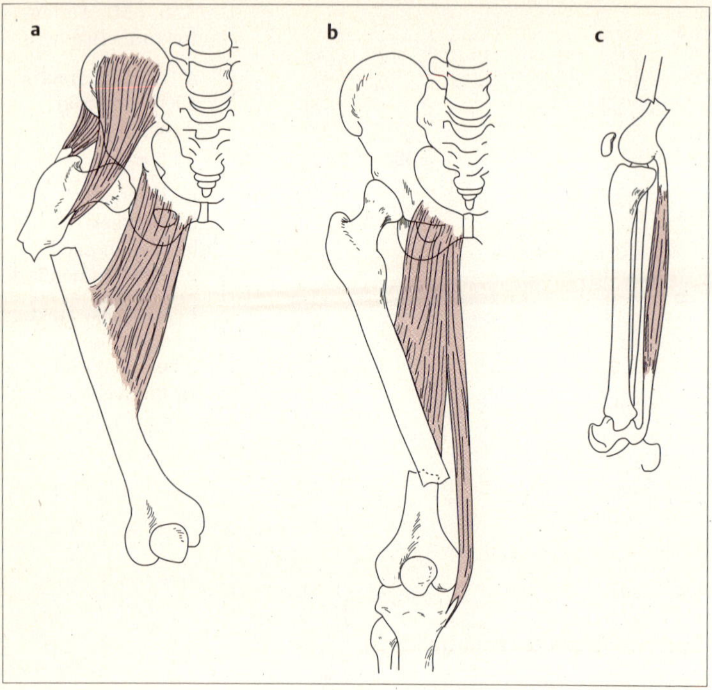

Abb. 1.**51 a–c** Dislokation der Oberschenkelbrüche durch Muskelzug **a** Verlagerung eines proximalen Oberschenkelbruches **b** Verschiebung eines distalen Oberschenkelbruches im a.-p. Strahlengang **c** im seitlichen Strahlengang

hin liegt, desto stärker muß das Gelenk gebeugt gelagert werden. Entlastung ist für 8 – 16 Wochen, bei Marknagelung für 2 – 6 Wochen notwendig.

Komplikationen und Spätschäden: Bei konservativer Behandlung sind Fehlstellungen und Pseudarthrosen möglich, bei der Osteosynthese zusätzlich Infektionen.

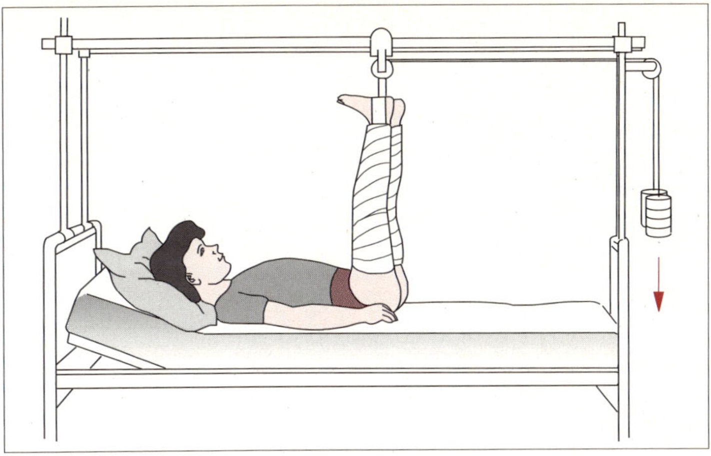

Abb. 1.52 Vertikale Extension beider Beine durch Pflasterzug zum Ausgleich einer Verkürzung und Rotationsfehlstellung

Physiotherapeutische Behandlung

Operativ versorgte Femurfrakturen

- *Befund:*
  - Häufig schlechter Allgemeinzustand durch großen Blutverlust (Atmung, Kreislauf),
  - Lagerung des operierten, gewickelten Beins in einer hohen Schiene (unter Umständen 2 stündige Wechsellagerung, d. h. 2 Stunden Umlagerung in 90° Knieflexion und Hüftflexion im Wechsel mit einer möglichst extendierten Lagerung),
  - häufig ausgedehntes postoperatives Hämatom und Ödem, mitunter lokale und allgemeine Temperaturerhöhung,
  - Schmerzen im Operationsbereich,
  - lange laterale Narbe (mit hochgradiger Verklebungstendenz); bei geschlossener Marknagelung: relativ kleine Narbe im Bereich des Trochanter major.
- *Gesichtspunkte und Maßnahmen:* Siehe Tab. 1.7.
- *Verlauf:* Ab dem ersten postoperativen Tag arbeitet der Patient entsprechend den auf S. 44 beschriebenen prophylaktischen Aufgaben bei bettlägerigen Patienten.

Tabelle 1.7 Gesichtspunkte und Maßnahmen bei operativ versorgter Oberschenkelschaftfraktur

DPTP	Durchblutungsförderung	Förderung der Hämatomresorption	Mobilisation	Kräftigung	Schulung von Gebrauchsbewegungen
Atemtherapie • Lagerung(skontrolle) – Erarbeiten von Positionswechseln – dynamische Muskelarbeit der nichtbetroffenen Extremitäten	– Hochlagerung und statische Übungen – dynamische Muskelarbeit – Kompression – Kryotherapie – Bewegungsbad – Narbenmassage	– Kryotherapie und Kompression	– dynamische Muskelarbeit der nichtbetroffenen Gelenke • dynamische Muskelarbeit – Entspannungstechnik mit Eis – Motorschiene – Bewegungsbad	• statische und dynamische Muskelarbeit • dynamische Muskelarbeit – PNF – Übungen mit Geräten – Bewegungsbad	• Gangschule – gegebenenfalls Schulung von Alltagsaktivitäten

• Bedeutet: Diese Maßnahmen werden im folgenden Text beschrieben.

Die Lagerung des Kniegelenks wechselt von einer 90°-90°-Lagerung (Abb. 1.**53**) zu einer möglichst extendierten Stellung.

- Die Mobilisation der operierten Extremität beginnt mit *dynamischer Muskelarbeit* für die Fußgelenke in alle Bewegungsrichtungen:
  - Die Knieextension wird zunächst durch Spannungsübungen für den M. quadriceps femoris auch mit Fußbeteiligung geübt. Wird sie dynamisch mit Durchgriff zur gesunden Seite geübt, ist die genaue Kenntnis der Frakturhöhe unbedingt erforderlich, um keine ungünstige Hebelwirkung auszulösen.
  - Solange der Patient noch keinen Lagewechsel ausführen darf, ist die Knieflexion nur in Verbindung mit der Hüftflexion (ausgeführt im Schienengriff) bzw. im seitlichen Überhang möglich. Unterstützend wirkt der Einsatz der Motorschiene (Abb. 1.**64**, S. 155). Sobald die Bauchlage erlaubt und möglich ist, sollte die Knieflexion aus dieser Ausgangsstellung heraus geübt werden, um im besonderen einer Verkürzung des M. rectus femoris entgegenzuwirken. Eine weitere Möglichkeit des Übens bietet der Sitz (bei völlig aufliegendem Oberschenkel).
  - Die Hüftgelenkbeweglichkeit sollte zunächst aus der Rückenlage heraus in alle erlaubten Bewegungsrichtungen aktiv geführt

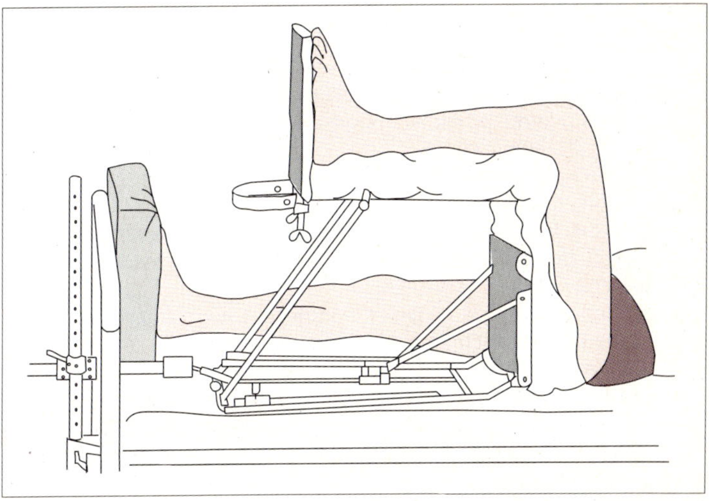

Abb. 1.**53** 90°–90°-Lagerung

(im Schienengriff unter Abnahme der Schwere) geübt werden (bei Marknagel: Rotationsverbot!).
Bei Verriegelungsnagel ist die Rotation grundsätzlich nicht verboten.
- Um die Gelenkbeweglichkeit der gesunden Seite und der oberen Extremität zu erhalten, wird dynamisch, auf Endgradigkeit achtend, geübt (gegebenenfalls PNF).

Die Kräftigung der Muskulatur erfolgt in verschiedenen Ausgangsstellungen:

- Zu Beginn der Behandlung werden *statische und dynamische Muskelarbeit* durchgeführt:
  - Die Übungsbehandlung beginnt aus der Rückenlage heraus mit statischen Kontraktionen für den M. quadriceps femoris und die das Hüftgelenk umgebende Muskulatur, besonders die Glutäalmuskeln.
  - Sobald die Bauchlage erlaubt und möglich ist, sollte sie Ausgangsstellung für Kräftigungsübungen der Glutäalmuskulatur sein. Sie werden unter Umständen zunächst im Schienengriff unter Abnahme der Schwere oder gegebenenfalls mit flektiertem Knie ausgeführt.
  - Die Seitlage bietet sich zum Üben der Abduktion gegen die Schwere an (bei Marknagel: Vorsicht wegen mangelnder Rotationskontrolle!).
  - Übungen für den M. quadriceps femoris gegen die Schwere lassen sich im Sitz an der Bettkante (bei völlig aufliegendem Oberschenkel) oder auch im Oberschenkeldurchgriff (auch im Sinne der PNF-Methode) ausführen. Dabei ist unbedingt zu beachen, daß sich die proximale Hand auch proximal der Fraktur befindet (Hebelwirkung).
  - Die Knieflexoren sollten aus der Bauchlage heraus geübt werden.

Parallel zur Trockengymnastik verlaufen ab der Fädenextraktion auch Übungen im *Bewegungsbad*, die sowohl mobilisierenden als auch kräftigenden Charakter haben.

- Ab Teilbelastung kann gegen wohldosiert sich steigernden Widerstand konzentrisch, exzentrisch geübt werden.
- Die *Krafterhaltung* der gesunden Seite gehört ebenso wie die Kräftigung der oberen Extremität in das Trainingsprogramm.

- Die *Gangschulung* erfolgt bei der operativen Versorgung mit Marknagel in den ersten Tagen mit Teilbelastung, die sich dann schnell zur Vollbelastung steigert.
  Ist eine Oberschenkelschaftfraktur verplattet, beginnt die Gangschulung mit Bodenkontakt. Erst nach Konsolidierung der Fraktur wird die Belastung gesteigert.

- *Übungsbeispiele:* Hier wird die Frühphase von Durchblutungsförderung, Mobilisation und Kräftigung besprochen.

  1. Streckstellung oder „Normalposition" der Schiene (Abb. 1.**53**):
     - aktives Bewegen der Zehen und des oberen und unteren Sprunggelenks,
     - statisches Anspannen des M. quadriceps femoris mit Fußbeteiligung: Dorsalextension, Extension – Supination, Extension –Pronation,
     - aus etwa 30° Knieflexion heraus (durch Schieneneinstellung, Hand oder Schaumstoff unter dem Knie) dynamische Kontraktionen des M. quadriceps femoris, Fußbeteiligung wie bei der zweiten Übung, zu Anfang Teilabnahme der Unterschenkelschwere durch den Physiotherapeuten,
     - Streckhebung des Beins, Fußbeteiligung wie bei der zweiten Übung, zu Anfang Teilabnahme der Beinschwere,
     - Flexion in Knie- und Hüftgelenk, Fußbeteiligung wie bei der zweiten Übung, zu Anfang Teilabnahme der Schwere.
  2. Ohne Schiene, flache Rückenlage:
     - alle unter 1. beschriebenen Übungen,
     - bei völliger Übungsstabilität und keinerlei Einschränkungen durch den Arzt möglicherweise Übung der Diagonalen der PNF-Methode (vor Abschluß der Konsolidation ohne distalen Widerstand, Zug, Druck oder andere „Stilmittel");
       bei Marknagel: Vorsicht bei der Anwendung der PNF-Methode wegen des Rotationsverbots.
  3. Kräftigung der Mm. glutaei in Bauchlage:
     verletztes Bein allein langsam gestreckt auf- und abführen.
  4. Kräftigung des M. quadriceps femoris im Sitz an der Bettkante (Oberschenkel liegt komplett auf):
     - verletztes Bein in Knieextension bewegen (aufwärts: Fuß in mittlerer Extension, Fuß nach oben/innen gezogen, Fuß nach oben/außen gezogen; abwärts: entsprechende Gegenbewegung),
     - beide Beine im Wechsel in Knieextension und -flexion bewegen (Fußbeteiligung wie oben),
     - beide Beine gleichzeitig in Knieextension und -flexion bewegen (Fußbeteiligung wie oben),
     - Schaumstoffkissen oder Ball zwischen den Füßen (distale Spannung) in Knieextension heben und zurück.
  5. Kräftigung des ganzen Beins in Rückenlage:
     - Bein (Fußbewegung s. 2) gestreckt heben und zurück,
     - Bein anbeugen, in der Luft strecken und gestreckt auf die Unterlage zurück,

- beide Beine (Kissen oder Ball zwischen den Füßen) in Flexion und zurück in Extension bringen (bei Hohlkreuz Kopf abheben lassen, ggf. auch Unterarmstütz),
- beide Beine (mit Kissen oder Ball) in Flexion bringen, in die Luft hochstrecken, gestreckt auf die Unterlage zurück (Hohlkreuzkorrektur wie bei der vorigen Übung).

1.7.3 Distale Femurfrakturen

Ursachen: Direkte Gewalteinwirkungen, auch mit Torsion oder Biegung kombiniert, führen zu knienahen Oberschenkelbrüchen.

Formen: (Abb. 1.**54 a – c**): In Kniegelenknähe werden suprakondyläre und perkondyläre Oberschenkelbrüche unterschieden – die letzteren

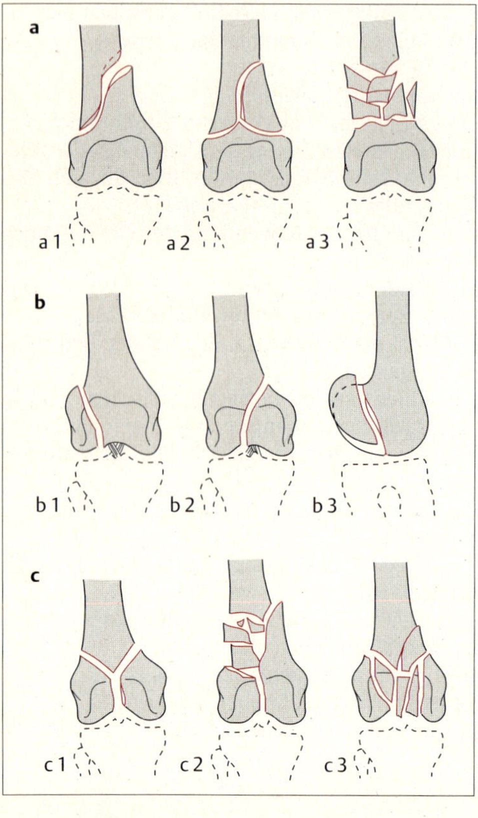

Abb. 1.**54 a – c** Formen der distalen Femurbrüche

a extraartikuläre Fraktur
a 1 einfach
a 2 mit metaphysärem Keil
a 3 metaphysär-komplex

b partielle Gelenkfraktur
b 1 unikondylär lateral
b 2 unikondylär medial
b 3 Frontalebene

c vollständige Gelenkfraktur
c 1 artikulär metaphysär einfach
c 2 artikulär einfach, metaphysär mehrfach
c 3 mehrfragmentär

stellen bereits Gelenkbrüche dar. Mehrfach- und Trümmerbrüche kommen besonders bei Zweiradfahrern vor. Bei der suprakondaylären Femurfraktur ohne Kniegelenksbeteiligung wird das distale Fragment durch die Unterschenkelbeugemuskulatur in eine dorsale Abknickung gezogen, so daß eine Rekurvation resultiert. Das abgekippte distale Fragment kann Druck auf Nerven und Gefäße ausüben und entsprechende Schäden verursachen.

Die diakondylären oder perkondylären Femurfrakturen sind oft Mehrfragmentbrüche (T- oder Y-Form) mit Bruchlinien, die in die Kniegelenkflächen hineinreichen.

Klinisches Bild: Die Symptome der distalen Oberschenkelfraktur bestehen in örtlicher Schwellung sowie bei perkondylären Brüchen in begleitendem Bluterguß im Kniegelenk, abnormer Beweglichkeit, Krepitation, schmerzhafter Funktionsstörung und Achsenknickung, ggf. in peripheren, neurologischen und Durchblutungsstörungen.

Diagnose: Röntgenaufnahmen in 2 Ebenen geben über Art und Ausmaß der Fraktur Aufschluß.

Therapie: Die Behandlung der suprakondylären Fraktur erfolgt überwiegend und die der perkondylären Fraktur immer operativ. Verschraubung ist ausreichend bei geringer Dislokation. Reposition und Versorgung mit Kondylenplatten unter zusätzlicher Verwendung von Schrauben bei Mehrfragment- oder Trümmerfrakturen sind bei dislozierten Brüchen angezeigt. Verbleibende knöcherne Defekte werden durch autologe Spongiosa aufgefüllt.

Geeignete Stauchungsbrüche können auch mit speziellen Funktionsschienen und beim Jugendlichen mit Gipsverband behandelt werden. Ist beim Kind die Epiphysenfuge mitbetroffen, so müssen die stufenlose Reposition und Fixation mit Schrauben erfolgen.

Komplikationen und Spätschäden: Begleitverletzungen von Gefäßen und Nerven sind frühe Komplikationen, die vordringlich behandelt werden müssen. Arthrosen bei schlecht reponierten Gelenkfrakturen und Fehlstellungen mit Inkongruenzarthrose gelten als Spätfolgen.

Physiotherapeutische Behandlung

Operativ versorgte distale Femurfraktur

Die Behandlung der distalen Femurfraktur (die man zumeist mit einer Kondylenplatte versorgt) verläuft im Prinzip wie die Behandlung der operativ versorgten Femurschaftfraktur (Gesichtspunkte und Maßnahmen). Allerdings werden bei der distalen Fraktur aufgrund ihrer gelenknahen Lage die Mobilisation des Knies und das Training des Streckapparats wesentlich mehr Mühe verursachen. Es ist mit größerer Bereitschaft zum Reizerguß zu rechnen.

1.7.4 Kniegelenkverletzungen

•••• Ursachen und Formen

Das Kniegelenk weist einen komplizierten anatomischen Bau und eine exponierte Lage auf; es ist nur von einem dünnen Weichteilmantel bedeckt. Diese Faktoren und die große statische und funktionelle Belastung des Kniegelenkes sind die wesentlichen Ursachen der Häufigkeit, Vielgestaltigkeit und Schwere seiner Verletzungen. Darüber hinaus läßt die starke Beanspruchung des Kniegelenkes verhältnismäßig frühzeitig und vor allem nach Traumen degenerative Veränderungen mit Abnutzungserscheinungen des Gelenkknorpels und Verschleißvorgänge an den Menisken zur Ausprägung kommen.

Die zuvor besprochenen distalen Femurfrakturen sowie die Patella- und Tibiakopffrakturen ziehen das Kniegelenk in Mitleidenschaft und gehen häufig auch mit Band- oder Binnenschäden einher.

Je nach der Form der Gewalteinwirkung (direkt oder indirekt) kommen sowohl Verletzungen der Weichteile als auch der knöchernen Gelenkanteile und in Kombination vor.

•••• Verletzungen des Kniegelenk-Streckapparates

Kontinuitätsdurchtrennungen betreffen entweder die sehnigen Anteile oder die Patella (Abb. 1.**55**). Die Versorgung der Sehnenrupturen unterliegt den im alllgemeinen Teil angeführten Vorgehensweisen.

•••• Patellafrakturen

Ursachen: Die Kniescheibe ist als Sesambein zwischen die Quadrizepssehne und das Lig. patellae eingefügt und gleitet bei Kniebeugung über die Femurrollen (Femoropatellargelenk). Zum Kniescheibenbruch kommt es durch Sturz auf das Knie bzw. Schlag auf die Kniescheibe (Autoanprall) infolge äußerer direkter Gewalteinwirkung. Auch bei übermäßiger bzw. unkoordinierter Anspannung der Oberschenkelstreckmuskulatur unter Beugung des Kniegelenkes kann es durch innere Gewalt zum Durchrißbruch kommen.

Endogen kann auch der knöcherne Ausriß im Berich der Tuberositas tibiae entstehen.

Die Rupturen des Lig. patellae oder der Quadrizepssehne entstehen überwiegend bei schon bestehenden degenerativen Veränderungen.

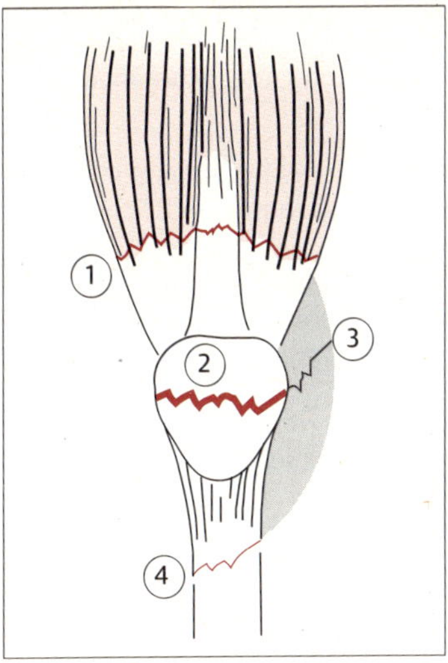

Abb. 1.55 Verletzungen im Streckapparat des Kniegelenkes
1 Quadrizepssehnenruptur
2 Patellafraktur
3 Retinakulumriß
4 Patellasehnenriß

Formen: Bei intaktem Streckapparat kommt es zu unverschobenen Querbrüchen. Allgemein ist jedoch die Streckaponeurose durchgerissen, so daß Querfrakturen mit Dislokation entstehen. Sternfrakturen und Trümmerbrüche finden sich nach direkter Gewalteinwirkung.

Klinisches Bild und Diagnose: Hauptsymptom ist in den genannten Fällen die Aufhebung der eigentätigen Streckung des Kniegelenkes. Der Kniescheibenbruch geht häufig mit einem Kniegelenkserguß einher, und der Querbruch mit Dislokation ist durch eine tastbare Delle erkennbar. Die Diagnose wird durch die Röntgenaufnahme gesichert. Differentialdiagnostisch ist die anlagebedingte Patella bi- oder tripartita abzugrenzen.

Therapie: Die Behandlung besteht in sorgfältiger Adaptation der Fragmente und Fixation durch Zuggurtung oder Schrauben. Schlecht adaptierbare kleinere Fragmente können entfernt werden. Beim Trümmerbruch ist selten die Exstirpation der Patella notwendig. Bei Kniescheibenbrüchen ohne Dislokation mit intakter Streckaponeurose – sog. subaponeurotische Patellafrakturen – ist auch konservatives Vorgehen mit Ruhigstellung im Gipsverband möglich.

Komplikationen und Spätschäden: Bei disloziert geheilten Brüchen besteht eine Streckinsuffizienz. Stufen an der Gelenkrückfläche führen zur femoropatellaren Arthrose.

Physiotherapeutische Behandlung

Operativ versorgte Patellafraktur, mit Zuggurtung oder Schrauben

- *Befund:*
  - Lagerung des verletzten Beins in 30° Knieflexion auf einer Schiene,
  - in der Regel Vorliegen von Hämatomfärbung und Schwellung (auch Erguß) im Kniebereich,
  - allgemeine Bewegungsinaktivität und dadurch bedingt entsprechend geminderte Funktion der Durchblutung, der Atmung, des Kreislaufs,
  - Schmerzen im Kniebereich,
  - medial der Patella Vorliegen einer längs verlaufenden Narbe, die häufig schlecht gegen die Unterlage verschieblich ist.
- *Gesichtspunkte:*
  1. DPTP,
  2. Entstauung,
  3. Durchblutungsförderung,
  4. Mobilisation,
  5. Kräftigung,
  6. Schulung von Gebrauchsbewegungen.
- *Maßnahmen:*
  1. DPTP:
     Siehe S. 44 (prophylaktische Aufgaben bei bettlägerigen Patienten).
  2. Entstauung:
     - Hochlagerung des Beines in einer Schiene,
     - Kompression,
     - statische und dynamische Muskelarbeit,
     - Kryotherapie.
  3. Durchblutungsförderung:
     - dynamische Muskelarbeit,
     - Bewegungsbad,
     - später Narbenbehandlung mit Bindegewebsmassage, Salben oder Iontophorese.
  4. Mobilisation:
     Im Vordergrund steht einerseits die Kräftigung des M. quadriceps femoris (einleitend mit der Erarbeitung der vollen Streckung), andererseits wird die Erarbeitung der vollen Beugung, am günstigsten unter Applikation von Eis, einen großen Teil der Behandlungszeit in Anspruch nehmen.
     Wegen der hohen Reizergußgefahr ist besonders vorsichtiges Dosieren bei allen Übungen, insbesondere jedoch bei der Flexionsrichtung, angeraten.

Um die Beugung zu verbessern, können Hilfsmittel, wie Motorschiene oder Frankfurter Schiene, eingesetzt werden (Abb. 1.**56**).

5. Kräftigung (Femurfraktur, Übungsbeispiele, S. 129 f)
   Die gestreckten PNF-Pattern eignen sich auch in der Anfangsbehandlung sehr gut zur Kräftigung. Sie werden erst aktiv geführt, dann aktiv und mit Freigabe der Belastung mit distalem Widerstand ausgeführt.
   Parallel erfolgt die Kräftigung der nicht operierten Seite und der Arme.
6. Schulung von Gebrauchsbewegungen:
   - Gangschule,
   - ggf. Schulen von Alltagsaktivitäten.

   Neben der Erarbeitung eines korrekten Gangbilds und Haltungsschulung können Schwimmen und Ergotherapie verordnet werden.

- *Übungsbeispiele:* Es handelt sich um die mittlere Phase der Mobilisation und Kräftigung.
  1. Extensionsübungen im Bewegungsbad:
     a) Sitz an der Kante:
     - ❖ verletztes Bein strecken, ohne daß der Oberschenkel aufschwimmt (Fußbeteiligung!), zurückbeugen,

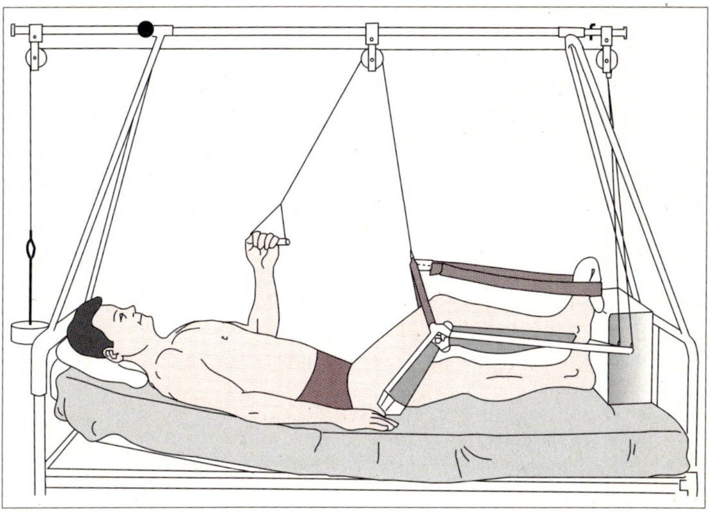

Abb. 1.**56** Frankfurter Bewegungsschiene

- ❖ das gleiche mit beiden Beinen bilateral-symmetrisch,
- ❖ das gleiche mit beiden Beinen gegeneinander.

b) Stand auf gesundem Bein, verletztes Bein in 90° Hüft- und Kniebeugung, Hand in Kniehöhe unter Oberschenkel:
Knieextension mit unterschiedlicher Fußbeteiligung:
im Wechsel mittlere Dorsalextension, Dorsalextension – Supination, Dorsalextension - Pronation (und Flexion mit entsprechender Gegenbewegung des Fußes).

c) Rückenlage:
- ❖ Flexion – Extension von Knie- und Hüftgelenk: einseitig, bilateral-symmetrisch, beidseitig-gegeneinander,
- ❖ gut gestrecktes Bein (distales Kommando!) abduzieren/adduzieren: einseitig, beidseitig-gegeneinander,
- ❖ das gut gestreckte Bein leicht aus dem Wasser heben: einseitig, beidseitig-gegeneinander.

d) Bauchlage (Überhang an der Hebebühnenkante):
- ❖ beide Beine gestreckt in der Tiefe:
Oberschenkel senkrecht, isolierte Knieflexion und Knie*extension,*
- ❖ kombinierte Knie-Hüft-Flexion und *-extension,*
- ❖ beide Knie beugen, Füße in die Tiefe stoßen, die Beine gestreckt zur Oberfläche schwimmen lassen,
- ❖ gut gestreckte Beine im Wechsel gegeneinander auf- und abbewegen.

e) Stand auf gesundem Bein:
- ❖ Flexion – *Extension,* dabei den Fuß gut grundwärts stoßen,
- ❖ Bein beugen, nach vorn strecken, gestreckt zum gesunden Bein zurückziehen,
- ❖ wie vorige Übung, aber zur Seite strecken,
- ❖ wie vorige Übung, aber nach hinten strecken.

2. Flexionsübungen im Bewegungsbad:

a) Bauchlage, Überhang an der Hebebühnenkante:
- ❖ Oberschenkel senkrecht, Fersen in Richtung Gesäß bewegen: einseitig, beidseitig, gegeneinander,
- ❖ kombinierte Knie-Hüft-Flexion, Extension grundwärts, bilateral-symmetrisch,
- ❖ das gleiche jedoch Extension zur Oberfläche hin, bilateral symmetrisch,
- ❖ 2. und 3. Übung im Wechsel.

b) Stand auf gesundem Bein:
Gesicht zum Beckenrand:
- ❖ Oberschenkel senkrecht, Ferse in Richtung Gesäß bewegen,
- ❖ großer Zeh an der Wand aufwärts bewegen, bis größtmögliche Knieflexion erreicht ist;

Rücken zum Beckenrand:

- mittlere *Flexion* – Extension,
- aus Extension – Abduktion – Innenrotation in Flexion – Adduktion –Außenrotation,
- an Beckenrand hängen: beide Beine zur Mitte hochbeugen, das gleiche zur rechten, linken Schulter.

c) Rückenlage:
wie 3., 4., 5. Übung von 2 b,

d) Sitz an der Kante:

- Oberschenkel fest auf der Unterlage liegend:
Flexion – Extension: einseitig, bilateral-symmetrisch und beidseitig-gegeneinander,
- „Fahrradfahren": vor- und rückwärts,
- Flexion gegen Auftriebskörper,

3. Kräftigung der *nichtbetroffenen Extremitäten:*
Sie besteht in Atrophieprophylaxe mit Deuser-Band oder Fahrradschlauch (anfangs unter der Anleitung/Korrektur des Physiotherapeuten; später übt der Patient selbständig: 4–6mal am Tag, jede Übung ungefähr 10mal).

a) Rückenlage (verletztes Bein auf Schiene, Schlauch ist am „Bettgalgen" dicht über dem Kopfende des Betts befestigt):

- Patient greift den Schlauch, bewegt den Arm aus leichter Adduktion plus Ellbogenflexion – Supination in Ellbogenextension – Pronation plus Abduktion.
- Patient greift den Schlauch, bewegt den Arm aus leichter Flexion –Adduktion – Außenrotation bei gestrecktem Ellbogen in patterngerechte Extension – Abduktion – Innenrotation bei gestrecktem Ellbogen.

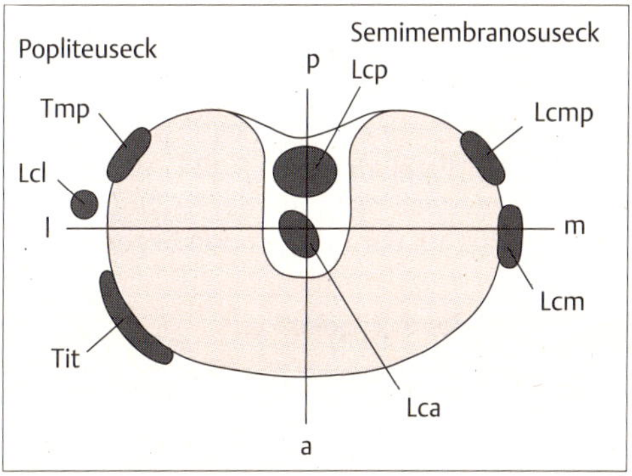

Abb. 1.**57** Schematische Darstellung des rechten Tibiaplateaus mit den vier Quadranten und den sieben Hauptelementen der passiven Stabilisierung des Kniegelenks

Beide Übungen eignen sich neben dem Training mit Expander, Bali-Gerät und Hanteln sehr gut zum Training der Arme, insbesondere zur Vorbereitung des Gangs an Unterarmstützen.

b) Rückenlage (verletztes Bein ruht auf Schiene, gesundes Bein übt):

- Üben aus mittlerer Knie-Hüft-Flexion in -extension:
  Patient nimmt den Schlauch (seinen Kräften entsprechend kurz) unter den Fuß und in die Hände, streckt das Bein mit dorsalextendiertem Fuß (Ferse dicht auf der Unterlage) gegen den Widerstand von Schlauch/Händen aus, hält die Streckung eine Weile, beugt wieder an.
- Das gleiche (soweit es die Schiene erlaubt) erfolgt aus mittlerer Beugung in Extension – Adduktion – Außenrotation bei Dorsalextension – Supination des Fußes und in Extension – Abduktion – Innenrotation bei Dorsalextension – Pronation des Fußes.
- Schlauch ist am „Bettgalgen" über dem Knie des Patienten befestigt, Kniekehle ruht bei etwa 50° Knieflexion in Schlauchschlaufe. Das Bein mit dorsalextendiertem Fuß (Ferse auf der Unterlage) ausstrecken, in der Streckung halten, zurück in die Ausgangsstellung.
- Schlauch ist am „Bettgalgen" befestigt, Ferse ruht in der Schlauchschlaufe, die das gestreckte Bein in ca. 40° Hüftflexion in der Luft hält. Die Ferse bei dorsalextendiertem Fuß und bei gestrecktem Knie auf die Unterlage in mittlere Extension führen, da halten, zurück in die Ausgangsposition.

Bei den letzten zwei Übungen unter b:

- Durch Spannung(skorrektur) Genu recurvatum vermeiden!
- Vorsicht bei Patienten mit Lumbalbeschwerden!

Exstirpation der Patella

- *Befund:* Er entspricht weitgehend dem bei operativ versorgter Fraktur der Patella.
- *Gesichtspunkte und Maßnahmen:* Diese entsprechen in allem denen bei mit Zuggurtung versorgter Patellafraktur (S. 134), wobei das Hauptgewicht der Behandlung jedoch mehr auf der Kräftigung und somit Stabilisierung des Knies als auf der Mobilisation liegen wird.

•••• Band- und Binnenschäden des Kniegelenkes

Anatomische und physiologische Gegebenheiten: Das Kniegelenk ist, wie oben ewähnt, aufgrund seiner Form und Funktion, aber auch wegen des dünnen Weichteilmantels besonders gefährdet. Es ist einem Scharniergelenk ähnlich, führt jedoch einen komplizierten Roll-Gleit-Vorgang durch, der ausschließlich durch den Muskel-Band-Apparat erfolgt und keine mechanischen Sicherungen (durch die Form der knöchernen Gelenkenden) aufweist.

Ursachen: *Indirekte Traumen* resultieren aus der Überschreitung des physiologischen Bewegungsausmaßes und der Widerstandsfähigkeit des Gewebes durch die hier ansetzenden hohen Beschleunigungskräfte. Hinzu kommen vielfältige *direkte Gewalteinwirkungen*, die wegen des geringen Weichteilschutzes Gelenkkapsel und -innenhaut, aber auch Knorpel und Knochen in Mitleidenschaft ziehen.

Formen: Verletzungsmechanismen, welche die Band- und Binnenstrukturen des Kniegelenkes treffen, traumatisieren meistens nicht nur eine von ihnen, sondern bestimmte Sequenzen. So kommt es zu komplexen Verletzungsmustern. Sie sind häufiger als solitäre Bandrisse.

Daher unterscheiden wir eine Vielfalt von Verletzungen, die von einfacher Prellung über Zerrung und Dehnung mit und ohne Bandzerreißungen sowie Binnenschäden bis zu Knorpel- und Knochenverletzungen reichen. Darüber hinaus ist auch die Reizbereitschaft des Kniegelenkes in Rechnung zu stellen. Die Gewalteinwirkungen und ihre Folgen verursachen oder unterhalten nicht selten ein „Reizknie". Hierbei sind auch schon bestehende degenerative Veränderungen von Bedeutung, da das Kniegelenk unter allen Körpergelenken am häufigsten von degenerativen Veränderungen (Arthrosis deformans) betroffen ist.

Kontusion

Ursache: Die *Prellung* (Kontusion) ist eine häufige Verletzung durch Einwirkung stumpfer, direkter Gewalt in der Kniegegend. Hierbei werden die Weichteile gegen härtere Strukturen gequetscht.

Klinisches Bild: Es kommt zu Zerreißungen von Blutgefäßen mit umschriebenen oder ausgedehnten Blutergüssen. Bei Hämatomen, die unter der Faszie liegen, kann es in Verbindung mit Gewebsuntergang oder auch durch unsachgemäße Anwendung (Massage usw.) zur Entstehung einer Myositis ossificans (heterotope Ossifikation) kommen.

Von Blutungen ist auch die synoviale Membran – vor allem im Bereich der Kapselumschlagfalten – betroffen. Das Ausmaß der Blutung bestimmt den Verlauf. Die Prellung kann innerhalb weniger Tage abklingen, sie kann aber bei ausgedehnter Blutung und schon bestehenden degenerativen Veränderungen auch zu sekundären Reizerscheinungen führen.

Therapie: Die Behandlung der frischen Prellung besteht in Schonung, Kälteanwendungen (Eis, kalte Umschläge, Vereisungsspray) und in einem Druckverband. Abschwellende und resorbierende Medikamente werden unterstützend gegeben. Es schließen sich danach reaktiv hyperämisierende Maßnahmen und statische Muskelübungen an. Neben dem Ausmaß der Gelenkschädigung müssen begleitende Nerventeilschäden, die durch Einwirkung der Gewalt auf einen exponierten Nervenast oder durch Druckwirkung bedingt sein können, berücksichtigt werden.

Kapsel-Band-Verletzungen

Ursachen: Gelenkverdrehungen sind je nach Stärke und Einwirkung der indirekten Gewalt von sehr unterschiedlicher Bedeutung. Sie bestehen in einer Überschreitung des normalen Bewegungsraumes und führen zu Kapsel- und Bandläsionen.

Formen und klinisches Bild: In der Praxis wird zwischen leichten und schweren Kapsel-Band-Läsionen unterschieden. Letztere können mit erheblichen Bandverletzungen einhergehen, die denen bei einer Luxation entsprechen.

Bei der leichten Verdrehung dagegen bleibt der Halteapparat des Gelenkes intakt. Sie wird auch als *Dehnung* bezeichnet und kann mit Blutaustritten aus zerrissenen Kapselgefäßen verbunden sein. Der Bandapparat bleibt unversehrt.

Bei der mittelgradigen Verdrehung *(Zerrung)* ist der Bandapparat stärker betroffen; die Kontinuität des Gelenkes ist jedoch erhalten. Die Untersuchung ergibt keine Bandlockerung, was diagnostisch durch gehaltene Röntgenaufnahmen bestätigt werden kann. Symptome der Zerrung sind allgemeine Schmerzhaftigkeit, Druckschmerz, Schwellung und schmerzhafte Bewegungseinschränkung. Histologisch finden sich Risse von kollagenen Strukturen ohne Kontinuitätsunterbrechung.

Die Symptome von Dehnung und Zerrung sind häufig nur mäßig entwikkelt; sie können aber auch sehr ausgeprägt sein.

Therapie: Die Behandlung der Dehnung entspricht der bei Kontusion. Bei Zerrungen kann eine vorübergehende Ruhigstellung und/oder Verbandbehandlung (Hinter-Schiene, Tape-Verband) angezeigt sein. Ihr schließt sich die vorsichtig dosierte Übungsbehandlung an.

Kapsel-Band-Verletzung mit Ruptur

Ursache: Bandverletzungen treten durch indirekt ansetzende Gewalten auf.

Formen: Die schwere Verdrehung geht mit nachweisbaren Bandverletzungen einher. Die Kontinuität ist beim *Bandeinriß* teilweise, beim *Bandriß* vollständig verloren.

Klinisches Bild und Diagnose: Das Ausmaß der Bandläsion läßt sich klinisch und röntgenologisch nachweisen: seitliche Aufklappbarkeit im X- oder O-Sinn bei Seitenbandschaden, vorderes oder hinteres Schubladenzeichen sowie Lachman-Zeichen bei Kreuzbandschaden und Rotationsinstabilität (Rotationsschublade, pivot-shift etc.) bei komplexen Verletzungen weisen auf die Ausdehnung der Schädigung hin. In Einzelfällen kann die Kernspintomographie herangezogen werden. Bei operativem Vorgehen wird die Diagnose arthroskopisch verifiziert. In der Regel besteht ein Hämarthros; ist gleichzeitig die hintere Kapsel eingerissen, kann dieses in die Weichteile der Wade abfließen. In diesen Fällen kann das äußere Bild über den Ernst der Verletzung hinwegtäuschen und so zu unzureichender Behandlung führen.

Wir unterscheiden Verletzungen in *einer* Ebene:
- Innenbandriß bei Valgusbelastung,
- Außenbandriß bei Varusbelastung,
- vorderer Kreuzbandriß bei Ventralisation des Unterschenkels,
- hinterer Kreuzbandriß bei Rückführung des Unterschenkels (dashboard injury).

In der Regel liegen jedoch Verletzungen in *zwei* Ebenen vor:
- anteromediale Instabilität bei Läsion von medialem Seitenband, vorderem Kreuzband und medialer hinterer Kapselschale,
- anterolaterale Instabilität bei Läsion von lateralem Seitenband, vorderem Kreuzband und lateraler hinterer Kapselschale,
- posteromediale Instabilität bei Läsion von medialem Seitenband, hinterem Kreuzband und hinterer medialer Kapselschale,
- posterolaterale Instabilität bei Läsion von lateralem Seitenband, hinterem Kreuzband und hinterer lateraler Kapselschale.

Eine Besonderheit der Kniegelenksinstabilitäten besteht in möglichen Mitverletzungen, vor allem der Menisken. Ein solcher Kniebinnenschaden bedarf der Mitberücksichtigung bei Diagnostik und Therapie.

Therapie: Bandrisse und Komplexverletzungen verlangen zur Wiederherstellung der Kniegelenksstabilität und -funktion rasches operatives Vorgehen. Je nach Lage der Läsion ist direkte Naht oder Refixation bei Ausrissen am Knochen angezeigt. Bei völliger Zerreißung kann primär ein plastisches Verfahren notwendig sein. Nur Seitenbandverletzungen in einer Ebene sollten konservativ behandelt werden. Risse des vorderen Kreuzbandes werden bis ca. zum 50. Lebensjahr versorgt.

Postoperativ wird das operierte Bein nur dann in einer Bewegungsorthese fixiert, wenn zusätzlich Seitenbandverletzungen vorliegen, die nicht operativ angegangen wurden. Diese Schienen erlauben sofortige Mobilisation und durch Einstellung des Gelenkausschlags steigende Bewegungsradien im Kniegelenk.

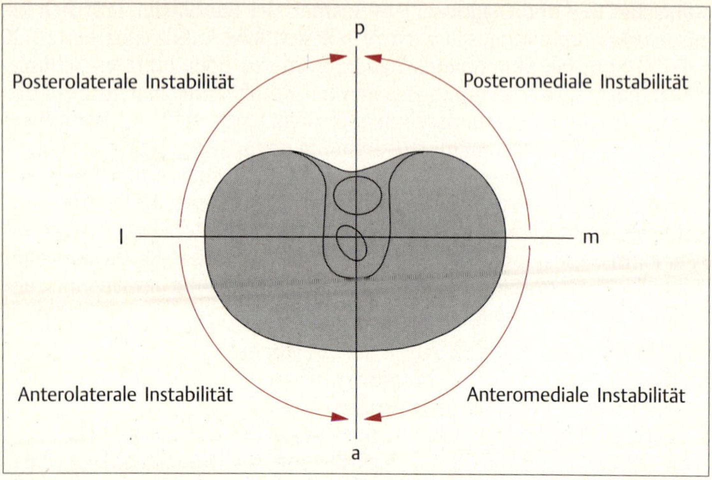

Abb. 1.**58** Darstellung der vier Quadranten mit der entsprechenden Bezeichnung der Instabilität

Nach Bandverletzungen, die operativ behandelt oder bei konservativem Vorgehen mit Schienen versorgt wurden, ist eine schonende, aber intensive physiotherapeutische Behandlung notwendig. Bei Auftreten von Reizzuständen sind Unterbrechungen mit Eisanwendungen und Stützverbänden (Zinkleimverband) angebracht. Bei hartnäckiger Bewegungseinschränkung kann Mobilisation in Narkose notwendig werden.

Der Verlauf entscheidet über Art und Intensität der Maßnahmen.

Spätschäden: Bei Versäumnissen in der Versorgung der frischen Verletzung macht eine verbleibende Bandinstabilität zum späteren Zeitpunkt häufig einen bandplastischen Eingriff erforderlich, der eine langwierige und intensive Übungsbehandlung nach sich zieht.

Veraltete Bandschäden

Ursache: Unbehandelte, unvollständig oder unsachgemäß behandelte Kniebandschäden führen zu Bandinstabilitäten.

Formen: Die chronischen Bandinstabilitäten entsprechen den unter den frischen Bandläsionen aufgeführten Formen.

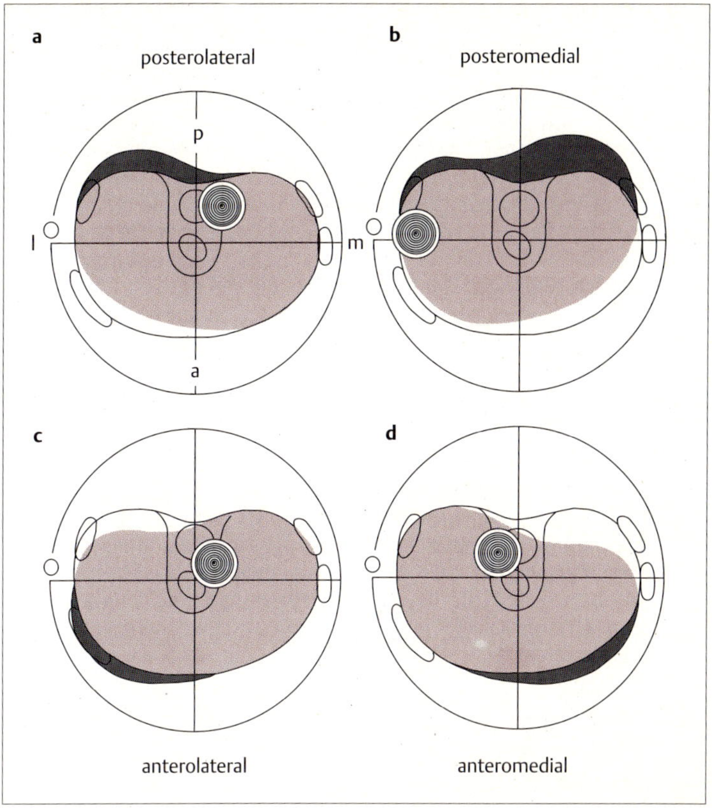

Abb. 1.**59** Schematische Darstellung des rechten Tibiaplateaus und seiner sieben passiven Halteelemente inklusiv möglicher Instabilitäten

Klinisches Bild und Diagnose: Die Prüfung der seitlichen Bandführung in Streck- und leichter Beugestellung, das Schubladenzeichen in sagittaler und Rotationsrichtung sowie die Meniskuszeichen klären die Form der chronischen (komplexen) Instabilität. Häufig besteht ein Reizzustand des Kniegelenkes und ein Muskelminus.

Therapie: Die operativen Maßnahmen zur Rekonstruktion bei verbliebener Instabilität des Kniegelenkes dienen einerseits dem Ersatz der passiven Stabilisatoren (Keuzbänder, Seitenbänder, hintere Kapselschalen) bzw. ihrer Straffung durch Verlagerung von Bandansätzen. Andererseits werden durch Umleitung von Sehnen und Bändern aktive Stabilisatoren zur dynamischen Verfestigung des Kniegelenkes und Unterstützung der passiven Stabilisatoren hinzugezogen. Diesen beiden Komponenten ist bei der physiotherapeutischen Behandlung Rechnung zu tragen. Hierbei werden im Grunde zwei Ziele verfolgt: Das Gelenk bedarf in gewissem Rahmen der Ruhe, um den vernähten, ersetzten oder versetzten Bandstrukturen Gelegenheit zur Verbindung mit dem aufnehmenden Gewebe zu geben. Hierzu werden in Ausnahmefällen noch Orthesen benutzt, die anfangs nur Bewegungsausschläge zwischen 30 und 60° Kniebeugung erlauben, da hierbei die Bänder weitgehend entspannt sind. Andererseits bedarf es des Trainings der dynamischen Stabilisatoren von Anfang an. Nach Abklingen des Wundschmerzes soll deshalb mit intensiven statisch-dynamischen Muskelübungen begonnen werden; hierbei stehen je nach Instabilitätsform die ischiokrurale oder/und die Quadrizepsmuskulatur im Vordergrund. Das passive Training der Muskulatur durch Elektrostimulation kann das aktive Übungsprogramm unterstützen oder ersetzen.

Nach dynamisch-plastischen Eingriffen neigt die Muskulatur zum Nachgeben; sie kann dadurch funktionell nutzlos werden. Zu einer guten Bandplastik des Kniegelenks gehört deshalb als erste physiotherapeutische Anwendung ein gezieltes statisch-dynamisches Muskeltraining. Die Bewegungsdynamik wird zunehmend gesteigert. Die Kniestreckung soll schnellstmöglich, die Beugung schrittweise erreicht werden. Anfangs sind 90° zugelassen. Die volle Kniegelenksbeweglichkeit soll nach 3 Monaten erreicht sein; Sportfähigkeit ist in der Regel nach 6–12 Monaten gegeben.

Luxationen

Ursachen: Schwere direkte oder indirekte Gewalteinwirkungen, die Schienbeinkopf und Oberschenkelrollen gegeneinander oder die Kniescheibe seitlich verschieben, können eine Verrenkung verursachen. Die Patellaluxation bei dysplastischer Gelenkanlage entsteht schon bei geringer Gewalteinwirkung bzw. einer Gelegenheitsbewegung.

Formen: Die Luxation des femorotibialen Gelenkes kann in der Sagittalebene (Luxatio anterior bzw. posterior [75%]), in der Frontalebene (Luxatio medialis bzw. lateralis [20%]) und im Rotationssinne erfolgen. In der Regel sind Bänderrisse oder knöcherne Bandausrisse vorhanden.

Die Kniescheibe luxiert in der Regel nach lateral. Die gewohnheitsmäßige Kniescheibenverrenkung (habituelle Patellaluxation) kann als Folge einer Dysplasie oder posttraumatisch nach Gewalteinwirkung auftreten.

Klinik und Diagnose: Die Luxation äußert sich in Fehlstellung bzw. Deformierung und Blockierung des Gelenkes (federnde Fixation). Es besteht eine schmerzhafte Schwellung der Gelenkgegend. Bei Teilverrenkung (Subluxation) sind die Zeichen geringer ausgeprägt.

Therapie: Die Erstversorgung der frischen Kniegelenksverrenkung besteht in der Lagerung für den Transport und in der ärztlichen Behandlung mit rascher Reposition unter entspannender Narkose. Danach muß bei konservativem Vorgehen die Heilung der Kapsel-Band-Verletzungen durch ausreichend lange Ruhigstellung gesichert werden. In der Regel ist jedoch operatives Vorgehen geboten, um weitgehende Wiederherstellung der zerrissenen Strukturen und frühzeitige Aufnahme der Übungsbehandlung (s. unter Kapsel-Band-Verletzung, S. 140) zu erreichen. Wenn die Reposition nicht schonend und vollständig gelingt sowie bei Luxationsfrakturen, die eine offene Stellung und Fixation der Fragmente erfordern, muß sofort operativ vorgegangen werden.

Liegen Begleitverletzungen bei Kniegelenksluxation vor (Gefäß- und Nervenschädigungen), müssen diese vordringlich versorgt werden. Gegebenenfalls muß zur Abklärung eine Arteriographie durchgeführt werden.

Operative Korrekturen des Gleitweges der Kniescheibe lassen sich entweder mit Inzision des lateralen Retinakulums (lateral release) allein oder in Kombination mit Raffung des medialen Retinakulums erreichen. Bei ausgeprägten Formen ist zusätzlich die Medialisierung des tibialen Patellasehnenansatzes notwendig (bei Kindern mit noch offenen Wachstumsfugen nach Goldthwait, bei Erwachsenen nach Roux).

Spätschäden: Bei habitueller Patellaluxation ist mit einer frühzeitigen Arthrose des femoropatellaren Gelenkes zu rechnen.

Meniskusschaden

Ursachen: Der *Meniskusriß* ist der häufigste Kniebinnenschaden. Er wird hauptsächlich durch eine indirekte, drehend ansetzende Gewalt hervorgerufen. Das ist der Fall bei Drehung des Körpers mit feststehendem Fuß oder umgekehrt bei gewaltsamer Drehung von Fuß und Unterschenkel gegenüber dem Körper, wie beispielsweise durch Verkanten beim Skilaufen. Derartige Gewalten können zum Abriß oder Einriß eines intakten Innen- oder Außenmeniskus führen.

Formen: Es lassen sich unterscheiden (Abb. 1.**60 a – e**): *Längsrisse*, bei Verlagerung des medialen Fragmentes ins Kniegelenkinnere: *Korbhenkelrisse, Querrisse, Kombinationen* von Quer-und Längsrissen, *Lappenrisse* und Ablösungen des Meniskus aus der Kapsel. Auch bei Verletzungen des inneren Längsbandes kann der Meniskus beteiligt sein, da eine verhältnismäßig enge Verbindung des inneren Längsbandes und der inneren Gelenkkapsel mit dem Innenmeniskus besteht. Dies kann zu diagno-

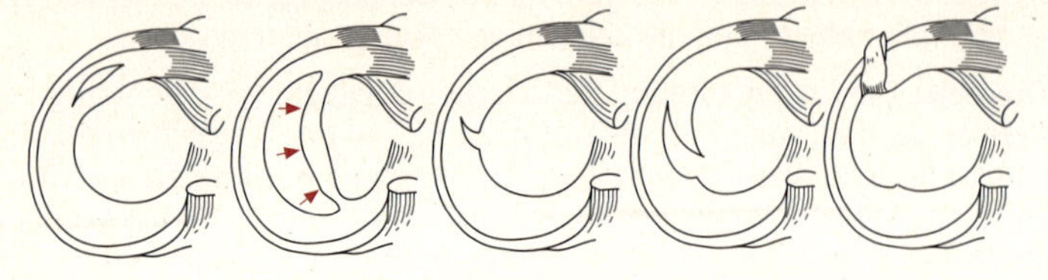

Abb. 1.**60 a–e** Formen der Meniskusläsion **a** Längsriß **b** Korbhenkelriß **c** Querriß **d** Lappenriß **e** Lappeniß mit Einschlagung

stischer Täuschung führen. Die Arthroskopie führt zur exakten Diagnose.

Außer gewaltbedingten Meniskusrissen kommt es zur *Meniskusablösung* bei Gelegenheitsbewegungen, wenn eine Vorschädigung vorliegt – am häufigsten als degenerative Veränderung des Meniskusgewebes. Dies ist vor allem am Außenmeniskus der Fall, bei dem Ablösungen auf dem Boden einer Degeneration gegenüber traumatischen Verletzungen überwiegen. Auch eine chronische Schädigung kann über Meniskusdegeneration zur Rißbildung führen; diese ist für den Schwerarbeiter im Bergbau als Berufskrankheit anerkannt.

Klinisches Bild und Diagnose: Die Zeichen des Meniskusschadens bestehen vor allem in Druckschmerz über dem Gelenkspalt, in Streckhemmung und Überstreckschmerz und in einem Schmerz bei Drehung des gebeugten Unterschenkels (Steinmann-Zeichen). Daneben sind – je nach Ausdehnung und Dauer des Schadens und Vorschädigungen – Kapselschwellung und Flüssigkeitsvermehrung (Erguß bzw. beim frischen Meniskusriß mit Kapselverletzung Hämatom) festzustellen. Die frische Verletzung geht mit heftigen Schmerzen einher. Bei chronischen Zuständen wird oft über Unsicherheitsgefühl geklagt. Bei Korbhenkelrissen kommt es zu Einklemmungen.

Differentialdiagnostisch müssen durch Röntgenaufnahmen freie Gelenkkörper ausgeschlossen werden. Bei diagnostischer Unsicherheit ist die Arthrographie oder die Arthroskopie angezeigt; letztere jedoch immer in operativer therapeutischer Indikation. Auch im Kernspin (nuclear magnetic resonance imaging NMRI) kann der Meniskusschaden aufgezeigt werden.

Therapie: Meniskusriß- oder ablösung werden überwiegend operativ behandelt. Lediglich Ausrisse aus dem Kapselansatz können unter Ruhigstellung vernarben. Mehrheitlich wird heute die operative Therapie mittels Arthroskopie durchgeführt, doch ist bei einigen Fällen auch die Arthrotomie angezeigt. Der Eingriff wird gleichzeitig zur Inspektion des Kniegelenkes verwendet und läßt ggf. begleitende Kapsel-Band-Verletzungen, Knorpelschäden usw. diagnostizieren und versorgen.

Die Meniskusentfernung beschränkt sich bei kleinen Einrissen und Korbhenkelrissen auf die Resektion des abgelösten Anteils (partielle Meniskektomie). Ist der Meniskus aus der Kapsel gelöst, so ist bei jüngeren Patienten die Reinsertion möglich. Risse in der kapillartragenden Faserzone werden auch genäht, in der Hoffnung, daß es zu einer festen Vernarbung kommt.

Spätschäden: Rezidivierende Einklemungen und rasch fortschreitende Arthrose treten ein, wenn die Meniskektomie unterlassen wird. Auch nach kompletter Meniskektomie kommt es – wenn auch verzögert – zu einer Inkongruenzarthrose im operierten Gelenkkompartiment.

Knorpel-Knochen-Schäden

Ursachen: Neben den Frakturen der gelenkbildenden Knochen können bei Kniegelenkstraumen auch Knorpel-Knochen-Läsionen entstehen. Durch direkte Gewalt (heftige Prellung), aber auch durch stauchende und besonders abscherende Gewalteinwirkungen können Knorpel-Knochen-Stücke gelöst werden.

Formen: Es kann einerseits zur Bildung von Stufen und Inkongruenzen kommen. Andererseits hinterlassen Knorpel-Knochen-Fragmente Defekte in der Gelenkfläche. Die Bruchstücke verursachen als *freie Körper* Einklemmungen wie beim Meniskusschaden.

Diagnose: Röntgenuntersuchung, Kernspin und Arthroskopie.

Therapie: Die Behandlung besteht bei kleinem freien Körper und chronischen Zuständen in seiner Entfernung. Bei frischen Verletzungen und entsprechender Körpergröße ist die Reposition und Anheftung des Fragmentes anzustreben. Wenn so keine Gelenkflächenkongruenz zu erreichen ist, muß der Defekt bei entsprechender Ausdehnung und Länge in der Belastungszone durch autologe (von hinterer Kondylenrolle) oder homologe Transplantate aufgefüllt werden. Kleine Defekte werden angebohrt; sie füllen sich vom Knochenmarkgewebe her wieder auf.

Spätschäden: Inkongruenzarthrose.

Physiotherapeutische Behandlung

Naht des Meniskus und/oder Naht des Lig. collaterale am Knie

- *Befund:*
  - Lagerung des operierten Beins in einer limitierten Bewegungsschiene (Abb. 1.**63 a** u. **b**), die bis einschließlich 6. Woche postoperativ in 60° Knieflexion gesperrt ist (ggf. kann auch auf die Verordnung einer Orthese völlig verzichtet worden sein – Arzt fragen!). Die Lagerung des operierten Beins wird möglichst in Knieextension angestrebt bei leicht erhöhtem Bettfußende,
  - postoperatives Ödem, evtl. auch (Rest-)Erguß,
  - allgemeine Bewegungsinaktivität,
  - Schmerzen im Operationsgebiet,
  - ggf. lange Narbe medial am Knie mit Verklebungstendenz.
- *Gesichtspunkte und Maßnahmen bei Phase I:*
  1. DPTP; S. 44 (Physiotherapeutische Maßnahmen bei bettlägrigen Patienten).
  2. Entstauung; (Phase I: Naht des vorderen Kreuzbandes am Knie).
  3. Durchblutungsförderung; (Phase I: Naht des vorderen Kreuzbandes am Knie).
  4. Beseitigung eines evtl. vorhandenen (Rest-)Ergusses; (Phase I: Naht des vorderen Kreuzbandes am Knie).
  5. Kräftigung
     - statische und dynamische Muskelarbeit für die gesamte Oberschenkelmuskulatur, die Knieflexoren und die Glutealmuskulatur,
     - PNF.
  6. Mobilisation
     - aktives Bewegen (dynamische Muskelarbeit),
     - Patellamobilisation (nach Fädenextraktion),
     - PNF,
     - Muskeldehnung,
     - Kryotherapie,
     - Bewegungsbad (nach Fädenextraktion).
  7. Schulung von Gebrauchsbewegungen
     - Gangschulung ohne Belastung.
- *Verlauf:* Phase I. Die Phase I umfaßt in etwa den Behandlungszeitraum bis einschließlich 6. Woche postoperativ (selbstverständlich gilt aber, daß sowohl Bewegungsausmaß als auch erlaubte Belastung durch den Operateur bzw. behandelnden Arzt vorgegeben werden – also unbedingt Rücksprache halten!).

Maßnahmen zur Entstauung, Durchblutungsförderung und Ergußbeseitigung können dem Kapitel Naht des vorderen Kreuzbandes entnommen werden.

- Kräftigung
  Zunächst ist es wichtig, dem Patienten wieder das Gefühl für die Anspannung der Kniebeuger und des M. quadriceps femoris, also das Patellaspiel zu vermitteln. Auch hier gilt, daß Widerstände im Rahmen der isometrischen Anspannungsübungen nur proximal geboten werden dürfen.
  Zur Atrophieprophylaxe (im besonderen des M. vastus medialis und des M. vastus lateralis) und um ein Gleichgewicht der Beinmuskulatur zu erreichen, eignen sich mit oder ohne Schiene ausgeführte PNF-Pattern, anfangs in Rückenlage ausgeführt. Eine Steigerung und gleichzeitig aktives Training der Knieflexoren stellen PNF-Pattern mit und ohne Knieflexion (im erlaubten Bewegungsausmaß) in verschiedenen Ausgangsstellungen dar.
- Mobilisation
  Um zum einen die Mobilität und zum anderen die Möglichkeit der Quadricepsanspannung zu verbessern, gilt es, die Verschieblichkeit der Patella (nach Fädenextraktion) zu überprüfen und ggf. durch geeignete Maßnahmen zu verbessern. Ebenfalls muß die Narbe auf ihre Verschieblichkeit hin untersucht und im Bedarfsfall behandelt werden (Abb. 1.**61 a – c**).
  Vorrangig zu beübende Bewegungsrichtung ist die Knieextension, während das Erarbeiten der erlaubten Knieflexion nur vorsichtig und schrittweise erfolgen sollte.
- Schulung von Gebrauchsbewegungen
  Die Gangschulung erfolgt unter Zuhilfenahme von Unterarmgehstöcken bis einschließlich 6. Woche (Arzt fragen) ohne Belastung, je nach Verordnung mit oder ohne angelegte Orthese.

☐ *Verlauf:* Phase II. Die II. Phase beginnt ca. mit der 7. Woche und endet nach der 12. Woche.

Vorsichtige, wohldosierte Übungen zur Verbesserung der Knieflexion werden jetzt vermehrt in die Behandlung aufgenommen. Trotzdem ist auch in dieser Phase der Stabilität gegenüber der Mobilität Vorrang zu gewähren.

Nach erreichter voller Knieextension kann mit dem Belastungsaufbau begonnen und zunehmend (Arzt!) gesteigert werden. Quadricepstraining gegen distalen Widerstand ist weiterhin verboten.

Je nach erlaubter, erreichter Belastung ergänzen Übungen im Stand das Behandlungsprogramm auch im Sinne der Koordinationsschulung.

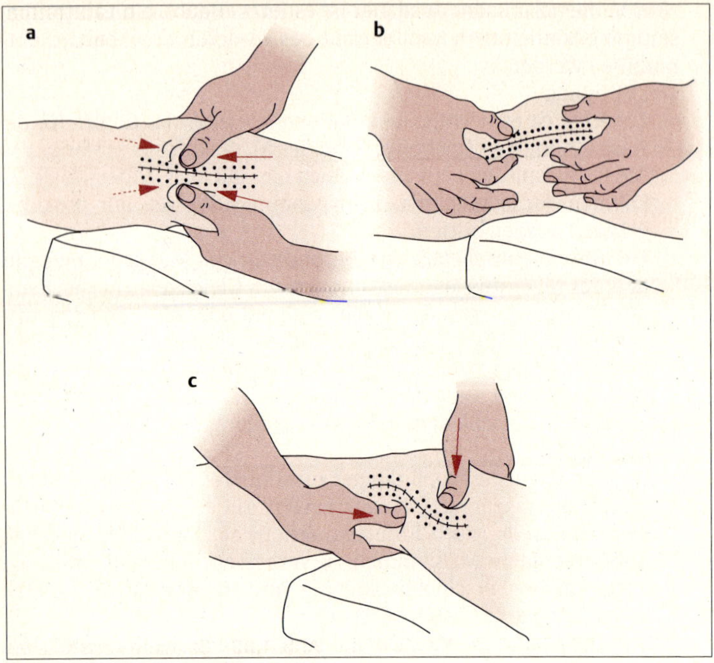

Abb. 1.**61 a – c** Narbenmassage

Bei ausreichender Knieflexion (mit Ende der II. Phase werden hier z. Zt. 120° Knieflexion erlaubt) kann Radfahren das Übungsprogramm ergänzen.

- *Verlauf:* Phase III. In dieser Phase stehen neben stabilisierenden Übungen mit dem Ziel der Wiederherstellung des Muskelgleichgewichts auch bewegungserweiternde Übungen zur Erlangung des vollen Bewegungsausmaßes auf dem Programm.

Zur Mobilitätsgewinnung ist es erforderlich, vorhandene Weichteilverklebungen durch geeignete Techniken und Maßnahmen (z. B. aus der Manuellen Therapie, auf die hier nicht näher eingegangen werden soll) zu behandeln. Wohldosiert ausgeführte Muskeldehnung (z. B. der Ischiokruralen Muskulatur) ist möglich und notwendig.

Um das Ergebnis der o. a. Maßnahmen zu sichern, ist es wichtig, sie in Verbindung mit Muskelkräftigung und Koordinationsschulung (z. B. PNF) auszuführen, wobei noch immer auf Quadricepstraining gegen distalen Widerstand verzichtet werden muß.

Zur Verbesserung der Ausdauer ist es jetzt erlaubt, ein Lauftraining, jedoch ohne Richtungswechsel (z. B. Laufband), durchzuführen.

- *Verlauf:* Phase IV. Sie beginnt nach ca. 6 Monaten.

Bestehende Restfunktionsstörungen müssen bei Schmerzfreiheit durch geeignete Maßnahmen behoben werden (können vorangegangenen Phasen entnommen werden).

Zu diesem Zeitpunkt ist dann auch Quadrizepstraining gegen distalen Widerstand möglich.

Radfahren, Schwimmen (auch Brustschwimmen), Joggen, Ausdauertraining können in Abhängigkeit von der erreichten Kraftentfaltung, Koordination und Schmerzsituation zur Erreichung vollständiger Rehabilitation erlaubt worden sein.

Nach ca. 1 Jahr ist bei unkompliziertem Verlauf mit keinerlei sportlichen Einschränkungen mehr zu rechnen.

Bei der Ausübung von Extremsportarten (z. B. Eishockey) kann es ggf. ratsam sein, das Tragen eines Sportbrace zu empfehlen.

Selbstverständlich sind immer die durch den Operateur bzw. behandelnden Arzt gegebenen Richtlinien bindend.

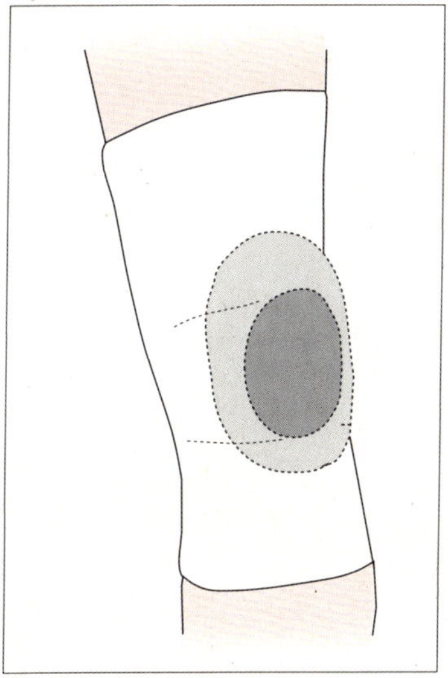

Abb. 1.**62** Bandage nach Knieverletzungen

- *Übungsbeispiele:* Siehe S. 159 (Physiotherapie nach offener Meniskektomie).

Konservativ versorgte Seitenbandruptur

Die Gesichtspunkte und Maßnahmen können dem Kapitel Naht des Lig. collaterale mediale am Knie entnommen werden.

Maßnahmen zur Narbenbehandlung entfallen.

Bei verordneter frühfunktioneller Behandlung ist entsprechend den durch den behandelnden Arzt gesetzten Richtlinien (erlaubtes Bewegungsausmaß, Belastungsaufbau) zu verfahren.

Die angeführten Maßnahmen zur Kontrakturenbehandlung werden nur in reduziertem Ausmaß angewandt.

Naht des vorderen Kreuzbandes am Knie

- *Befund:*
  - Lagerung des operierten Beins in einer limitierten Bewegungsschiene (Abb. 1.**63 a** u. **b**), die in 90° Knieflexion gesperrt ist (ggf. kann auch auf die Verordnung einer Orthese völlig verzichtet wor-

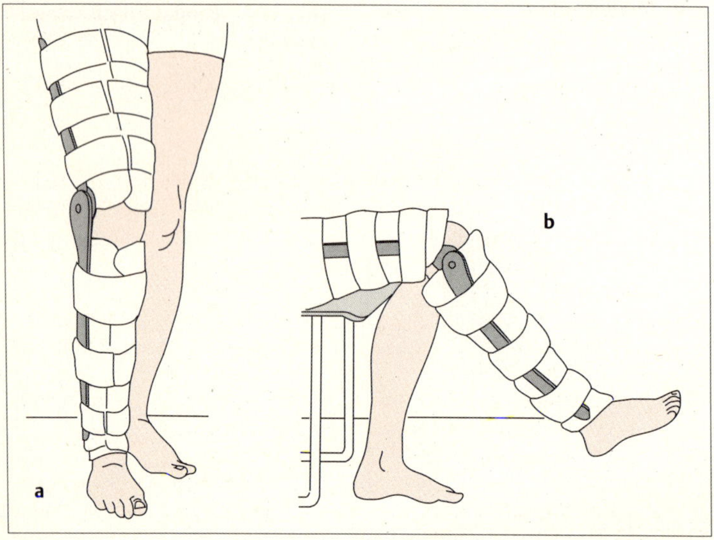

Abb. 1.**63 a** u. **b** Bewegungsschiene

den sein). Die Lagerung des operierten Beins wird möglichst in Knieextension angestrebt bei leicht erhöhtem Bettfußende,
- postoperatives Ödem, evtl. auch (Rest-)Erguß,
- allgemeine Bewegungsinaktivität,
- Schmerzen im Operationsgebiet,
- relativ große Narbe mit Verklebungstendenz (außer bei arthroskopischer Operationstechnik).

☐ *Gesichtspunkte und Maßnahmen bei Phase I:*

1. *DPTP:* S. 44 (Physiotherapie bei bettlägerigen Patienten).
2. *Entstauung:*
   - Hochlagerung,
   - statische Muskelarbeit.
3. *Durchblutungsförderung:*
   - Kryotherapie,
   - dynamische Muskelarbeit des Fußes.
4. *Beseitigung eines evtl. vorhandenen (Rest-)Ergusses:*
   - Patellaspiel,
   - Kryotherapie,
   - Elektrotherapie (Diadynamik).
5. *Kräftigung:*
   statische und dynamische Muskelarbeit für die Kniebeuger und Kniestrecker.
6. *Mobilisation:*
   passiv in der Motorschiene nach Entfernung der Redondrainagen.
7. *Schulung von Gebrauchsbewegungen:*
   Gangschulung mit Sohlenkontakt; ggf. Belastungsaufbau.

☐ *Verlauf bei Phase I:*

1. *DPTP:*
   Da es sich bei diesem Krankheitsbild vorwiegend um jüngere Patienten handelt und keine Bettlägerigkeit zu erwarten ist, beschränkt sich die Ausführung der entsprechenden Übungen auf die ersten postoperativen Tage.
2. *Entstauung:*
   Zur Förderung des Rückflusses empfiehlt es sich in den ersten postoperativen Tagen, das Bettfußende zusätzlich zur Schienenlagerung hochzustellen.
   Unterstützend kann auch statische und dynamische Muskelarbeit der das Fußgelenk umgebenden Muskulatur wirken.
3. *Durchblutungsförderung:*
   Wenn die Art der verwendeten Schiene es ermöglicht, bietet sich als durchblutungsfördernde Maßnahme die Kryotherapie (Eiskompresse in wasserdichter Hülle, mehrmals täglich) an. Sie kann auch in Kombination mit dynamischer Muskelarbeit des Fußes im Sinne des Pumpens ausgeführt werden.

4. *Beseitigung eines evtl. vorhandenen (Rest-)Ergusses:*
   Die bewußte Innervation des M. quadriceps femoris in Verbindung mit gleichzeitiger Flexorenspannung ist eine besonders geeignete Übung zur Ergußresorptionsförderung. Begleitend können elektrotherapeutische Maßnahmen (z.B. Diadynamik) und Kryotherapie bei entsprechender Schienenversorgung angewandt werden.
5. *Kräftigung:*
   In der Anfangsbehandlung ist es wichtig, dem Patienten wieder das Gefühl für die Anspannung der Kniebeuger und des M. quadriceps femoris, also das Patellaspiel (im Bedarfsfall unterstützt durch eine Schwellstrombehandlung im Sinne der Innervationsschulung), zu vermitteln. Auf ein isoliertes Quadricepstraining, d.h. Übungen aus der Knieflexion in die Knieextension, ist zu verzichten. Auch hier gilt – wie bei der Behandlung nach Meniskektomie –, daß Widerstände im Rahmen der isometrischen Anspannungsübungen nur proximal geboten werden dürfen. Zur Atrophieprophylaxe (im besonderen des M. vastus medialis und lateralis) und um ein Gleichgewicht der Beinmuskulatur zu erreichen, eignen sich je nach Versorgung mit oder ohne Schiene ausgeführte PNF-Pattern, anfangs in Rückenlage.
6. *Mobilisation:*
   Sie wird zunächst passiv in der Motorschiene bei langsamer Tempoeinstellung im vorgegebenen Bewegungsausmaß (Abb. 1.**64**) (s. theoretischer Teil) durchgeführt. Das operierte Bein befindet sich ggf. in entsprechend eingestellter Bewegungsschiene bzw. wird aus der Gipsschale herausgenommen.
   Vorrangige Bewegungsrichtung ist die volle Kniestreckung, während das Erarbeiten der erlaubten Knieflexion nur vorsichtig und schrittweise aktiv erfolgen sollte.
7. *Schulung von Gebrauchsbewegungen:*
   Die Gangschulung erfolgt zunächst – je nach Verordnung mit oder ohne Orthese – unter Zuhilfenahme von Unterarmgehstöcken mit Sohlenkontakt.
   Nach Erreichen der vollen Kniestreckung kann mit dem Belastungsaufbau entsprechend den Vorgaben und Funktionen begonnen werden.

- *Gesichtspunkte und Maßnahmen bei Phase II:*
  1. *DPTP:* entfällt.
  2. *Entstauung:* s. Phase I.
  3. *Durchblutungsförderung:* s. Phase I:
  4. *Beseitigung eines evtl. vorhandenen (Rest-)Ergusses:* s. Phase I.

5. *Kräftigung:*
   - statische und dynamische Muskelarbeit für den M. quadriceps femoris, die Knieflexoren und die Glutäalmuskulatur,
   - PNF,
   - Elektrotherapie.
6. *Mobilisation:*
   - Patellamobilisation,
   - Motorschiene (Abb. 1.**64**),
   - aktives Bewegen (dynamische Muskelarbeit),
   - Entspannungstechnik mit Eis,
   - Narbenbehandlung,
   - PNF,
   - Propriozeptorentraining auf instabilem Untergrund.
7. *Schulung von Gebrauchsbewegungen:*
   Gangschulung mit zunehmender Belastung.

- *Verlauf bei Phase II:* Der Patient befindet sich spätestens zu Beginn der II. Phase, die etwa (je nach verordnetem Schema) den Behandlungszeitraum 3.–6. Woche umfaßt, in ambulanter Behandlung, die möglichst täglich fortgeführt werden sollte.

Maßnahmen zur Durchführung der Punkte 2–4 können gegebenenfalls der Phase I entnommen werden.

5. *Kräftigung:*
   Die Übungsbehandlung erfolgt je nach Verordnung mit oder ohne angelegte Bewegungsschiene.
   Grundsätzlich gilt auch für diese Phase, daß der Stabilität gegenüber der Mobilität Vorrang zu gewähren ist.
   Es werden weiterhin statische und dynamische Übungen für den M. quadriceps femoris durchgeführt. Zur Kräftigung der synergistisch zum vorderen Kreuzband arbeitenden ischiokruralen Mus-

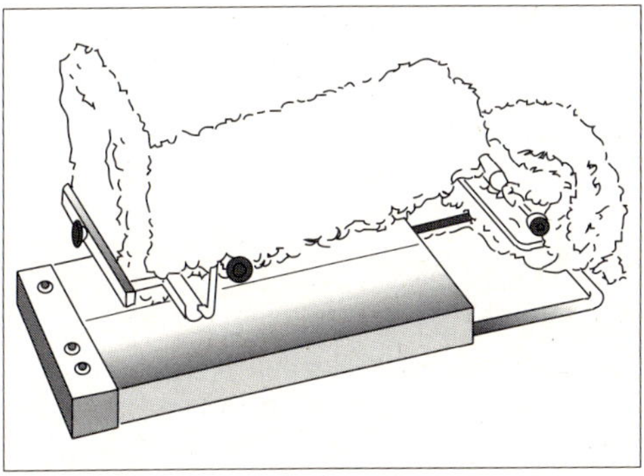

Abb. 1.**64** Motorschiene

kulatur und der Glutäalmuskulatur werden jetzt auch Übungen in der Bauchlage aktiv ausgeführt.
Bei zunehmender Kräftigung und Flexionsmöglichkeit im Knie kann in geeigneten PNF-Pattern bei Knieextension oder -flexion in Rückenlage, Bauchlage oder im Sitzen (unter Ausschaltung des M. rectus femoris) geübt werden.

6. *Mobilisation:*
   Zur Verbesserung der Beweglichkeit im Kniegelenk ist es notwendig, die Verschieblichkeit der Patella zu verbessern bzw. wiederherzustellen (Patellamobilisation). (Abb. 1.**65 a – c**)
   Auch die relativ große Narbe sollte auf ihre Verschieblichkeit gegenüber der Unterlage kontrolliert und gegebenenfalls durch Narbenmassage behandelt werden (Abb. 1.**61 a – c**, S. 150).
   Die Knieflexion sollte aus verschiedenen Ausgangsstellungen bis zur Schmerzgrenze (keinesfalls aber isoliert unter Belastung), vor allem aus der Bauchlage, geübt werden.
   Auch hier bieten sich die funktionellen PNF-Pattern zur Förderung der Beweglichkeit an.
   Als weiteres Propriozeptorentraining eignen sich Übungen auf instabilem Untergrund (Weichmatte, Sportkreisel, Schaukelbrett, Mini-Trampolin) im Sinne der Koordinationsverbesserung.
   Die zusätzlich angewandte Kryotherapie kann die Behandlung unterstützen.
7. *Schulung von Gebrauchsbewegungen:*
   Bei erreichter voller Knieextension und entsprechenden Funktionen erfolgt die Gangschulung mit Vollbelastung.

- *Gesichtspunkte und Maßnahmen bei Phase III:* Die Punkte 1 – 4 entfallen.
  5. *Kräftigung:*
     - statische und dynamische Muskelarbeit für den M. quadriceps femoris, die Knieflexoren und die Glutäalmuskulatur,
     - PNF.
  6. *Mobilisation:*
     - Patellamobilisation,
     - aktives Bewegen (dynamische Muskelarbeit),
     - PNF,
     - Kryotherapie,
     - Muskeldehnung.
  7. *Schulung von Gebrauchsbewegungen:*
     Die Gangschulung erfolgt mit Vollbelastung.

- *Verlauf bei Phase III:*Die III. Phase umfaßt ca. den Behandlungszeitraum 7. – 12. Woche. Die physiotherapeutische Behandlung hat in dieser Phase die Wiedererlangung der vollen Funktionsfähigkeit (bei

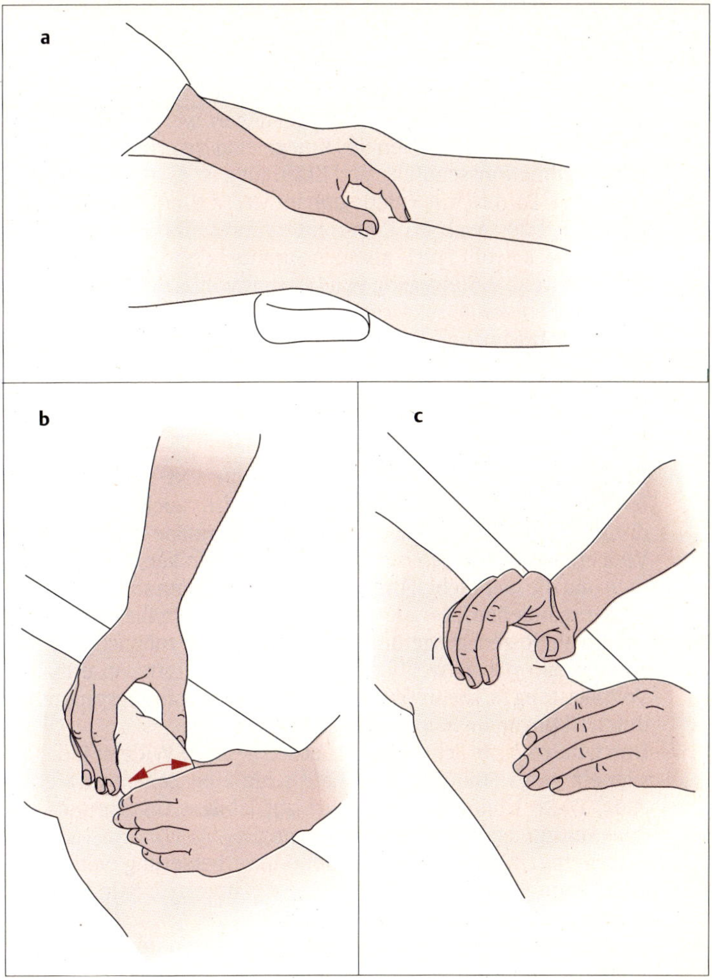

Abb. 1.**65 a – c** Patellamobilisation

freigegebenem Bewegungsausmaß) selbstverständlich unter Berücksichtigung von Schmerzfreiheit und Kraftentwicklung zum Ziel.

5. *Kräftigung:*
   Die Übungsauswahl entspricht inhaltlich der der II. Phase, wobei gegebene Widerstände vorsichtig gesteigert werden können, um die muskuläre Stabilisation des Kniegelenks zu erreichen.
   Zur Koordinationsschulung und Kräftigung ist es möglich, modifizierte PNF-Pattern mit Knieflexion im Sitz (z.B. auch auf dem Therapieball) oder auch im Stand auszuführen. Das operierte Bein kann dabei sowohl Spiel- als auch Standbein sein.
   Um eine weitere Steigerung von Leistungsfähigkeit und Ausdauer zu erreichen, kann zusätzliches Training auf dem Standfahrrad, zunächst mit hoch eingestelltem Sitz und geringem Widerstand (geringe Belastungsstufe), verordnet werden.
6. *Mobilisation:*
   Die Knieflexion wird weiterhin aus verschiedenen Ausgangsstellungen geübt.
   Bewegungserweiternd wirken funktionelle PNF-Pattern in Verbindung mit Arbeitstechniken (gegebenenfalls auch unter Anwendung der Kryotherapie). Zuvor sollten vorhandene kapsuläre bzw. Weichteilverklebungen durch geeignete Techniken und Maßnahmen (auf die hier nicht näher eingegangen werden soll) auf der Basis der manuellen Therapie behandelt werden. In dieser Phase ist auch wohldosiert ausgeführte Muskeldehnung möglich und notwendig, um den Bewegungsumfang zu erweitern. Ab erlaubter Vollbelastung (s. theoretischer Teil) sollte das Trainingsprogramm durch Übungen im Stand ergänzt werden.
   Durch diagonal an Schulter und Becken gesetzte Widerstände läßt sich ein gutes Stabilitätstraining bis hin zum Zehenstand erreichen. Diese Übungen, ausgeführt auf labilem Untergrund (z.B. dem Sportkreisel), sind eine Steigerung.
   Eine weitere Möglichkeit der Stabilitätsverbesserung bieten PNF-Pattern, im Stand ausgeführt, wobei das operierte Bein wechselweise Stand- oder Spielbein sein kann.
   Bei erreichter voller Beweglichkeit und guter Koordinations- und Kraftsituation kann in dieser Phase zur Verbesserung der Ausdauer mit leichtem Lauftraining kontrolliert auf ebenem Boden begonnen werden. Das Training sollte jedoch immer vor Erreichen der Erschöpfung (unkoordinierte Bewegungsabläufe) beendet werden.
7. *Schulung von Gebrauchsbewegungen:*
   Die Gangschulung erfolgt mit Vollbelastung.

- *Gesichtspunkte, Maßnahmen und Verlauf bei Phase IV:* Zu Beginn der IV. Phase sollte die volle Beweglichkeit und Muskelkraft erreicht sein. Bestehende Restfunktionsstörungen können durch Maßnahmen und Techniken, die den vorangegangenen Phasen entnommen werden, behandelt werden.

  In Abhängigkeit von den erreichten koordinativen Fähigkeiten, der Kraftentwicklung und Schmerzfreiheit kann jetzt, d.h. nach ca. 4–6 Monaten, wieder mit Leistungssport begonnen werden.

  Die Erlaubnis zum Wettkampfsport kann frühestens nach 6 Monaten (durch den Arzt) erteilt werden.

- *Übungsbeispiele:* Siehe unten (Physiotherapie nach offener Meniskektomie).

Offene Meniskektomie

- *Befund:*
  - Operiertes Bein mit elastischem Verband und Druckverband,
  - Lagerung in ca. 30° Knieflexion in entsprechender Schiene,
  - postoperatives Ödem, evtl. auch (Rest-)Erguß,
  - allgemeine Bewegungsinaktivität,
  - Schmerzen im Kniebereich,
  - kleine Narbe lateral bzw. medial am Knie.
- *Gesichtspunkte und Maßnahmen:*
  1. DPTP:
     - Atemtherapie,
     - Lagerung(skontrolle),
     - aktives Bewegen,
     - Erarbeiten von Positionswechseln.
  2. Entstauung:
     - Hochlagerung, Kompression,
     - statische und dynamische Muskelarbeit,
     - Elektrotherapie.
  3. Durchblutungsförderung:
     - Kryotherapie,
     - dynamische Muskelarbeit,
     - Bewegungsbad,
     - Elektrotherapie.
  4. Beseitigung eines evtl. vorhandenen Reizergusses:
     - statische und dynamische Muskelarbeit (Patellaspiel!),
     - Kryotherapie,
     - Elektrotherapie.

5. Kräftigung:
   - Patellaspiel (Innervationsschulung),
   - statische und dynamische Muskelarbeit,
   - Bewegungsbad,
   - Übungen im Stand (auch unter Verwendung von Geräten).
6. Mobilisation:
   - aktives Bewegen (dynamische Muskelarbeit),
   - Entspannungstechnik mit Eis,
   - Bewegungsbad,
   - Erarbeiten von Positionswechseln.
7. Schulung von Gebrauchsbewegungen:
   Gangschulung.

- *Verlauf:*
1. DPTP:
   Da dieses Krankheitsbild nicht zwangsläufig zur Bettlägerigkeit führt, finden die entsprechenden Übungen (S. 44, Physiotherapie bei bettlägerigen Patienten) in erster Linie bei älteren immobilen Patienten Anwendung (oder aber in den ersten postoperativen Tagen).
2. Entstauung:
   Das operierte elastisch gewickelte Bein ist anfangs zusätzlich mit einem Druckverband versorgt. Es sollte in einer Schiene bei ca. 30° Knieflexion gelagert sein.
   Statische und dynamische Arbeit der das Fußgelenk umgebenden Muskulatur lassen sich in dieser Ausgangsstellung ebenso wie statische Arbeit der das Kniegelenk umgebenden Muskulatur ausführen.
3. Durchblutungsförderung:
   Als durchblutungsfördernde Maßnahme nach Meniskektomie bietet sich die Kryotherapie (Eiskompresse in wasserdichter Hülle), auch in Verbindung mit dynamischer Muskelarbeit ausgeführt, an (wie unter Punkt 2 beschrieben).
   Auch elektrotherapeutische Behandlungsmöglichkeiten, wie die Diadynamik, können angewandt werden.
   Die Behandlung im Bewegungsbad kann erst nach Fädenextraktion durchgeführt werden.
4. Beseitigung eines evtl. vorhandenen Reizergusses:
   Die Behandlung knieverletzter Patienten erfordert in besonderem Maße Fingerspitzengefühl, um die Ergußgefahr so gering wie möglich zu halten.
   Das Üben des Patellaspiels, also der Quadrizepsanspannung, eignet sich in besonderem Maße zur Ergußresorptionsförderung, die durch eine Eisbehandlung oder auch eine elektrotherapeutische

Maßnahme (z.B. Diadynamik) zusätzlich unterstützt werden kann.

5. Kräftigung:
   Zunächst ist es wichtig, dem Patienten wieder das Gefühl für die Quadrizepsanspannung, das Patellaspiel, zu vermitteln (gegebenenfalls auch unter Zuhilfenahme einer Schwellstrombehandlung im Sinne der Innervationsschulung).
   Statische Muskelarbeit für den M. quadriceps femoris stellt die Anfangsbehandlung dar, wobei auch hier – ähnlich wie nach osteosynthetischer Versorgung – die Widerstände proximal gesetzt werden sollten.
   Durch geeignete PNF-Pattern läßt sich der schnellen Atrophie des M. vastus medialis und lateralis entgegenwirken. Zunächst wird in gestreckten Pattern, später, bei zunehmender Kräftigung und Flexionsmöglichkeit im Knie, mit Extension oder Flexion im Kniegelenk geübt.
   Die Behandlung kann nach Fädenextraktion und bei Reizlosigkeit durch Übungen im Bewegungsbad ergänzt werden.
   Zur Koordinations- und Innervationsschulung ist es ab Teilbelastung möglich, modifizierte PNF-Pattern mit Knieflexion im Sitz (unter Ausschaltung des M. rectus femoris) auf dem Pezzi-Ball durchzuführen, wobei das operierte Bein sowohl Standbein als auch Spielbein sein kann.
   Sobald Vollbelastung erlaubt ist, sollten auch im Stand ausgeführte Übungen hinzukommen. Durch diagonal an Becken und Schultern gesetzte Widerstände läßt sich ein gutes Stabilitätstraining bis hin zum Zehenstand erreichen.
   Diese Übungen, ausgeführt auf labilem Untergrund, z.B. der Kugelwippe, wären eine Steigerung.
   Eine weitere Möglichkeit des Stabilitätstrainings bietet sich durch PNF-Übungen im Stand, wobei das operierte Bein wechselweise Stand- oder Spielbein sein kann.
6. Mobilisation:
   Grundsätzlich gilt, daß der Stabilität gegenüber der Mobilität Vorrang zu gewähren ist.
   Nach Entfernung der Drainagen und bei einem Muskelwert 3 für den M. quadriceps femoris kann mit vorsichtigen aktiven Flexionsübungen für das Kniegelenk begonnen werden.
   Durch die Anwendung der funktionellen PNF-Pattern läßt sich der Bewegungsausschlag vergrößern.
   Gelegentlich kann es sinnvoll sein, die Kniebeugung in Verbindung mit einer Eisbehandlung zu üben.
   Die Knieflexion sollte aus verschiedenen Ausgangsstellungen, insbesondere auch aus der Bauchlage heraus, geübt werden.

Übungen im Bewegungsbad haben entspannende Wirkung und sind deshalb mobilitätsfördernd.

7. Schulung von Gebrauchsbewegungen:
Die Gangschulung erfolgt zunächst mit Unterarmgehstöcken ohne Belastung (im Dreipunktegang). Nach Erlaubnis durch den Arzt und bei entsprechender Muskelfunktion (Stabilität) kann mit dem Belastungsaufbau begonnen und bei Reizfreiheit zügig gesteigert werden.

- *Übungsbeispiele:*
  1. Frühphase:
     - Patellaspiel, statisches Anspannen des M. quadriceps femoris mit Fußbeteiligung (in der Lagerungsschiene), Fuß in Supination plus M. vastus medialis, Fuß in Pronation plus M. vastus lateralis,
     - Streckhebung des Beines bei gleichzeitiger Spannung der Knieflexoren, Fußbeteiligung, zu Anfang Teilabnahme der Beinschwere,
     - Flexion in Knie- und Hüftgelenk, zunächst mit „schleifender Ferse",
     - beide PNF-Diagonalen anfangs mit Kniestreckung.

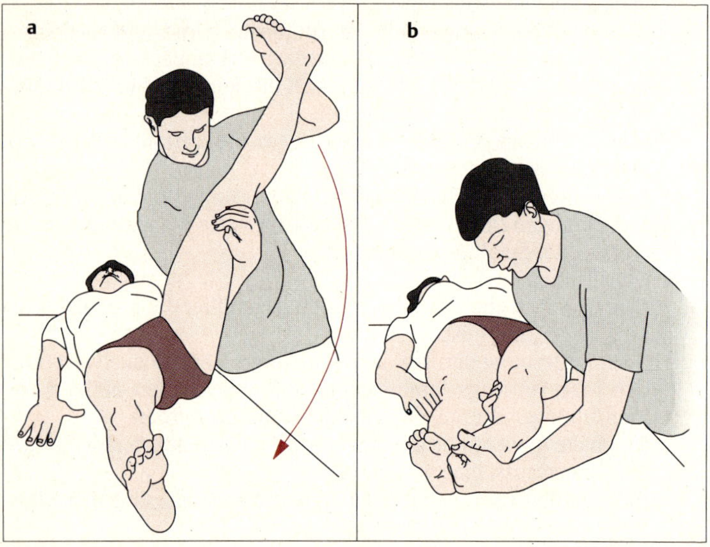

Abb. 1.**66 a** u. **b** Extension – Adduktion – Außenrotation

2. Mittlere Phase:
   - Rückenlage:
     PNF-Diagonalen mit extendiertem und flektiertem Kniegelenk (Abb. 1.**66a** u. **b** – 1.**67a–c**),
   - Bauchlage:
     Knieflexion gegen die Schwere (evtl. schon gegen Widerstand), PNF, funktionelle Muster,
   - Sitz:
     PNF, Training des M. vastus medialis und lateralis, während der Übungspausen das operierte Bein in einer für den Patienten mittleren Flexionsstellung lagern (Hocker o. ä.),

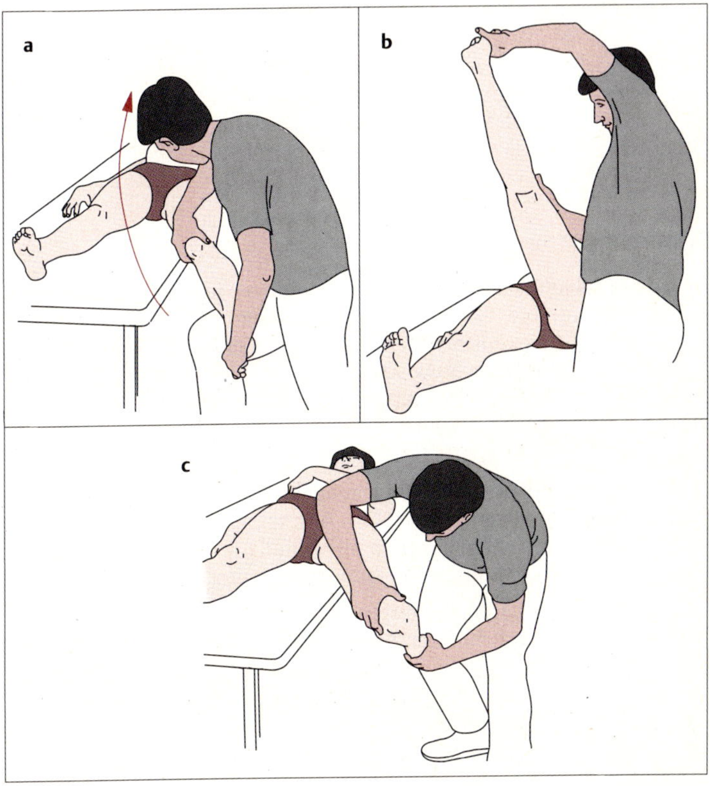

Abb. 1.**67a–c** Flexion – Adduktion – Außenrotation mit Knieflexion

ab Teilbelastung:
- Sitz auf dem Pezzi-Ball;
  PNF für Knieextension und -flexion, wobei das operierte Bein wechselweise Stand- oder Spielbein sein kann,
- wie oben stabilisieren, rasch wechselnde Widerstände an Skapula, Becken, Knie und Zehen.

3. Späte Phase:
   - Standfahrrad:
     erst mit hoch eingestelltem Sitz und geringem Widerstand, dann steigern,
   - Rückenlage und Sitz:
     PNF, funktionelle Muster,
   - Stand:
     PNF im Stand (operiertes Bein ist wechselweise Stand- oder Spielbein), stabilisieren, wechselnde Widerstände an Skapula, Becken, Knie und Zehen,
   - Stand auf dem Schaukelbrett, Sportkreisel:
     stabilisieren (s. o.) (Gleichgewichtstraining).
4. Übungen im Bewegungsbad.

1.7.5 Unterschenkelfrakturen

Ursachen: Schienbeinbrüche sind im proximalen und distalen Abschnitt häufig Folge direkter Gewalteinwirkungen, vor allem in der Längsrichtung. Bei den Tibiaschaftbrüchen trifft oft die Gewalt im Sinne der Scherung, Biegung und Stauchung sowie – als häufige indirekte Gewalteinwirkung – der Torsion (Skifraktur) auf. Dem entsprechen die Bruchformen.

Formen: (Abb. 1.**68**): Die Unterschenkelbrüche werden eingeteilt in Frakturen des proximalen Unterschenkels, Unterschenkelschaftbrüche und distale Unterschenkelfrakturen. Abgegrenzt werden die Knöchelbrüche, die wegen ihrer besonderen Stellung im folgenden Abschnitt (Sprunggelenksverletzungen) besprochen werden.

Bei den Schaftbrüchen sind meistens Tibia und Fibula betroffen, seltener die Tibia allein. Durch direkten Anprall kommt gelegentlich der isolierte Wadenbeinbruch zustande, der in der Regel unbedeutend ist.

Klinisches Bild und Diagnose: Unter den Symptomen stehen Krepitation, Schwellung und Schmerzen im Vordergrund; häufig finden sich Kontusionsmarken. Der Anteil offener Brüche ist bei Verletzungen im Straßenverkehr verhältnismäßig groß. Besonders zu achten ist auf Mitverletzung von Nerven (N. fibularis [peronaeus!]) und von Gefäßen. Dies erfordert eingehende Untersuchung und sorgfältige Überwachung sowie

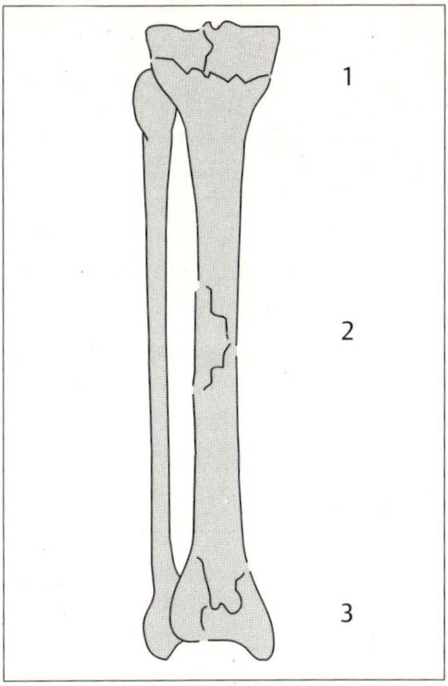

Abb. 1.**68** Tibiabrüche, 1 im Tibiakopf, 2 im Schaft, 3 distal

Vermeidung einengender Verbände. Die Röntgenuntersuchung klärt Art, Lage und Ausmaß der Fraktur.

Komplikationen: Blutungen und Ödem im Bereich der Mm. tibialis anterior, extensor hallucis longus, extensor digitorum communis führen zu Ischämie, Muskelnekrosen und später zu Kontrakturen. Das Krankheitsbild wird als Tibialis-anterior-Syndrom bezeichnet und entspricht der Volkmann-Kontraktur bei ellenbogengelenknahen Verletzungen. Die Behandlung besteht in frühzeitiger operativer Entlastung (Spaltung der Faszie, Ablassen des Hämatoms, Drainage).

•••• Proximale Tibiafrakturen

Ursachen: Direkte Gewalteinwirkung auf den Schienbeinkopf, Längskompression des Beines und Zugwirkungen an Bändern und Sehnen führen zu Frakturen unterschiedlicher Art, Lage und Ausdehnung.

Formen: Die Brüche im spongiösen Bereich der Tibia weisen verschiedene Formen auf: Kondylusfrakturen, T-Frakturen, Impressions- und Trümmerfrakturen sowie Abrißfrakturen an den Bandansätzen (Abb. 1.**69 a – c**).

Gelegentlich sind Kombinationen mit Femurkondylenbrüchen möglich.

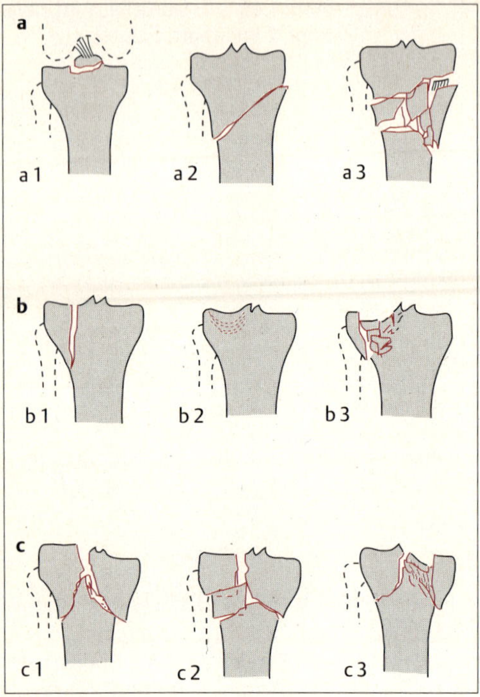

Abb. 1.**69** Proximale Tibiafrakturen

a extraartikuläre Fraktur
a 1 Ausriß
a 2 metaphysär einfach
a 3 metaphysär mehrfach

b partielle Gelenkfraktur
b 1 reine Spaltung
b 2 reine Impression
b 3 Impression mit Spaltung

c vollständige Gelenkfraktur
c 1 artikulär und metaphysär einfach
c 2 artikulär einfach, metaphysär mehrfach
c 3 mehrfragmentär

Klinisches Bild: Die Tibiakopfbrüche beeinträchtigen demnach oft die Schienbeingelenkfläche und den Bandapparat des Kniegelenkes. Sie pflegen dann mit einem Bluterguß im Kniegelenk einherzugehen.

Therapie: Die konservative Behandlung wird bei nichtdislozierten Brüchen und bei alten Patienten angewandt. Hierzu können Bewegungsschienen benutzt werden. Bei dislozierten Brüchen ist das Behandlungsziel die Herstellung einer stufenlosen Gelenkfläche; das verlangt häufig die operative Rekonstruktion. Knöcherne Bandausrisse werden angeschraubt. Impressionsfrakturen und Brüche mit Stufen in der Gelenkfläche werden angehoben, mit Spongiosa unterfüttert und mit Schrauben oder Abstützplatten fixiert. Die knöcherne Heilung beträgt 8 – 12 Wochen. Frühzeitig hat Bewegungstherapie einzusetzen.

Komplikationen und Spätschäden: Bei gleichzeitiger Fibulaköpfchenfraktur oder Schädigung der tibiofibulären Syndesmose kann der N. fibularis mitbetroffen sein. Verbleibende Gelenkinkongruenzen führen zur Arthrose.

Physiotherapeutische Behandlung

Operativ versorgte Tibiakopffraktur

- *Befund:*
  - Lagerung des operierten Beines in ca. 30° – 50° Knieflexion auf einer Schiene,
  - postoperatives Ödem, evtl. auch Erguß,
  - allgemeine Bewegungsinaktivität,
  - Schmerzen im Kniebereich.
- *Gesichtspunkte und Maßnahmen:* Sie entsprechen denen nach operativ versorgter Patellafraktur (Tab. 1.**8**).
- *Verlauf:* Nach entstauenden Maßnahmen (Hochlagerung, Kompression) werden zum einen die volle Streckung des Kniegelenks erarbeitet und insbesondere die Innenzügel der Oberschenkelmuskulatur gekräftigt.

  Mit den PNF-Pattern, durchgeführt an der oberen Extremität, erzielt man eine gute Kräftigung der Arme sowie durch den Overflow eine Anspannung der operierten Extremität.

  Zum anderen werden in allen möglichen Ausgangspositionen mobilisierende Übungen (als Ergußprophylaxe am günstigsten mit Eis) zur Flexionserweiterung durchgeführt, wobei niemals Widerstand distal der Fraktur gesetzt wird.

  Auch im Bewegungsbad sollte der Patient intensiv im Sinne von Mobilisation und Kräftigung arbeiten.

  Im Falle auftretender Reizerscheinungen liegt eine Überforderung nahe; das Programm muß dann entsprechend gebremst werden.

  In der Spätphase der Behandlung müssen Kontrakturen im Kniegelenk mit Techniken auf der Basis der manuellen Therapie behandelt werden.
- *Übungsbeispiele:* Siehe Meniskektomie und Patellafraktur.

Parese des N. fibularis (peronaeus)

- *Maßnahmen:* Bei vorliegender Parese des N. fibularis müssen folgende Punkte in den Behandlungsplan aufgenommen werden:
  - Druckstellenprophylaxe (s. Dekubitusprophylaxe und visuelle Kontrolle des Pflegepersonals),
  - Entlastung und Kontrakturverhütung durch Nachtliegeschale, lange Fersenschiene (z. B. Heidelberger Winkel [Abb.1.**70 a** u. **b**]) oder Peronäusschuh,

Tabelle 1.8 Gesichtspunkte und Maßnahmen bei operativ versorgter Tibiakopffraktur

DPTP	Entstauung	Durchblutungsförderung	Mobilisation	Kräftigung	Schulung von Gebrauchsbewegungen
– Lagerung(skontrolle) – dynamische Muskeltätigkeit – Erarbeiten von Lagewechseln – ggf. Atemtherapie	– Hochlagerung – Kompression – statische Muskelkontraktionen	– dynamische Muskelarbeit – Kryotherapie – Bewegungsbad – Schwimmen – Narbenmassage	– dynamische Muskelarbeit – Entspannungstechnik mit Eis – Bewegungsbad – manuelle Therapie	– dynamische Muskelarbeit mit und ohne Geräte – Bewegen gegen Widerstand – PNF – Bewegungsbad	– Gangschule

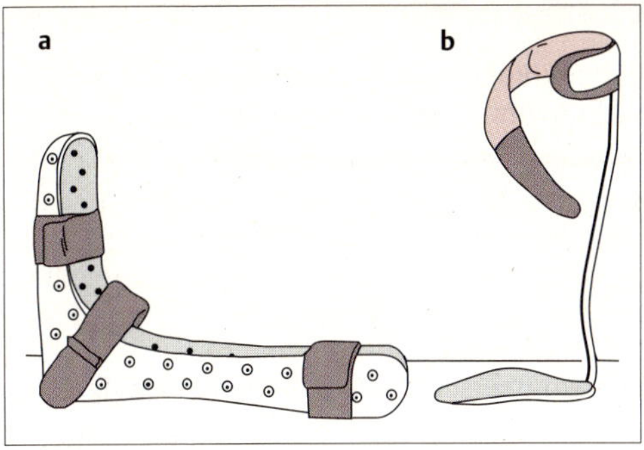

Abb. 1.**70 a** u. **b** Nachtliegeschale (**a**) und lange Fersenschiene (**b**)

- Spitzfußprophylaxe durch passives Üben der Dorsalextension mit Zügel/Schlauch, vorausgesetzt, daß es die Grundverletzung zuläßt,
- Durchblutungsförderung durch Fußwechselbäder und Bewegungsbad,
- Elektrogymnastik,
- Kryotherapie,
- PNF,
- Gangkorrektur und -schulung,
- Ergotherapie.

Detaillierte Angaben zur Behandlung bei Fibularisparese sollten in der neurologischen Fachliteratur nachgelesen werden.

☐ *Übungsbeispiele:* Hier werden die frühe, mittlere und späte Phase von Kontrakturverhütung und Kontraktionshilfe besprochen.

1. Rückenlage oder Langsitz:
   Patient zieht mit Hilfe eines Fahrradschlauchs den Fuß in mittlere Dorsalextension, ggf. auch in Dorsalextension – Pronation oder Dorsalextension – Supination.
2. Rückenlage:
   - PNF: Flexion – Adduktion – Außenrotation – Flexion im Kniegelenk, Feststellen der proximalen Drehpunkte und Schulen des M. tibialis anterior mit der „Pivoting"-Technik,
   - PNF: Flexion – Abduktion – Innenrotation – Flexion im Kniegelenk, Feststellen der Drehpunkte Hüft- und Kniegelenk und Schulen der Mm. peronaei mit der „Pivoting"-Technik,
   - PNF: bilateral-symmetrisches Üben beider Beindiagonalen in Rückenlage oder Sitz an der Bettkante,
   - Kryotherapie: Quick ice als Stimulation vor oder während der Behandlung.

•••• Unterschenkelschaftfrakturen

Ursachen: Direkte Gewalteinwirkungen, aber auch indirekt drehend und biegend ansetzende Gewalten führen zu Schaftbrüchen.

Formen und klinisches Bild: Die Tibiaschaftbrüche sind meistens mit Wadenbeinbrüchen verbunden (Unterschenkelschaftbruch). Bei der selteneren isolierten Tibiafraktur besteht dadurch, daß das nichtfrakturierte Wadenbein sperren kann, die Gefahr verzögerter Knochenheilung und Pseudarthrose. Unterschenkelschaftbrüche gehen häufig mit Verletzungen der bedeckenden Weichteile (offene Frakturen) und erheblicher Fehlstellung einher. Es kommen die im allgemeinen Teil aufgeführ-

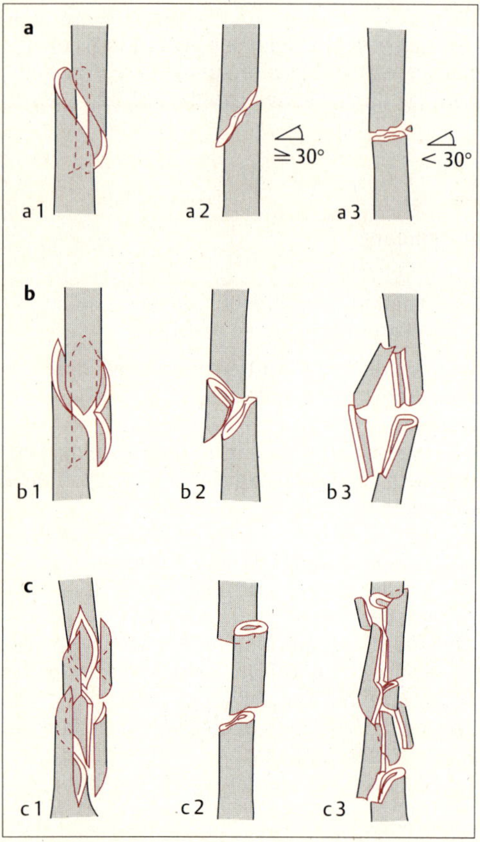

Abb. 1.**71** Diaphysäre Tibiafrakturen

a einfache Fraktur
a 1 spiralförmig
a 2 schräg
a 3 quer

b Keilfraktur
b 1 Drehkeil
b 2 Biegungskeil
b 3 Keil fragmentiert

c komplexe Fraktur
c 1 spiralförmig
c 2 etagenförmig
c 3 irregulär

ten Bruchformen vor: Quer-und Schrägfrakturen, Biegungsbrüche mit Drehkeilen, Torsionsbrüche, Mehrfragment- und Trümmerbrüche. Bei dem durch indirekte Gewalteinwirkung (z.B. Rotation des Körpers bei fixiertem Fuß) verursachten Unterschenkeldrehbruch finden sich die Frakturen bevorzugt im distalen Drittel des Schienbeins und im proximalen Drittel des Wadenbeins (Abb. 1.**71 a** u. **b**).

Therapie: Die Behandlung des Unterschenkelschaftbruches richtet sich nach der Lokalisation des Bruches, Zustand der umhüllenden Weichteile sowie Alter und Allgemeinzustand des Patienten. Konservatives Vorgehen ist operativem bei gleichen Wiederherstellungsaussichten vorzuziehen; das ist häufig bei Jugendlichen und bei Frakturen ohne Dislokation der Fall. Die Gipsfixation beträgt 6 – 12 Wochen (Abb. 1.**72 a** u. **b**). Es wird entweder ein Oberschenkelgipsverband oder ein die Kniemobilität erlaubender sog. Sarmiento-Gips angelegt. Ist der Bruch verschoben, kommen Extension über einen Kalkaneusdraht und anschließende Ruhigstellung im Gipsverband in Betracht. Wenn jedoch die Fragmente nicht ausreichend reponiert und retiniert werden können, bei Verdacht auf Interponate und bei schweren Hautverletzungen, wird die Osteosynthese – auch zur Vermeidung der sog. Frakturkrankheit – bevorzugt. Zur

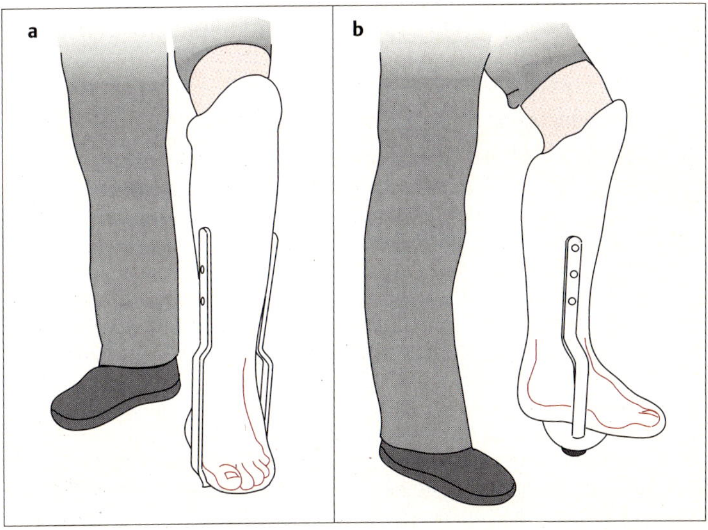

Abb. 1.**72 a** u. **b** Unterschenkelgipsverband nach Sarmiento. Ventral wird die Knieregion umfaßt, dorsal frei gelassen, so daß die Kniebeugung möglich ist

Osteosynthese hat sich bei Quer- und kurzen Schrägfrakturen im mittleren Schienbeindrittel der Marknagel bewährt. In allen anderen Fällen werden Verplattung bzw. Verschraubung oder Verriegelungsnägel angewandt. Bei offenen Brüchen und Trümmerfrakturen hat sich auch die Stabilisierung mit dem Fixateur externe durchgesetzt.

Die Osteosynthese läßt in der Regel ideale Adaptation der Bruchstücke und Übungsstabilität des Bruches erzielen; damit lassen sich die Folgen längerer Ruhigstellung vermeiden.

Komplikationen und Spätschäden: Bei konservativer Therapie können Fehlstellungen und Pseudarthrosen auftreten, bei operativer Behandlung mit unzureichender und instabiler Osteosynthese Pseudarthrosen und Infekte.

Physiotherapeutische Behandlung

Operativ versorgte Unterschenkel-Tibiaschaft-Fraktur durch Platten-Schrauben-Osteosynthese

- *Befund:*
  - Lagerung des gewickelten operierten Beins auf einer Schiene,
  - postoperatives Ödem,
  - durch Schmerzen und Lagerung bedingte allgemeine Bewegungsinaktivität,
  - Schmerzen im Operationsbereich.
- *Gesichtspunkte und Maßnahmen:* Siehe Tab. 1.**9**.
- *Verlauf:* Der nach der Operation zu Schwellung und Schmerzen neigende Unterschenkel wird in einer Schaumstoffschiene gelagert. Stundenweise wird das Bettende zur Abschwellung hochgestellt. Das Wickeln der Beine (oder Anlegen von Kompressionsstrümpfen) wird vor jedem Aufstehen des Patienten vorgenommen.
  - Die physiotherapeutische Therapie beginnt postoperativ mit *statischen und dynamischen Übungen* zur Verbesserung der Durchblutung und zur Mobilisation der zu Kontrakturen neigenden Sprung- und Zehengelenke.

    Die Zehen müssen, sofern sie geschwollen sind, selektiv mit dynamischer Muskelarbeit beübt werden.

    Die Bewegungen im oberen und unteren Sprunggelenk werden, sofern Übungsstabilität vorliegt, aktiv beübt. Dabei wird eine Rolle unter das Kniegelenk gelegt, um den M. gastrocnemius zu entspannen. Liegt aufgrund eines Hypertonus des M. gastrocnemius eine Einschränkung der Dorsalextension vor, so wird vor oder während der Gymnastik ein Cool pack den Spannungszustand

Tabelle 1.9 Gesichtspunkte und Maßnahmen bei mit Platten-Schrauben-Osteosynthese versorgter Unterschenkelschaftfraktur

DPTP	Entstauung	Verbesserung der Durchblutung	Mobilisation	Kräftigung	Schulung von Gebrauchsbewegungen
– s. S. 44 (Prophylaktische Aufgaben bei bettlägerigen Patienten	– Kompression	– dynamische Muskelarbeit	• dynamische Muskelarbeit	• PNF	• Gangschule
– Lagerung	– Hochlagerung	– Medizinalbäder, Kneipp-Anwendungen	• aktive Übungen für Knie- und Sprunggelenk	– dynamische Übungen gegen Widerstand und mit Geräten	
– Erarbeiten von Positionswechseln	– statische und dynamische Muskelarbeit	– Bewegungsbad	• aktives Bewegen mit Übungsgeräten	– Bewegungsbad	
	– Kryotherapie	– Kryotherapie • Umlagerungen – Narbenbehandlung	• Entspannungstechnik mit Eis – Bewegungsbad		

• Bedeutet: Diese Maßnahmen werden im folgenden Text beschrieben.

herabsetzen. Der Patient wird aufgefordert, in die jeweilige Bewegungsrichtung aktiv zu üben, dort zu entspannen, um dann an der Bewegungsgrenze weiterzuarbeiten. Passive Maßnahmen sind bis zur Konsolidierung der Fraktur nicht erlaubt.

- Die *Mobilisation* des Hüft- und Kniegelenkes der operierten Seite wird durch aktive Übungen ausgeführt.
- Dazu eignen sich auch *PNF-Pattern*, die, ohne Widerstand distal der Fraktur zu setzen, im Sinne der Kräftigung und Koordination angewandt werden.
  Besonders die Gesäß- und Oberschenkelmuskulatur neigt durch die Ruhigstellung zur Atrophie!
- *Umlagerungen:* Da das die Fraktur umgebende Gewebe zu Durchblutungsstörungen neigt, werden nach Abklingen der Schmerzen und Rückgang der Schwellung Umlagerungsübungen vorgenommen (s. Übungsbeispiel und Abb. 1.**73**). Diese Übungen können vom Patienten dann selbständig mehrmals täglich durchgeführt werden.

Die Kräftigung der Muskulatur der nichtbetroffenen Extremitäten erfolgt je nach Befund durch PNF-Pattern oder mit Geräten.

Ist Teil- oder Vollbelastung erlaubt, werden Übungen auf dem Hocker mit Geräten (Seile, Kieselsteine usw.) durchgeführt. Dadurch wird die

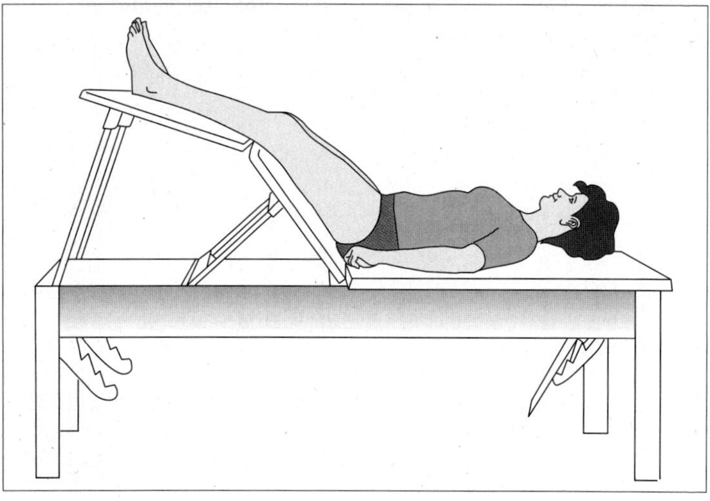

Abb. 1.**73** Entstauungsbank

Durchblutung verbessert, gleichzeitig aber auch die Koordination geschult (s. Übungsbeispiele: S. 148, Naht des Außenbandes).

- *Gangschule:* Der Patient darf sich im entlastenden Gang an Unterarmstützen oder mit Minimalbelastung („Bodenkontakt") fortbewegen. Um Schwellungen zu vermeiden, sollte er dabei einen Unterschenkelkompressionsstrumpf tragen. Treten dennoch Schwellungen auf, müssen entstauende Maßnahmen durchgeführt werden (Hochlagerungsübungen usw.).
  Je nach Befund des Röntgenbildes setzt die langsam gesteigerte Belastung ein.
  Neben Widerstandsübungen und Übungen aus halbbelastenden Ausgangsstellungen und Stehen (auch auf schiefer Ebene und Schaukelbrett) nehmen jetzt Gangkorrektur und Gangschulung den überwiegenden Teil der Behandlungszeit in Anspruch.
  Häufig hat der Patient Schwierigkeiten, die erlaubte (Teil-)Belastung voll auf das verletzte Bein zu übernehmen. Um dem Patienten die Angst zu nehmen und ihn an das neue Belastungsgefühl zu gewöhnen, wiederholt der Physiotherapeut mehrfach mit ihm das Auswiegen und Stabilisieren auf der Waage.
  Außerdem übt er mit ihm die Gewichtsverlagerung, das Abrollen – Abdrücken, die Schrittphase und einige wenige Schritte erst im Barren, dann auch an Unterarmstützen (Spiegel!).

Neben der physiotherapeutischen Behandlung werden, je nach Befund, manuelle Lymphdrainage und Ergotherapie verordnet.

☐ ***Übungsbeispiele:***

1. Frühe Phase der Mobilisation in Rückenlage als Ausgangsstellung:
   - Zehen: einkrallen, strecken, spreizen,
   - Fuß: strecken, beugen, nach innen und nach außen bewegen,
   - statische Kontraktionen des M. quadriceps mit Fußbeteiligung in die Extension, Supination und Pronation,
   - PNF: Flexion – Adduktion – Außenrotation – Flexion im Kniegelenk;
     Flexion – Adduktion – Außenrotation – Flexion im Kniegelenk: Feststellen der proximalen Drehpunkte Hüfte und Kniegelenk und dynamische Bewegungen des Fußgelenks ohne distalen Widerstand.
2. Mittlere Phase der Entstauung, Durchblutungsförderung:
   a) Umlagerungsübungen auf der Entstauungsbank (Abb. 1.**73**):
   - ❖ Bei hochgelagerten Beinen werden im Wechsel intensive Zehen-Fuß-Bewegungen und große Gelenkbewegungen ausgeführt (jede etwa 10mal).
   - ❖ Gleich anschließend, in flacher Rückenlage (gesteigert im Sitz an der Bankkante), werden im Wechsel intensive Zehen-Fuß-

Bewegungen und statische Kontraktionen des ganzen Beins ausgeführt (ebenfalls jeweils 10mal).

Diese beiden Übungsteile sollten etwa 3mal nacheinander durchgeführt werden. Geendet wird in flacher Rückenlage.

Häufig wird der Übungserfolg durch zwischenzeitliches Bestreichen oder Abtupfen mit Eis (in Packung) verstärkt.

b) Übungsgerät Schaumstoffklotz oder Ball:

- In Rückenlage oder auf die Unterarme abgestützt, hält der Patient den Klotz/Ball zwischen den Füßen und „verteidigt" ihn gegen „Wegziehversuche" des Physiotherapeuten (minimale Widerstände mit rein statischer Kontraktion als Antwort; es dürfen keine Scherkräfte oder ungünstige Belastung auf die Fraktur einwirken!).
- Bei gleicher Ausgangsposition erfolgen alle möglichen großen Bewegungen für Knie- und Hüftgelenk.

c) Übungsbeispiele mit dem Seil im Tubersitz auf dem Hocker als Ausgangsstellung:

- Buchstaben oder Zahlen mit dem operierten Bein legen,
- das Seil mit den Zehen hochheben, in Supinations- oder Pronationsstellung des Fußes wieder ablegen,
- sich mit den Händen am Hocker festhalten und das Seil von einem Fuß zum anderen übergeben (weitere Übungsbeispiele s. Sprunggelenkfraktur, S. 189 f).

Operativ versorgte Unterschenkel-Tibiaschaft-Fraktur durch Marknagelung

- *Befund, Gesichtspunkte, Maßnahmen und Verlauf:* Sie entsprechen dem bzw. denen bei operativ versorgter Unterschenkel-Tibiaschaft-Fraktur (Platten-Schrauben-Osteosynthese) (S. 27 ff).

  Der Patient darf langsam steigernd voll belasten. Während der Übungsbehandlung ist darauf zu achten, daß es durch eingesetzte Widerstände nicht zu Rotations- oder Scherwirkung auf den Unterschenkel kommt. Erst nach Abschluß der Frakturheilung kann das Verbot von Übungen mit Rotations- und Abscherwirkung auf den Verletzungsbereich aufgehoben werden.

- *Übungsbeispiele:* Hier werden die frühe, mittlere und späte Phase von Kräftigung und Gangschulung besprochen.

  Übungsgerät Luftkissen (z.B. „Dumo-Körpertrainer"):
  1. Rückenlage im Bett: alternierendes „Luftkissentreten", Fußsohlen dabei voll gegen das Kissen drücken;
  2. Hockersitz: s. 1. Übung (Abb. 1.**74**);

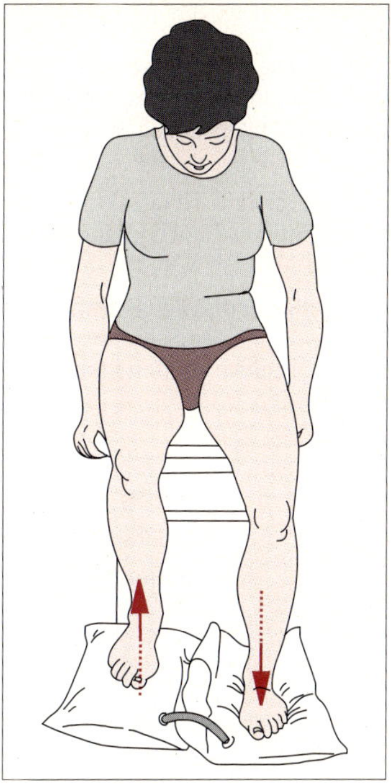

Abb. 1.74 Luftkissen (Dumo-Körpertrainer, Bema-Genex-Kissen o.ä.)

3. Stand an der Sprossenwand oder im Barren:
   - s. 1. Übung;
   - mittlere Position beider Luftkissenhälften: so balancieren und stabilisieren.

Operativ versorgte Unterschenkel-Tibiaschaft-Fraktur durch Verriegelungsnagel

Befund, Gesichtspunkte und Maßnahmen entsprechen dem bzw. denen bei operativ versorgter Unterschenkel-Tibiaschaft-Fraktur (Platten-Schrauben-Osteosynthese) (S. 28 ff).

Die Belastung beginnt mit Sohlenkontakt und wird schnell zur Vollbelastung gesteigert.

•••• Distale Tibiafrakturen

Ursachen und Formen: Die Frakturen im distalen Tibiaabschnitt (nicht jedoch die Knöchelbrüche!) ähneln bezüglich des Entstehungsmechanismus, ihrer Auswirkungen und der Behandlungsgrundsätze den proximalen (Abb. 1.**75 a–c**).

Eine besondere Stellung nimmt hierbei die distale Tibiafraktur unter Einbeziehung der Sprunggelenkfläche ein. Sie wird auch „Pilon tibial" genannt.

Bei Kindern und Jugendlichen tritt an die Stelle der distalen Fraktur nicht selten eine Verletzung der distalen Epiphysenfuge des Schienbeines. In Verbindung mit dieser traumatischen Epiphyseolyse können meta- und/oder epiphysäre Tibiakeile ausgesprengt werden.

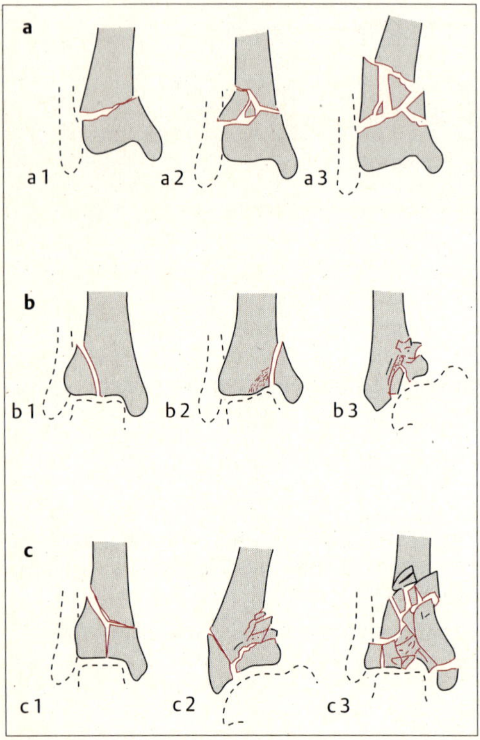

Abb. 1.**75** Distale Tibiafrakturen

a extraartikuläre Fraktur
a 1 metaphysär einfach
a 2 mit metaphysärem Keil
a 3 metaphysär komplex

b partielle Gelenkfraktur
b 1 reine Spaltung
b 2 Impression mit Spaltung
b 3 mehrfragmentär mit Impression

c vollständige Gelenkfraktur
c 1 artikulär und metaphysär einfach
c 2 artikulär einfach, metaphysär mehrfach
c 3 mehrfragmentär

Therapie: Die Behandlung erfolgt operativ. Eine sorgfältige Wiederherstellung der anatomischen Verhältnisse ist notwendig, da verbleibende Stufenbildungen zur Arthrose führen. Defekte werden mit autologer Spongiosa aufgefüllt. Die Fixation erfolgt mit Abstützplatte und Schrauben. Danach wird im Unterschenkel-(„U"-)Gipsverband ruhiggestellt; er erlaubt dorsal gerichtete Extensionsübungen.

Komplikationen und Spätschäden: Gelenkflächeninkongruenzen führen zur Arthrose. Die dadurch bedingte zunehmende schmerzhafte Funktionseinschränkung erfordert dann orthopädisches Schuhwerk und u. U. schließlich die Ausschaltung des Gelenkes durch Arthrodese.

1.7.6 Sprunggelenkverletzungen

•••• Anatomische und physiologische Gegebenheiten und klinisches Bild

Der Funktionseinheit des distalen Unterschenkelabschnittes mit dem oberen und unteren Sprunggelenk kommt besondere Bedeutung zu. Diese in der Belastungsachse des Körpers sehr peripher gelegenen Gelenke sind aufgrund des langen Hebelarmes zahllosen Verletzungen und Gewalteinwirkungen ausgesetzt. Die Bandverletzungen und Knochenbrüche im Bereich der Sprunggelenke gehören zu den häufigsten. Sie werden in ihrem Ernst nicht immer richtig gedeutet; vor allem ist die Erkennung und Versorgung der Bandrisse oft unzureichend. Auch für Entstehung und Therapie der Malleolarfrakturen ist der Bandapparat von Bedeutung.

Der laterale Gelenkanteil ist als Folge des physiologischen Rückfußvalgus stärker belastet als der mediale. Die Fibula hält als Gegenlager des Talus Kräften in Höhe des halben Körpergewichts stand. Die Bedeutung einer intakten Syndesmose zwischen Schienbein und Wadenbein bzw. ihrer Wiederherstellung bei Sprengungen kann nicht hoch genug eingeschätzt werden.

Neben Druck- und Belastungsschmerzen gehen Sprunggelenkverletzungen mit oft erheblichen Schwellungen durch Blutaustritt und Ödem einher. Dies ist vor allem bei Verwendung fixierender und stützender Verbände zu berücksichtigen, um bedrohliche Durchblutungsstörungen durch zirkuläre Verbände zu vermeiden.

•••• Bandverletzungen im Bereich des oberen Sprunggelenkes

Ursachen: Verstauchung, Verdrehung und Überdehnung kommen als „Vertreten" besonders beim Sport und als Gelegenheitsverletzung vor. Es wird forciert, plötzlich und rasch, fälschlich aufgetreten in Supination,

Adduktion und Innenrotation oder Pronation, Abduktion und Außenrotation.

Formen: Wie beim Kniegelenk werden Zerrung, Dehnung und Zerreißung unterschieden. Schien- und Wadenbein sind in der Knöchelgabel mit einer Syndesmose gelenkähnlich verbunden. Da bei extremer Fußhebung bzw. passiver Dorsalflexion des Fußes der breitere Anteil der Talusrolle in die Knöchelgabel gepreßt wird, kommt es zu einer Dehnung der Bandverbindung bis zur Sprengung der Syndesmose. Die maximale Senkung der Fußspitze kann zu passiver Überdehnung des vorderen Anteils der Gelenkkapsel und bei Wiederholung zu arthrotischen Ausziehungen an der vorderen Schienenbeinkante führen. Durch Überschreitung des Bewegungsraumes in der seitlichen Bandführung kommt es, je nach Bewegungsrichtung, zur medialen oder lateralen Banddehnung und zum Bänderriß. Bandrisse und -einrisse im Bereich der Knöchelgabel finden sich vor allem am Bandapparat des Außenknöchels. Hier kommt es je nach Schwere und Richtung des Traumas zur Zerreißung nur eines Bandes (Lig. talofibulare anterius), von zwei Bändern (zusätzlich Lig. calcaneofibulare) oder zur Zerreißung aller drei Bänder und/oder ohne Talusluxation.

Klinisches Bild und Diagnose: Die Symptome bestehen in umschriebenem Druckschmerz, Schwellung (Hämatom), Schmerz bei Abkippung des Rückfußes im O- bzw. X-Sinne und vermehrter Aufklappbarkeit. Das hintere Schubladenzeichen (Tibiaversetzung nach dorsal) ist häufig positiv und schmerzhaft. Die seitliche Röntgenaufnahme zeigt darüber hinaus eine Verlagerung des Sprungbeins gegenüber dem Schienbein nach vorn, wenn die vorderen Anteile betroffen sind (Vergleichsaufnahmen). Sprengungen der Syndesmose sind röntgenologisch an einer Verbreiterung der Knöchelgabel und des Syndesmosespaltes zu erkennen. Sie gehen häufig mit kleinen knöchernen Ausrissen einher (Vergleichsaufnahme!).

Therapie: Je nach Ausmaß der Verletzung erfolgt die Behandlung konservativ (bei Zerrung funktionell, bei Dehnung Unterschenkelgehgips für 2–3 Wochen bzw. Tape-Verband oder Knöchelorthesen). Die Therapie von Bandrupturen wird übereinstimmend konservativ durchgeführt, wenn nur ein Band gerissen ist. Bei der Ruptur von zwei Bandanteilen verordnen einige Stabilisationshilfen, andere führen die operative Bandnaht durch. Überwiegend wird die Meinung vertreten, daß die Zerreißung aller drei Bänder und einheitlich, daß die Ruptur der vorderen Syndesmose, das Vorliegen einer Flake fracture und die wiederholte Ruptur nach vorheriger konservativer Behandlung als Operationsindikationen gelten. Anschließend erfolgt eine 6wöchige Ruhigstellung im Gipsverband oder besser in einer Sprunggelenksorthese.

Luxationen des oberen Sprunggelenkes setzen im allgemeinen eine knöcherne Beteiligung von Schien- oder Wadenbein voraus. Der Talus kann nach vorn, nach hinten und nach den Seiten luxieren. Immer geht die Luxation mit Bandrupturen einher, die Reposition und operatives Vorgehen mit Bandnaht notwendig machen.

Komplikationen und Spätschäden: Bandinstabilität mit rezidivierenden Distorsionen und Arthrose machen eine Bandplastik (z. B. nach Watson-Jones oder Kuner) notwendig.

Auch Bandinsuffizienz und Talusnekrose sind zu fürchten.

Physiotherapeutische Behandlung

Naht des Außenbandes am oberen Sprunggelenk

- *Befund:*
  - Lagerung des operierten Beins in gespaltenem Unterschenkelgips auf einer Schiene,
  - postoperatives Ödem, evtl. auch Hämatom,
  - evtl. durch Lagerung und Schmerzen bedingte allgemeine Bewegungsinaktivität und daraus resultierende Minderung der Funktion von Atmung, Kreislauf, Durchblutung,
  - Schmerzen im Operationsbereich.
- *Gesichtspunkte und Maßnahmen:* Siehe Tab. 1.**10.**
- *Verlauf:*
  1. Mit Gipsversorgung
     In den ersten postoperativen Tagen bleibt die Unterschenkelgipsschale unverändert angelegt.
     Am 4. postoperativen Tag wird der Gips für die Übungsbehandlung aufgebogen. Die Gipsschale wird nach der Gymnastik mit einer elastischen Binde verschlossen.
     - *Dynamische Muskelarbeit* erfolgt in der Gipsschale. Der Patient wird zum Üben der aktiven Dorsalextension angeleitet (Bewegungsausschlag: Dorsalextension – Plantarflexion 10 – 0-10). Die Zehengelenke werden aufgrund der vorliegenden Schwellung aktiv geführt bewegt, um einer Kontraktur vorzubeugen. Mit dem angewickelten Unterschenkelgips werden das Hüft- und das Kniegelenk mit aktiven Übungen endgradig mobilisiert.
     - Durch *PNF* wird die Muskulatur gekräftigt. Der Patient lernt die PNF-Diagonalen mit der Gipsschale aktiv auszuführen, um sie nach der Entlassung mit Gehgips auch zu Hause durchführen zu können (Physiotherapie bei Gipsversorgung).

Tabelle 1.10 Gesichtspunkte und Maßnahmen bei Naht des Außenbandes am oberen Sprunggelenk

	DPTP	Entstauung	Verbesserung der Durchblutung	Mobilisation	Kräftigung	Schulung von Gebrauchsbewegungen
Mit Gipsversorgung	– s. S. 44 (Prophylaktische Aufgaben bei bettlägerigen Patienten – Lagerung – Erarbeiten von Positionswechseln	– Hochlagerung – statische und dynamische Muskelarbeit – Kryotherapie	– dynamische Muskelarbeit	• dynamische Muskelarbeit in der Schiene	• PNF	– Gangschule
Nach Gipsabnahme		– Hochlagerung – Kompression	– Umlagerungen – Medizinalbäder – Eistauchbad – Narbenbehandlung – Bewegungsbad – Elektrotherapie – Massage	– dynamische Muskelarbeit • Muskeldehnung • manuelle Therapie – Übungen mit Geräten – Übungen im Wasser	– PNF – Bewegungsbad	• Aufbau zur Belastung

• Bedeutet: Diese Maßnahmen werden im folgenden Text beschrieben.

2. Nach Gipsabnahme:
   Nach einer postoperativen Ruhigstellung von insgesamt 6 Wochen stehen nach der Gipsabnahme die Mobilisation der Gelenke und die Kräftigung der Muskulatur – ohne Einschränkung und gegen wohldosierte Widerstände – im Vordergrund der Behandlung. Unterstützt wird dies durch die Teilnahme des Patienten an hydrotherapeutischen Maßnahmen (Fußwechsel- und Tretbad, Güsse). Bewegungsbad, Schwimmen und Ergotherapie stellen weitere Verordnungsmöglichkeiten dar.
   Liegt aufgrund der Gipsversorgung eine Kontraktur des oberen und (oder) unteren Sprunggelenkes vor, so werden aufgrund der Befundaufnahme die weiteren Techniken festgelegt.
   - Bei Kapsel-Band-Schrumpfungen werden mobilisierende Griffe der manuellen Therapie angewandt.
   - Ist das Gelenkspiel frei, so kann eine muskuläre Verkürzung die Ursache für die Kontraktur sein.
   - ❖ Um den verkürzten Muskel zu dehnen, muß er durch aktive Übungen erwärmt werden, und der Patient wird so gelagert, daß es bei der Dehnung zu keinen Ausweichbewegungen kommen kann (evtl. fixieren).
     Phasen der Dehnung:
   - ❖ Anspannen des verkürzten Muskels gegen optimalen Widerstand (bis zur Ermüdung des Muskels),
   - ❖ Entspannung des verkürzten Muskels,
   - ❖ aktive Bewegung durch den Patienten bis zur Hemmungsgrenze,
   - ❖ passives vorsichtiges Nachdehnen des Therapeuten,
   - ❖ Halten gegen Widerstand am Ende der Bewegung,
   - ❖ Kräftigung des Antagonisten des verkürzten Muskels.
     Diese Technik ist auch mit Eis durchzuführen, vorausgesetzt, die Schmerzgrenze ist vorher festgelegt und wird unter der Eisbehandlung nicht überschritten (s. Übungsbeispiel).
   - ❖ *Gangschule:* Zwar ist von Anfang an die volle Belastung (Unterschenkelkompressionsstrumpf) gestattet, aber wegen Schwellungen, Resteinschränkungen und Schmerzen selten möglich. Dem individuellen Bild entsprechend wird intensive Gangschulung vorgenommen und auf ein physiologisches Gangbild ohne Hilfsmittel hingearbeitet.

Die Behandlung nach Bandplastiken im Sprunggelenksbereich, z.B. nach Evans-Plastik, gleicht weitgehend der Behandlung nach Außenbandnaht.

- *Übungsbeispiele:* Es handelt sich um die mittlere bis späte Phase der Mobilisation, Kräftigung und Gangschulung.
  1. Muskeldehnung (M. gastrocnemius):
     - Ausgangsstellung: Rückenlage, Knieextension,
     - Anspannen der Fußflexoren gegen Widerstand,
     - Entspannen,
     - Patient bewegt in Dorsalextension,
     - vorsichtige weitere Dehnung der Extension durch den Therapeuten,
     - am Ende des erreichten Bewegungsausschlags Halten gegen Widerstand,
     - Kräftigung der Dorsalextensoren.
  2. Selbstdehnung:
     - Anspannen der Muskulatur durch Stand auf den Zehen vor der Sprossenwand,
     - Entspannen,
     - Dehnen der Muskulatur durch Herunterdrücken der Fersen auf den Boden und Körperneigung nach vorne (Abb. 1.**76**).

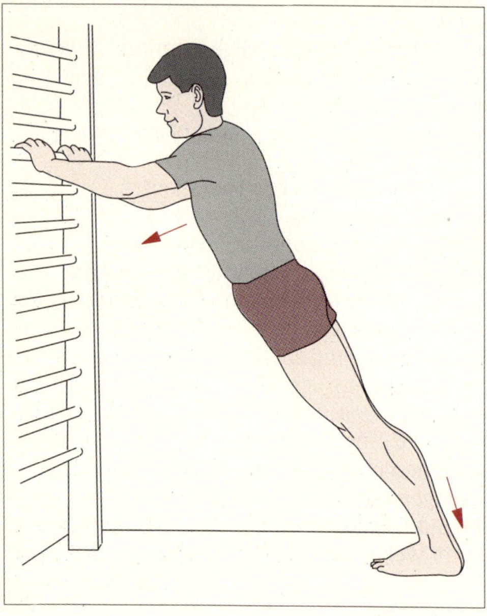

Abb. 1.**76** Selbstdehnung

3. Sitz auf dem Hocker, Übungsgerät Plastiktüte, Arbeit beider Füße:
   - Tüte am Boden ausbreiten und glätten,
   - Tüte falten und entfalten,
   - Tüte rollen und entrollen,
   - Inneres der Tüte nach außen kehren,
   - Tüte zerknüllen,
   - zerknüllte Tüte hochwerfen, fangen,
   - erste Übung wiederholen.
4. Im Stehen:
   - alle unter 1 aufgeführten Übungen,
   - Tüte ausgebreitet am Boden, wechselweise sachter Ausfallschritt nach vorn über sie hinweg, Gewichtsverlagerung,
   - das gleiche zu den Seiten hin,
   - sich auf die Tüte stellen, von den Füßen aus auf/mit der Tüte sich um die eigene Achse drehen,
   - auf/mit der Tüte vor- und rückwärts „robben".
5. Gangschule:
   - Zehengang,
   - Fersengang,
   - Ausfallschritt,
   - Storchengang,
   - Paradegang,
   - Entengang (usw.).

•••• Knöchelfrakturen

Ursachen: Es handelt sich immer um Abscherbrüche und um knöcherne Bandausrisse (häufig ossär). Der Entstehungsmechanismus entspricht weitgehend dem der Bandrupturen.

Formen: Beim typischen Knöchelbruch wird zwischen der häufigen Pronationsfraktur (durch abduzierende Abwinkelung im oberen Sprunggelenk) und der selteneren Supinationsfraktur (zur Varusstellung führend) unterschieden. Das Supinationstrauma ist mit Adduktion und Inversion des Fußes verbunden, das Pronationstrauma mit Eversion und Außenrotation. Bei Supination schert der Innenknöchel medial ab, und lateral reißt das Seitenband oder die Malleolarspitze knöchern aus. Bei Pronation kommt es medial zur Bandruptur oder zum knöchernen Abriß des Malleolus und zur Schrägfraktur der Fibula. Die Unterteilung erfolgt nach Weber in 3 Typen. Das Bild der Malleolarfrakturen wird dabei weitgehend vom Bandapparat der Sprunggelenke mitbestimmt (Abb. 1.**77 a–c**). Wesentlich ist die Lage der Schrägfraktur an der Fibula:

- Typ A: Die Fraktur liegt unterhalb der Syndesmose, welche intakt ist.
- Typ B: Die Fraktur verläuft auf Höhe der Syndesmose, welche teilweise gerissen ist.

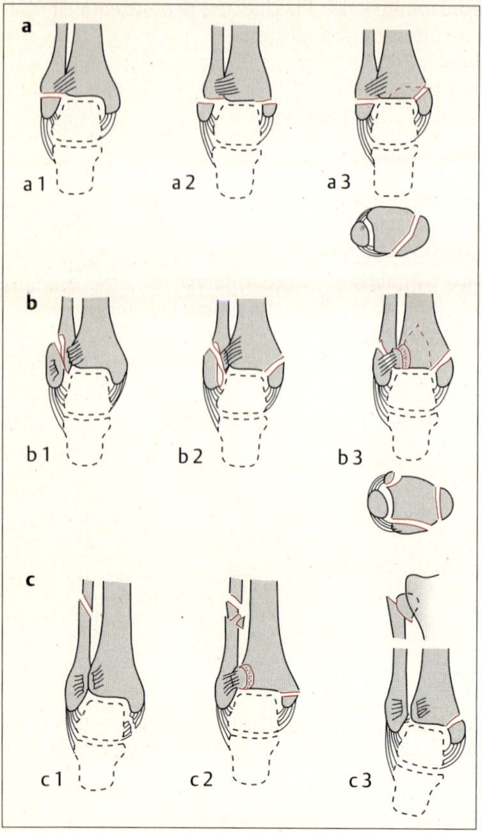

Abb. 1.77 Malleolenfrakturen

a lateral infrasyndesmal
a 1 isoliert
a 2 mit Fraktur des Malleolus medialis
a 3 mit posteromedialer Fraktur

b transsyndesmale Fibulafraktur
b 1 isoliert
b 2 mit medialer Zusatzläsion
b 3 mit medialer Zusatzläsion und Volkmann-Dreieck

c laterale suprasyndesmale Läsion
c 1 diaphysäre Fabulafraktur, einfach
c 2 diaphysäre Fabulafraktur, mehrfragmentär
c 3 proximale Fibula

- Typ C: Die Fraktur liegt oberhalb der Syndesmose; es kommt zur Subluxation oder Luxation nach lateral.

Auch kann die hintere Tibiakante (Volkmann-Dreieck) mit abgerissen werden (Insertion des hinteren Syndesmosenbandes).

Klinisches Bild und Diagnose: Die Symptome der Knöchelfraktur sind Schwellung, äußere Verformung, tastbare Stufen, falsche Beweglichkeit.

Die Diagnose wird durch das Röntgenbild gesichert. Bei stärkerer Fehlstellung und bei erheblicher Schwellung drohen Durchblutungs- und neurologische Störungen.

Therapie: Die Behandlung hat die Wiederherstellung anatomischer Verhältnisse unter Vermeidung auch geringster Stufenbildung sowie die Wiederherstellung des Bandapparates einschließlich der Syndesmose zum Ziel.

Konservativ werden die Frakturen vom Typ A behandelt; sie erfordern Gipsfixation für etwa 6 Wochen.

Operatives Vorgehen ist bei Brüchen vom Typ B und C angezeigt. Form und Länge der Skeletteile werden exakt wiederhergestellt und stabil mit Schrauben oder Platten fixiert, Bänder werden genäht. Vorübergehend wird die Syndesmose mit einer Stellschraube fixiert, die vor Freigabe der Teilbelastung wieder entfernt werden muß. Bei Begleitschäden ist die sofortige Beseitigung der Fehlstellung vorrangig (Reposition einer Luxationsfraktur). Wenn durch Osteosynthese Übungsstabilität nicht erzielt werden konnte (Bandnähte), ist zusätzlich für einige Wochen äußere Ruhigstellung durch (anfänglich gespaltenen!) Gipsverband angezeigt.

Komplikationen: Verbleibende Inkongruenz, die zu Beschwerden und schließlich zu Arthrose führt.

Physiotherapeutische Behandlung

Operativ versorgte Frakturen am oberen Sprunggelenk (ohne Bandnähte)

- *Befund:*
  - Lagerung des operierten Beins auf einer Schiene,
  - postoperatives Ödem, evtl. auch Hämatom,
  - evtl. durch Lagerung und Schmerzen bedingte allgemeine Bewegungsinaktivität und daraus resultierende Minderung der Funktion von Atmung, Kreislauf, Durchblutung,
  - Schmerzen im Operationsgebiet.
- *Gesichtspunkte und Maßnahmen:* Siehe Tab. 1.**11.**
- *Verlauf:* Die Übungsbehandlung entspricht in vielen Punkten der Behandlung der Unterschenkelfraktur (S. 164 ff).

  Besonderheit:
  - Je nach Lage der Fraktur kann in den ersten Wochen die Pro- und Supinationsbewegung durch Verordnung des Operateurs eingeschränkt werden.
  - Ist aufgrund der Lokalisation der Fraktur eine Stellschraube (oder ein Syndesmosenhaken) angebracht worden, wird die Dorsalextension nur bis zur Nullstellung geübt.

Tabelle 1.11 Gesichtspunkte und Maßnahmen bei operativ versorgten Frakturen am oberen Sprunggelenk (ohne Bandnähte)

DPTP	Entstauung	Verbesserung der Durchblutung	Mobilisation	Kräftigung	Schulung von Gebrauchsbewegungen
– s. S. 44 (Prophylaktische Aufgaben bei bettlägerigen Patienten – Lagerung – Erarbeiten von Positionswechseln	– Kompression – Hochlagerung – Kryotherapie	– dynamische Muskelarbeit – Medizinalbäder, Kneipp-Anwendungen – Bewegungsbad – Kryotherapie – Umlagerungen – Narbenbehandlung	– dynamische Muskelarbeit – aktive Übungen für Knie- und Sprunggelenk – aktives Bewegen mit Übungsgeräten – Entspannungstechnik mit Eis – Bewegungsbad	– PNF – dynamische Übungen gegen Widerstand und mit Geräten – Bewegungsbad	– Gangschule – Belastungsaufbau • Übungen im Sitz und im Stand

• Bedeutet: Diese Maßnahmen werden im folgenden Text beschrieben.

- *Übungsbeispiele:*
  1. Frühe Phase von Mobilisation und Kräftigung (Hausaufgabenprogramm) (Abb. 1.**78 a – d** und 1.**79**):
     Die Ausgangsstellung ist Rückenlage, mit leicht erhöhtem Kopfteil:
     - Fuß hochziehen, Fußspitze strecken, wobei das Knie gestreckt bleibt,

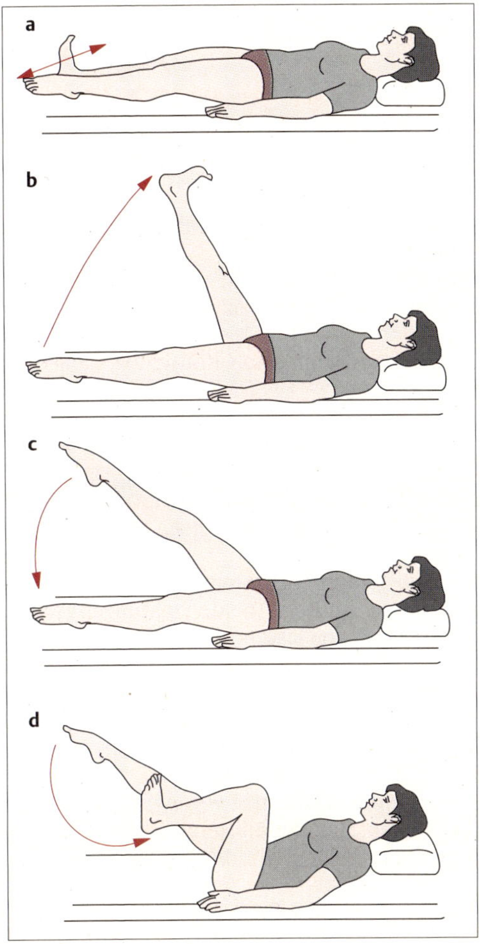

Abb. 1.**78 a – d** Frühe Phase von Mobilisation und Kräftigung bei operativ versorgter Fraktur am oberen Sprunggelenk

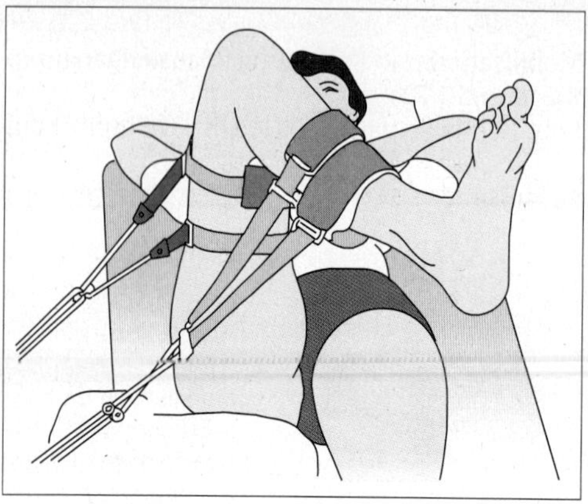

Abb. 1.**79** Frühe Phase von Mobilisation und Kräftigung

- Fuß hochziehen, Bein gestreckt abheben, Fußspitze strecken, Bein gestreckt absenken,
- Fahrradfahren mit Fußbeteiligung,
- PNF-Pattern (Flexion – Adduktion – Außenrotation) mit flektiertem Knie.

2. Mittlere und späte Phase von Mobilisation, Kräftigung, Gangschulung:
   a) Hockersitz:
   - Beine nach vorn gestreckt, Füße auf den Fersen ruhend: alle Zehen- und Fußbewegungen bilateral-symmetrisch,
   - Füße unter den Knien (90°-Winkel) am Boden: bilateral-symmetrisch im Wechsel die Zehen und die Fersen abheben.

   b) Pezzi-Ball:
   Sitz auf dem Ball, Fußsohlen mit festem Bodenkontakt: Ball vor-, rück-, seitwärts und im Kreis (beide Richtungen) rollen, dabei Fußsohlen fest am Boden lassen.

   c) Einbeinkniestand:
   - stabilisieren,
   - Fuß von den Zehen aus nach vorn robben und zurück,
   - Gewichtsverlagerung,
   - Gegenstand (Kästchen, kleine Hantel, Tuch) mit den Händen am Boden/in der Luft um sich herumbewegen,
   - zum Stand hochstemmen, Stand stabilisieren.

   d) Schiefe Ebene:
   - auf und ab gehen,
   - seitwärts, rückwärts auf und ab gehen.

e) Im Stand an der Sprossenwand, im Barren oder ohne Festhalten:

- Stabilisation im Stand (PNF),
- „Einschwingen" (fließendes Gewichtsverlagern): vor- und rückwärts, zu beiden Seiten, im Kreis nach rechts und links,
- Gewichtsverlagerung plus Erarbeiten der Schrittphase: vorwärts, rückwärts, seitwärts,
- Erarbeiten einiger Schritte: vorwärts, rückwärts, seitwärts,
- Fuß nach vorn und nach hinten „über Kreuz" aufsetzen,
- Storchengang: vorwärts, rückwärts, seitwärts,
- im Stand auf die Zehen hochdrücken: alternierend, bilateralsymmetrisch,
- auf den Zehenspitzen gehen,
- rhythmische Gymnastik nach Musik (Tanzen).

1.7.7 Achillessehnenriß

Ursachen: Der Achillessehnenriß ist nur selten Folge äußerer Gewalteinwirkung (Schlag, Schnitt, Stich). Meistens handelt es sich um eine endogene Verletzung (Achillessehnenruptur) durch indirekte Traumen (Ski, Leichtathletik) und spontan bei schon bestehender Degeneration (auch nach Cortisoninjektion!). Es spielen äußere Umstände aber insofern eine Rolle, als sie zu einer plötzlichen Spannungsänderung führen und damit den unmittelbaren Anlaß zum Eintritt der Ruptur liefern.

Formen: Auf degenerativen Veränderungen im Sehnengleit- und Sehnengewebe beruhende Rupturen finden sich überwiegend im sehnigen Anteil nahe dem Ansatz am Fersenbein – im Gegensatz zu überwiegend traumatisch verursachten Rissen am Muskel-Sehnen-Übergang bzw. Ausrissen am Ansatz mit kleiner Knochenlamelle. Diese können durch Überdehnung bei höchster Kraftentfaltung (z.B. schlagartigen Druck gegen dorsalflektierten Fuß beim Skifahren) zustande kommen.

Degenerative Veränderungen des Sehnen- und Sehnengleitgewebes sind Folge altersbedingter Veränderungen und/oder einer örtlichen Ernährungsstörung bei übermäßiger bzw. einseitiger Beanspruchung. Auf eine drohende Ruptur kann die sog. Achillodynie hinweisen – ein Reizzustand im Sehnengleitgewebe.

Klinisches Bild und Diagnose: Der Achillessehnenriß verursacht häufig nur geringe Schmerzen. Im frischen Stadium ist eine quer verlaufende Eindellung tastbar, die durch Hämatom und Ödem aufgefüllt wird und dann verschwindet. Die Plantarbeugung des Fußes ist kraftlos, der Einbeinstand auf den Zehen nicht sicher möglich. Die unverletzte Sehne des M. plantaris läßt Restfunktionen erhalten, doch kann Widerstand bei der Plantarflexion nicht überwunden werden. Der Achillessehnenreflex fehlt. Im Ultraschallbild kann der Riß sichtbar gemacht werden.

Therapie: Die Behandlung des Achillessehnenrisses ist operativ. Die Naht erfolgt durch Einzelknopfnähte oder durchflechtend. Hierzu kann auch die Plantarissehne verwendet werden. Bei stärkeren degenerativen Veränderungen und Dislokationen der Sehnenstümpfe kommt die Sehnenplastik als Umkehrplastik des Sehnenspiegels in Betracht. Bei knöchernem Ausriß erfolgt die Verschraubung. Nach 3wöchiger Ruhigstellung im Liegegips in Spitzfußstellung wird anschließend ein Gehgips für weitere 3–5 Wochen angelegt. In der Regel kann nach 6–8 Wochen Übungsbehandlung einsetzen. Für eine Übergangszeit von einigen Monaten empfiehlt sich Absatzerhöhung, wodurch die Achillessehne teilentlastet wird.

Konservative Behandlung mit stabilisierenden Spezialschuhen ist in speziellen Fällen zu erwägen.

Physiotherapeutische Behandlung

Naht der Achillessehne

- *Befund:*
  - Lagerung des operierten Beins des Patienten in gespaltenem Unterschenkelgips auf einer Schiene, oberes Sprunggelenk in „Spitzfußstellung" (Entlastung der Sehne und Naht),
  - postoperatives Ödem (nicht prüfbar),
  - allgemeine Bewegungsinaktivität und dadurch herabgesetzte Funktion von Atmung, Kreislauf, Durchblutung,
  - Schmerzen im Bereich der Wunde.
- *Gesichtspunkte und Maßnahmen:* Siehe Tab. 1.**12**.
- *Verlauf:* Während der ersten Zeit der Ruhigstellung im Liegegips übt der Physiotherapeut mit dem Patienten im Sinne der auf S. 44 beschriebenen prophylaktischen Aufgaben bei bettlägerigen Patienten. Nach Abschluß der Wundheilung wird ein Gehgips angelegt, und der Patient kann für 3–5 Wochen entlassen werden.

  In dieser Zeit übt der Patient selbständig die beschriebenen Übungen für Patienten mit Gehgipsversorgung der unteren Extremität.

  Nach der Gipsabnahme erleichtern Fußwechselbäder, Bewegungsbad und Schwimmen die Mobilisation von Fuß und Knie und die Beinkräftigung. Übungsmäßig sind alle Ausgangspositionen und Bewegungsrichtungen erlaubt. Allerdings darf die Dorsalextension anfangs nur aktiv, ohne Widerstände und Belastung, erarbeitet werden.

  Die Gangschulung, mit Kompressionsstrumpf und 3 cm Absatzerhöhung, findet zuerst unter Teilbelastung an Unterarmstützen statt. Es sollte aber möglichst zügig zum Gehen an einem Stock und zum frei-

Tabelle 1.12 Gesichtspunkte und Maßnahmen bei Naht der Achillessehne

	DPTP	Entstauung	Verbesserung der Durchblutung	Mobilisation	Kräftigung	Schulung von Gebrauchsbewegungen
Mit Gipsversorgung	– dynamische Muskelarbeit der nichtbetroffenen Extremitäten – Lagerung – Erarbeiten von Positionswechseln	– Hochlagerung – statische und dynamische Muskelarbeit	– dynamische Muskelarbeit	– dynamische Übungen für das Hüftgelenk	– PNF	– Gangschule
Nach Gipsabnahme		– Hochlagerung – Kompression	– Umlagerungen – Medizinalbäder – Eistauchbad – Narbenbehandlung – Bewegungsbad – Iontophorese – Massage	– dynamische Übungen für das Sprung- und Kniegelenk – Muskeldehnung – manuelle Therapie – Übungen mit Geräten – Übungen im Wasser	– PNF – Bewegungsbad	– Aufbau zur Belastung – Gangschule – Übungen im Sitz und im Stand

en Gehen übergewechselt werden. Die Absatzerhöhung wird jeweils nach 1 Monat um 1 cm vermindert, so daß der Patient nach einem Vierteljahr seine übliche Absatzhöhe wieder erreicht hat. Dann erst sollte er auch barfuß voll belasten.

Sind mit fortschreitender Heilung noch Kontrakturen im oberen und unteren Sprunggelenk vorhanden, so werden Techniken der manuellen Therapie angewandt.

Eine Narbenbehandlung mit Massage und Iontophorese wirkt der Verklebungstendenz entgegen.

- *Übungsbeispiele:* Nachstehend wird die mittlere Phase der Mobilisation und Kräftigung besprochen.

1. *Rückenlage:*
   - alle Fußbewegungen, insbesondere Dorsalextension: aktiv, ohne Widerstand.
2. *Sitz auf dem Hocker:*
   - Fußsohlen am Boden, stumpfer Winkel im Kniegelenk, im Wechsel Fersen und Fußspitzen vom Boden abheben, mit Schwerpunkt auf dem Fußspitzenabheben, allmählich Ausgangsstellung von stumpfem Winkel zu rechtem Winkel im Knie hin ändern;
   - Versuch des Patienten, seine Ferse (bei dorsalextendiertem Fuß) in verschiedene am Boden liegende (Tennis-)Ringe hineinzusetzen;
   - Versuch des Patienten, den dorsalextendierten Fuß bei stumpfem Winkel im Kniegelenk mit der Sohle voll jenseits eines hinter seinen Fersen liegenden Stabs aufzusetzen und zurück nach vorn.
3. *Stand an der Sprossenwand (ohne Belastung des operierten Beines):*
   - Ball unter dem Fuß: vor- und zurückrollen,
   - Bein mit dorsalextendiertem Fuß auf der Kiste und ebenso wieder zurück auf den Boden aufsetzen,
   - versuchen, die ganze Fußsohle auf den Boden zu bringen.

1.7.8 Fußverletzungen

•••• Luxation und Stauchung

Luxationen in den Mittelfuß- und Fußwurzelgelenken gehen mit Frakturen an der Basis der Mittelfußknochen einher und werden dort besprochen.

Die Luxation des Talus, die fast immer mit Frakturen der Knöchelgabel einhergeht, wurde bei den Knöchelbrüchen besprochen.

Die *Luxatio sub talo* (Verrenkung im unteren Sprunggelenk) schließt immer eine Luxation im Talonavikulargelenk ein und geht immer mit schweren Band-, oft auch Knochenverletzungen einher.

Ursachen: Diese Luxation wird durch direkte (bei festgestelltem Fuß oder oberem Sprunggelenk) oder indirekte Gewalt hervorgerufen.

Formen: Sie erfolgt meistens nach medial (50%), kann aber auch nach lateral, dorsal oder plantar eintreten.

Klinisches Bild und Diagnose: Deformierung und Schmerzhaftigkeit.

Röntgenaufnahmen dienen der Diagnose.

Therapie: Die Behandlung besteht in rascher Einrichtung mit Rücksicht auf die gestörte Durchblutung des Fußes und anschließender mehrwöchiger Ruhigstellung im Gipsverband (4–6 Wochen).

Häufig ist operatives Vorgehen bei Interponaten (Reposition und Kirschner-Draht-Fixation), auch zwecks Wiederherstellung des Bandhaltes und früher Übungsmöglichkeit, vorzuziehen.

Stauchungen der Zehengelenke werden durch Klebeverbände vorübergehend ruhiggestellt. Sie beeinträchtigen das Steh- und Gehvermögen nicht. Luxationen in den Zehengelenken werden reponiert und kurzfristig mit Spicaverband behandelt.

•••• Fuß- und Zehenfrakturen

Talusfrakturen

Ursachen: Bei schwerer, meist indirekter Gewalteinwirkung und durch Stauchung kann es zu Frakturen im Bereich des Sprungbeins kommen.

Formen: (Abb. 1.**80 a–f**): Es werden zentrale Frakturen des Körpers, des Halses und des Kopfes von peripheren im Sinne von lateralen Kantenabsprengungen und Brüchen des Processus lateralis und posterior tali unterschieden.

Sie können im Sinne von Kompressions- und Trümmerfrakturen verlaufen. Die Brüche können mit Verlagerung von Fragmenten einhergehen sowie mit Stufenbildungen im unteren Sprunggelenk und sind nicht selten mit Verrenkungen der Fußwurzel gegenüber dem Sprungbein verbunden.

Klinisches Bild und Diagnose: Die Symptome bestehen in schmerzhafter Bewegungseinschränkung, Deformierung und tastbaren Stufen.

Röntgenaufnahmen in 2 Ebenen klären die Art der Fraktur. Vereinzelt sind auch Schichtaufnahmen notwendig.

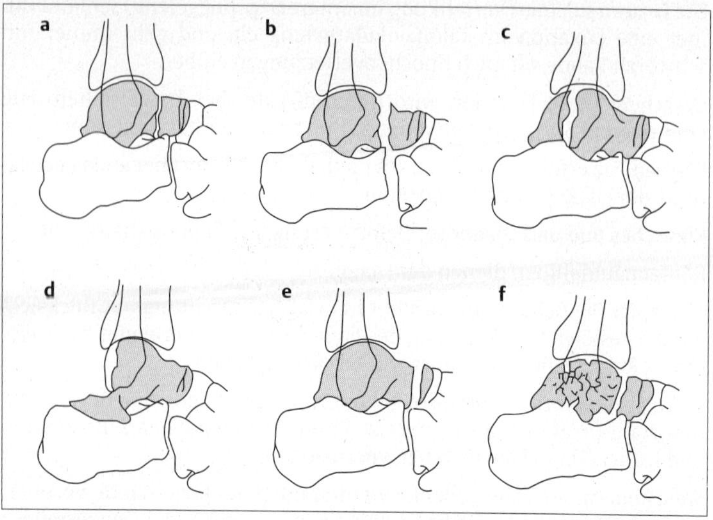

Abb. 1.**80 a–f** Formen der Talusfraktur **a** Talushalsbruch **b** Talushalsstückbruch **c** Taluskörperbruch **d** Talusverrenkungsbruch **e** Taluskopfbruch **f** Talustrümmerbruch

Therapie: Die Behandlung erfolgt bei den peripheren Frakturen und solchen zentralen, die sich exakt reponieren lassen, konservativ. Nach 4wöchiger Gipsfixation wird funktionell behandelt. Nichtbelastung für 12 Wochen. Stärker dislozierte und luxierte Brüche werden operativ gestellt und mit Schrauben fixiert. Es muß stufenlose Adaptation erreicht werden.

Körper-, Hals- und Luxationsfrakturen bedürfen wegen der häufig unterbrochenen Blutversorgung einer langfristigen Entlastung (ungefähr 1 Jahr im Gehapparat nach Allgöwer, Abb. 1.**81**).

Komplikationen und Spätschäden: Bei Brüchen des Taluskörpers und -halses, vor allem bei der Luxationsfraktur, muß wegen der erheblichen Durchblutungsstörung mit einer Talusnekrose gerechnet werden.

Verbleibende Inkongruenzen führen zu posttraumatischer Arthrose. Auch Mitbeteiligung von Nerven und Gefäßen ist möglich.

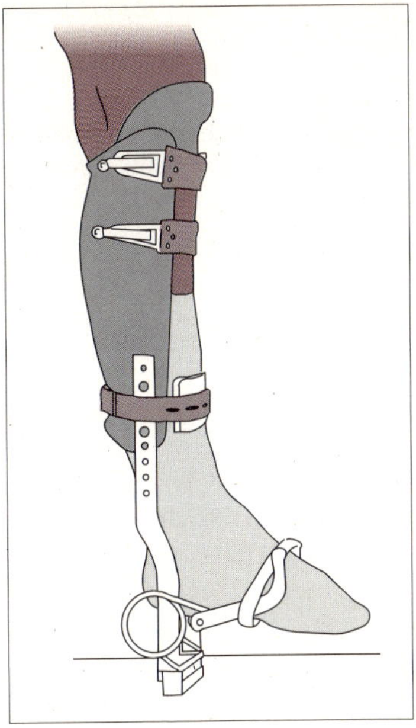

Abb. 1.**81** Allgöwer-Apparat

Kalkaneusfrakturen

Ursachen: Die Fersenbeinbrüche sind die häufigsten im Bereich der Fußwurzel. Sie entstehen vor allem durch Stauchung (Sturz aus großer Höhe).

Formen: Häufig sind sie doppelseitig und verursachen erhebliche Verformungen der Fersenbeine (Abflachung des Tubergelenkwinkels im unteren Sprunggelenk).

Wir unterscheiden Brüche mit und ohne Gelenkbeteiligung.

Neben Impressionstrümmerfrakturen (Abb. 1.**82 a** u. **b**) werden isolierte Schräg- und Querbrüche beobachtet; Abbrüche des Sustentaculum tali und Abrißfrakturen im Breich der Achillessehne sind seltener (Abb. 1. **83 a – d**). Es werden nach Vidal 3 Schweregrade unterschieden:

I. isolierte Fraktur ohne Gelenkbeteiligung (9%),
II. Trümmerbruch mit geringer Gelenkbeteiligung (27%),
III. Trümmerbruch mit ausgedehnter Gelenkbeteiligung (64%).

Klinisches Bild und Diagnose: Deformierung, Schwellung und Bluterguß im Bereich des Rückfußes. Der Röntgenbefund sichert die Diagnose.

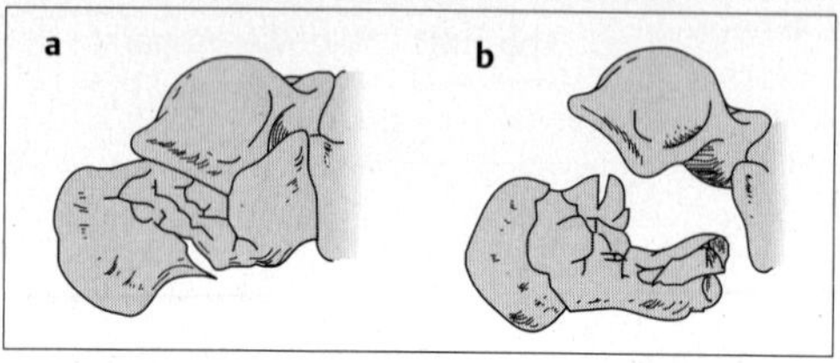

Abb. 1.**82** **a** u. **b** Kalkaneusbrüche **a** Kalkaneusimpressionsbruch **b** Kalkaneustrümmerbruch (beide mit Gelenkbeteiligung)

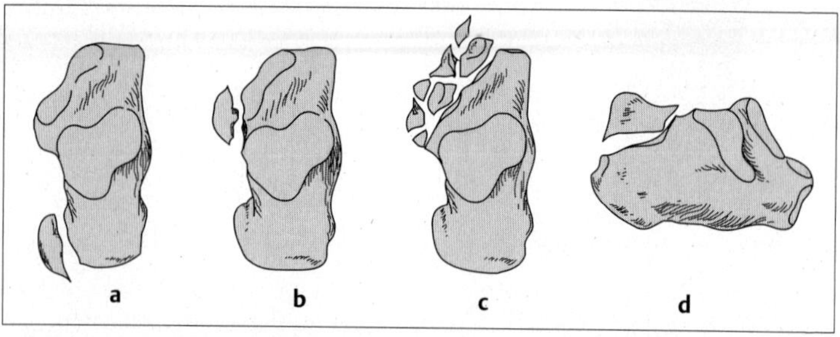

Abb. 1.**83** **a–d** Isolierte Brüche des Kalkaneus **a** Tuberkulumabbruch **b** Sustentaculumtali-Abbruch **c** medialer Trümmerbruch ohne Gelenkbeteiligung **d** Achillessehnenausriß

Differentialdiagnose: Ähnliche Beschwerden, jedoch keine erkennbare Knochenverletzung, liegen bei der Kalkaneuskontusion vor. Sie wird ebenfalls durch Sturz oder Sprung aus großer Höhe hervorgerufen und erfordert mehrwöchige Entlastung.

Therapie: Frakturen vom Schweregrad I und II werden konservativ durch Immobilisation und anschließende Gipsfixation mit Hohllegung der Ferse oder im Allgöwer-Apparat (Abb. 1.**81**) für 6 Wochen behandelt. Nach physiotherapeutischer Behandlung unter Entlastung wird zur schrittweisen Belastung übergegangen. Statt Gipsruhigstellung kann bei anfänglich stationärer und später ambulanter (nach 2 Wochen) Behandlung auch funktionell vorgegangen werden. Frakturen vom Schweregrad III werden meistens funktionell behandelt. Die operative Aufrichtung des Tubergelenkwinkels ist weitgehend verlassen, die Früharthrodese speziellen Situationen vorbehalten. Einlagenversorgung und ggf. auch, als erstmalige Versorgung für den Übergang, Korkfußbettung bzw. orthopädisches Schuhwerk sind in der Regel notwendig.

Abrißfrakturen werden verschraubt.

Komplikationen und Spätschäden: Es verbleibt eine Einschränkung der Beweglichkeit im unteren Sprunggelenk. Häufig kommt es zur subtalaren Arthrose, die dann durch subtalare Arthrodese mit anschließender orthopädischer Fußbett- oder Schuhversorgung behandelt wird.

Fußwurzelfrakturen

Ursachen: Brüche der „kleinen" Fußwurzelknochen entstehen überwiegend durch direkte Gewalt (Quetschung des Fußes, Überfahrenwerden).

Formen: Häufig sind mehrere Knochen betroffen, darunter das Kahnbein. Es werden ossäre Ausrisse, Trümmer- und Mehrfragmentbrüche unterschieden.

Klinisches Bild und Diagnose: Neben Schwellung und Hämatom bilden sich Fußverformungen und Stufen. Druck- und Kompressionsschmerz sind weitere Zeichen. Die Diagnose wird durch Röntgenaufnahmen gestellt.

Therapie: Bei geringer Dislokation wird konservativ vorgegangen mit Gipsverband, bei stärkerer Verschiebung mit offener Reposition und Fixation durch Kirschner-Drähte. Ruhigstellung erfolgt für 12 Wochen.

Mittelfußfrakturen

Ursachen: Auch die Brüche der Mittelfußknochen sind meist Folge direkter Gewalteinwirkung.

Formen: Es werden Köpfchen-, Schaft- und Basisfrakturen unterschieden.

Klinisches Bild und Diagnose: Schwellung, Stufenbildung, Schmerz. Röntgenaufnahmen führen zur Diagnose.

Therapie: Es wird die Erhaltung bzw. Wiederherstellung des Fußgewölbes angestrebt. Die Stellung der Mittelfußköpfchen ist für die spätere Belastbarkeit wesentlich. Allgemein werden die randständigen Strahlen (I und V) und Abrißfrakturen von der Tuberositas ossis metatarsalis V operativ angegangen. Spickdrähte, aber auch Schrauben und Platten dienen zur Fixation.

Komplikationen: Bei verbliebener Inkongruenz treten Gehbeschwerden auf. Osteotomien können sie beheben.

Zehenfrakturen

Ursachen: Zehenfrakturen werden vorwiegend durch direkte Traumen (Huftritt, herabfallendes Werkstück) verursacht und sind nicht selten offen (Rasenmäher).

Formen: Es werden Schaft- und gelenknahe Quer-, Schräg- und Trümmerbrüche unterschieden.

Therapie: Die Behandlung ist bei geringen Dislokationen konservativ mit Heftpflasterverband. Bei starker Verschiebung, insbesondere am 1. Strahl, kann auch operativ vorgegangen werden. Da die Großzehe für Gehfunktion und Fußabrollung besonders wichtig ist, ist hier besondere Sorgfalt auch im Hinblick auf längere Entlastung und Ruhigstellung geboten (6 Wochen Unterschenkelgehgips). Die übrigen Zehen haben für Stand- und Gehfunktion keine große Bedeutung; gewisse Dislokationen können daher hingenommen und die Behandlung auf Heftpflasterverbände beschränkt werden. Bei Kranzfrakturen des Endgliedes ist wegen der erheblichen Weichteilschwellung zunächst Lagerung in Schiene angezeigt.

Komplikationen und Spätschäden: Fehlstellungen führen zu Gehbeschwerden und Druckschwielen im Schuh. Offene Frakturen führen nicht selten zur Amputation.

Physiotherapeutische Behandlung

Talusfraktur

Ist die isolierte Talusfraktur mit einer Osteosynthese übungsstabil versorgt, so beginnt die physiotherapeutische Behandlung frühzeitig nach der Operation.

Der Aufbau der Behandlung entspricht dem üblichen Muster:
- Entstauung,
- Durchblutungsförderung,
- Mobilisation,
- Kräftigung.

Übungsbeispiele s. S. 184 (Frakturen am oberen Sprunggelenk).

Die konservative Behandlung der Talusfraktur besteht in einer kurzzeitigen Liegegipsversorgung mit anschließender Gangschule mit Allgöwer-Apparat (Abb. 1.**81**).

Die Gesichtspunkte und Maßnahmen der physiotherapeutischen Behandlung entsprechen den unter S. 197 aufgeführten Gesichtspunkten und Maßnahmen der Kalkaneusfraktur.

Kalkaneusfraktur (konservativ – frühfunktionell)

☐ *Befund:*
  - Zu Beginn Lagerung des verletzten Beins in gespaltenem Unterschenkelgips auf einer Schiene; nach Rückgang der Schwellung freie Lage auf der Schiene,

- Verdickung des Fersen- und Sprunggelenkbereichs (manchmal auch des Vorfußbereichs) durch Resthämatom und Schwellung,
- Verfärbung (rot-blau-gelblich) durch Resthämatom im Bereich der Ferse, manchmal auch zur Fußmitte hin,
- evtl. gespannte, glänzende Haut,
- durch Schwellung und Schmerzen (manchmal auch durch die Frakturstellung) bedingte Einschränkung aller Bewegungsmöglichkeiten im oberen und besonders im unteren Sprunggelenk,
- evtl. allgemeine Bewegungsinaktivität mit entsprechender Funktionsminderung von Atmung, Kreislauf und Durchblutung,
- Schmerzen im Frakturbereich.

☐ *Gesichtspunkte und Maßnahmen:* Siehe Tab. 1.**13.**

☐ *Verlauf:* In der Zeit der Gipsversorgung übt der Physiotherapeut mit dem Patienten im Sinne der auf S. 44 beschriebenen prophylaktischen Aufgaben bei bettlägerigen Patienten.

Wird der Gips entfernt, muß der Unterschenkel gewickelt oder mit einem Kompressionsstrumpf versorgt werden.

Die Hochlagerung auf der Schiene wird so lange aufrechterhalten, bis Hämatom und Schwellung weitgehend abgeklungen sind. Ggf. sind zur Resorptionsbeschleunigung Umlagerungsübungen (s. Übungsbeispiel unter mit Platten-Schrauben-Osteosynthese versorgter Unterschenkel-Tibiaschaft-Fraktur, S. 176 f) und Diadynamik angezeigt.

Es wird mit bewegungserweiternden Übungen für das obere und untere Sprunggelenk und mit intensiven Kräftigungsübungen für das ganze Bein begonnen.

Parallel zu den mobilisierenden und kräftigenden Übungen werden dem Patienten Fußwechselbäder, Bewegungsbad und Lymphdrainage verordnet.

Ungefähr in der 13. Woche beginnt die Belastungsphase (nachdem der Patient entsprechend dem klinischen und Röntgenbefund mit Einlagen oder orthopädischen Schuhen versorgt wurde), deren Verlauf und Steigerung sich nach den subjektiven Beschwerden des Patienten richten. Tretbad, Übungen in Teilbelastung (Einbeinkniestand, Pezzi-Ball) und die Erarbeitung eines korrekten und flüssigen Gangbildes werden in der Regel viel Zeit und Mühe beanspruchen.

☐ *Übungsbeispiele:* Hier werden die mittlere und späte Phase der Mobilisation besprochen.

1. Langsitz:
   - Dorsalextension mit Zehenkrallen,
   - Bleistift mit den Zehen greifen und halten.

Tabelle 1.13 Gesichtspunkte und Maßnahmen bei Kalkaneusfraktur (konservativ-frühfunktionell)

DPTP	Förderung der Hämatomresorption	Entstauung	Verbesserung der Durchblutung	Mobilisation	Kräftigung	Schulung von Gebrauchsbewegungen
– s. S. 44 (Prophylaktische Aufgaben bei bettlägerigen Patienten) – dynamische Muskelarbeit – Erarbeiten von Positionswechseln	– Kryotherapie – Kompression – Diadynamik	– Hochlagerung – Kompression – statische und dynamische Übungen	– Umlagerungen – Kryotherapie – dynamische Muskelarbeit – Bewegungsbad – Fußwechseltretbad	– dynamische Muskelarbeit – aktives Bewegen mit Geräten – Entspannungstechnik mit Eis	– PNF – dynamische Übungen – dynamische Übungen mit Geräten	– Gangschule

2. Sitz auf dem Hocker:
   - Fußsohlen am Boden, von den Zehen aus nach vorn robben,
   - Steinchen, Schaumstoffschnipsel, Stift mit den Zehen greifen, von einem zum anderen Platz legen,
   - Handtuch raffen, zusammenrollen, falten, anheben usw.
3. Pezzi-Ball:
   - s. 2. Übung nach operativ versorgter Fraktur des oberen Sprunggelenks (S. 189 ff).
4. Tretbad:
   - Gewichtsverlagerungen,
   - vorwärts, zurück, seitwärts gehen,
   - in leichter Kniebeuge auf den Zehen gehen.

Konservativ und operativ versorgte Frakturen im Fußwurzelbereich

- *Befund:*
  - Lagerung des verletzten Beins in gespaltenem Unterschenkelgips auf der Schiene
  - zumeist erhebliche Schwellungen im Fußbereich,
  - durch Schwellung und Schmerzen geminderte Beweglichkeit in allen Gelenken des Fußes,
  - Schmerzen, manchmal auch Mißempfindungen (kalte, pralle oder „pelzige" Zehen),
  - (Narben).
- *Gesichtspunkte, Maßnahmen und Verlauf:* Siehe S. 197 (konservativ versorgte Kalkaneusfraktur) und S. 201 (Übungsbeispiele).

Konservativ versorgte Frakturen der Metatarsalia I–V und Zehenfrakturen

- *Befund:*
  - Leichte Hochstellung des Fußendes des Bettes, manchmal auch Lagerung des verletzten Beins auf einer Schiene,
  - Schwellung und Rot-Blau-Färbung im Frakturgebiet,
  - durch Schmerzen und Schwellung eingeschränkte Beweglichkeit, insbesondere in den Zehengelenken,
  - Schmerzen im Frakturbereich.
- *Gesichtspunkte, Maßnahmen und Verlauf:* Siehe S. 202 (konservativ versorgte Kalkaneusfraktur) und S. 201 (Übungsbeispiele).

Operativ versorgte Frakturen der Metatarsalia I–IV

Bei einer Versorgung mit einer Platte liegt absolute Übungsstabilität vor. Sind die Metatarsalia mit Schrauben oder Spickdrähten versorgt, so ist eine Unterschenkellonguette zur äußeren Fixation notwendig.

1.8 Verletzungen des Schultergürtels und Armes

S. Brauer-Slach G. Krum und L. Zichner

1.8.1 Verletzungen des Schultergürtels

•••• Anatomische und physiologische Gegebenheiten

Der Schultergürtel verbindet den Arm mit dem Brustkorb; Schlüsselbein, Schulterblatt, Oberarm und Thoraxwand bilden eine funktionelle Einheit. Die einzelnen Elemente werden durch Bänder und Gelenke verbunden. Nur zwischen Schlüsselbein und Brustbein findet sich eine syndesmotische Verbindung; im übrigen ist der Schultergürtel ausschließlich muskulär am Rumpfskelett aufgehängt. Dies sichert eine sehr große Beweglichkeit der das Schultergelenk tragenden Anteile des Schultergürtels und des Oberarms (und ermöglicht den Einsatz der Hand im Umkreis bis 360°).

Dieser Aufbau und die exponierte Lage sind Ursache zahlreicher Verletzungen. Die Klavikulafraktur ist eine der häufigsten Frakturen, und unter den traumatischen Luxationen steht das Schultergelenk mit 50% weit vor allen anderen. Verletzungen an einer Stelle des Schultergürtels können die funktionelle Harmonie über die eigentliche Verletzungsstelle hinaus stören.

•••• Klavikulafrakturen

Unter den Brüchen der Schultergürtelknochen (Schulterblatt und Schlüsselbein) steht der Schlüsselbeinbruch an erster Stelle.

Ursachen: Als Hauptursachen kommen indirekte Gewalt durch Sturz auf den ausgestreckten Arm oder die Schulter und direkte Gewalteinwirkung in Betracht, gelegentlich auch Muskelzug.

Formen: Die Schräg-, Mehrfragment- und Trümmerbrüche liegen überwiegend im mittleren Drittel. Weniger häufig ist das akromiale und selten das sternale Drittel betroffen.

Klinisches Bild und Diagnose: Schwellung und Deformierung, Krepitation und Schmerz bei Bewegungen des Schultergürtels sind die Symptome. Die Diagnose erfolgt aufgrund von a.-p. und tangentialen Röntgenaufnahmen.

Therapie und Komplikationen: Die Behandlung ist überwiegend konservativ. Es wird ein Rucksackverband (Abb. 1.**84 a** u. **b**) für 3 – 4 Wochen angelegt und frühzeitig mit aktiven Übungen begonnen. Bei stärkerer Dislokation, Gefahr der Hautdurchspießung, begleitenden Plexusschäden und Gefäßverletzungen wird operativ mit Plattenosteosynthese behandelt.

Bei neurologischen Störungen aufgrund überschießender Kallusbildung wird der überschießende Knochen abgetragen. Bei schmerzhaften Pseudarthrosen sind operative Verplattung und Spongiosaplastik notwendig.

Physiotherapeutische Behandlung

Konservativ versorgte Klavikulafraktur

- *Befund:*
  - Üblicherweise Versorgung des Patienten mit einem Rucksackverband,
  - oft Auftreibung, Schwellung, Hämatom über dem Frakturbereich
  - Krepitation der Fraktur,
  - Schmerzhaftigkeit,
  - durch Schmerzen bedingte Schonhaltung des Arms der verletzten Seite,
  - (seltener) Einschränkung der Atemexkursion durch Schmerzen und Schonhaltung.
- *Gesichtspunkte und Maßnahmen:* Siehe Tab. 1.**14**.

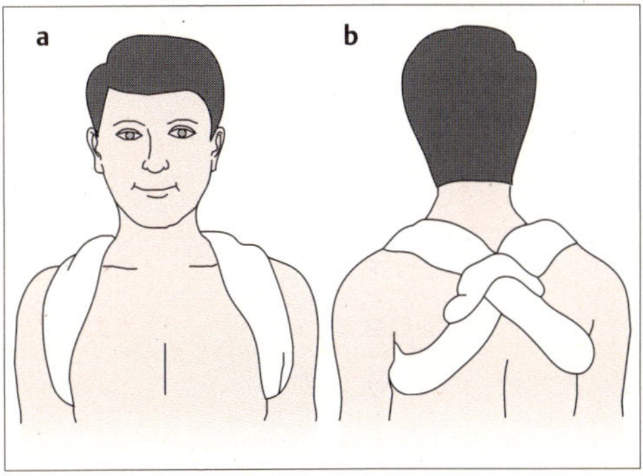

Abb. 1.**84 a** u. **b** Rucksackverband

Tabelle 1.**14** Gesichtspunkte und Maßnahmen bei konservativ versorgter Klavikulafraktur

DPTP	Durchblutungsförderung	Entspannung	Mobilisation	Kräftigung	Schulung von Gebrauchsbewegungen
• Atemtherapie	– dynamische Muskelarbeit • Kryotherapie	• Kryotherapie – statische und dynamische Muskelarbeit – Massage	• dynamische Muskelarbeit – dynamische Muskelarbeit mit Geräten – Bewegungsbad – Entspannungstechnik, gegebenenfalls mit Eis	– statische und dynamische Muskelarbeit – dynamische Muskelarbeit mit Geräten • PNF – Bewegungsbad	– Einsetzen des Armes bei Alltagsbewegungen – Haltungsschulung

• Bedeutet: Diese Maßnahmen werden im folgenden Text beschrieben.

☐ *Verlauf:* Bei dieser Verletzung ist Bettruhe kontraindiziert, außer wenn es sich um einen polytraumatisierten Patienten handelt.

Solange der Rucksackverband anliegt, werden Atemübungen (s. Übungsbeispiele) und aktive Bewegungen von Ellenbogen und Handgelenken durchgeführt. Nach Abnahme des Verbandes wird der Patient zu einer Schonhaltung neigen. Die Schulter der betroffenen Seite wird hochgezogen, der Arm wird an den Körper angelegt und „gehalten".

- *Kryotherapie* als entspannende und durchblutungsfördernde Maßnahme ist jetzt angezeigt. Besonders der M. trapezius neigt zu Verspannungen. Ein Cool pack oder eine Eismassage vor oder während der physiotherapeutischen Übungen senkt den erhöhten Spannungszustand.
- Die *Mobilisation* der betroffenen Schulter erfolgt in der Anfangszeit sehr vorsichtig. Mögliche Einschränkungen des Bewegungsspielraumes können je nach Befund vorgegeben werden, z. B. Adduktion und Rotation im Schultergelenk.
- Auch die Kräftigung der betroffenen Extremität mit *statischer und dynamischer Muskelarbeit* erfolgt bis zur vollständigen Konsolidierung der Fraktur bis Muskelwert 3.
- *PNF-Diagonalen* werden, sofern Rotation erlaubt ist, nur aktiv ausgeführt.

☐ *Übungsbeispiele:* Es handelt sich um die mittlere bis späte Phase der Pneumonieprophylaxe und Mobilisation (Arm darf über die Horizontale gehoben werden).

1. *Atemtherapie:*
   Der Patient liegt auf der gesunden Seite auf einer Matte, seine Beine sind leicht gebeugt, die untere Hand ist unter dem Ohr, die obere locker vor dem Körper:
   - Hände des Physiotherapeuten auf dem seitlichen Thorax des Patienten, Atmen desselben gegen den Handkontakt, Einatmung mit dem Zuhalten eines Nasenlochs oder mit „Schnüffeln" verbunden, Ausatmung mit Strömungs- oder Summlauten,
   - Aktive Dehnzüge der Beine (Füße herausschieben) und der Arme (Finger aufmachen). Dehnung über einige Atemzüge halten – weiteratmen lassen – lösen. Diese Übung kann mit Phonationsübungen verbunden werden,
   - die beiden vorigen Übungen zu einer verbinden,
   - obere Hand aus Extension – Adduktion – Innenrotation vor den Knien diagonal in Flexion – Abduktion – Außenrotation neben das Ohr führen (Kontakt: eine Hand fixiert am Becken, die andere gibt leichten Führungswiderstand an der Hand des Patienten), Hinweg mit Einatmung kombinieren,

- die vorhergehende Übung ohne Rückweg, statt dessen in der Ausatemphase am oberen Bewegungsende locker lassen, während der folgenden Einatmung immer weiter mit Arm und Schulter bodenwärts ziehen, beim Ausatmen jeweils die Spannung (tönend) lösen, indem die gebeugten Knie mit dorsalextendierten Füßen fest gegen den Boden gepreßt sind, so daß der Patient allmählich die Seitdrehlage erreicht und über Atmung plus Spannungswechsel (z.B. ein: Faustschluß, aus: öffnen) und Atmung plus Stimme (z.B. ein: schnuppern, aus: Strömungslaute) in ihr entspannen lernt,
- in der Seitdrehlage mit Keule, Tennisball oder kleiner Hantel arbeiten: den diagonalen Bewegungsweg ausführen lassen oder das Gerät aus der Dehnung heraus im Halbkreis vor die Knie und wieder zurück in die dehnende Stellung nach oben bringen (die Streck-Dehn-Bewegungsphase mit Einatmung, das Lösen mit tönender Ausatmung verbinden).

2. *Bewegungsbad:*
   - hohe Einstellung der Hebebühne (flacher Wasserstand), Unterarmstütz in Bauchlage: aus der Stützstellung in Flexion - Außenrotation oder in Flexion - Abduktion - Außenrotation arbeiten, am Ende des Bewegungsweges Hand und Unterarm aus dem Wasser heben,
   - unveränderte Ausgangsposition, den Arm aus der Stützstellung in Extension-Innenrotation bringen, von da in weitem Halbkreis über die Abduktion in Flexion-Außenrotation neben den Kopf bringen, von da im Halbkreis wieder zurück in Extension – Innenrotation neben das Bein,
   - Rückenlage auf hoch eingestellter Hebebühne, Beine fixiert, Schultern unter Wasser, evtl. Nackenring.
     Arme bilateral-symmetrisch aus Extension – Adduktion – Innenrotation in Flexion – Abduktion – Außenrotation heben,
   - unveränderte Ausgangsstellung, mit beiden Händen einen Ball oder Schwimmkörper in Flexion über den Kopf bringen und zurück,
   - unveränderte Ausgangsstellung, den Ball mit der rechten Hand aus Extension – (Adduktion – Innenrotation) neben dem rechten Bein über die Abduktion in Flexion – (Adduktion – Außenrotation) führen, über dem Kopf mit der anderen Hand übernehmen, über die Abduktion in Extension – (Adduktion – Innenrotation) neben das linke Bein bringen, dann wieder zurück zur Gegenseite usw.
3. *PNF in Rückenlage oder im Sitzen:*
   - unilateral, dann bilateral-symmetrisch mit gestrecktem Ellenbogen die Diagonale Flexion – Abduktion – Außenrotation erarbeiten,

- über Feststellen der nichtverletzten, kräftigen Seite die Endstellung der Diagonale zu erreichen versuchen, wobei Stretch und Approximation zu Anfang ausgespart werden sollten.

4. PNF *in Seitlage, wobei betroffener Arm hochgelagert werden kann:* Skapulapattern: posteriore Depression zur Kräftigung der Mm. rhomboidei.

Operativ versorgte Klavikulafraktur

Die Gesichtspunkte und Maßnahmen der operativ versorgten Klavikulafraktur entsprechen den auf S. 212 ff aufgeführten Gesichtspunkten und Maßnahmen der operativ versorgten Schultereckgelenksprengung.

•••• Skapulafrakturen

Ursachen: Der Schulterblattdurchbruch wird durch direkte und indirekte Gewalteinwirkung hervorgerufen.

Formen: (Abb. **1.85 a** u. **b**): Die Brüche können am Schulterblatthals, am Akromion, am Korakoid oder am Schulterblattkörper auftreten. Sie sind selten.

Klinisches Bild und Diagnose: Schulterblattbrüche gehen mit Schmerzen im Bruchbereich, Druckschmerz und eingeschränkter Armhebung einher.

Das Röntgenbild klärt die Frakturlage.

Therapie: Die Behandlung der Schulterblattbrüche ist überwiegend konservativ. Je nach Frakturausdehnung wird für 1 Woche im Desault-Verband oder für etwa 2 Wochen auf der Abduktionsschiene ruhiggestellt. Anschließend ist physiotherapeutische Behandlung angezeigt. Ersteres Vorgehen empfiehlt sich bei nicht oder wenig dislozierten Brüchen des Schulterblattkörpers und fester Einstauchung der Fragmente. Bei stärker dislozierten und instabilen Brüchen ist die Adduktionsstellung zu vermeiden, um einer Schultergelenkskontraktur vorzubeugen.

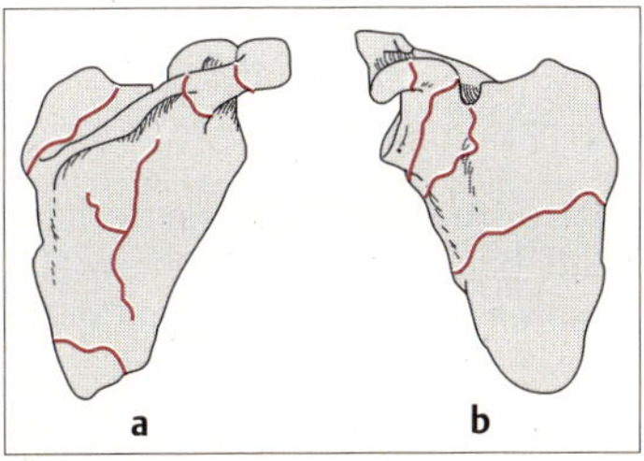

Abb. **1.85 a** u. **b** Brüche am Schulterblatt: Schulterblattgrätenbruch, Korakoidbruch, Akromionbruch, Skapulahalsbruch, Skapulakörperbruch

Grobe Verlagerung der Fragmente, vor allem Stufenbildungen der Gelenkpfanne, verlangen in der Regel operative Reposition und Fixation. Frühzeitige Übungsbehandlung ist erforderlich – die größte Sorge gilt der Vorbeugung einer Schultersteife.

Komplikationen und Spätschäden: N. suprascapularis (Aufhebung der Außenrotation) und N. transversus scapulae können mitbetroffen sein. Schultersteifen bedürfen einer intensiven physiotherapeutischen Behandlung, evtl. auch einer Narkosemobilisation.

Physiotherapeutische Behandlung

Konservativ versorgte Skapulafraktur

- *Befund:*
  - Lagerung des Arms der betroffenen Seite auf einem Abduktionskeil,
  - evtl. Hämatom und Schwellung im Skapulabereich,
  - Schmerzhaftigkeit,
  - durch Schmerzen eingeschränkte Schulter-Arm-Bewegungen auf der betroffenen Seite,
  - evtl. durch Schmerzen eingeschränkte Thoraxexpansion.
- *Gesichtspunkte und Maßnahmen:* Siehe Tab. 1.**15**.
- *Verlauf:* In der Regel darf der Patient von Anfang an aufstehen.
  - In der physiotherapeutischen Behandlung ist während der ersten Tage häufig *atemtherapeutische Betreuung* nötig; über die Arbeit mit dem Giebel-Rohr, die Verbindung von Atmung und thoraxerweiterndem aktiven Bewegen sowie von Atmung und Stimme wird versucht, der durch Schmerzen verursachten Schonhaltung des Patienten und der Pneumoniegefahr entgegenzuwirken.
  - Bei erheblichen Prellungen und Hämatomen wirken *diadynamische Ströme* schmerzlindernd und resorptionsfördernd.
  - *Mobilisation und Kräftigung* der Extremität der betroffenen Seite und des Schultergürtels beginnen nach kurzer Zeit der Ruhigstellung. Anfangs wird es der Mehrzahl der Patienten schwer möglich sein, in der Rückenlage zu arbeiten (Druckschmerz). Statt dessen bieten sich Seitlage, Sitz und Stand (auch vor der Sprossenwand) an. Bilaterales Üben und Selbstkontrolle im Spiegel erleichtern dem Patienten die Bewegungen.
    In der Bauchlage auf der Hochmatte (Arm über der Kante hängend) läßt es sich gut mit Pezzi-Ball, Ball und Keule arbeiten. Natürlich kann man auch in allen anderen Übungspositionen Geräte hinzunehmen.

Tabelle 1.**15** Gesichtspunkte und Maßnahmen bei konservativ versorgter Skapulafraktur

DPTP	Durchblutungsförderung	Mobilisation	Kräftigung	Schulung von Gebrauchsbewegungen
– s. S. 44 (Prophylaktische Aufgaben bei bettlägerigen Patienten • Atemtherapie	• Diadynamik – dynamische Muskelarbeit – Bewegungsbad – Kryotherapie	– Entspannungstechnik, ggf. mit Eis • dynamische Muskelarbeit ohne und mit Geräten – Bewegungsbad – Schwimmen	– PNF • dynamische Muskelarbeit gegen Widerstand und mit Geräten – Bewegungsbad – Schwimmen	– Einüben von Alltagsaktivitäten

• Bedeutet: Diese Maßnahmen werden im folgenden Text beschrieben.

□ *Übungsbeispiele:* Hier werden die mittlere bis späte Phase der Mobilisation und Kräftigung besprochen.

1. Bauchlage auf Hochmatte, verletzte Seite dicht an der Kante, Übungsgerät Gymnastikball:
   - Ball am Boden kopfwärts (Flexion) und fußwärts (Extension) rollen,
   - Ball zur Seite (Abduktion) und unter die Bank (Adduktion) rollen,
   - Ball von unter der Bank (Extension – Adduktion) nach schräg vorn oben (Flexion – Abduktion) rollen,
   - Ball in weitem Halbkreis von fußwärts über seitwärts kopfwärts rollen und wieder zurück.

Hat der Patient dabei große Beschwerden, können die Übungen etwas abgewandelt mit dem Pezzi-Ball vorgeübt werden (geringere Dehnung, mehr Unterstützung).

2. Alle unter 1 beschriebenen Übungen sind auch mit der Keule als Übungsgerät möglich; man kann sie schieben, auftippen und auch jeweils am Bewegungsende vom Boden abheben; die Rotationskomponenten der Bewegungen lassen sich mit der Keule besser als mit dem Ball herausarbeiten (Rotationsbeteiligung entsprechend der PNF-Methode).
3. PNF-Skapulapattern.

•••• Gelenkverletzungen des Schultergürtels

Akromioklavikulargelenk

Unter den Gelenken des Schultergürtels ist das Akromioklavikulargelenk am stärksten verletzungsgefährdet.

Ursachen: Sturz auf die Schulter ist die Hauptursache.

Formen: (Abb. 1.**86 a – c**): Zur Subluxation im Schultereckgelenk kommt es bei Zerreißung der Kapsel und der akromioklavikularen Bänder. Eine Luxation tritt bei vollständigen Rissen der fixierenden Bänder aufgrund starker Gewalteinwirkung auf.

Nach Tossy wird in 3 Schweregrade unterteilt:

I. Zerrung mit Teilzerreißung von akromioklavikularen Bandanteilen und der Gelenkkapsel. Das laterale Klavikulaende tritt nicht deutlich höher.

II. Ruptur des Lig. acromioclaviculare, der Gelenkkapsel und Teilriß des Lig. coracoclaviculare. Die Klavikula tritt peripher um $^1/_2$ der Schaftbreite höher.

III. Alle Bandverbindungen sind komplett zerrissen. Die Klavikula tritt um die volle Schaftbreite höher.

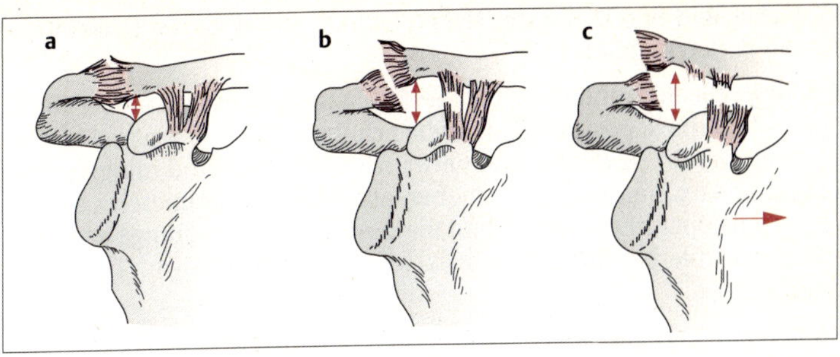

Abb. 1.**86 a – c** Schweregrade der Schultereckgelenkssprengung nach Tossy **a** Zerrung (I) **b** Teileinriß (II) **c** völliger Riß der Bandverbindungen (III)

Klinisches Bild und Diagnose: Die Schultereckgelenksprengung ist an einer Stufenbildung der Schulterhöhe erkennbar; das Schlüsselbeinende steht hoch und federt auf Druck (Klaviertastenphänomen).

Die Dislokation ist röntgenologisch nachweisbar: Die Arme werden mit 10 kg Gewicht unter Rückführung der Schultern nach unten gezogen.

Therapie: Verletzungen vom Tossy-Typ I werden konservativ behandelt. Vorübergehend kann ein Klebeverband angelegt werden. Nach Abklingen der Schmerzen wird physiotherapeutisch beübt. Die Behandlung des Tossy-Typs II erfolgt allgemein auch konservativ; ein Thoraxabduktionsgips oder eine -schiene mit gepolstertem Abduktionsträger kommt hier zur Anwendung. Verletzungen vom Tossy-Typ III werden in der Regel operiert. Der Eingriff besteht in Naht von Kapsel und Bändern mit vorübergehender (6 – 12 Wochen) innerer Fixation (Zuggurtung oder Verplattung des Akromioklavikulargelenks oder Schraubenfixation der Klavikula ans Korakoid nach Bosworth).

Bei veralteten Akromioklavikularluxationen kann eine Bandplastik (Kutis oder Faszie) angezeigt sein.

Sternoklavikulargelenk

Ursachen: Verletzungen des Sternoklavikulargelenkes entstehen vor allem durch direkte Gewalteinwirkung auf die Klavikula oder indirekt durch Stauchung, wie sie in Zusammenhang mit einer Brustbeinverletzung erfolgen kann.

Formen: Die Dislokation kann nach vorne und nach hinten erfolgen. Letztere ist wegen Begleitverletzungen des Mediastinums gefährlich.

Klinisches Bild und Diagnose: Neben Schmerzen weist die Dislokation auf die Verletzung hin.

Therapie: Die Behandlung erfolgt bei Subluxation konservativ. Bei Luxation erfolgt die Reposition, indem die Schultern nach außen und hinten gezogen werden. Anschließend wird im Rucksackverband ruhiggestellt. Wenn die Luxation nicht zu beheben oder nicht zu retinieren ist, wird das Gelenk operativ reponiert und temporär mit Drahtschlinge oder verzögert resorbierbarem Bandmaterial fixiert. Ruhigstellung im Thoraxabduktionsgips.

Komplikationen und Spätschäden: Mitverletzungen von Nachbargebilden.

Unvollständige Reposition kann besonders beim Schwerarbeiter zu Beschwerden führen. Mittels Bandplastik wird das zentrale Klavikulaende fixiert.

Physiotherapeutische Behandlung

Operativ versorgte Schultereckgelenksprengung (Bandnaht und Sicherung durch Bosworth-Schraube oder Balser-Platte)

- *Befund:* Der Arm befindet sich in einer Abduktionsschiene (Abb. 1.**87 a** u. **b**) oder auf dem Briefträgerkissen (Abb. 1.**88**)
  - bei Verbandabnahme Sichtbarwerden von postoperativem Hämatom und Schwellungen,

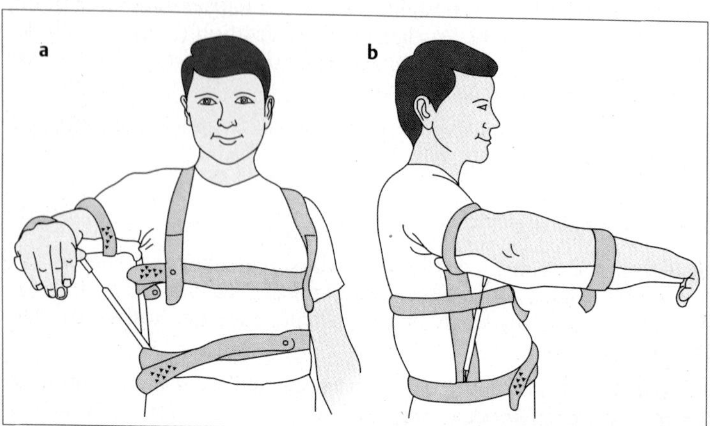

Abb. 1.**87 a** u. **b** Abduktionsschiene

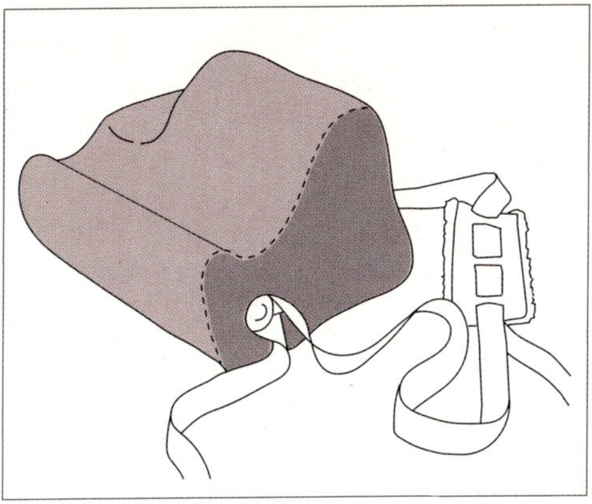

Abb. 1.**88** Briefträgerkissen (rechte Schulter)

- evtl. lokale Überwärmung,
- mit der Unterlage „verbackene" Narbe,
- Schmerzen im Frakturbereich und Angst vor dem Bewegen des Armes,
- beginnende Atrophie im Bereich des M. deltoideus, wobei Wert 3 bei der Muskelfunktionsprüfung häufig nicht erreicht wird.

- *Gesichtspunkte und Maßnahmen:* Siehe Tab. 1.**16**.

- *Verlauf:*

  1. *Vor Metallentfernung:*
     - *Lagerung:* Eine Hochlagerung des operierten Armes wirkt entstauend. Der Patient ist zu Beginn der physiotherapeutischen Maßnahmen in Rückenlage. Der Arm wird in leichter Flexion und Abduktion auf einem Keilkissen gelagert (Abb. 1.**89**).

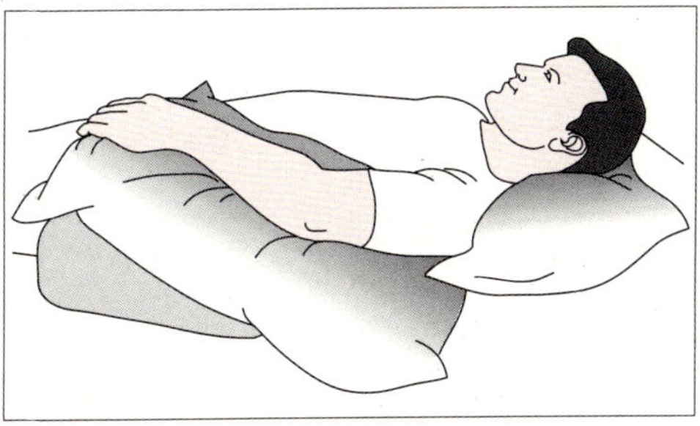

Abb. 1.**89** Lagerung des Armes

Tabelle 1.**16** Gesichtspunkte und Maßnahmen bei operativ versorgter Schultereckgelenksprengung

DPTP	Entstauung	Durchblutungsförderung	Mobilisation und Kräftigung		Schulung von Gebrauchsbewegungen
			vor Metallentfernung	nach Metallentfernung	
– s. S. 44 (Prophylaktische Aufgaben bei bettlägerigen Patienten)	• Lagerung – Kompression • intermittierende Druckimpulse und Ausstreichungen – Kryotherapie • statische Muskelarbeit	– dynamische Muskelarbeit – Armwechselbäder – Kryotherapie – Bewegungsbad	– statische Übungen für die gesamte Armmuskulatur • aktive eingeschränkte Bewegungen in der Schulter – dynamische Übungen für Ellenbogen und Hand – Bewegungsbad – Entspannungstechnik mit Eis	– dynamische Übungen gegen Widerstand für Schulter-, Ellenbogen-, Handgelenk – Einsatz von Geräten – PNF – Bewegungsbad – evtl. manuelle Therapie (Schultergelenk) – Entspannungstechnik mit Eis – Massage der hypertonen Muskulatur – Narbenmassage	– Einsetzen des Armes bei Alltagsbewegungen • Haltungsschulung

• Bedeutet: Diese Maßnahmen werden im folgenden Text beschrieben.

Intermittierende Druckimpulse und Ausstreichungen am Arm wirken abschwellend. Ebenso fördern statische Übungen für die gesamte Armmuskulatur den Rückfluß.

- Die *Mobilisation* kann in den ersten Wochen nach der Operation nur eingeschränkt erfolgen. Es werden Flexion und Abduktion bis 90° freigegeben.
  Bewegungen des Arms über die Horizontale führen durch die Drehung der Klavikula zu Irritationen an der operierten Fraktur.
  Das Ellenbogen-, das Handgelenk und die Fingergelenke werden dynamisch beübt, um Kontrakturen, die durch die Ruhigstellung des Arms auftreten könnten, entgegenzuwirken (s. Übungsbeispiele).

2. *Nach Metallentfernung:*
   Nach Metallentfernung erfolgt die vollständige Mobilisation des Schultergelenkes. Es sind alle Bewegungen im Schultergelenk freigegeben. Bestehende Kontrakturen müssen nun mobilisiert werden. Es werden Skapulapattern durchgeführt, um eine evtl. vorliegende Atrophie (z. B. Mm. rhomboidei) zu behandeln. Neben Entspannungstechnik mit Eis und Bewegungserweiterung im Wasser (Bewegungsbad) ist es günstig, in verschiedenen Ausgangsstellungen mit Geräten (Stab, Ball, Pezzi-Ball, Sprossenwand usw.) zu arbeiten. Der durch die Schonhaltung und die Schmerzen bedingte Schulterhochstand wird am sinnvollsten durch eine Haltungsschulung vor dem Spiegel korrigiert. Es werden Schultergürtelbewegungen und bilaterale Bewegungen der Arme ausgeführt. Der Patient lernt mit Hilfe von Geräten das lockere Schwingen seiner Arme. Parallel zu den mobilisierenden werden die kräftigenden Maßnahmen mit Übungen gegen Widerstand (auch im Sinne der PNF-Methode) und aktives Bewegen mit Geräten eingesetzt.

□ *Übungsbeispiele:* Hier wird die Frühphase von Durchblutungsförderung, Mobilisation und Kräftigung besprochen.

1. Patient in Rückenlage:
   - Finger: zur Faust ballen, spreizen, Schwamm, Federhantel pressen, Opposition des Daumens,
   - Handgelenk: Flexion – Extension – Radial- und Ulnarabduktion, Handkreisen in beide Richtungen,
   - Ellenbogen bei unterstütztem Arm (Griff: eine Hand oberhalb des Olekranons, die andere handgelenksnah unter dem Unterarm): Flexion – Extension; Supination – Pronation; Flexion –Supination, Extension – Pronation (jeweils durch distalen Bewegungsauftrag Finger und Hand mit in die Bewegung einschließen),

- Schulter: statische Kontraktionen des M. deltoideus; dynamisch: Arm etwas anheben und frei halten, unter Abnahme der Schwere den Arm in die Abduktion bis 90° führen lassen.

Bei allen Übungen für die Schulter die Schulterblätter zusammenziehen lassen.

2. Sitz, Arm auf Pezzi-Ball, Schulterposition dabei etwa 40–50° Flexion und 30–40°-Abduktion:
   - diese Position gegen vorsichtig aufbauenden Widerstand verteidigen,
   - den Ball vom Arm aus in kleinen Etappen nach vorn und wieder zurückrollen (nicht über die Mitte hinaus in Zirkumduktion nach hinten kommen!),
   - Versuch des Patienten, den Arm in der als Ausgangsstellung beschriebenen Position vom Physiotherapeuten gehaltenen Ball abzuheben und kurz frei zu halten.
3. An der Sprossenwand, im Sitzen auf einer Fußbank o.ä. Gymnastikball oder Schaumstoffkugel mit beiden Händen innerhalb der 90°-Grenze für Flexion und Abduktion der Schulter über die Sprossen auf und ab, zu den Seiten, auf gezeigte Punkte hin bewegen; am Zielpunkt den Ball/die Kugel kurz von der Sprosse wegheben und frei halten.
4. Aus Rückenlage oder im Sitzen auf Hocker eine Nackenrolle innerhalb der 90°-Begrenzung auf verschiedene Zielpunkte hin bewegen.
5. Wie 3. Übung; Übungsgerät Schaumstoffbällchen oder Tennisball: nicht bilateral, nur mit verletztem Arm üben.

1.8.2 Schultergelenkverletzungen

Ursachen: Als Ursachen kommen indirekte Traumen, bei denen der Oberarm als Hebelarm wirkt, sowie direkte Traumen durch Stürze auf Schulter und Arm, seltener auch physiologische Armbewegungen unter großem Kraftaufwand (Leistungssportler, Turner, Werfer) in Betracht.

Diagnose: Nach einem adäquaten Unfall wird bei entsprechender Schmerzhaftigkeit und Funktionsstörung die Diagnose „Schulterprellung" erst gestellt, wenn Bandrupturen und knöcherne Verletzungen (Röntgenbefund!) ausgeschlossen worden sind. Starke Gewalteinwirkung kann gelegentlich zu röntgenologisch nicht erkennbaren „Mikrofrakturen" mit nachfolgenden Teilnekrosen der gelenkbildenden Knochenenden führen. Deshalb muß sich das Vorgehen bei der Schulterprellung und -zerrung nach Unfallhergang, klinischem Befund und Verlauf richten.

Kapsel-Band-Schäden des Schultergelenkes

Klinisches Bild und Diagnose: *Prellungen* und *Zerrungen* können vor allem bei schon bestehenden ungünstigen Voraussetzungen wie degenerativen Veränderungen im Schulterbereich und an der Halswirbelsäule zu hartnäckigen Schmerzen und Bewegungseinschränkungen führen. Diese unzutreffend als Periarthritis humeroscapularis bezeichnete schmerzhafte Schulterteilsteife verlangt sorgfältige Behandlung.

Äußerlich ist ein krankhafter Befund nicht zu erheben. Häufig besteht Druckdolenz über dem Tuberculum majus; die Bewegung ist schmerzhaft eingeschränkt. Außenrotation und Elevation sind besonders betroffen.

Risse der Rotatorenmanschette lassen sich sonographisch, arthrographisch und im Kernspin-Tomogramm darstellen. Im Nativröntgenbild fällt ein Humeruskopfhochstand auf.

Therapie: Nach Abklingen der akuten Schmerzen im Desault-Verband (3 – 4 Tage) erfolgt eine intensive physiotherapeutische Weiterbehandlung. Analgetika und Antiphlogistika werden unterstützend verabreicht. Ist das Beschwerdebild hartnäckiger oder liegt eine „ligamentäre Fraktur“ vor (lamelläre Bandausrisse oder Sehnenrisse), ist Abduktionslagerung vorzunehmen und in dieser Position zu üben.

Ist klinisch der Anhalt auf Riß der *Rotatorenmanschette* gegeben (Elevation des Armes nur bis ca. 80°, sog. schmerzhafter Bogen, positiver Apprehensionstest), kommt beim jungen Patienten bis 40 Jahre die Sehnennaht in Frage, wenn ein adäquates Trauma zur Ruptur geführt hat und ein erheblicher Funktionsausfall besteht. Bei älteren Patienten und Rissen ohne adäquates Trauma erfolgt die Behandlung konservativ frühfunktionell.

Kommt es hierbei jedoch nicht zur Beschwerdefreiheit, sondern stellen sich die Symptome der Défilée-Enge durch fortbestehenden Humeruskopfhalsstand ein (sog. Impingement-Syndrom), dann ist die Erweiterung des subakromialen Raumes angezeigt. Die subakromiale Dekompression wird entweder offen (mit der Möglichkeit der gleichzeitigen Rotatorenmanschettennaht und Kalkdepotausräumung) oder geschlossen mittels Arthroskopie durchgeführt. Hierbei kann auch eine sog. slap lesion, der Teilausriß der langen Bizepssehne am glenoidalen Ansatz differenziert und durch Refixation behoben werden.

Komplikationen: Gefürchtet ist die Schultersteife. Sie bedarf u. U. der Narkosemobilisation und intensiver physiotherapeutischer Behandlung.

Physiotherapeutische Behandlung

Rotatorenmanschettenruptur

- *Befund:*
  - postoperativ Desault- oder Gilchrist-Verband,
  - evtl. Hämatom, Schwellung im Schulterbereich,
  - eingeschränkte Beweglichkeit des Schultergelenkes,
  - Schmerzen.
- *Gesichtspunkte und Maßnahmen:* s. Tab. 1.**17**.
- *Verlauf:* In den ersten beiden Wochen stehen die Haltungsschulung, das Detonisieren für die Halswirbelsäulen-Muskulatur und Übungen für den Schultergürtelbereich im Vordergrund.
  - Die Mobilisation der Schulter ist in dieser Zeit nur assistiv für die Abduktion und Flexion bis 80° freigegeben. (Es ist auch möglich, abhängig von der Nahttechnik, daß nur passives Bewegen erlaubt ist. Operateur fragen!)
    Die Innenrotation sollte nur von 0–70°, langsam steigernd, in funktionellen Bewegungen geübt werden.
    Keine Außenrotation, Adduktion, Extension.

  In der 3.–6. Woche kann bei guter muskulärer Stabilisation der Gilchrist-Verband weggelassen werden.

  Die Bewegungen in der Schulter erfolgen weiterhin assistiv, ohne Außenrotation und Adduktion, Abduktion und Flexion bis zur Schmerzgrenze. Die Patienten können nun im Bewegungsbad üben.

  Nach 7 Wochen sind aktive Übungen im erweiterten Bewegungsumfang freigegeben, die angegebenen Zeiten sind mit dem Operateur abzusprechen.

Slap Lesion (superior labrum anterior and posterior)

Nach der Fixation der langen Bizepssehne muß der M. biceps brachii 6 Wochen geschont werden. Es darf kein distaler Widerstand gegeben werden. In der 4.–6. Woche werden die Patienten zur Mobilisation stationär aufgenommen. Die physiotherapeutischen Übungen werden assistiv, zunehmend aktiv durchgeführt. Die Abduktion und Flexion sind bis 90° freigegeben, keine Außenrotation, keine endgradige Innenrotation, keine Extension.

Ab der 7. Woche Steigerung des Bewegungsumfanges durch aktive Gymnastik. Keine Endrotation, keine Endextension, beginnende aktive Ellenbogenflexion.

Tabelle 1.**17** Gesichtspunkte und Maßnahmen bei operativ versorgter Rotatorenmanschettenruptur

Abschwellende und entstauende Maßnahmen	Mobilisation	Kräftigung	Schulung von Gebrauchsbewegungen
– nach Abnahme des Desaultverbandes Hochlagerung – Kryotherapie – Diadynamik – Lymphdrainage	• assistive eingeschränkte Bewegung für die Schulter – Scapulamobilisation – aktive Übungen für das Handgelenk • Bewegungsbad	– Dynamische Übungen für Ellenbogen und Handgelenk – PNF – Bewegungsbad	– Haltungsschulung

• Bedeutet: Diese Maßnahmen werden im folgenden Text beschrieben.

Ab der 11. Woche zunehmende Belastung, die angegebenen Zeiten sind mit dem Operateur abzusprechen.

Arthroskopische subakromiale Dekompression

Offene Akromioplastik nach Neer

In der ersten Woche werden die physiotherapeutischen Übungen erst assistiv, dann zunehmend aktiv bis zur Schmerzgrenze ausgeführt. Eventuelle Bewegungseinschränkungen mit Operateur absprechen. Es gilt die Haltung zu verbessern, den humeroskapulären Rhythmus zu erlernen, auch mit Hilfe des Schlingentisches und PNF.

Ab der 2. Woche wird der Bewegungsumfang unter Berücksichtigung der Schmerzgrenze erweitert. Ab der 3. Woche können nach Fädenentfernung die Übungen im Bewegungsbad durchgeführt werden. Heben und Tragen für 3 – 4 Wochen vermeiden.

• • • • Traumatische Luxation des Schultergelenkes

Ursachen: Die Schulterluxation wird durch stärkere indirekte Gewalteinwirkungen hervorgerufen, durch Sturz auf die Schulter und brüske Armbewegungen. Bei Vorliegen einer Dysplasie kann sie auch durch sog. Gelegenheitstraumen entstehen.

Formen: Die Schulterluxation ist aufgrund der anatomischen Verhältnisse – flache Schulterpfanne und dadurch ungenügende knöcherne Führung des Oberarmkopfes – häufig. Lediglich Gelenkkapsel, lange Bizepssehne, Lig. coracohumerale und Rotatorenmanschette halten den Oberarmkopf in der Pfanne. Entsprechend den anatomischen Gegebenheiten erfolgt die Luxation unter einer forcierten Außenrotationsbewegung überwiegend nach vorne unten, wobei sie gelegentlich mit einem Abriß von Labrum glenoidale (auch knöchern: sog. Bankert-Läsion) und Gelenkkapsel verbunden ist; seltener sind Luxationen nach hinten und in die Achsel (Abb. 1.**90 a-c**). Die Schulterluxation geht oft mit Knochenverletzungen, vor allem mit einem Abriß des Tuberculum majus, seltener mit Oberarmkopfbruch einher. Häufig finden sich Impressionsfrakturen am dorsalen Anteil des Humeruskopfes (Hill-Sachs-Läsion), hervorgerufen durch das Glenoid bei der Luxation nach vorne.

Klinisches Bild und Diagnose: Das klinische Bild der Schulterluxation ist äußerlich durch Veränderungen der Schulterrundung gekennzeichnet. Bei der Luxatio axillaris ist der Kopf aus der Pfanne in die Achselhöhle nach vorne und unten verlagert; der Deltamuskel zeigt die typische Rundung nach außen nicht mehr. Die Pfanne ist leer, die Schulter abgeflacht. Bei der Luxatio subcoracoidea mit Austritt des Oberarmkopfes über den

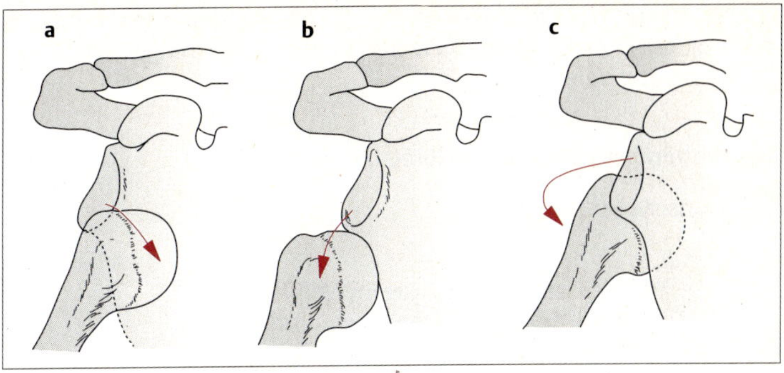

Abb. 1.**90 a–c** Schulterluxationsformen. **a** Nach vorne unten, **b** nach unten subglenoidal, **c** nach hinten unten

vorderen Pfannenrand erscheinen die Schulterkonturen eckig. Die Armbewegungen sind im Schultergelenk aufgehoben (federnde Fixation). Bei der Luxatio infraspinata kann der Kopf dorsal getastet werden; die Pfanne ist leer.

Spontanschmerzen werden durch passive Bewegungsversuche verstärkt. Das Röntgenbild bestätigt die Diagnose und läßt begleitende Knochenverletzungen erkennen.

Differentialdiagnostisch sind von der Schulterluxation Knochenverletzungen im Bereich des Schultergelenkes ohne Luxation abzugrenzen. Sie verursachen ähnliche Symptome, doch besteht nicht die federnde Fixation.

Therapie: Die Behandlung der Schulterluxation besteht in möglichst rascher Reposition in Narkose. Die einfachste Methode stammt von Hippokrates. Unter Zug am Arm in leichter Abduktion wird die Ferse des Behandelden als Hypomochlion in die Axilla gesetzt; über eine gepolsterte Stuhllehne kann nach Arlt verfahren werden. Bei Verbindung mit einer subkapitalen Fraktur kann konservativ unter Bildwandlerkontrolle vorgegangen werden. Auch bei veralteter Schulterverrenkung muß häufig operativ vorgegangen werden. Einer kurzfristigen Ruhigstellung im Desault-Verband (3–4 Tage) schließt sich die aktive physiotherapeutische Übungsbehandlung an.

Komplikationen: Es sind drohende Zirkulationsstörungen im Humeruskopf zu beobachten, vor allem aber auch begleitende Nervenschädigungen. Im Zuge einer Fraktur oder Luxation, aber auch einer schweren Prellung, der grundsätzlich ähnliche Vorgänge zugrunde liegen wie der Luxation, kann es zu Plexuszerrungen, zu Teilrissen von Nervenwurzeln oder Plexusanteilen kommen. Häufig ist die Schädigung des N. axillaris. Somit können vielfältige Ausfälle bis hin zum vollständigen Ausfall des Armplexus resultieren.

Physiotherapeutische Behandlung

Traumatische Schulterluxation

- *Befund:*
  - Desault-Verband (bis zu 4 Tagen) (Abb. **1.91**),
  - evtl. Hämatom, Schwellung im Schulterbereich,
  - manchmal Schwellneigung des gesamten Armes,
  - eingeschränkte Beweglichkeit des Schultergelenkes,
  - Schmerzen.
- *Gesichtspunkte und Maßnahmen:* Siehe Tab. 1.**18**.
- *Verlauf:*
  - Eine Lagerung des Armes nach Abnahme des Desault-Verbandes sollte sowohl während der Physiotherapie als auch für den Aufenthalt im Bett vorgenommen werden.
    Der Patient liegt in Rückenlage. Der Arm wird in leichter Abduktion und Flexion in der Schulter gelagert.

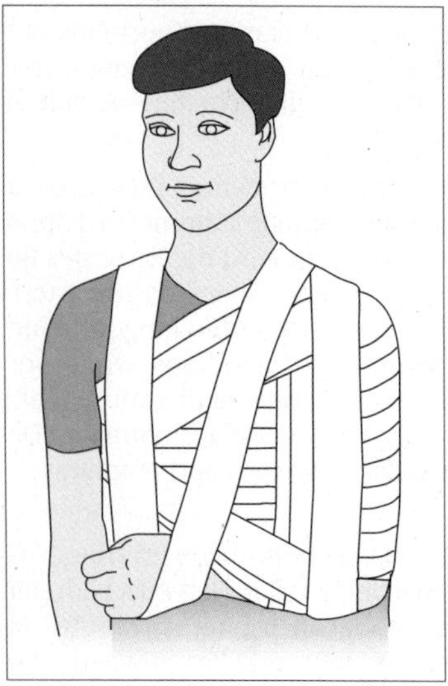

Abb. 1.**91** Desault-Verband

Tabelle 1.**18** Gesichtspunkte und Maßnahmen bei traumatischer Schulterluxation (konservativ versorgt)

Entstauung	Durchblutungsförderung	Entspannung	Kräftigung	Mobilisation	Schulung von Gebrauchsbewegungen
– nach Abnahme des Desault-Verbands statische Muskelarbeit in Hochlagerung • Lagerung – Kompression	• Lagerung • Diadynamik – Armwechselbäder • Kryotherapie – dynamische Muskelarbeit – Bewegungsbad	– Kryotherapie – Abhebeproben nach Schaarschuch-Haase – Streichmassage	• statische Muskelarbeit – Muskelarbeit gegen Widerstand mit Geräten – PNF • Bewegungsbad	– dynamische Muskelarbeit – Schultergürtelbewegungen • Bewegungsbad – Entspannungstechnik mit Eis	– Einüben von Alltagssaktivitäten – Haltungsschulung

• Bedeutet: Diese Maßnahmen werden im folgenden Text beschrieben.

Zur Rückflußförderung liegt der Ellenbogen höher als die Schulter, die Hand höher als der Ellenbogen (Abb. 1.**89**).
In dieser Ausgangsstellung: Kneten eines Schaumstoffballes.

- *Diadynamik:* Liegt ein Hämatom vor, trägt eine Serie von diadynamischen Strömen zur Resorption bei.
- Zur *Entspannung* der das Schultergelenk umgebenden Muskulatur (z.B. M. trapezius, M. biceps brachii) werden Abhebeproben nach Schaarschuch-Haase, leichte Streichmassagen und Kryotherapie durchgeführt.
  Die Eistherapie kann in Form von Cool packs oder als Eismassage durchgeführt werden.
- Die *Kräftigung* (muskuläre Sicherung des Schultergelenkes) rangiert in der gezielten Behandlung vor der Mobilisation (Bewegungserweiterung).
  Der Patient führt Übungen in Rückenlage, später auch im Sitz vor dem Spiegel im Sinne statischer und dynamischer Muskelarbeit aus. Dabei muß immer der ursächliche Luxationsweg vermieden werden. Außerdem sollte für ungefähr 3 Wochen ein Erarbeiten von Flexion und Abduktion über 90° im Schultergelenk unterbleiben: Beim Erarbeiten der Flexion über 90° käme es zu Dehnwirkung auf die Kapsel; mit der Abduktionserarbeitung über 90° wäre eine Außenrotationsbewegung im Schultergelenk kombiniert. Die Rotationen sowie eine Extension jenseits der Nullstellung sind während der ersten Wochen nicht erlaubt. In der Spätphase der Rehabilitation werden alle Bewegungen im Schultergelenk geübt. Dies geschieht unter Zuhilfenahme von Geräten (wie z.B. Deuser-Band) und mit PNF für die Schultergürtel- und Armmuskulatur (Abb. 1.**92**). Der Schlingentisch bietet in der Spätphase eine gute Möglichkeit, die PNF-Skapulapattern in Seitlage auszuführen (Abb. 1.**93**).

☐ *Übungsbeispiele:*

1. *Frühe Phase der Kräftigung:*
   a) Rückenlage: Arm in leichter Flexion – Abduktion auf Abduktionskeil oder ähnlichem Polster:
   - statische Anspannung des M. deltoideus, dabei Anspannen der Mm. rhomboidei durch Zusammenziehen der Schulterblätter,
   - statische Anspannung des M. pectoralis major,
   - statische Anspannung der Mm. triceps brachii und biceps brachii,
   - statische Anspannung der gesamten Armmuskulatur, wobei die Spannung von proximal (Oberarm) nach distal (Hand) aufgebaut und umgekehrt wieder entspannt wird,
   - statisches Training in Rotationsmittelstellung für die Außenrotatoren,

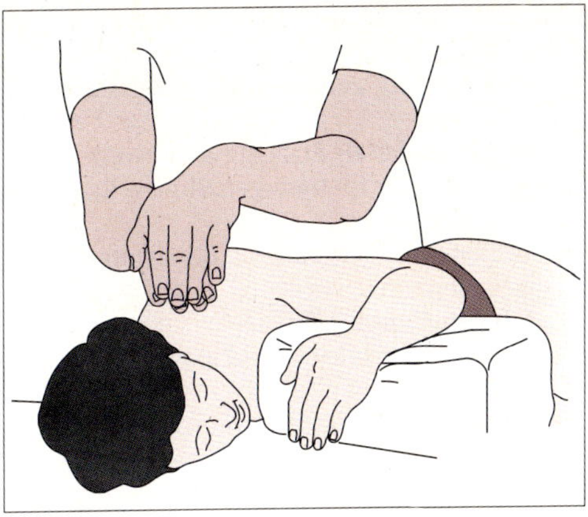

Abb. 1.**92** Skapulapattern in Seitlage. Der Arm ist gelagert

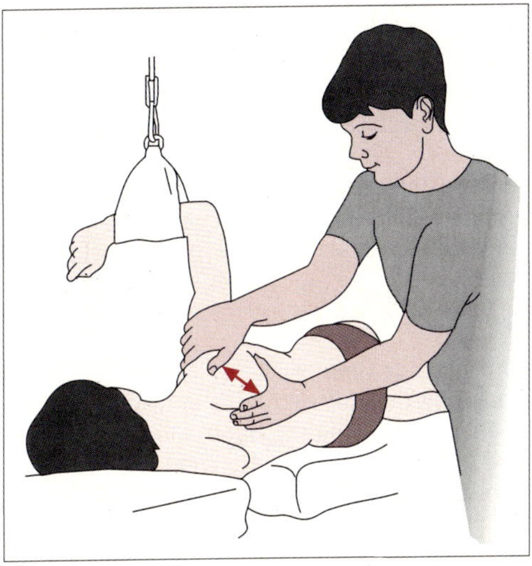

Abb. 1.**93** Schulterblattmobilisation im Schlingentisch

- den Arm minimal abheben und frei halten,
- Dorsalextension der Hand, leichte Fingerflexion, Ellenbogen leicht gebeugt: gegen einen gedachten Widerstand Spannung aufbauen,
- dynamische Bewegungen für den Ellenbogen und die Hand,
- dynamische Bewegungen im Schultergelenk in den festgelegten Grenzen.

b) Sitz: Arm auf Pezzi-Ball, Schulterposition dabei etwa 40° – 50° Flexion und 30° – 40° Abduktion:
   - diese Position gegen vorsichtig aufbauenden Widerstand verteidigen,
   - Patient versucht den Arm in der als Ausgangsstellung beschriebenen Position vom Physiotherapeuten gehaltenen Ball abzuheben und kurz frei zu halten.

2. *Späte Phase der Mobilisation und Kräftigung im Bewegungsbad:*
   - Schultergürtelbewegungen unter Wasser,
   - Gehen mit gleichmäßigen Armschwüngen,
   - einen Auftriebskörper mit gestrecktem Ellenbogen in die Tiefe drücken,
   - beide Arme in Abduktion in das Wasser führen.

Parese des Plexus brachialis oder des N. axillaris

Besteht neben dem traumatologischen Befund eine neurologische Schädigung in Form einer Parese des Plexus brachialis oder des N. axillaris, muß der übliche traumatologisch ausgerichtete Behandlungsplan erweitert werden. Soweit es die Grundverletzung erlaubt, folgen die Ergänzungen dem nachstehenden Schema:

- Druckstellenprophylaxe (s. Dekubitusprophylaxe plus visuelle Kontrolle des Pflegepersonals),
- Entlastung durch Abduktionslagerung im Bett oder Tragen einer Abduktionsschiene außerhalb des Bettes,
- Durchblutungsförderung durch Medizinalbäder und Teilnahme am Bewegungsbadprogramm,
- Elektrogymnastik,
- Kryotherapie und PNF,
- weitere stimulierend-kräftigende Übungen:
  im Wasser unter Ausnutzung der Auftriebskraft und mit Hilfe von Auftriebskörpern, in Schlingenaufhängung unter Abnahme der Eigenschwere und, sobald seitens der Grundverletzung erlaubt, Bewegungsmuster und Techniken der PNF-Methode,
- Gebrauchsschulung.

Außerdem sollte ein Patient mit Plexus-brachialis- oder N.-axillaris-Schädigung an der Ergotherapie teilnehmen.

•••• Rezidivierende Luxation des Schultergelenkes

Ursachen: Als Folge einer vorausgegangenen schweren Schultergelenksverdrehung und traumatischen Luxation, bei der der zerrissene Kapsel-Band-Apparat nicht ausreichend verheilt ist, entwickelt sich die rezidivierende Schulterluxation. Sie kann bei entsprechender Anlage auch ohne äußere Einwirkung auftreten. Für die rezidivierende Schulterluxation sind Verrenkungen bei Gelegenheitsbewegungen und leichte Reponierbarkeit typisch.

Formen: wie bei der Erstluxation.

Therapie: Die Behandlung erfolgt etwa nach der 3. Luxation operativ. Zwei Verfahren haben sich bewährt. Die Luxationsneigung wird entweder durch eine Drehosteotomie nach außen subkapital (Weber) bei nachgewiesener Hill-Sachs-Läsion oder durch eine Anhebung des Pfannenrandes mit Spaneinpflanzung, verbunden mit einer Verkürzung der Subskapularissehne und Raffung der Kapsel (Eden-Hybinette-Lange), behandelt. Nach Osteotomie kann bei stabiler Osteosynthese frühzeitig physiotherapeutisch behandelt werden. Die operative Pfannenrandanhebung und Weichteilverkürzung wird 6 Wochen im Thoraxabduktionsgips ruhiggestellt; anschließend wird aktiv geübt.

Immer häufiger wird heute in ausgewiesenen Zentren der operative Eingriff arthroskopisch durchgeführt. Hierbei wird das Labrum mittels Nähten, die über Schrauben im Glenoid verankert werden, nach Anfrischen des Pfannenrandes refixiert. Dieses Vorgehen setzt feste Kapselbandstrukturen voraus.

Komplikationen: Reluxation.

Physiotherapeutische Behandlung

Vordere Schulterluxation – arthroskopische Labrumrefixation

- *Verlauf:* In den ersten beiden Wochen richtet sich die physiotherapeutische Behandlung auf:
  - Haltungsschulung,
  - Bewegungen angrenzender Gelenke (Arm ist in Desault-Weste oder Gilchrist ruhiggestellt),
  - Behandlung der Halswirbelsäule.

  Ab der 3. Woche wird der Patient wieder stationär aufgenommen. Abduktion und Flexion der Schulter bis 90° erst assistiv, sind dann zunehmend steigernd aktiv freigegeben.

  Extension und Außenrotation sind nicht freigegeben. Die Innenrotation wird aktiv von 0 – 70° zunehmend gesteigert. Ab der 5. – 6. Woche werden die physiotherapeutischen Übungen aktiver, der Bewegungsausschlag wird nicht erweitert.

  Erst zwischen der 6. – 12. Woche wird der Bewegungsumfang vergrößert, der Gilchrist-Verband wird weggelassen, die Außenrotation wird nun funktionell miteinbezogen, nicht forciert, vor allem nicht in

Abduktion. Ab der 12. Woche zunehmende Belastung, weiterhin Vermeidung der forcierten Außenrotation in Abduktion.

(Die angegebenen Zeiten sind mit dem Operateur abzusprechen.)

1.8.3 Humerusfrakturen

Oberarmbrüche werden unterteilt in proximale (Frakturen des Oberarmkopfes und -halses sowie Oberarmhöckerfrakturen), in Schaftbrüche und in Brüche des distalen Humerus. Die proximalen Frakturen finden sich häufig als Begleitverletzungen der Schultergelenksluxation (S. 222), die distalen in Zusammenhang mit Ellenbogengelenkverletzungen (S. 243).

•••• Frakturen des Humeruskopfes und -halses

Ursachen: Oberarmkopf- und -halsbrüche werden durch direkte Gewalt, aber auch indirekt durch Sturz auf Schulter, Ellenbogen und Hand verursacht.

Formen: (Abb. 1.**94a–c**): Es werden pertuberkuläre (subkapitale) Oberarmbrüche, Abrißfrakturen des Tuberculum majus und Luxationsfrakturen unterschieden.

Nach Neer werden 4 Typen unterschieden. 4 topographische Areale und der Dislokationsgrad bestimmen die Klassifikation.

Topographie:
- A: Caput humeri,
- B: Tuberculum majus,
- C: Tuberculum minus,
- D: Corpus humeri.
- Typ 1: Fragmentdislokation unter 1 cm, Achsenabweichung unter 45°,
- Typ 2: 2 Fragmente mit größerer Dislokation,
- Typ 3: dislozierte Fragmente,
- Typ 4: Dislokation aller Areale.

Klinisches Bild und Diagnose: Die Symptome dieser Brüche ähneln häufig denen der Schulterluxation; statt federnder Fixation finden sich jedoch schmerzhafte Einschränkung der Armbeweglichkeit und Krepitation. Bei der Luxationsfraktur ist die Schulterpfanne leer. Der Röntgenbefund sichert die Diagnose.

Therapie: Die Behandlung der proximalen Oberarmbrüche erfolgt überwiegend funktionell. Grundsätzlich ist ein gutes funktionelles Ergebnis wichtiger als die röntgenologisch nachgewiesene gute Stellung der Fraktur. Dies hängt damit zusammen, daß die obere Extremität als Greifor-

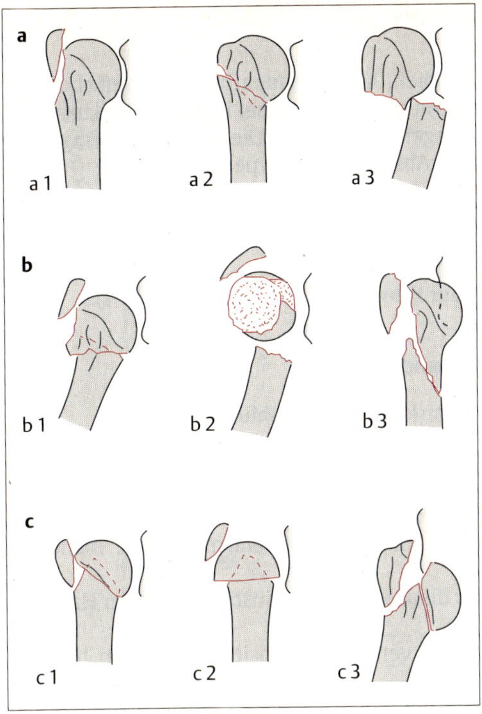

Abb. 1.**94** Proximale Humerusfrakturen

a extraartikulär unifokal
a 1 tuberkulär
a 2 metaphysär impaktiert
a 3 metaphysär nicht-impaktiert

b extraartikulär bifokal
b 1 mit metaphysärer Impaktion
b 2 ohne metaphysäre Impaktion
b 3 kombiniert mit Luxation

c Gelenkfraktur
c 1 wenig disloziert
c 2 deutlich disloziert
c 3 luxiert

gan Achsenbelastungen weniger ausgesetzt ist als das Bein, Fehlstellungen also nicht zu statischen Fehlbelastungen der Gelenke führen. Dies läßt frühe Mobilisierung zugunsten einer guten Funktion zu. Bei eingekeilten Brüchen des anatomischen Halses (Abduktionsbruch) erübrigt sich oft die Ruhigstellung. Bei geringer Dislokation der Fragmente wird ohne Reposition kurzfristig im Desault-Verband fixiert. Vor allem bei älteren Menschen soll, auch nach Reposition, die Übungsbehandlung nicht später als nach 5–6 Tagen einsetzen. Verbände, die den Oberarm am Brustkorb fixieren, dürfen nur vorübergehend angelegt werden; Vorbeugung gegen Adduktionskontraktur ist vorrangig und vor allem beim älteren Menschen unerläßlich (Typen 1 und 2).

Die häufigeren Brüche am chirurgischen Hals mit mäßiger Adduktions-, Abduktions- und/oder sagittaler Abknickung werden im Pendelgips (z. B. nach Poelchen) behandelt. Er läßt Frakturheilungen in befriedigender Stellung erzielen, ohne den Verletzten in der Bewegungsfreiheit

Für den Aufenthalt außerhalb des Bettes empfiehlt sich die Abduktionsschiene (Abb. 1.**87a** u. **b**) oder das Abduktionskissen (Abb. 1.**88**, S. 215). Nicht sinnvoll ist die Armschlinge, da sie die beginnende Kontraktur des Schultergelenkes fördert.

- *Eisapplikation:* Je nach Befund kann vor, während oder nach der Behandlung Eis appliziert werden. Art und Dauer richten sich nach der Verträglichkeit.

1. *Cool pack:*
   Anwendungsgebiet: Schulterregion, M. biceps brachii,
   Wirkung: schmerzlindernd, detonisierend.
2. *Eisabreibungen* (mit Eisball oder Lolly stick):
   Anwendungsdauer: kurz, Anwendungsgebiet, Schmerzpunkte: M. deltoideus, M. triceps brachii,
   Wirkung: schmerzlindernd, tonussteigernd.

- *Mobilisation in Rückenlage:*
  Sie beginnt mit Finger-, Hand- und Ellenbogengelenken der betroffenen Seite. Dabei bleibt die Lagerung in Abduktion und Flexion bestehen.
  Die Mobilisation der Schulter erfolgt zunächst unter Abnahme der Schwere. Der Arm des Patienten wird geschient und langsam, so weit wie möglich, in alle erlaubten Bewegungsrichtungen aktiv geführt bewegt. Retroversion und Rotation werden in den meisten Fällen erst mit fortschreitender Konsolidierung freigegeben (Röntgenkontrolle). An der Schmerzgrenze soll der Patient entspannen; dann weiterziehen und wieder entspannen. Dabei neigen die Patienten aufgrund von Schmerzen zu folgenden Ausweichbewegungen, die durch folgende Maßnahmen verringert werden können:
  - Schulter der betroffenen Seite wird hochgezogen:
    Fixation:
    a) die Schulterblätter aktiv zusammenziehen lassen,
    b) Therapeut fixiert die Schulter,
  - Patient geht während der Übungen in die Lordosierung (Hohlkreuz):
    Fixation:
    a) Beine anstellen lassen,
    b) Bauch spannen und Becken aufrichten lassen.

  Mobilisation in Seitlage:
  Hierbei liegt der betroffene Arm auf einem Kissen oder Kasten vor dem Körper gelagert. Er muß sehr sicher aufliegen, damit bei den Schulterblattbewegungen keine Hebel- und Scherwirkungen auf die Fraktur einwirken können.
  Es werden Schulterblattbewegungen durchgeführt, einerseits um Verklebungen der Skapula zu lösen, andererseits um das betroffe-

ne Gebiet zu entspannen. Sie werden passiv, aktiv und später mit Widerstand im Sinne von PNF durchgeführt (Abb. 1.**92**, S. 227).

- Parallel zur Mobilisation des Schultergelenkes werden *statische Anspannungsübungen* für die Armmuskulatur durchgeführt. Die Kräftigung der Muskulatur kann nur bis Muskelwert 3 erfolgen (Übungsbeispiel Schulterluxation).
  Erst nach Konsolidierung kann distal der Fraktur mit Widerständen gearbeitet werden.
- *Pendelübungen:* Zur Entspannung der Muskulatur und Kontrakturprophylaxe können Pendelübungen im Stand ausgeführt werden. Dabei neigt der Patient den Oberkörper etwas nach vorne, um beim Pendeln nicht in die Retroversion zu kommen.

☐ *Übungsbeispiele:*

1. *Frühe Phase der Mobilisation und Kräftigung:*
   a) Patient in Rückenlage, Arm hochgelagert:
   - Finger: zur Faust ballen, spreizen,
   - Handgelenk: Flexion – Extension – Radial- und Ulnarabduktion, Handkreisen in beiden Richtungen,
   - Ellenbogen: Flexion – Extension, Supination – Pronation,
   - Schulter: statische Kontraktionen des M. deltoideus; dynamisch: unter Abnahme der Schwere den Arm in die Abduktion und Flexion führen lassen, bei allen Übungen für die Schulter die Schulterblätter zusammenziehen lassen.
2. *Späte Phase der Mobilisation und Kräftigung im Bewegungsbad:*
   a) im Sitzen/Stehen:
   - einen Ball mit beiden Händen zum Körper heranziehen und nach vorn wegstrecken,
   - den gestreckten Arm aus Extension neben dem Körper in Schulterflexion – Außenrotation (zur Wasseroberfläche) bringen und mit Innenrotation zurückführen,
   - das gleiche in Schulterabduktion – Außenrotation und mit Innenrotation zurück,
   - die Hand des verletzten Arms von der gegenseitigen Schulter dicht unterhalb der Wasseroberfläche bei sich streckendem Ellenbogen (plus Supination) in Schulterabduktion – Außenrotation bringen und wieder zurückführen,
   - PNF: Arm aus Extension – Abduktion – Innenrotation in der Tiefe in Flexion – Adduktion – Außenrotation (zum gebeugten und bei gestrecktem Ellenbogen) führen,
   - entsprechend auch die andere Diagonale.

   b) In Vorbeuge stehen, gesunder Arm auf Hebebühne abgestützt:
   - Arm aus der Tiefe bei gestrecktem Ellenbogen in Schulterflexion –Außenrotation bis zur Wasseroberfläche bringen,
   - das gleiche in Schulterabduktion – Außenrotation.

•••• Humerusschaftfrakturen

Ursachen: Humerusschaftfrakturen werden durch direkte Gewalteinwirkung auf den Oberarm oder häufiger durch indirekte Gewalt (Sturz auf Ellenbogen oder Hand) hervorgerufen.

Formen: (Abb. 1.**95 a-c**): Die direkten Traumen führen meist zu glatten Querbrüchen oder Trümmerbrüchen. Indirekte Traumen haben Biegungsbrüche mit Keil- oder Torsionsfrakturen zur Folge. Muskelzug führt zur Dislokation.

Klinisches Bild und Diagnose: Die typischen Frakturzeichen mit abnormer Beweglichkeit, Fehlstellung, Funktionsstörung und Krepitation sind beim Oberarmschaftbruch besonders deutlich. Zur Diagnose dient das Röntgenbild.

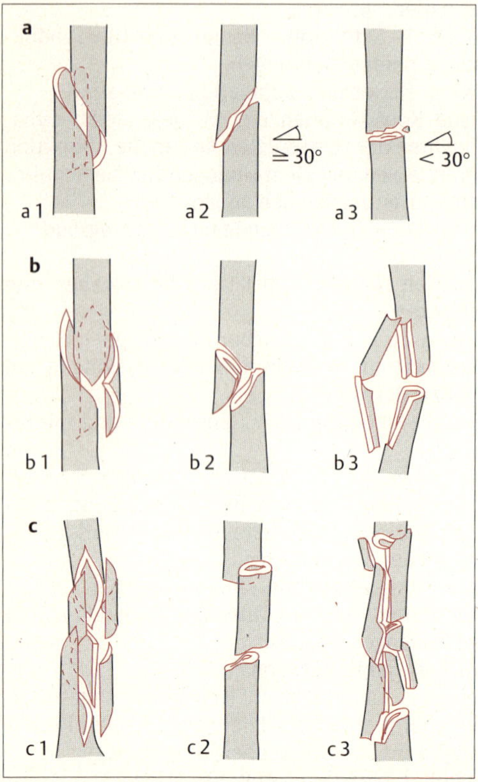

Abb. 1.**95** Diaphysäre Humerusfrakturen

a einfache Fraktur
a 1 spiralförmig
a 2 schräg
a 3 quer

b Keilfraktur
b 1 Drehkeil
b 2 Biegungskeil
b 3 Keil fragmentiert

c komplexe Fraktur
c 1 spiralförmig
c 2 etagenförmig
c 3 irregulär

Mitschädigung des N. radialis und der A. brachialis sind auszuschließen.

Therapie: Die Schaftbrüche werden, wenn sie nicht wesentlich disloziert sind, überwiegend konservativ behandelt. Neben dem Hängegips (hanging cast, (Abb. 1.**96**), Distraktion vermeiden!) oder dem Thoraxabduktionsgips kommen bei stärkerer Dislokation die Narkosereposition und Ruhigstellung im Thoraxabduktionsgips in Betracht. Die knöcherne Heilung nimmt etwa 8 Wochen in Anspruch. Äußere Schienen können nach ca. 4 Wochen angelegt werden.

Operativ wird bei großer Dislokation, ungenügender Retention konservativ anbehandelter Brüche, Polytraumatisierung und Begleitverletzungen an Nerven und Gefäßen vorgegangen. Es werden Plattenosteosynthese und ggf. Bündelnagelung angewandt. Sie erlauben als stabile Osteosynthese frühe Mobilisation.

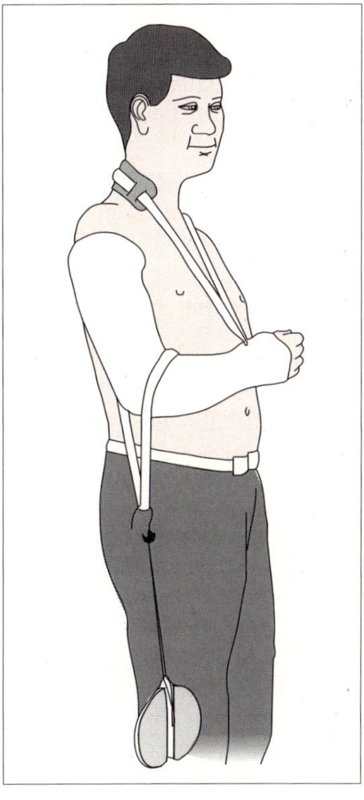

Abb. 1.**96** Hängegipsbehandlung (hanging cast) der Oberarmfraktur beim alten Menschen. Frühzeitig können kreisende Bewegungen durchgeführt werden

Komplikationen und Spätschäden: Am häufigsten tritt die Radialisverletzung auf. Neben der frischen Mitverletzung kann sie auch später durch Kallusbildung auftreten. Sie erfordert die Neurolyse. Pseudarthrosen treten zu etwa 8 % auf und werden operativ behandelt.

Physiotherapeutische Behandlung

Konservativ versorgte Humerusschaftfraktur bei Desault-Verband

- *Befund:* Der Physiotherapeut findet den Patienten folgendermaßen versorgt vor:
  - Fixierung des Arms in einem Desault-Verband,
  - meist starke Hämatombildung und Schwellung im Oberarm-Ellenbogen-Bereich,
  - Krepitation im Frakturbereich,
  - lokale Temperaturerhöhung,
  - Bewegungseinschränkung,
  - Schmerzen.
- *Verlauf:* Während der Arm im Desault-Verband fixiert ist, übt der Patient im Sinne der auf S. 44 beschriebenen Übungen bei bettlägerigen Patienten.

  Nach Abnahme des Desault-Verbandes gleichen die Gesichtspunkte und Maßnahmen denen der konservativ versorgten Humeruskopffraktur (S. 233).

Konservative Behandlung der Humerusschaftfraktur bei „hanging cast“

- *Befund:* Während der ersten 4 Wochen befindet sich der frakturierte Arm im Hängegipsverband (hanging cast); meist ist die Funktion der Finger ungestört, während bei den Schulterbewegungen Ängstlichkeit und Einschränkungen bestehen.

  Nach der Gipsabnahme finden sich:
  - trockene Haut,
  - Neigung des Arms zu Verfärbung (blau-rot) und Schwellung, insbesondere in den distalen Bereichen,
  - ggf. Hämatomreste,
  - teigiger Turgor,
  - Bewegungseinschränkungen im Hand- und Ellenbogengelenk,
  - Atrophie und Schwäche der Muskulatur an Ober- und Unterarm,
  - Schmerzen und Schonneigung.
- *Gesichtspunkte und Maßnahmen:* Siehe Tab. 1.**20**.

Tabelle 1.20 Gesichtspunkte und Maßnahmen bei konservativ versorgter Humerusschaftfraktur

Entstauung	Durchblutungsfördernde Maßnahmen	Kräftigung	Mobilisation	Schulung von Gebrauchsbewegungen
– Knetübungen mit Schaumstoffball – Lagerung – Kompression – statische und dynamische Muskelarbeit	– Kryotherapie – dynamische Muskelarbeit – Bewegungsbad – Diadynamik	– statische Muskelarbeit – Widerstandsübungen – PNF – Bewegungsbad	– aktives Bewegen – aktives Bewegen mit Gerät – Entspannungstechnik mit Eis – Bewegungsbad – manuelle Therapie	– Erarbeiten von Alltagsaktivitäten
– Haltungsschulung				

- *Verlauf:* Der Gips wird entfernt. Bestehen Störungen der Durchblutung in Form von ödematösen Stauungen, muß für zwischenzeitliches Hochlagern des Arms und elastisches Wickeln zur Kompression gesorgt werden.

  Die Mobilisation von Hand- und Ellenbogengelenk wird am günstigsten durch Armwechselbäder und Übungen im Bewegungsbad vorbereitet. Die eigentliche mobilisierende Arbeit besteht dann insbesondere in der Durchführung der Entspannungstechnik unter Zuhilfenahme von Eis sowie im aktiven Bewegen des Arms, gern auch mit Geräten wie Stab, Ball usw.

  Der durch die Ruhigstellung zu Kontrakturen neigende Ellenbogen wird je nach Befund mit Griffen der manuellen Therapie behandelt.

  Intensive kräftigende Maßnahmen im Sinne von Übungen gegen Widerstand, PNF, Arbeit mit Geräten und das Schulen von Alltagsaktivitäten sind angezeigt, sobald die Fraktur fest ist.
- *Übungsbeispiele:* Siehe S. 217 f (Schultereckgelenksprengung) und S. 235 (Humeruskopffraktur).

Operativ versorgte Humerusschaftfraktur

- *Befund:*
  - Hochlagerung des Arms auf einem Keilkissen, entweder elastisch gewickelt oder in einer Oberarmgipsschiene,
  - bei Verband- bzw. Gipsabnahme Sichtbarwerden von postoperativem Hämatom und Schwellungen,
  - evtl. lokale Überwärmung,
  - mit der Unterlage „verbackene“ Narbe,
  - Schmerzen im Frakturbereich und Angst vor dem Bewegen des Arms,
  - (Bestehen von motorischen oder sensiblen Störungen, insbesondere im Versorgungsbereich des N. radialis?).
- *Gesichtspunkte und Maßnahmen:* Siehe Tab. 1.**21**.
- *Verlauf:* Ist die Fraktur durch die Osteosynthese übungsstabil versorgt, können alle Bewegungen in Schulter- und Ellenbogengelenk durchgeführt werden.
- *Übungsbeispiele:* Hier wird die Frühphase der Mobilisation (und Kräftigung) besprochen.
  1. *Behandlung im Liegen oder im Sitzen,* Oberarm ruht von Achsel bis Ellenbogen auf flachem Schaumstoffkissen bzw. auf Armbehandlungsbänkchen, Unterarm ragt senkrecht in die Luft:
     - alle Finger- und Handgelenksbewegungsmöglichkeiten,

Tabelle 1.**21** Gesichtspunkte und Maßnahmen bei operativ versorgter Humerusschaftfraktur

DPTP	Entstauung	Durchblutungsförderung	Mobilisation	Kräftigung	Schulung von Gebrauchsbewegungen
– Atemtherapie – aktives Bewegen der nichtbetroffenen Extremitäten – Erarbeiten von Lagewechseln, Aufstehen	– Knetübungen mit Schaumstoffball – Lagerung – Kompression – statische und dynamische Muskelarbeit	– Knetübungen mit Schaumstoffball – Eisapplikation – dynamische Muskelarbeit – Bewegungsbad – Massage (Schultergürtelbereich) – Narbenmassage	– Lagerung – aktives Bewegen – aktives Bewegen mit und ohne Gerät – Entspannungstechnik mit Eis – Bewegungsbad	– statische Muskelarbeit – Widerstandsübungen – PNF – Bewegungsbad	– Erarbeiten von Alltagsaktivitäten – Haltungsschulung

- mit Faustschluß in Ellenbogenflexion und mit Finger- und Handstreckung in Ellenbogenextension,
- das gleiche (sofern freigegeben) mit Supinations- und Pronationskomponente: Ellenbogenflexion mit Supination, Ellenbogenextension mit Pronation kombinieren.

Die 2. und 3. Übung sind auch mit Schaumstoffball, Fingerhantel aus Holz oder ähnlichem „gewichtfreien" Gerät zum Erreichen intensiver distaler Spannung möglich.

2. *Seitlage (operierter Arm oben) auf (Hoch-)Matte, Übungsgerät Gymnastikball:*
   - Hand auf den Ball legen, ihn aus der weitestmöglichen Ellenbogenflexion von vor dem Körper/Kopf gerade nach vorn, oben, unten, auf beliebige weitere Punkte der gedachten Halbkreisperipherie hinrollen, dabei Streckung des Ellenbogens, so gut es geht; zurück zum Körper/Kopf mit Flexion des Ellenbogens,
   - Ausgangsposition wie oben, mit dem Ball große Kreise in beide Richtungen vor dem Körper beschreiben, dabei körpernah bestmögliche Ellenbogenflexion, körperfern bestmögliche Ellenbogenextension zu erreichen versuchen.
3. Siehe Schultereckgelenksprengung.

Parese des N. radialis

Liegt eine Parese des N. radialis vor, müssen folgende Punkte das Behandlungsprogramm ergänzen:

- Druckstellenprophylaxe (s. Dekubitusprophylaxe),
- Entlastung und Kontrakturverhütung durch Radialisschiene (Korrektur der Fallhand) (Abb. 1.**97**),
- Durchblutungsanregung durch Armwechselbäder und Schwimmen,
- Elektrogymnastik,
- Kryotherapie und PNF,
- Schulen von Gebrauchsbewegungen in Physiotherapie und Ergotherapie.

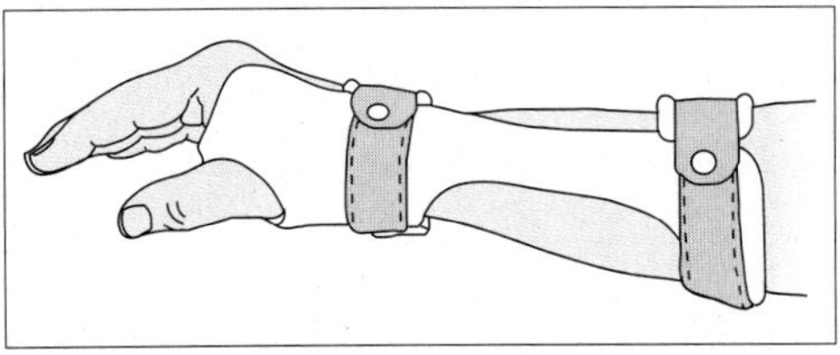

Abb. 1.**97** Radialisschiene

•••• Distale Humerusfrakturen

Ursachen: Direktes Trauma, besonders durch Sturz auf den Ellenbogen, ist beim Erwachsenen häufig; beim Kind dominiert das indirekte Trauma mit Sturz auf die Hand.

Formen: Das Bild der Knochenbrüche am distalen Oberarm ist vielgestaltig (Abb. 1.**98 a-c**): quere Brüche des distalen Schaftes, in das Gelenk reichende T- und Y-Brüche, isolierte Abbrüche der Kondylen und Abrisse von Kondylen, bei Kindern vor allem suprakondyläre Querfrakturen in Flexions- oder Extensionssinn und Abbruch des Capitulum humeri radialis.

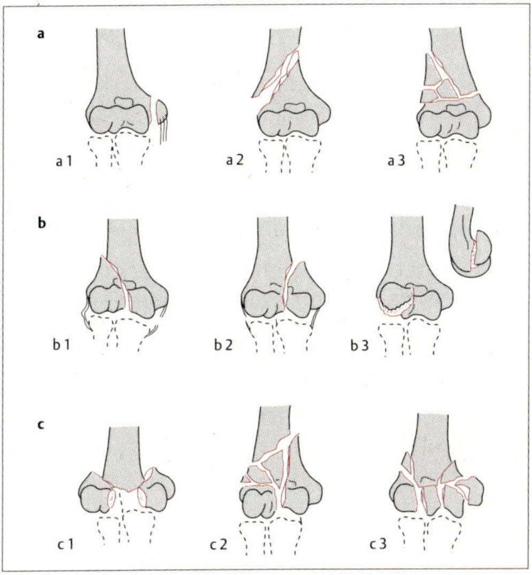

Abb. 1.**98** Distale Humerusfrakturen

a extraartikuläre Fraktur
a 1 apophysär
a 2 metaphysär einfach
a 3 metaphysär mehrfragmentär

b partielle Gelenkfraktur
b 1 lateral
b 2 medial
b 3 frontal

c vollständige Gelenkfraktur
c 1 artikulär einfach, metaphysär einfach
c 2 artikulär einfach, metaphysär mehrfragmentär
c 3 mehrfragmentär

Klinisches Bild und Diagnose: Die Diagnose wird aufgrund von Schmerzen, Schwellung, Stufenbildung, falscher Beweglichkeit und Röntgenbild gestellt. Auf Gefäß- und Nervenmitverletzungen ist zu achten.

Therapie: Beim Erwachsenen eignen sich gering dislozierte perkondyläre und nichtdislozierte intraartikuläre Frakturen zur konservativen Behandlung im gespaltenen Oberarmgips (4 Wochen) und 90°-Stellung im Ellenbogengelenk. Danach erfolgt physiotherapeutische Übungsbehandlung, zunächst in der Gipsschale. Konservativ verfährt man auch bei schweren intraartikulären Frakturen des älteren Patienten. Mit der Olekranondrahtextension (Abb. 1.**99**) erfolgt die Reposition. Anschließend wird im Gipsverband ruhiggestellt. Operativ werden offene Frakturen und Frakturen mit Gefäß- und Nervenbeteiligung und deutlicher Stufenbildung im Gelenk behandelt. Schrauben und 1/4-Rohrplatten dienen zur Fixation. Die stabile Osteosynthese erlaubt aktive Übungsbehandlung.

Kindliche Brüche werden entweder durch Extension oder Narkosereposition und Fixation behandelt. Die Reposition hat exakt zu erfolgen, da sonst Fehlstellungen im weiteren Wachstum resultieren. Das ist besonders bei Mitverletzung der Wachstumsfuge der Fall (Abb. 1.**99**). Läßt sich ein Repositionsergebnis nicht retinieren, sind gekreuzte Spickdrähte einzubringen. Die Durchblutung ist genauestens zu kontrollieren.

Abrißbrüche und Frakturen unter Mitbeteiligung der Wachstumsfuge werden operativ versorgt. Dabei ist die wasserdichte Reposition und Fixation mit Spickdrähten notwendig.

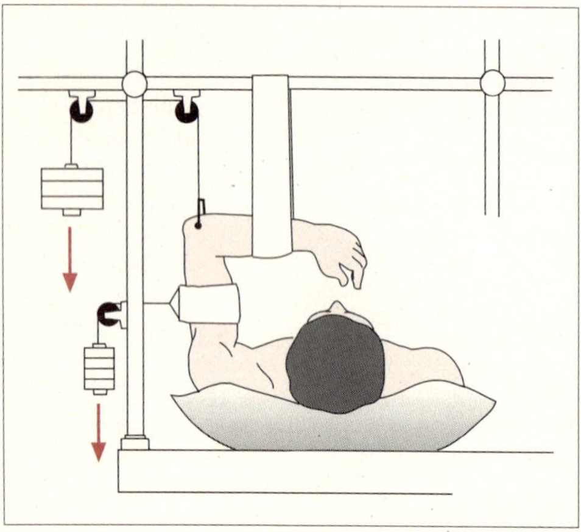

Abb. 1.**99** Extension durch das Olekranon nach Baumann zum vertikalen Zug

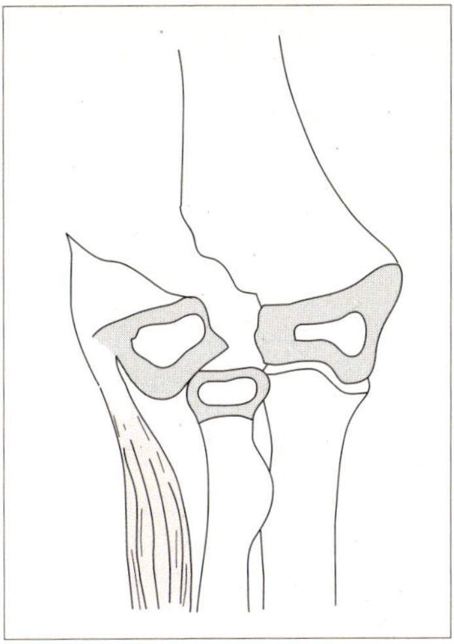

Abb. 1.**100** Radialer Abrißbruch des distalen Oberarmes beim Kind. Mitbeteiligung der Wachstumsfuge

Bei Verbandbehandlung muß der ungestörten Zirkulation besondere Aufmerksamkeit gewidmet werden. Jede Einengung ist mit Rücksicht auf drohende Ischämie (Volkmann-Kontraktur, S. 260 f) zu vermeiden. Auf die Gefahr der Myositis ossificans (S. 261) durch passive Übungen und Massagen im Gelenkbereich muß hingewiesen werden.

Komplikationen und Spätschäden: Verletzung von N. ulnaris und A. cubitalis, Bewegungseinschränkung durch Arthrose, Spätlähmung des N. ulnaris durch Kallusbildung, Fehlstellungen, insbesondere für die Rotation.

Physiotherapeutische Behandlung

Konservativ versorgte suprakondyläre Humerusfraktur

- *Befund:* Nach der Entfernung des Oberarmgipses findet der Physiotherapeut in der Regel folgendes vor:
  - trockene, schuppige Haut,
  - Hämatomreste und insgesamt Verfärbungstendenz (blau-rötlich) des Armes beim „Herunterhängen“,
  - Schwellneigung des Armes, insbesondere in den Bereichen distal der Fraktur,
  - Einschränkung der Gelenkbeweglichkeit in Hand und Ellenbogen,
  - Atrophie und Schwäche der Muskulatur,

- Unvermögen bei der Durchführung von Gebrauchsbewegungen,
- Schmerzen,
- Schonneigung.

- *Gesichtspunkte und Maßnahmen:* Siehe Tab. 1.**22.**

- *Verlauf:* Während der Phase der Ruhigstellung im Oberarmgips arbeitet der Patient nach den prophylaktischen Aufgaben bei armverletzten Patienten. So wird gewährleistet, daß es nicht zur sekundären Schultersteife kommt.

  Nachdem in der 4. Woche der Gips geschalt wurde, setzt die gezielte Übungsbehandlung ein. Neigt der Arm zu ödematösen Schwellungen, empfehlen sich Hochlagerung (Abb. 1.**101**), Eisapplikationen, Umlagerungsübungen, elastisches Wickeln des Arms und Armwechselbäder.

  Es kann mit der intensiven Mobilisation von Hand und Ellenbogen begonnen werden. Dabei wird die Zuhilfenahme von Eis die Bewegungserweiterung erleichtern und beschleunigen.

  Eine Aufhängung des Arms im Schlingentisch fördert die Entspannung und läßt schmerzlosere Bewegungen im Schultergelenk ausführen (Abb. 1.**102**).

  Ist die Fraktur durchbaut, können zunehmend Übungen gegen Widerstände und mit Geräten und Gebrauchsbewegungen trainiert werden.

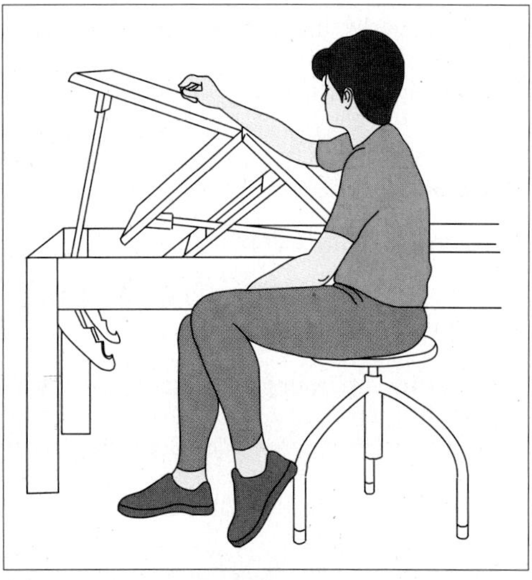

Abb. 1.**101** Entstauungsbank

Tabelle 1.22 Gesichtspunkte und Maßnahmen bei konservativ versorgter suprakondylärer Humerusfraktur

Entstauung	Durchblutungsförderung	Mobilisation	Kräftigung	Schulung von Gebrauchsbewegungen
– Lagerung, Umlagerungsübungen – Kompression – statische Muskelarbeit der Armmuskulatur – dynamische Muskelarbeit für Finger- und Handgelenke	– Kryotherapie – Armwechselbäder – Bewegungsbad – dynamische Muskelarbeit für Schulter-, Ellenbogen- und Handgelenk – Massage peripher der Fraktur	– dynamische Muskelarbeit – dynamische Muskelarbeit mit Geräten – Entspannungstechnik – manuelle Therapie – Muskeldehnung	– PNF – Übungen mit Geräten – Bewegungsbad – Schwimmen	– Einüben von Alltagsaktivitäten

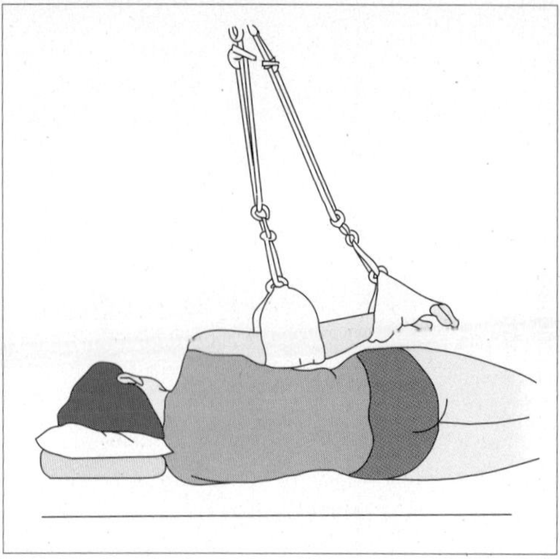

Abb. 1.**102** Übung in Extension und Flexion, evtl. kombiniert mit Innen- und Außenrotation des Schultergelenkes bei gestrecktem Ellenbogen

- *Übungsbeispiele:* Hier wird die Spätphase der Mobilisation und Kräftigung (Flexionserweiterung) besprochen. (Eis war zuvor oder ist noch während des Übens auf der verspannten Muskulatur).

  1. *Rückenlage:*
     den Unterarm aus Extension – Pronation in Flexion – Supination bewegen, an der Bewegungsgrenze Entspannungstechnik ausführen, die gewonnene Flexion – Supination durch „wiederholte Kontraktion" sichern.
  2. PNF:
     Armdiagonalen, jeweils aus Extension in Flexion mit möglicher Ellenbogenflexion (Entspannungstechniken an der Ellenbogenflexionsgrenze).
  3. *Rückenlage, Übungsgerät Ball/Stab:*
     einen Ball oder Stab mit beiden Händen so weit wie möglich zum Kopf hin anbeugen, an der Bewegungsgrenze nach den Prinzipien der Entspannungstechnik flexionserweiternd arbeiten, dann im Sinne von „wiederholter Kontraktion" kräftigen.
  4. *Rückenlage,* Oberarm des Patienten ruht auf Keil oder Polster, Unterarm ragt senkrecht in die Luft, so daß zwischen Unterarm und Oberarm ein Winkel von 90° besteht, *Übungsgerät Hantel:*
     - Hantel fest fassen (Gewicht je nach Einschränkung und Kraft des Patienten) und diese über 90° hinaus schulterwärts bewegen, am Bewegungsende entspannen, statische Kontraktionen der gesamten Armmuskulatur, dann Kombination von aktivem

Weiterbewegen und passivem Gezogenwerden durch das Hanteigewicht;
- das gleiche auch im Sitzen an der Armbehandlungsbank.

5. Je nach Befund Griffe und Techniken der *manuellen Therapie.*
6. *Schulung von Gebrauchsbewegungen:*
Zähneputzen, Nase schneuzen, am Ohr und im Nacken kratzen, kämmen, Schlips umbinden, Schürze binden, Pullover in Rock/Hose stecken (besonders hinten) usw.

Operativ versorgte suprakondyläre Humerusfraktur

- *Befund:* Der Arm ruht (in Oberarmgipsschale) auf einem Abduktionskeil.

  Nach Entfernen der Gipsschale finden sich zumeist:
  - Hämatomreste und postoperatives Ödem,
  - Schwellneigung auch in den Abschnitten distal der Operationsgegend,
  - mit der Unterlage „verbackene“ Narbe,
  - eingeschränkte Gelenkbeweglichkeit in Hand und Ellenbogen,
  - Schmerzen,
  - Schonneigung aufgrund von Schmerzen und Angst.

- *Gesichtspunkte und Maßnahmen:* Siehe konservativ versorgte suprakondyläre Humerusfraktur (S. 248), ggf. zusätzlich Narbenbehandlung.

- *Verlauf:* Der operierte Arm liegt (gewöhnlich im gespaltenen Oberarmgips) hochgelagert auf einem Abduktionskeil. Es wird je nach Befund intensiv nach den prophylaktischen Aufgaben bei armverletzten Patienten gearbeitet.

  Bei voller Übungsstabilität und guten Weichteilverhältnissen setzt die gezielte physiotherapeutische Behandlung ein.

  Wenn notwendig, wird gegen Stauungen und Durchblutungsstörungen mit Hochlagerung (plus Eismassage), Kompression und Umlagerungsübungen gearbeitet. Nach Abschluß der Wundheilung kommen das aktive „Gefäßtraining“ im Armwechselbad sowie die entstauende Wirkung des hydrostatischen Drucks und die aktive Muskeltätigkeit im Bewegungsbad als zusätzlich unterstützende Faktoren unter diesem Punkt hinzu.

Mobilisation und Kräftigung: Es wird vorsichtig begonnen, bewegungserweiternd (mit Eis) für das Hand- und Ellenbogengelenk gearbeitet und parallel dazu die Muskulatur gekräftigt. Es sei daran erinnert, daß noch keine Belastungsstabilität besteht und die Kräftigung vor allem über rein dynamisches Bewegen und Übungen mit leichten Geräten ohne hebelnde oder belastende Wirkung geschieht. Dabei können die Gelenke selektiv (einzeln und nacheinander) oder in komplexen Abläufen bewegt werden (Abb. 1.**103 a** u. **b**).

□ *Übungsbeispiele:*

1. *Mobilisation und Kräftigung der Hand (Frühphase):*
   - selektives aktives Bewegen in alle möglichen Richtungen (Flexion, Extension, Radialabduktion, Ulnarabduktion, Kreisen in beiden Richtungen),
   - mit Ellenbogenbewegungen kombiniert:
     mit Faustschluß, Handgelenksflexion plus Supination in Ellenbogenflexion bewegen, mit gestreckten Fingern, Handgelenksextension plus Pronation zurück in Ellenbogenextension,
   - Hände auf einer Nackenrolle:
     vom Körper weg in Ellenbogenextension – Handgelenksflexion und zum Körper heran in Ellenbogenflexion – Handgelenksextension rollen,
   - Hand auf einem Gymnastikball:
     vor und zurück, zu beiden Seiten, in die diagonalen Richtungen und im Kreis herum rollen,
   - das gleiche bilateral auf Pezzi-Ball.

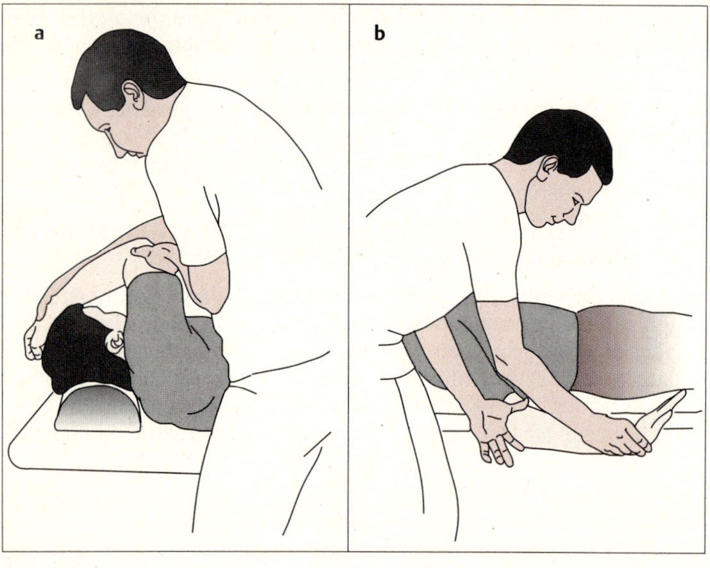

Abb. 1.**103 a** u. **b** Extension – Abduktion – Innenrotation mit Ellenbogenextension bei operativ versorgter Humerusfraktur

2. *Mobilisation und Kräftigung des Ellenbogens (Extensionserarbeitung):*

a) Frühphase:

- rein dynamische Streckübungen in Rückenlage oder Sitz mit unterlagertem Oberarm (s. 1. Übung bei operativ versorgter Humerusschaftfraktur, S. 240), kombiniert mit Finger-Hand-Extension plus Pronation oder Bewegungen in Ellenbogenextension plus Pronation unter Pressen eines Schaumstoff- oder Tennisballs,
- Rückenlage, mit beiden Händen Stab umgreifen (mal in Pronation, mal in Supination) in Schulterbreite, ihn gesichtswärts heranführen, ihn beinwärts wieder wegstrecken,
- das gleiche mit Extension nach oben zur Decke,
- gleiche Ausgangssituation, mit dem Stab einen weiten Kreis über dem liegenden Körper beschreiben (beide Richtungen).

b) Spätphase:

- entsprechend der 1. Übung bei konservativ versorgter suprakondylärer Humerusfraktur (S. 248) die Ellenbogenextension – Pronation über Entspannungstechnik erweitern und über „wiederholte Kontraktion" kräftigen,
- PNF: beide Diagonalen, aus Flexion mit flektiertem Ellenbogen in Extension mit extendiertem Ellenbogen (Abb. 1.**103 a** u. **b**),
- bilateral-symmetrisch bei gestrecktem Ellenbogen in Schulterflexion – Abduktion – Außenrotation arbeiten, den kräftigen Arm feststellen, verletzten Arm über „Re-Stretch" und „Approximation" in die Endstellung der Diagonale bewegen lassen, wobei die maximale Ellenbogenextension gehalten werden soll oder durch das Approximieren stimuliert wird,
- Rückenlage, Stab diagonal (von rechts unten nach links oben) in beiden Händen, mit verletzter Hand (= obere Hand) in Supination greifen, mit anderer in Pronation: den Stab gegen Widerstand des Physiotherapeuten nach links oben schieben, bis der Ellenbogen weitestmöglich extendiert (plus supiniert) ist – am Bewegungsende statische Kontraktionen im Sinne der Entspannungstechnik oder der „rhythmischen Stabilisation" –, dann weiter in Richtung der endgradigen Bewegung schieben, anschließend das Ganze über „langsame Umkehr halten", kräftigen,
- das gleiche mit verletzter Hand als unterer Hand,
- bei Stand und Übungsgerät Hantel aus mittlerer Ellenbogenflexion in Extension – Supination und in Extension – Pronation bewegen, das Gewicht der Hantel wirken lassen, am Bewegungsende statische Kontraktionen der gesamten Armmuskulatur, lösen aktiv weiterstrecken und Wirkenlassen des Hantelgewichts,

- im Stehen vor der Sprossenwand bei während des Übens gestrecktem Körper mit Flexion – Supination, Kopf und Körper „en bloc“ an die Sprossenwand heranziehen, umgreifen (mit Pronation fassen) und den Körper „en bloc“ von der Sprossenwand wegdrücken, so daß die Arme in Ellenbogenextension – Pronation kommen.

1.8.4 Ellenbogengelenkverletzungen und proximale Unterarmfrakturen

•••• Kapsel-Band-Läsionen und Luxationen

Das Ellenbogengelenk besteht aus drei Kompartimenten (Humeroulnargelenk, Humeroradialgelenk und Radioulnargelenk). Es erlaubt Scharnierbewegungen zwischen Ober- und Unterarm sowie Drehbewegungen des Unterarmes um die Längsachse.

Ursachen: Durch diesen komplizierten Mechanismus werden auch die Verletzungsmöglichkeiten vielfältig. Verletzungsursachen sind in erster Linie Sturz auf den Arm bzw. auf die Hand oder Verdrehung im Ellenbogengelenk.

Formen: Neben Prellungen, Verstauchungen und Zerrungen kommt es zu Bandeinrissen. Ist die Gewalteinwirkung sehr groß und reißen Bänder komplett, kommt es zur Luxation im Gelenk zwischen Oberarm und Elle oder zur Speichenköpfchenluxation. Die Kombination der Speichenköpfchenluxation mit einer Ellenfraktur wird als Monteggia-Fraktur bezeichnet. Für das Kleinkindesalter ist die Subluxation des Radiusköpchens (Chassaignac) typisch. Durch plötzlichen Zug am gestreckten Arm des Kindes unter Pronation rutscht das Radiusköpfchen unter den oberen Teil des Lig. anulare.

Klinisches Bild und Diagnose: Schmerzen, Schwellung und eingeschränkte Beweglichkeit kennzeichnen die weniger schwerwiegenden Verletzungen. Instabilität und Subluxation finden sich bei Bandrissen, Deformität und federnde Fixation bei der Luxation. Bei der Chassaignac-Subluxation ist neben Schmerzen eine Beugeschonhaltung klinisch wegweisend; im Röntgenbild ist die Verrenkung zu erkennen.

Therapie: Leichtere Verletzungen werden konservativ und funktionell behandelt. Bandteilrisse und Rupturen einzelner Bänder erfordern Ruhigstellung oder gar operatives Vorgehen (Wiederherstellung der Kollateralbänder oder des Lig. anulare). Die Behandlung der Ellenbogenluxation ist in der Regel konservativ. Sie besteht in Reposition und anschließender Gipsfixation für max. 4 Wochen. Liegen gleichzeitig Brüche von Olekranon oder Processus coronoideus vor, empfiehlt sich die operative

Versorgung und Schraubenfixation. Bei deutlichen Bandinstabilitäten werden diese genäht. Veraltete Luxationen müssen offen reponiert und mit Bandplastik versorgt werden. Auch Mitverletzungen von Nerven und Gefäßen sowie Luxationsfrakturen machen operatives Vorgehen erforderlich. Bei der Chassaignac-Subluxation wird unter Druck bei Ellenbogenstreckung und gleichzeitiger Supination reponiert.

Komplikationen und Spätschäden: Verletzungen von Nerven und Gefäßen, übersehene Luxationen.

Physiotherapeutische Behandlung

Operativ versorgte Ellenbogenluxation

- *Befund:* Patient ist mit gespaltenem Oberarmgipsverband versorgt, welcher auf Abduktionskeil leicht hochgelagert ist.

Nach Entfernen der Gipsschale finden sich zumeist:
- Hämatomreste und Schwellneigung, auch in den Abschnitten distal der Operationsgegend,
- mit der Unterlage „verbackene" Narbe,
- eingeschränkte Gelenkbeweglichkeit in Hand und Ellenbogen,
- Atrophie der Muskulatur,
- Abwehrspannung des M. biceps brachii,
- Schmerzen,
- Schonneigung aufgrund von Schmerzen und Angst.

- Gesichtspunkte und Maßnahmen: Siehe Tab. 1.**23**.

- *Verlauf:* Der Patient sollte während der etwa 3wöchigen Ruhigstellungszeit Übungen im Sinne der prophylaktischen Aufgaben bei armverletzten Patienten selbständig und regelmäßig ausführen. Statische Muskelkontraktionen im Gips – soweit der Gips das zuläßt – sind erlaubt.

  Nach der Gipsabnahme kommen entstauende, durchblutungsfördernde, mobilisierende, kräftigende und gebrauchsschulende Maßnahmen zur Anwendung. Da das Ellenbogengelenk zu den außerordentlich reizempfindlichen Gelenken zählt, sollte die Behandlung sehr vorsichtig aufgebaut und dosiert werden. Arbeiten mit Eis erleichtert einerseits die Bewegungserweiterung und beugt andererseits Reizerscheinungen vor.

- Übungsbeispiele: Siehe S. 250 (operativ versorgte suprakondyläre Humerusfraktur) und S. 248 f (konservativ versorgte suprakondyläre Humerusfraktur).

Tabelle 1.23 Gesichtspunkte und Maßnahmen bei operativ versorgter Ellenbogenluxation

Entstauung	Durchblutungsförderung	Mobilisation	Kräftigung	Schulung von Gebrauchsbewegungen
– Lagerung, Umlagerungsübungen – Kompression – statische Muskelarbeit der Armmuskulatur – dynamische Muskelarbeit für Schulter-, Hand- und Fingergelenke	– Kryotherapie – Armwechselbäder – Bewegungsbad – dynamische Muskelarbeit für Schulter-, Ellenbogen- und Handgelenk – Massage – Narbenmassage	– aktives Bewegen – aktives Bewegen mit Geräten – Entspannungstechnik – Muskeldehnung – manuelle Therapie	– PNF – Übungen mit Geräten – Bewegungsbad – Schwimmen	– Einüben von Alltagsaktivitäten

• • • • Olekranonbruch

Ursachen: Die Olekranonfraktur wird durch Sturz auf den gebeugten Ellenbogen, durch direkten Schlag oder Stoß verursacht. Der starke Muskelzug des M. triceps bewirkt Dislokation des proximalen Fragmentes.

Formen: (Abb. 1.**104 a-c** u. Abb. 1.**105 a-c**): Es werden intraartikuläre Quer-, Schräg- und Trümmerbrüche unterschieden. Oft ist der Processus coronoideus (Kronenfortsatz der Elle) mitverletzt.

Klinisches Bild und Diagnose: Der Arm kann nicht gegen Widerstand gestreckt werden; Umrisse und tastbare Delle entsprechen der Dislokation.

Therapie: Dislozierte Olekranonfrakturen verlangen operatives Vorgehen, auch beim Kind, wobei sich die Zuggurtung besonders bewährt hat. Sie läßt frühfunktionelle Übungsbehandlung zu. Gleichzeitig werden Bewegungsübungen für das Schultergelenk durchgeführt.

Komplikationen: Bei Ulnarisschädigung ist die Revision und Vorverlagerung erforderlich.

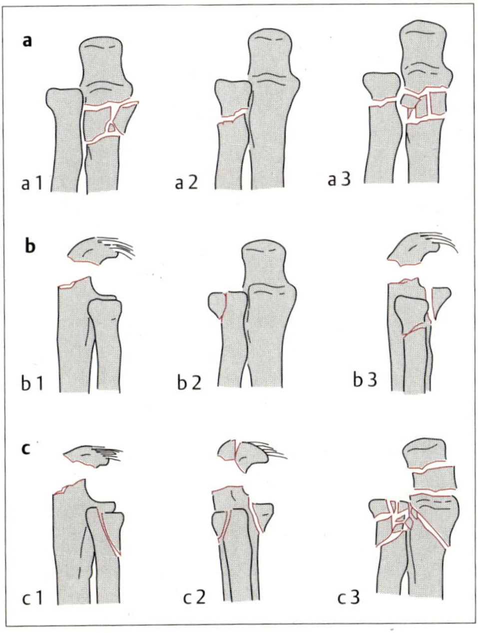

Abb. 1.**104** Proximale Radius- und Ulnafrakturen

a extraartikuläre Fraktur
a 1 ulnar
a 2 radial
a 3 beider Knochen

b Gelenkfraktur
b 1 ulnar
b 2 radial
b 3 kombiniert

c Gelenkfraktur beider Knochen
c 1 einfach
c 2 ein Knochen einfach, der andere mehrfragmentär
c 3 mehrfragmentär

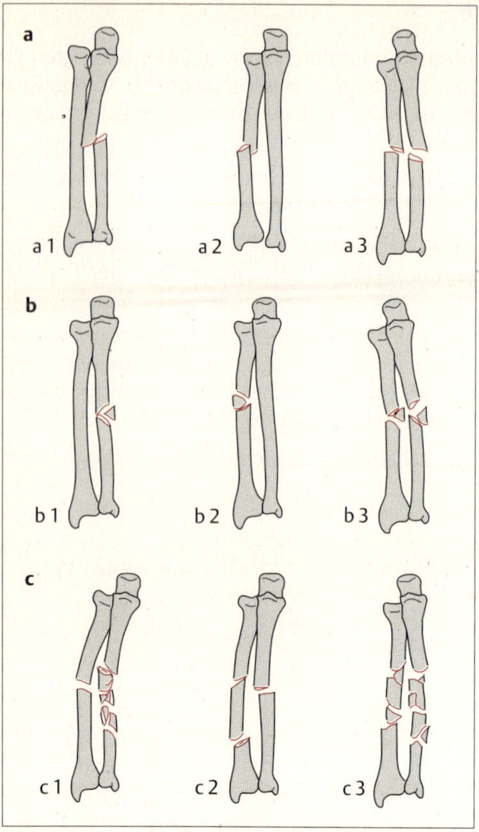

Abb. 1.**105** Diaphysenfrakturen von Radius und Ulna

a einfache Fraktur
a 1 ulnar
a 2 radial
a 3 beider Knochen

b Keilfraktur
b 1 ulnar
b 2 radial
b 3 kombiniert

c komplexe Fraktur
c 1 ulnar, Radius einfach
c 2 radial, Ulna einfach
c 3 beider Knochen

Spätschäden: Pseudarthrose, Diastase und Streckinsuffizienz bei konservativer Behandlung.

Physiotherapeutische Behandlung

Mit Zuggurtung versorgte Olekranonfraktur

- *Befund:*
  - Hochlagerung des Arms des Patienten auf einem Keil, entweder elastisch gewickelt oder in gespaltener Gipslonguette,
  - Hämatomreste, postoperatives Ödem,

- evtl. gespannte Haut,
- verklebte, „feste“ Narbe,
- Einschränkung der Ellenbogenbewegungen, manchmal des Handgelenks,
- Schmerzen und Schonneigung.

☐ *Gesichtspunkte und Maßnahmen:* Sie entsprechen denen der operativ versorgten Ellenbogenluxation (S. 254).

☐ *Verlauf:* In den ersten Tagen nach der Operation werden entstauende Maßnahmen durchgeführt. Sobald die Drainagen gezogen sind, beginnt die Mobilisation des Ellenbogens mit aktiv geführten Bewegungen. Parallel dazu finden Kräftigungsübungen für die Schultermuskulatur statt. Erst bei Konsolidierung der Fraktur darf passiv oder mit distalen Widerständen am Ellenbogengelenk gearbeitet werden.

☐ *Übungsbeispiele:*

1. Frühphase der Mobilisation und Kräftigung:
   Die evtl. vorhandene Gipsschale wird abgewickelt, der Arm in der mittleren Flexion belassen und vom Physiotherapeuten gehalten. (Griff: eine Hand in Handgelenkshöhe, die andere Hand oberhalb des Olekranons):
   - aktives Bewegen der Finger und des Handgelenks, Pressen eines Schaumstoffballs oder Kneten von Knetmasse,
   - unter Beibehalten der Ellenbogenposition und unter Abnahme der Schwere alle Schulterbewegungen durchführen,
   - statische Kontraktionen der Ellenbogenstrecker,
   - Ellenbogenflexion – Ellenbogenextension,
   - das gleiche mit entsprechender Supinations- bzw. Pronationskomponente,
   - mit Faustschluß zum Kinn, zur Nase, zum Haar und jeweils wieder zurück nach unten neben den Körper (später im Sinne der PNF-Diagonale ausbauen und auch die andere Diagonale mit Ellenbogenbeteiligung erarbeiten).
2. Bewegungsbad für Ellenbogenflexion – Ellenbogenextension:
   - bilateral, Ball in den Händen: Ball an den Körper heran in Flexion, vom Körper weg in Extension bewegen,
   - verletzter Arm neben dem Körper in der Tiefe, weitestmögliche Ellenbogenextension: mit Faustschluß und Supination in Ellenbogenflexion kommen, zurück in Extension – Pronation,
   - PNF: Diagonalen mit entsprechender Ellenbogenbeteiligung.

•••• Radiusköpfchenfrakturen

Ursachen: Sie werden überwiegend durch Stauchung verursacht.

Formen: Sie werden als Meißelfraktur, Querbruch, Mehrfragment- und Trümmerbruch beobachtet. Bei der typischen Meißelfraktur liegt eine Abscherung durch das laterale Capitulum humeri vor.

Klinisches Bild und Diagnose: Es finden sich Schwellung, Schmerz und Bewegungshemmung, vor allem bei Pro- und Supination. Röntgenologisch ist vereinzelt ein Tomogramm von Nutzen.

Therapie: Der Speichenköpfchenbruch ohne oder mit geringer Dislokation verlangt kürzer dauernde Ruhigstellung (bis zu 2–3 Wochen), anschließend Übungsbehandlung, vor allem aktive Bewegungstherapie. Bei starker Dislokation wird operative Reposition mit Schraubenfixation durchgeführt. Bei kleinen Fragmenten kann auch Fragmententfernung erfolgen, bei Zertrümmerung des Speichenköpfchens dessen Resektion. Sie soll jedoch bei noch nicht abgeschlossenem Wachstum möglichst vermieden werden.

Komplikationen: Verletzung des R. profundus n. radialis (Extensorenlähmung), Einschränkung der Umwendbewegungen.

Physiotherapeutische Behandlung

Konservativ versorgte Radiusköpfchen-(Meißel-)Fraktur

- *Befund:*
  - Ruhigstellung des verletzten Arms mit Oberarmgipsschiene oder, wenn keine Dislokation besteht, elastischer Wickelung, Hochlagerung auf Abduktionskeil,
  - evtl. Resthämatom,
  - ödematöse Stauungen,
  - Bewegungseinschränkung, insbesondere der Supinations- und Pronationsbewegungen,
  - Schmerzen und dadurch bedingte Schonung des verletzten Arms.
- *Gesichtspunkte und Maßnahmen:* Sie entsprechen weitgehend denen bei konservativ versorgter suprakondylärer Humerusfraktur (S. 248).
- *Verlauf:* Der Patient arbeitet nach den prophylaktischen Aufgaben bei armverletzten Patienten.

  Bei Schwellneigung wird der Arm hochgelagert.

  Bestehen ausgeprägte Hämatome, regen diadynamische Ströme deren Resorption an.

Die Mobilisation aller Gelenke beginnt mit dynamischen Übungen, ggf. unter Eisapplikation. Es wird erst selektiv gearbeitet und dann in komplexen Abläufen geübt.

Parallel dazu werden Armwechselbäder und Übungen im Bewegungsbad ausgeführt.

Ist die Fraktur durchbaut, runden Widerstandsübungen, Gebrauchsschulung und Ergotherapie das Programm ab.

- *Übungsbeispiele:* Hier wird die mittlere bis späte Phase der Mobilisation und Kräftigung und das Schulen von Gebrauchsbewegungen besprochen.
  1. Rückenlage, Ellenbogen in ca. 90° *Flexion:*
     - selektives Erarbeiten von Supination und Pronation, distale Spannung durch Faustschluß oder Pressen eines Schaumstoffballs,
     - Rückenlage, aus weitestmöglicher Extension – Pronation in Flexion – Supination, distale Spannung (beide Übungen auch im Sitzen bei entsprechender Lagerung möglich),
     - Sitz, mit Klanghölzern verschiedene Rhythmen schlagen, wechselnde Handhaltung, auf verschiedene Punkte hinbewegen, verschiedene Formen (0, 8, Z usw.) beschreiben.
  2. Sitz am Handbehandlungstisch, ca. 80–90° Ellenbogenflexion, aufliegender Unterarm, Tennisball, Stafettenstab, Keule oder Stab von Hand (über die Kante hinausragend) gehalten:
     - so Supination und Pronation üben,
     - aus Extension – Pronation in Flexion – Supination bewegen (Physiotherapeut bietet Widerstand an Keule bzw. Stab),
     - das gleiche mit Hantel.
  3. Schulen von Gebrauchsbewegungen:
     - Türklinke drücken,
     - Schlüssel im Schloß drehen,
     - Wasser aus Topf/Kanne in Tasse gießen und wieder zurück,
     - Garn oder Kordel auf Knäuel wickeln.

Operativ versorgte Radiusköpfchenfraktur (Resektion des Radiusköpfchens)

- *Befund:*
  - Hochlagerung des versorgten Arms in einer Oberarmgipsschiene auf einem Keil,
  - Hämatomreste,
  - postoperative Schwellung und distale Schwellneigung,
  - festes, teigiges Gewebe,
  - schlecht verschiebliche Narbe,

- Bewegungseinschränkung,
- Schmerzen,
- Neigung, den verletzten Arm zu schonen.

- *Gesichtspunkte und Maßnahmen:* Sie entsprechen in allem denen bei konservativ versorgter suprakondylärer Humerusfraktur (S. 247), ggf. zusätzlich Narbenbehandlung.
- *Verlauf:* Vom ersten postoperativen Tag an wird der Patient unterwiesen, wie er im Sinne der prophylaktischen Aufgaben bei armverletzten Patienten arbeiten kann.

  Nach abgeschlossener Wundheilung verläuft die weitere Behandlung in Inhalt und Aufbau wie die im konservativen Fall ab dem 3. Tag.
- *Übungsbeispiele:* Je nach Phase s. S. 250 (operativ versorgte Humerusschaftfraktur), S. 248 (suprakondyläre Humerusfraktur), S. 259 (konservativ versorgte Radiusköpfchenfraktur).

1.8.5 Komplikationen der Ellenbogengelenkverletzungen

Mit Verletzungen im Ellenbogenbereich und besonders der Ellenbogengelenksluxation gehen oft ausgedehnte Weichteilschäden einher. Sie bergen die Gefahr einer Myositis ossificans (heterotope Ossifikation) in sich und – vor allem bei Kombination mit Frakturen des distalen Oberarmes – einer ischämischen Muskelkontraktur durch Gefäßstrangulation. Der N. ulnaris ist durch seinen gelenknahen Verlauf bei Fehlstellungen durch ellenbogengelenknahe Frakturen, überschießende Kallusbildung oder durch Ellenbogenluxation gefährdet.

•••• Ischämische Kontraktur

Ursachen: Die ischämische Kontraktur (Volkmann-Kontraktur) wird durch anhaltende Druckwirkung in der Ellenbeuge hervorgerufen. Neben Blutungen in das Gewebe, Gewebsschwellung und dadurch bedingte Kompression der Gefäße kann auch eine Schädigung der A. brachialis durch Fragmente sowie Strangulation im zirkulären Gipsverband zugrunde liegen. Die allgemeine Druckerhöhung führt zu mangelhafter Blutversorgung und hinterläßt bei Mißverhältnis der Blutzufuhr zum Bedarf Gewebsnekrosen. Überschreitet der Gewebsuntergang die Reparationsfähigkeit des Gewebes, entstehen schwerwiegende Dauerfolgen.

Klinisches Bild: Der akute, bedrohliche Zustand äußert sich in ödematöser Schwellung, Beeinträchtigung der Blutzirkulation, Gefäßpermeabilitätsstörungen und Bewegungslust.

Symptome: Schmerzen, Weiß- oder Blauverfärbung des Unterarmes einschließlich der Hand; der Puls ist nicht fühlbar. Sechs Stunden Sauerstoffmangel genügen, um den Muskel zum Zerfall zu bringen. Im Spätstadium ist die Hand in Flexion im Handgelenk kontrakt. Fingerextension ist unmöglich. Die Beugemuskulatur ist zu einer derben Narbenplatte geschrumpft. N. ulnaris und N. medianus können infolge Narbenkompression Ausfälle zeigen.

Therapie: Die Behandlung besteht in sofortiger Behebung der Ursachen. Nur bei frühzeitiger Erkennung kann die Therapie erfolgreich sein. Gegebenenfalls ist das Spalten der Muskelfaszie angezeigt.

Hochlagerung des gestreckten Armes unterstützt die Behandlungsmaßnahmen; Wärmeanwendungen sind kontraindiziert.

Die ausgeprägte Kontraktur erfordert intensive Behandlungsmaßnahmen. Sie bestehen in Dehnlagerung, Physiotherapie, Beschäftigungstherapie. Bei unzureichendem konservativem Ergebnis kommen ausgedehnte operative Eingriffe zur Entfernung des narbigen Gewebes und Beugesehnenverlängerungen in Betracht.

•••• Myositis ossificans (heterotope Ossifikationen)

Die Myositis ossificans tritt sehr häufig nach Frakturen und Luxationen im Bereich des Ellenbogengelenkes (M. brachialis) auf und wird deshalb an dieser Stelle besprochen. Kinder und Jugendliche sind bevorzugt von dieser Komplikation betroffen.

Ursachen: Ursache ist die Verletzung von Muskeln, Bändern und anderen Geweben durch extreme Dehnung und Abhebung des Periosts vom Knochen. Es kommen aber auch Behandlungsfehler als Ursache in Betracht, vor allem Massagen im Gelenkbereich sowie unsachgemäße Manipulationen wie mehrfache Repositionsmanöver und passive Bewegungstherapie.

Formen: Es gibt alle Abstufungen, bis hin zur völligen Gelenkeinsteifung.

Klinisches Bild und Diagnose: Die Symptome sind Schmerz, Bewegungshemmung, örtliche Temperaturerhöhung, lokale Schwellung und Deformierung. Es findet sich u. a. Hypertonus im Bereich der Oberarmbeuger (beim Versuch, den M. biceps brachii anzuspannen, u. U. Spasmen).

Röntgenologisch stellen sich periartikuläre Verkalkungen dar.

Therapie: Die Behandlung beginnt bei der Prophylaxe. Häufige derbe Manipulationen sind zu vermeiden. Medikamentös können Diphosphonate oder Antirheumatica (z. B. Indometacin) angewendet werden. Auch Bestrahlungen zeigen Erfolge. Bei radiologisch „ausgereiften" Knochenstrukturen muß die Arthrolyse durchgeführt werden. Rezidive sind häufig. Sie können durch die prä- und postoperative Gabe von Diphosphonaten oder Antirheumatica und Bestrahlungen reduziert werden.

•••• Verletzung des N. ulnaris

Die Verletzungen des N. ulnaris sind wegen seiner oberflächlichen Lage am Epicondylus humeri die häufigsten aller Nervenverletzungen.

Ursachen: Der Ellennerv wird vorwiegend bei Brüchen des Condylus humeri medialis betroffen. Es kommt akut zu Druckschäden durch Gewebsschwellung, Hämatom oder auch direkten Druck des Fragmentes.

Eine Ulnarisspätlähmung tritt auch erst Jahre nach einer Ellenbogenverletzung infolge übermäßiger Kallusbildung, Fehlstellung oder durch Narbenstränge auf. Sie beginnt schleichend und äußert sich in diskreten Sensibilitätsstörungen sowie in Atrophie der kleinen Handmuskulatur (Daumenballen).

Klinisches Bild und Diagnose: Die Ulnarislähmung zeigt sich durch entsprechende sensible und motorische Ausfälle. Testfunktion: EMG und klinisch: Festhalten eines Stückes Papier zwischen Daumen und Fingern (Froment-Zeichen).

Differentialdiagnostisch muß an eine Armplexuslähmung gedacht werden.

Therapie: Die Behandlung der akuten Parese besteht in sofortiger Druckentlastung, in Reposition der Fragmente – soweit noch nicht erfolgt – und ggf., wie im späteren Stadium, in Verlagerung des Ellennervs auf die Beugeseite.

Es kann mit Wiederkehr der Funktion innerhalb einiger Wochen oder Monate gerechnet werden, soweit nicht irreparable Schäden durch Druck oder durch Kontinuitätsdurchtrennung (Aufspießung durch Fragment oder Spickdraht) eingetreten waren. Bei anhaltenden Ausfällen ist die Fertigung einer Lagerungsschiene zur Entlastung und Kontrakturverhütung vordringlich.

Spätschäden: Das typische Spätbild ist die Krallenhand.

Physiotherapeutische Behandlung

Parese des N. ulnaris

Liegt eine Parese des N. ulnaris vor, muß der traumatologische Behandlungsplan durch neurologische Gesichtspunkte und Maßnahmen erweitert werden.

In der Regel bieten sich folgende Möglichkeiten an:
- Druckstellenprophylaxe,
- Entlastung und Kontrakturverhütung durch Schiene (Abb. 1.**106 a** u. **b**),

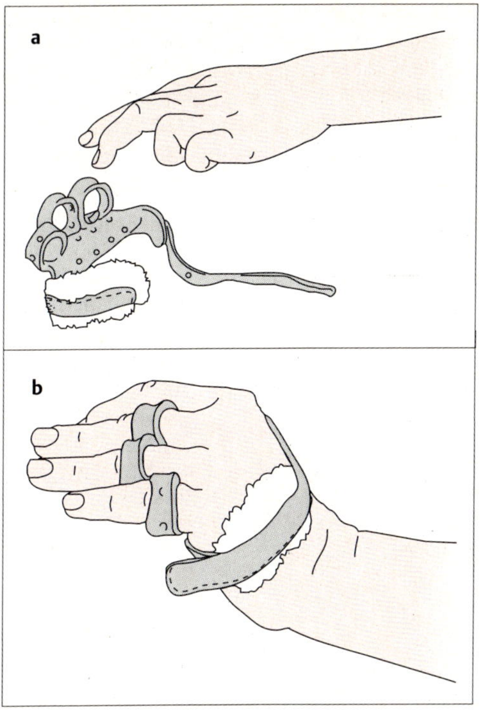

Abb. 1.**106a** u. **b** Schiene bei Ulnarisparese

- Durchblutungsförderung durch Paraffinkneten, Armwechselbäder, Schwimmen,
- Elektrogymnastik,
- kurzes, schnelles Bestreichen mit Eis in Verbindung mit Bewegungsübungen für die paretische Muskulatur und, sobald es die Grundverletzung erlaubt, Techniken zur propriozeptiven neuromuskulären Bewegungsbahnung,
- Gebrauchs- und Geschicklichkeitstraining, wobei Physiotherapie und Ergotherapie Hand in Hand arbeiten sollten.

1.8.6 Unterarmschaftfrakturen

Ursachen: Die Unterarmschaftfrakturen entstehen durch direkte Gewalteinwirkung – Schlag (Parierfraktur) oder Sturz mit Aufprall auf Kanten –, aber auch indirekt durch Hebelwirkung.

Formen: Die Brüche der Vorderarmknochen zeigen sehr unterschiedliche Formen. Es kann nur die Speiche oder nur die Elle betroffen sein, und es können beide Unterarmknochen Frakturen aufweisen. Besondere Formen stellen dar: die Schaftfraktur der Speiche, verbunden mit einer Luxation der Elle im Handgelenk (Galeazzi-Fraktur) (Abb. 1.**107**), und die Schaftfraktur der Elle in Verbindung mit der Luxation des Speichenköpfchens (Monteggia-Fraktur) (Abb. 1.**108**).

Klinisches Bild und Diagnose: Schmerzen, besonders bei Umwendbewegungen, und falsche Beweglichkeit sind führende klinische Symptome. Bei Verletzung nur eines Unterarmknochens und fehlender Dislokation sowie Krepitation ist die Diagnose nur röntgenologisch zu sichern.

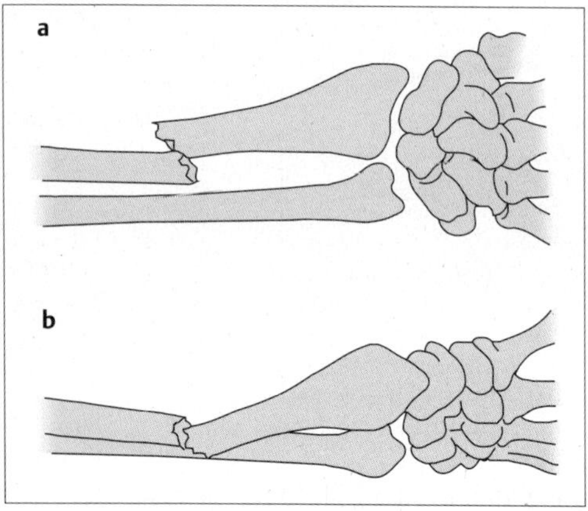

Abb. 1.**107** Galeazzi-Fraktur: Schaftbruch der Speiche, kombiniert mit Luxation des karpalen Ellenendes

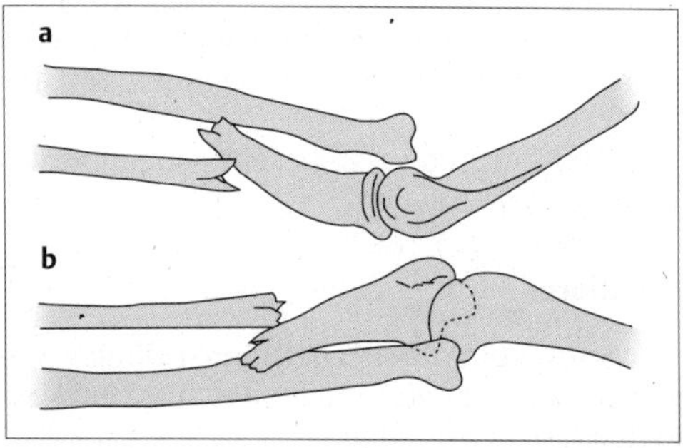

Abb. 1.**108** Monteggia-Fraktur: Ulnaschaftbruch und Radiusköpfchenluxation

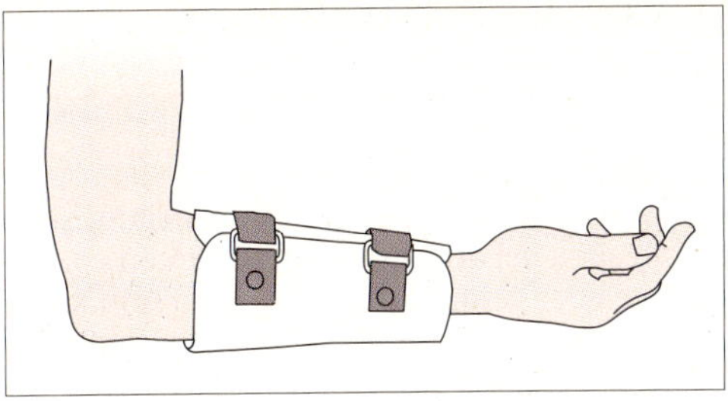

Abb. 1.**109** Orthetische Schiene

Therapie: Die Behandlung ist bei unvollständigen und nichtdislozierten Frakturen sowie bei kindlichen Brüchen (ggf. nach Reposition) konservativ. Bei diesen Brüchen genügt in der Regel mehrwöchige Fixation im Gipsverband. Eine exakte Ruhigstellung verlangt aus mechanisch-anatomischen Gründen den Einschluß von Oberarm und Hand mit Fingergrundgelenken. Bei unverschobenen Brüchen und im weiteren Verlauf der Bruchheilung können auch orthetische Schienen (braces) angelegt werden (Abb. 1.**109**).

Unterarmbrüche im Schaftbereich bei Kindern und Jugendlichen mit erhaltenem Periostschlauch (Grünholzfrakturen) lassen sich gut reponieren und bedürfen der Fixation im Oberarmgipsverband für etwa 4 Wochen.

Die übrigen Brüche werden durch Plattenosteosynthese stabilisiert. Dies ist vor allem bei Brüchen nur eines Knochens angebracht, um die Sperrwirkung des nichtfrakturierten Knochens aufzuheben, die zu verzögerter Knochenheilung oder Pseudarthrose führt. Die Osteosynthese vermeidet zugleich die Folgen längerer Ruhigstellung, die vor allem in Einschränkung der Umwendbewegungen des Unterarmes bestehen.

Komplikationen: Pseudarthrosen, Einschränkung der Umwendbewegung.

Physiotherapeutische Behandlung

Operativ versorgte Unterarmfrakturen mit stabilen Osteosynthesen (Monteggia-Fraktur, Galeazzi-Fraktur)

- *Befund:*
  - Hochlagerung des Arms auf einem Abduktionskeil,
  - Hämatom und postoperatives Ödem,
  - Schwellneigung, auch in den Abschnitten distal der Operationsgegend,

- eingeschränkte Beweglichkeit in Hand und Ellenbogen,
- Schmerzen,
- Schonneigung aufgrund von Schmerzen und Angst.

- *Gesichtspunkte und Maßnahmen:* Siehe Tab. 1.**24**.
- *Verlauf:* Der Physiotherapeut leitet den Patienten zur Arbeit im Sinne der prophylaktischen Aufgaben bei armverletzten Patienten an, wobei bei den Schulterübungen der gesunde den operierten Arm unterstützen sollte.
  - Die *Mobilisation* des Ellenbogens beginnt mit aktiven Bewegungsübungen.
    Außer Pronation und Supination dürfen alle Bewegungen im Sinne dynamischer Muskelarbeit erarbeitet werden. Die Übungen werden entweder in Rückenlage oder im Sitzen am Behandlungstisch ausgeführt. Eventuell wird es zu Anfang notwendig sein, bei Flexion und Extension die Schwere des Unterarms abzunehmen. In den meisten Fällen erleichtert Eis die Bewegungserweiterung.
  - Zur *Kräftigung* der Schultergürtel- und Oberarmmuskulatur können *PNF-Pattern* angewendet werden, wobei erst nach Konsolidierung Widerstände distal der Fraktur gesetzt werden können (Abb. 1.**110a** u. **b**).

Die Gebrauchsschulung findet sowohl in der Physiotherapie als auch in der Ergotherapie statt.

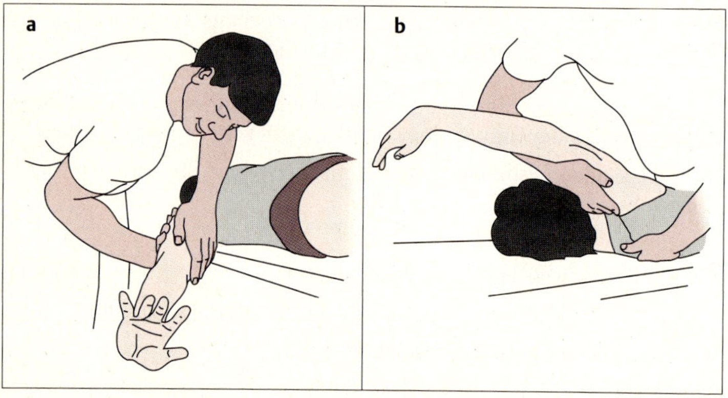

Abb. 1.**110a** u. **b** Operativ versorgte Unterarmfraktur **a** Extension – Abduktion – Innenrotation **b** Flexion – Adduktion – Außenrotation

Tabelle 1.**24** Gesichtspunkte und Maßnahmen bei operativ versorgten Unterarmfrakturen

Entstauung	Durchblutungsförderung	Mobilisation	Kräftigung	Schulung von Gebrauchsbewegungen
– Lagerung, Umlagerungsübungen – Kompression – statische Muskelarbeit der Armmuskulatur – dynamische Muskelarbeit für die Fingergelenke	– Kryotherapie – Armwechselbäder – Bewegungsbad – dynamische Muskelarbeit für Schulter-, Ellenbogen- und Handgelenk – Narbenmassage	• aktives Bewegen des Ellenbogen- und Handgelenkes – aktives Bewegen mit Geräten – Entspannungstechnik mit Eis – manuelle Therapie – Muskeldehnung	• PNF – Übungen mit Geräten – Bewegungsbad – Schwimmen	– Einüben von Alltagsaktivitäten

• Bedeutet: Diese Maßnahmen werden im folgenden Text beschrieben.

- *Übungsbeispiele:* Hier wird die mittlere Phase der Mobilisation und die Kräftigung der Hand (Pronation und Supination erlaubt) besprochen.
  - selektives aktives Bewegen in alle möglichen Richtungen (Flexion, Extension, Radialabduktion, Ulnarabduktion, Kreisen in beiden Richtungen),
  - mit Ellenbogenbewegungen kombiniert:
    mit Faustschluß, Handgelenksflexion plus Supination in Ellenbogenflexion bewegen, mit gestreckten Fingern, Handgelenksextension plus Pronation zurück in Ellenbogenextension,
  - Hände auf einer Nackenrolle:
    vom Körper weg in Ellenbogenextension – Handgelenksflexion und zum Körper heran in Ellenbogenflexion – Handgelenksextension rollen,
  - Hand liegt auf einem Gymnastikball:
    vor und zurück, zu beiden Seiten, in die diagonalen Richtungen und im Kreis herum rollen,
  - das gleiche bilateral auf Pezzi-Ball,
  - PNF: beide Diagonalen, aus Flexion mit flektiertem Ellenbogen in Extension mit extendiertem Ellenbogen.

•••• Distale Unterarmfrakturen

Die Speichenbrüche im handgelenknahen Anteil (loco classico) gehören zu den häufigsten Frakturen (Abb. 1.**111 a – c**).

Ursachen: Hauptursache der distalen Unterarmfraktur ist der Sturz auf die dorsalextendierte Hand (Colles-Fraktur) (Abb. 1.**112**); Stauchungs- und Biegungskräfte werden hier wirksam. Bei volarflektierter Hand entsteht der umgekehrte Typ (Smith-Fraktur).

Formen: In der Regel sind die Brüche eingestaucht, mit einem Abbruch des Processus styloideus ulnae verbunden und disloziert. Typisch ist die sog. Bajonettstellung (Abwinkelung nach radial und dorsal). Mit dem Speichenbruch an typischer Stelle kann eine Verrenkung im Radioulnargelenk verbunden sein – isoliert wird sie selten beobachtet.

Klinisches Bild und Diagnose: Fehlstellung, Schwellung, Druck und Bewegungsschmerz sowie Bewegungseinschränkung lassen die Diagnose stellen; das Röntgenbild sichert die Form.

Therapie: Die Behandlung des frischen distalen Unterarmbruches besteht in exakter Reposition unter Zug; sie kann in örtlicher Betäubung erfolgen. Anschließend wird zur Ruhigstellung für 4 – 6 Wochen eine dorsale Gipsschiene angelegt. Instabile Fragmente können mit gekreuzten Kirschner-Drähten fixiert werden. Röntgenkontrollen zur Stellungs-

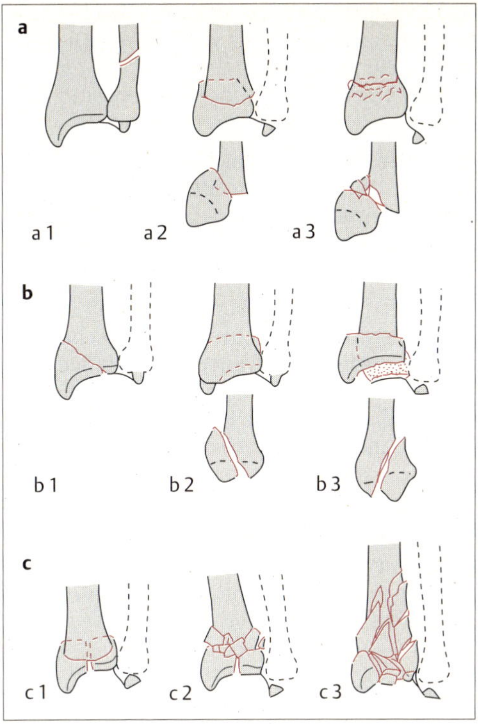

Abb. 1.**111** Distale Frakturen von Radius und Ulna

a extraartikulär
a 1 ulnar
a 2 radial einfach
a 3 radial mehrfach

b partielle Gelenkfraktur
b 1 Sagittalebene
b 2 dorsale Kante (Barton)
b 3 palmare Kante

c vollständige Gelenkfraktur
c 1 artikulär einfach, metaphysär einfach
c 2 artikulär einfach, metaphysär mehrfragmentär
c 3 mehrfragmentär

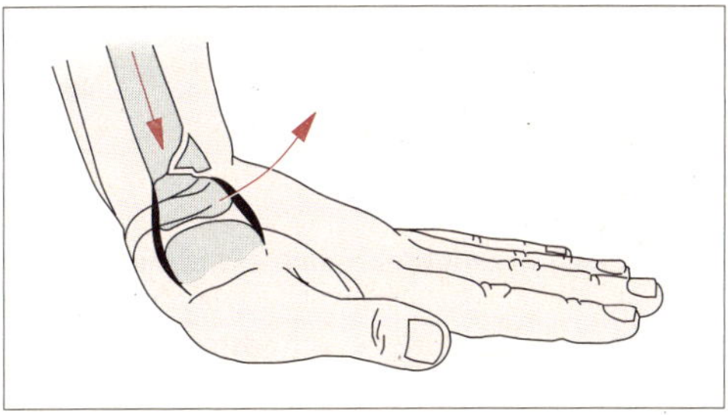

Abb. 1.**112** Distaler Unterarmbruch bei dorsal extendierter Hand

überprüfung nach 1, 4 und 8 Tagen sowie nach 4 Wochen. Offene Reposition und Osteosynthese bleiben Ausnahmefällen vorbehalten. Die häufig mit distaler Radiusfraktur einhergehende distale Fraktur der Ulna bedarf keiner besonderen Maßnahmen; sie wird bei der Reposition des Speichenbruches mitreponiert.

Komplikationen und Spätschäden: Es ist die Schädigung des N. medianus bei starker Dislokation zu erwähnen. Sekundär kann es bei Heilung in Fehlstellung zum Karpaltunnelsyndrom und – auch infolge überschüssiger Kallusbildung – zur Ruptur der Daumenstrecksehne kommen.

Wenn eine Längendifferenz im Sinne des Ellenvorschubs resultiert, vor allem bei dadurch entstandener posttraumatischer Arthrose, ist bei älteren Patienten die Entfernung des gelenknahen Ellenteiles gebräuchlich. Bei jungen Menschen ist die Verkürzungsosteotomie der Elle oder die Aufrichtungsosteotomie des Radius angezeigt. Häufiges Nachkorrigieren und lange Ruhigstellung können beim psychisch labilen Patienten zum Morbus Sudeck führen.

Vergleichbar der typischen Radiusfraktur und mit denselben klinischen Erscheinungen kann beim Kind und Jugendlichen eine entsprechende Verletzung unter Beteiligung der Wachstumsfuge eintreten. Die traumatische Lösung der Radiusepiphyse geht gelegentlich mit Absprengung eines metaphysären Knochenstückes (Aitken-Typ III) einher.

Physiotherapeutische Behandlung

Konservativ versorgte distale Radiusfraktur (nach Gipsabnahme)

- *Befund:* Nach konservativer als auch nach operativer Versorgung wird die Fraktur in einer dorsalen Unterarmgipsschiene ruhiggestellt und auf einem Keilkissen hochgelagert.

  Nach der Gipsentfernung fällt in der Regel auf:
  - trocken-schuppige Haut,
  - Hämatomreste,
  - Schwellung im Handgelenks-, manchmal auch Hand-Finger-Bereich,
  - manchmal Fehlstellung, z. B. Stufenbildung, schlimmstenfalls sog. Bajonettstellung,
  - festes, teigiges Gewebe,
  - eingeschränkte Bewegung im Handgelenk,
  - atrophische und geschwächte Muskulatur,
  - Schmerzen und Unsicherheit, Schonneigung.
- *Gesichtspunkte und Maßnahmen:* Siehe Tab. 1.**25**.

Tabelle 1.25 Gesichtspunkte und Maßnahmen bei konservativ versorgter distaler Radiusfraktur

Entstauung	Durchblutungsförderung	Mobilisation	Kräftigung	Schulung von Gebrauchsbewegungen
– Lagerung – Kompression – statische Muskelarbeit der Armmuskulatur	– Kryotherapie – Armwechselbäder – Bewegungsbad – dynamische Muskelarbeit für Schulter und Ellenbogen	– dynamische Muskelarbeit – dynamische Muskelarbeit mit Geräten – Entspannungstechnik – manuelle Therapie	– PNF – Übungen mit Geräten – Bewegungsbad	– Einüben von Alltagsaktivitäten

- *Verlauf:* Wenn die operative Versorgung der distalen Radiusfraktur keine Übungsstabilität erreicht, gleicht die physiotherapeutische Behandlung der im konservativen Fall.

  Der Patient, dessen Unterarm mit einer dorsalen Gipsschiene ruhiggestellt ist, wird angeregt, nach den prophylaktischen Aufgaben bei armverletzten Patienten zu arbeiten.

  Man sollte auf den korrekten Sitz der Schiene sowie auf evtl. eintretende Schwellungen und Verfärbungen achten (Gefahr des dystrophischen Syndroms).

Ungefähr ab der 7. Woche: Die dorsale Gipsschiene wird nur noch zur Nacht angelegt.

Sollten Schwellungen vorhanden sein, empfiehlt es sich, Hand und Unterarm mit einer elastischen Binde zu wickeln. Hochlagerungen und Ratschow-Umlagerungen werden dann der Mobilisations- und Kräftigungsbehandlung vorausgeschickt.

Der Physiotherapeut erarbeitet mit dem Patienten die freie Beweglichkeit des Handgelenks, wobei nur in außergewöhnlichen Fällen Pro- und Supination erst zu einem späteren Zeitpunkt erlaubt werden. Dies geschieht einerseits über gezielte aktive Bewegungen, andererseits intensiviert über die Arbeit im Sinne der Entspannungstechnik an der jeweiligen Bewegungsgrenze.

Die Kräftigung der lokalen Muskulatur sowie der gesamten betroffenen Extremität erreicht man über Übungen gegen Widerstand, Übungen im Sinne von PNF und Übungen mit Geräten, wie z.B. Ball, Hantel, Keule usw.

Zum Wiedererlernen von Alltagsbewegungen und Training der Geschicklichkeit innerhalb der Gebrauchsschulung ist das Arbeiten an der Übungswand (Abb. 1.**113**) außerordentlich günstig.

Neben der Physiotherapie werden gewöhnlich Armwechselbäder und Ergotherapie verordnet.

- *Übungsbeispiele:*
  1. *Frühphase der Mobilisation und Kräftigung:*
     im Sitzen am Handbehandlungstisch (Erarbeitung sämtlicher Finger- und Handgelenkbewegungen einschließlich, wenn erlaubt, Supination und Pronation).
  2. Spätphase der Mobilisation und Kräftigung:
     - PNF: alle Diagonalen, jeweils mit Feststellen der proximalen Gelenke und Erarbeiten der Handgelenk- und Fingerfunktion mit Stretch,
     - Stütz- und Verlagerungsübungen auf Luftkissen (z.B. Dumo-Körpertrainer, Abb. 1.**74**, S. 177), Matte, harter Unterlage,

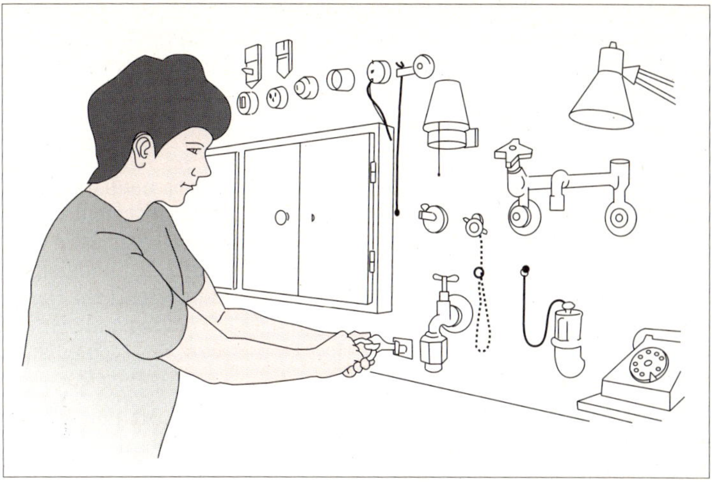

Abb. 1.**113** Übungswand

- Kniestand vor Pezzi-Ball: bilateral aufstützen, den Ball rollen, an verschiedenen Stellen vor- (Palmarflexion) und rück- (Dorsalextension) gerollt stabilisieren, im Sinne von „wiederholte Kontraktion“ arbeiten.

3. Siehe Übungsbeispiele bei Unterarmfraktur.
4. Schulen von Gebrauchsbewegungen:
   Übungswand (Abb. 1.**113**).

•••• Parese des N. medianus

Ursachen: Lähmungen der vom N. medianus innervierten Muskeln und Sensibilitätsausfälle entstehen entweder bei distalen Humerusfrakturen oder Ellenbogenluxationen oder bei handgelenksnahen Verletzungen.

Formen: Häufig wird der N. medianus durch Druck bei Frakturen und Luxationen sowie direkten äußeren Druck am Oberarm komprimiert. Gleiches gilt für die Verrenkungsbrüche der Handwurzelknochen. Bei Schnittverletzungen am Handgelenk kommt es zur Kontinuitätsdurchtrennung.

Klinisches Bild: Bei der oberen Medianuslähmung (proximal der Ellenbeuge) findet man die klassische Schwurhand. Die mittlere Medianuslähmung (Unterarmmitte) geht wie die untere (Handgelenk) mit Atrophie der Daumenballenmuskulatur einher. Sensibilitätsstörungen treten variabel infolge Innervationsanomalien zwischen N. medianus und ulnaris auf. Typisch ist Hypästhesie der Mittel- und Endglieder auf dem Dorsum des 2. und 3. Fingers, volar am Daumen, 2. und 3. Finger und radialen Anteil des 4. Fingers sowie am proximal davon gelegenen Hohlhandanteil.

Eine Sonderform ist das Karpaltunnelsyndrom. Der N. medianus wird unter dem Retinaculum flexorum und dem Lig. carpi transversum komprimiert. Symptomatisch wird es nach alter Handgelenksfraktur oder Arthrose der Handwurzelknochen, häufiger aber durch Sehnengleitgewebsverdickungen, auch rheumatisch, hervorgerufen. Nächtliche Hand- und Fingerschmerzen, Paresen und Atrophien des Daumenballens sind die klinischen Symptome. Es kann ein Klopfschmerz des N. medianus ausgelöst werden (Tinnel-Zeichen).

Therapie und Komplikationen: Nervenfreilegung am Ort der Schädigung, Druckentlastung und bei Kontinuitätsdurchtrennung Naht. Bei Dauerschädigung der Daumenballenmuskulatur Arthrodese des Karpometakarpalgelenkes.

Beim Karpaltunnelsyndrom wird das Lig. carpi transversum gespalten und exzidiert.

Kombinierte Medianus-Ulnaris-Schädigungen sind nicht selten wegen der engen Nachbarschaft der Nerven an der Innenseite des Oberarmes, am Unterarm und am Handgelenk.

Physiotherapeutische Behandlung

Liegt eine Parese des N. medianus vor, sollte die Behandlung nach folgendem Prinzip gestaltet werden:
- Druckstellenprophylaxe (s. Dekubitusprophylaxe),
- Entlastung und Kontrakturverhütung durch Schiene (Abb. 1.**114a** u. **b**),
- Durchblutungsförderung durch Paraffinkneten, Armwechselbäder, Schwimmen,
- Elektrogymnastik,
- Kryotherapie,
- PNF,
- Gebrauchs- und Geschicklichkeitstraining, das parallel zur Physiotherapie auch in der Ergotherapie betrieben werden sollte.

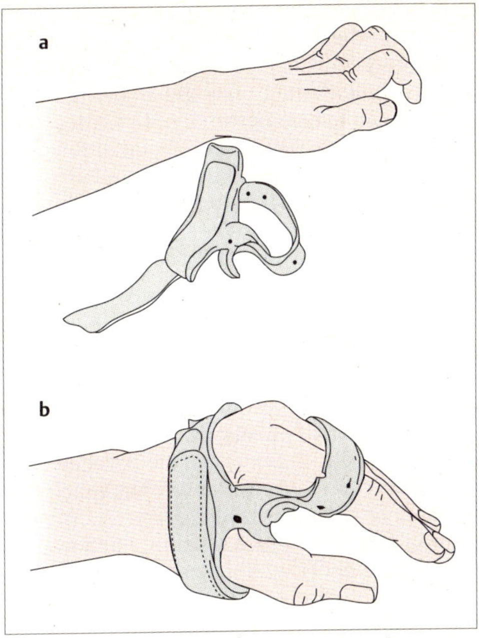

Abb. 1.**114a** u. **b** Kombinierte Medianus-Ulnaris-Schiene

1.9 Handgelenk- und Handverletzungen

S. Brauer-Slach, G. Krum und L. Zichner

1.9.1 Bedeutung, Prinzipien und Zeitplan der Behandlung

Den Verletzungen der Hand und ihrer Behandlung kommt eine besondere Bedeutung zu. Die unversehrte Hand ist als Tast- und Greiforgan für alle wichtigen menschlichen Tätigkeiten Voraussetzung. Die Behandlung von Handverletzungen muß daher möglichst vollständige Funktionserhaltung zum Ziel haben. Dem wird Rechnung getragen durch besonders ausgebildete ärztliche und physiotherapeutische Behandlungstechniken.

Zum detaillierten Studium des immer umfangreicher werdenden Gebietes der „Handchirurgie" ist spezielle Literatur heranzuziehen.

Zu den Grundsätzen der Versorgung von Handverletzungen gehört schonendes Vorgehen; Handverletzungen stellen auch an die Physiotherapie besonders hohe Anforderungen.

Bei offenen Verletzungen oder bei operativer Versorgung geschlossener Verletzungen sind eine gute Anästhesie und Blutsperre oder Blutleere sowie atraumatische Operationstechnik bei sparsamer Wundrandexzision mit entsprechendem Instrumentarium unerläßlich. Bei der Wiederherstellung der Handfunktion haben bestimmte Gesichtspunkte Vorrang: Vermeidung der Kürzung von Daumenresten, Erhaltung bzw. Wiederherstellung des Tastsinnes und der Greiffunktion u. a. Für die Erzielung der Gebrauchsfähigkeit verletzter Hände ist die postoperative Physiotherapie von gleichrangiger Bedeutung. Die Übungsbehandlung muß möglichst frühzeitig einsetzen und wohldosiert sein.

Die Verletzungen der Hand sind häufig kombinierte, vielgestaltige Verletzungen. Bei ausgedehnten frischen Weichteilschäden, insbesondere wenn Amputationen oder Teilabsetzungen diskutiert werden, ist Zurückhaltung geboten. Hier hat sich die aufgeschobene Erstversorgung oder – vor allem bei Quetschungen und Zertrümmerungen – das Verfahren der aufgeschobenen Dringlichkeit als zweckmäßig erwiesen. Es beinhaltet das Säubern der Wunde (Débridement) und das Anlagen eines antiseptischen Verbandes. Es kann dann abgewartet werden, welche Gewebsteile vital bleiben und welche sich als avital demarkieren. In der Regel hat jedoch spannungsloser Hautverschluß über einem stabilen Skelett Vorrang. Alle anderen Gebilde der Hand können sekundär wiederhergestellt werden.

Häufig ist bei Kombinationsverletzungen zweiseitiges Vorgehen vorzuziehen. Hautwunden und Strecksehnenverletzungen werden sofort versorgt und Knochenbrüche stabilisiert. Später erfolgt die Versorgung von Beugesehnen- und Nervenverletzungen.

1.9.2 Verletzungen der Haut

Ursachen und Formen: Scharfe und stumpfe Gegenstände verursachen Schnitt- bzw. Quetschwunden, darunterliegende Strukturen können mitbetroffen werden (Sehnen, Gefäße, Nerven, Knochen und Gelenke).

Therapie: Der Wundverschluß soll bei frischen glatten Wunden locker sein und nicht abschnüren. Biß- (Tier, Mensch) und Schußwunden werden offen behandelt. Bei größeren Hautdefekten wird von Transplantationen (Reverdin- und Thiersch-Läppchen an der Streckseite, Vollhauttransplantate und gestielte Hautlappen an der Beugeseite) Gebrauch gemacht. Zurückhaltung ist bei der Amputation von Fingern angebracht, um „Fingerspitzengefühl" und belastungsfähige Fingerkuppe zu erhalten. Beim Daumen spielt darüber hinaus die Erhaltung der Kreiselungsfähigkeit eine besondere Rolle, so daß jeder Erhaltungsversuch (auch die Replantation des abgetrennten Gliedes) angebracht ist.

1.9.3 Sehnenverletzungen

Das Sehnengewebe ist ein bradytrophes Gewebe; es heilt langsam und neigt zu Verklebungen und Entzündungen.

•••• Überblick über die operativen Methoden

Die Versorgung der Beugesehnen unterscheidet sich von der Strecksehnennaht grundsätzlich. Offene Durchtrennung der Strecksehne wird bei sauberer Wunde primär, sonst verzögert primär durch End-zu-End-Naht versorgt. Geschlossene Durchtrennung bzw. knöcherne Ausrisse der Strecksehne an der Basis des Endgliedes werden für 4–6 Wochen in Streck- bis Überstreckstellung fixiert.

Aufgrund der besonderen anatomischen Verhältnisse werden die Beugesehnen im Bereich der Sehnenscheiden („Niemandsland" nach Bunnell) häufig nicht bei der Primärversorgung der Verletzung mitgenäht. Außerhalb dieses Bereiches wird die primäre Sehnennaht vorgenommen. Bei Verletzung von oberflächlicher und tiefer Sehne wird in der Regel nur die tiefe genäht. Bei sekundärer Versorgung nach abgeschlossener Wundheilung ist Sehnentransplantation mit der Palmaris-longus-Sehne notwendig. Nach 3- bis 4wöchiger Ruhigstellung ist eine aktive Bewegungstherapie notwendig.

•••• Strecksehnenverletzungen

Ursachen: Verletzungen der Strecksehnen sind häufig bei kombinierten Verletzungen, bei Stich- und Schnittwunden sowie als geschlossene Risse am Endgelenk bei „alltäglichen" Traumen.

Klinisches Bild: Als Symptom findet sich eine Aufhebung der aktiven Streckung.

Therapie: Die Behandlung richtet sich nach den Erfordernissen der vorgegebenen Kombinationsverletzung. Isolierte Strecksehnendurchtrennungen werden durch Naht versorgt. Die frische Ruptur am Fingerendgelenk läßt sich konservativ mit Ruhigstellung unter Streckung bis Überstreckung des Gelenkes für 6 Wochen behandeln, sonst (und bei veralteter Ruptur) erfolgt die Raffnaht. Bei knöchernem Strecksehnenausriß wird operativ reponiert und fixiert (Luxationsfraktur!). Operatives Vorgehen ist auch beim sog. „Knopflochriß" (Riß des längs oder quer verlaufenden Mittelzügels) der Streckaponeurose über dem Mittelgelenk erforderlich. Rupturen der langen Daumenstrecksehne aufgrund degenerativer Veränderungen, Knochenvorsprünge usw. lassen die Sehnenverlagerung empfehlen.

•••• Beugesehnenverletzungen

Ursachen: Zu Beugesehnenverletzungen kommt es bei vielen Kombinationsverletzungen sowie durch offene Wunden (Schnitt- und Stichwunden).

Klinisches Bild: Das Symptom bei Beugesehnenverletzung ist die Aufhebung der aktiven Beugung der betroffenen Finger.

Therapie: Die Versorgung muß die begleitenden Knochen-, Gefäß- oder Nervenverletzungen berücksichtigen. Die Sehnenscheiden, in denen die Beugesehnen laufen, neigen zu narbigen Verwachsungen. Dies vereitelt häufig den Erfolg der primären Beugesehnennaht. Im Zweifelsfall erfolgt die Versorgung deshalb im Niemandsland nach Bunnell sekundär, ggf. mit einem Transplantat. Die Primärnaht beschränkt sich auf glatte Wundverhältnisse.

1.9.4 Nervenverletzungen

Bei sauberen Wundverhältnissen wird eine Nervendurchtrennung primär genäht, wenn sie glatt durchtrennt ist und die Haut spannungsfrei verschlossen werden kann. Bei unsauberen Wundverhältnissen wird nach abgeschlossener Wundheilung die Nervennaht angeschlossen. Bei Defekten ist eine Interposition angezeigt.

1.9.5 Luxationen

Luxationen im Bereich von Handwurzel-, Mittelhand- und Fingergelenken werden umgehend – überwiegend durch Längszug – reponiert. Falls dies nicht gelingt und insbesondere bei Interposition von Kapselanteilen oder Beugesehnen (Fingergrundgelenke), wird die offene Reposition durchgeführt. Sie wird mit Band- und Kapselnaht verbunden. Dies ist auch bei der Subluxation der Fingermittelgelenke (Zerreißung der volaren Kapsel und Luxation zur Beugeseite) erforderlich.

Im folgenden werden häufige Luxationen und Frakturen sowie ausgewählte Sehnenverletzungen von besonderer Bedeutung besprochen.

•••• Luxationen der Handwurzel

Ursachen: Zu Luxationen im Bereich der Handwurzel kommt es durch Sturz auf die Hand. Sie sind aufgrund des kräftigen Bandapparates jedoch weit seltener als die durch den gleichen Mechanismus hervorgerufene distale Radiusfraktur.

Formen: Die häufigste Form ist die *perilunäre Luxation* (Abb. 1.**115 a** u. **b**). Es verbleibt das Mondbein an seinem Ort, und die Handwurzel luxiert

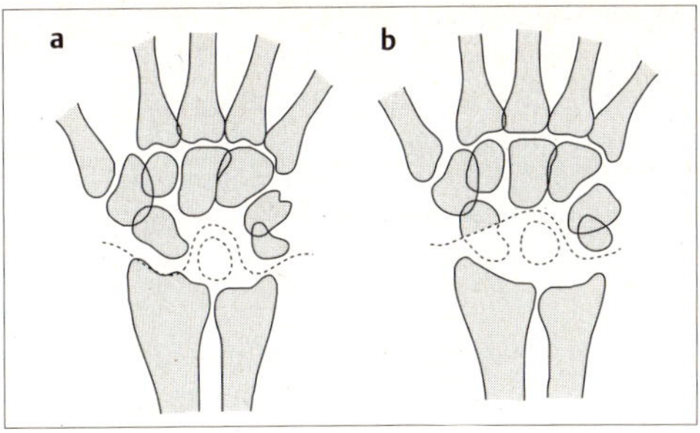

Abb. 1.**115 a** u. **b** Formen der Handgelenksluxation
a Perilunäre Luxation,
b De-Quervain-Fraktur

sich nach dorsal. Dies kann mit einer Luxationsfraktur des Os naviculare einhergehen (transnavikuläre perilunäre Luxation). Bei der isolierten Mondbeinverrenkung nach volar dreht sich dieses um 90°. Diese Luxationen werden nicht selten zunächst übersehen.

Klinisches Bild: Die Symptome der perilunären Luxation bestehen in Schwellung, Schmerzhaftigkeit sowie Bewegungseinschränkung und Fehlstellungen mit sicht- oder fühlbaren Vorsprüngen. Oft kommt es auch zur Druckschädigung des N. medianus.

Therapie: Die Reposition gelingt nach frischen Verrenkungen durch Muskelentspannung und Extension. Später ist die offene Reposition oder Exstirpation des Mondbeins angezeigt. Anschließend folgt die Retention im Gipsverband für 6 – 8 Wochen.

Ist gleichzeitig das Os naviculare frakturiert, so ist seine Verschraubung angezeigt. Ruhigstellung im Gipsverband bei gleichzeitiger Fraktur des Kahnbeins (De-Quervain-Franktur) für mindestens 10 – 12 Wochen schließt sich an. Es folgt physiotherapeutische Behandlung und Gebrauchsschulung der Hand durch die Ergotherapie.

1.9.6 Frakturen im Bereich der Handwurzel

•••• Frakturen des Kahnbeins

Der Bruch des Kahnbeins (Os scaphoideum) ist die häufigste Handwurzelfraktur.

Ursachen: Der Kahnbeinbruch entsteht durch Sturz auf die ausgestreckte, ellenwärts abduzierte Hand, aber auch durch direkte Einwirkung von Gewalt auf den radialen Handgelenksabschnitt (Kurbelrückschlag).

Formen: Es handelt sich um Querbrüche im radialen, medianen und ulnaren Anteil.

Klinisches Bild und Diagnose: Die Symptome sind – oft nur leichte – Schwellung im Bereich des Handgelenkes (Anfüllung der Tabatiere) und lokaler Druckschmerz sowie Druck-, Zug- und Stauchungsempfindlichkeit des Daumens. Die Diagnose wird röntgenologisch durch Spezialaufnahmen (Navikularequartett) gesichert oder ausgeschlossen. Da dies bei frühen Fissuren nicht immer gelingt, empfiehlt sich eine Röntgenkontrolle nach 10 Tagen; bis dahin ist durch Knochenresorption der Fissurspalt deutlicher ausgebildet.

Therapie: Die Behandlung besteht in exakter Ruhigstellung für 3 Monate im Gipsverband, der den Daumen und die Grundglieder des 2. und 3. Fingers sowie in den ersten Wochen auch den Oberarm einschließt.

Bei Fragmentdislokation ist auch die operative Versorgung (Verschraubung) gebräuchlich, die die Ruhigstellungsphase verkürzen kann.

Komplikationen und Spätschäden: Bei verzögerter Knochenbruchheilung und bei Pseudarthrose – sie ist wegen der von radial erfolgenden Blutversorgung bei proximalen Frakturen besonders häufig – wird operativ vorgegangen. Spongiosaverblockung, Fremdknochenbolzung, Verschraubung, evtl. mit Elektrostimulation (Zichner 1984), sind gebräuchliche Eingriffe. Es schließt sich für mehrere Monate Gipsruhigstellung an. Anschließend ist eine intensive Physiotherapie notwendig.

•••• Frakturen anderer Handwurzelknochen

Sie sind, mit Ausnahme von Abrißbrüchen des Dreieckbeins, sehr selten. Frakturen und Infraktionen des Mondbeins wurden für die Mondbeinnekrose verantwortlich gemacht. Sie ist jedoch mehr auf Anlage und Mikrotraumen zurückzuführen, die bei der Arbeit mit Preßluftwerkzeugen auftreten.

Bei den übrigen knöchernen Verletzungen im Bereich der Handwurzel handelt es sich überwiegend um Mitverletzungen bei ausgedehnten Handtraumata. Die Behandlung richtet sich deshalb jeweils nach den Erfordernissen der Hauptverletzung.

1.9.7 Mittelhandbrüche

•••• Bennett-Luxationsfraktur

Als Bennett-Fraktur wird ein Verrenkungsbruch an der Basis des 1. Mittelhandknochens bezeichnet. Er nimmt unter den Mittelhandbrüchen deshalb eine Sonderstellung ein, weil im Gelenk zwischen dem 1. Mittelhandknochen und dem Os trapezium die wichtigsten Daumenbewegungen durchgeführt werden. Das Daumengrundgelenk läßt als Scharniergelenk nur Bewegungen in einer Ebene zu.

Ursache: Ursache der Bennett-Fraktur ist überwiegend eine Stauchung des (abduzierten) Daumens in der Längsachse.

Formen: Es handelt sich bei der Bennett-Fraktur um einen in das Sattelgelenk reichenden Schrägbruch der Basis des Metakarpale I: Das kleine ulnare Fragment bleibt in Gelenkbeziehung, während sich der 1. Mittelhandknochen nach dorsal, radial und proximal verschiebt. Es kommen neben dieser typischen Form auch extraartikuläre Schrägfrakturen an der Basis des Metakarpale I sowie Y- oder T-Brüche (Rolando-Fraktur) vor.

Klinisches Bild und Diagnose: Die Symptome bestehen in Schmerzen, Schwellungen und Fehlstellung. Das Ausmaß der Verletzungen wird röntgenologisch festgestellt.

Therapie: Reposition durch Zug am abduzierten Daumen, Fixation des Daumens im Gips. Es kann Osteosynthese mit Kirschner-Drähten und Gips unter Abduktion oder Fragmentverschraubung notwendig sein.

•••• Frakturen der Metakarpalknochen

Ursachen: Frakturen der Metakarpalknochen werden durch Stauchung oder Biegung beim Sturz auf die Hand hervorgerufen; sie entstehen auch durch direkte Einwirkung starker Gewalt.

Formen: Sie finden sich an der Basis, im Schaft oder nahe dem Köpfchen des Metakarpale. Sie variieren von Fissuren über Quer-, Schräg- und Torsionsbrüche bis zu offenen Trümmerbrüchen ohne und mit Dislokation. Sie sind auch mit Luxationen im karpalen oder karpometakarpalen Bereich und dementsprechend Band- und Kapselverletzungen verbunden. Trümmerbrüche gehen auch mit ausgedehnten Weichteilverletzungen einher, besonders am Sehnen- und Sehnenscheidengewebe sowie an Nerven; deren Versorgung steht dann im Vordergrund.

Klinisches Bild und Diagnose: Die Symptome der Mittelhandfrakturen sind Schmerz, Schwellung, Buckelbildung auf dem Handrücken, tastbare Stufen, falsche Beweglichkeit. Das Röntgenbild gibt das Ausmaß der Verletzung am Knochen wieder.

Therapie: Die Behandlung erfolgt überwiegend konservativ. Nach Einrichtung der Fraktur wird die Hand in Funktionsstellung für 1 – 2 Monate ruhiggestellt. Bei Serienbrüchen ist die Stabilisierung durch Osteosynthese des 2. und 5. Mittelhandknochens vorzuziehen. Bei ungenügender Reposition bzw. starker Abknickung von Schaftbrüchen und köpfchennahen Mittelhandfrakturen erfolgt die operative Reposition und Fixation. Übungsstabile Osteosynthese läßt frühzeitige Übungsmaßnahmen zu. Als Osteosynthesematerial werden perkutan eingebrachte Kirschner-Drähte verwandt oder Platten und Schrauben offen implantiert. Bei ausgedehnten Weichteilschäden beschränkt man sich auf Fixierung durch Kirschner-Drähte und mehrwöchige Ruhigstellung (3 – 4 Wochen) im Gips. Vorrangiges Behandlungsziel ist die Wiederherstellung des größtmöglichen funktionellen Wertes der Hand.

Komplikationen: Die gefährlichste Komplikation stellt bei offenen Verletzungen und/oder operativem Vorgehen die Infektion dar. Bei unzureichender Reposition kann Ausheilung in Verkürzung und Drehfehlstellung eintreten, die die Funktion der Hand stark behindern. Gegebenenfalls sind korrigierende Eingriffe erforderlich.

1.9.8 Frakturen der Phalangen

Ursache: Frakturen der Phalangen werden durch Stauchung, Drehung oder direkte Gewalteinwirkung hervorgerufen.

Formen: Sie finden sich vor allem an der Basis und nahe dem Köpfchen, gelegentlich auch intraartikulär. Am häufigsten sind die proximalen Phalangen betroffen.

Klinisches Bild und Diagnose: Die Symptome bestehen in Fehlstellung, Stufenbildung und falscher Beweglichkeit. Die Diagnose wird durch Röntgenaufnahmen gesichert.

Therapie: Die Behandlung beschränkt sich bei reinem Knochenschaden auf konservative Einrichtung unter Zug und Ruhigstellung der Fraktur unter rechtwinkliger Beugung des Fingergrundgelenkes und mittlerer Beugung der übrigen Fingergelenke (wenn nötig unter Einschluß des Nachbarfingers) für 4 Wochen. Bei ungenügendem Ergebnis der konservativen Maßnahmen wird operativ vorgegangen (Fixation mit Kirschner-Drähten) und anschließend ebenfalls 4 Wochen ruhiggestellt.

Brüche des Nagelkranzes bedürfen keiner besonderen Behandlung. Bei knöchernen Bandausrissen und Stufenbildung im Gelenk haben offene Reposition und Fixation mit Schrauben oder Drähten zu erfolgen.

Physiotherapie bei Verletzungen im Bereich der Hand

Einführung

Die Zunahme der Handverletzungen einerseits und die Eigenschaft der Hand als hochdifferenziertes Greiforgan des Menschen mit besonderer Komplikationsanfälligkeit bei unsachgemäßer Behandlung andererseits haben zur Entwicklung einer speziellen Handchirurgie und Entstehung spezieller handchirurgischer Abteilungen geführt.

Für die ärztliche Tätigkeit in diesem Teilbereich der Chirurgie ist Spezialisierung unerläßlich, und derselbe Anspruch sollte – besonders in der

Frühphase der Behandlung – auch an den Physiotherapeuten gestellt werden.

Es ist nicht möglich, im Rahmen des vorliegenden Taschenbuchs umfassend und detailliert die physiotherapeutischen Behandlungsmöglichkeiten bei der Vielfalt der Verletzungs- und Versorgungsformen der Hand darzustellen.

Der folgende Abschnitt beschränkt sich darauf, Grundsätzliches und an den Themenkreis Heranführendes zusammenzutragen.

Ausführlichere Informationen müssen in der einschlägigen Fachliteratur (s. Literatur, S. 462 f) eingeholt werden.

Grundsätzliches zur physiotherapeutischen Behandlung der Hand

- *Voraussetzungen für eine sinnvolle und optimale physiotherapeutische Behandlung:*
  - Kenntnis der Anatomie der Hand und der funktionellen Zusammenhänge und Abläufe,
  - Kenntnis der ärztlichen Versorgung und der sich daraus ergebenden Folgerungen für die weitere Therapie,
  - präzise Angaben des behandelnden Arztes/Operateurs zur verordneten Behandlung,
  - Fähigkeit zur gründlichen und differenzierten Untersuchung,
  - Fähigkeit, aus dem Spektrum aller möglichen Anwendungen einen auf den jeweiligen Befund „zugeschnittenen" Behandlungsplan zu erstellen,
  - Beherrschen der notwendigen besonderen Techniken,
  - wechselseitige Information zwischen Arzt und Physiotherapeut während des Behandlungsverlaufs,
  - Kommunikation und Kooperation mit parallellaufenden Therapiezweigen (insbesondere mit der Ergotherapie),
  - Förderung von Motivation und Kooperation des Patienten.
- *Auswahlkriterien für die zur Anwendung kommenden physiotherapeutischen Maßnahmen:* Welche Maßnahmen in der physiotherapeutischen Behandlung angewandt werden und in welcher Form sie gesteigert werden können, hängt von folgenden Faktoren ab:
  - Art der Verletzung,
  - Art der Versorgung (Form des konservativen und operativen Vorgehens),
  - Ergebnis der Versorgung,
  - Ergebnisse der physiotherapeutischen Untersuchung,
  - jeweilige individuelle Reaktion des Patienten auf die einzelnen Maßnahmen.

- *Behandlungsprinzipien:* Bedingt durch die außerordentlich differenzierte Struktur der Hand, besteht auch schon bei geringfügigen Schädigungen eine hohe Komplikationsanfälligkeit.

  Zudem neigt die Hand mehr als alle anderen Körperregionen bei unsachgemäßer, zu hoch dosierter oder gar grober Behandlung zu heftigen Irritationserscheinungen. Nicht zuletzt aufgrund dieser Gegebenheiten haben sich für die Arbeit mit Handverletzten folgende Prinzipien herauskristallisiert:
  - (Mit-)Verantwortlichkeit des Physiotherapeuten dafür, daß der korrekt ruhiggestellte Arm vorschriftsmäßig hochgelagert ist und daß der Patient von Anfang an entsprechend der prophylaktischen Physiotherapieaufgaben bei Patienten mit Gipsversorgung übt,
  - frühestmögliches aktives Bewegen der verletzten Hand,
  - schmerzfreie Lagerung, schonende Grifftechnik, angemessene Pausen und Respektieren der Schmerzgrenze während der Behandlung,
  - in der Frühphase der Behandlung in der Regel weder passive Maßnahmen noch direkte Wärmeanwendungen,
  - in der Spätphase größte Zurückhaltung und Vorsicht bei passiven Maßnahmen und Wärmeanwendungen,
  - Motivieren des Patienten zum selbständigen Üben, sobald dies risikolos möglich ist (motivieren – kontrollieren – korrigieren – motivieren).
- *Behandlungsziel:* Das Ziel jeder Behandlung ist die Wiederherstellung der bestmöglichen Funktion der Hand.

Übersicht über die wesentlichen Inhalte der physiotherapeutischen Untersuchung:

Persönliche Daten	– Name – Alter – Beruf – Unfalldatum – Diagnose – Operation (Maßnahme und Ruhigstellung, Datum)
Basisformation	– Kurve – Krankengeschichte – Operationsbericht – Röntgenbilder
Optische Beobachtung	– Verletzungs- bzw. Operationsnarbe – Verfärbung – Schwellung, Fältelung der Haut

Optische Beobachtung	– Auftreibung – Achsenabweichung – Stellung der Knochen im Gelenk zueinander – „Benutzung“, Funktion
Taktile Beobachtung	– Empfindlichkeit – Sensibilität – Temperatur – Schweißsekretion – Narbenverschieblichkeit – Turgor, Tonus
Messen/Schätzen	– Bewegungsausmaß der Gelenke (nach der Neutralnullmethode) – Umfangmaße (im Seiten- und Tagesvergleich)
Beurteilung der Gesamtfunktion	– Muskelstatus – Greifformen (Spitz-, Schlüssel-, Grob-, Hakengriff usw.) – Gebrauchsbewegungen
Befragen des Patienten	– Schmerzen, – Auswirkung der Verletzung im privaten und beruflichen Bereich
Ergänzende Beobachtungen	– Mitarbeitsbereitschaft – soziales Umfeld

Übersicht über die Gesichtspunkte und Maßnahmen des physiotherapeutischen Behandlungsplans:

Gesichtspunkte	Maßnahmen
Entspannung	– schmerzfreie Lagerung – Eisapplikation – generelle und lokalisierte Entspannungsübungen
Entstauung	– (Hoch-)Lagerung – statische und dynamische Muskelarbeit – weiche Ausstreichungen
Durchblutungsförderung	– dynamische Muskelkontraktionen – Eisanwendungen – Wechselbäder, absteigende Bäder – Paraffinkneten (zu Beginn immer 38°, bei guter Verträglichkeit 40°→ Ergotherapie) in der Spätphase

Mobilisation	– (Nacht-)Lagerungsschienen – Narbenbehandlung in Form von Massage – aktives Bewegen (auch in indifferentem Wasser oder bei Eisapplikation) – Entspannungstechnik – manuelle Therapie nach Konsolidierung – in Ausnahmefällen oder im Spätstadium: vorsichtig ausgeführte Muskeldehnung
Ggf. Kontraktionshilfe	– Kryotherapie – stimulierende Bewegungstechniken (PNF) – Elektrotherapie
Funktions- und Gebrauchsschulung	– Abhärtung – aktives Bewegen ohne und mit Gerät – Erarbeiten der möglichen Greifformen: Spitz-, Schlüssel-, Grob-, Hakengriff, Faustschluß usw. – Übungswand (s. Abb. 1.**113**, S. 273) – Geschicklichkeitstraining
Kräftigung	– Üben gegen Widerstand (PNF) – Üben mit Geräten – Übungswand

- *Parallellaufende therapeutische Möglichkeiten:* Parallel zur Physiotherapie ist in der Regel Ergotherapie angezeigt.

Behandlungsmodell: Fraktur des Os scaphoideum

Im folgenden wird dargestellt, in welcher Weise der Physiotherapeut bei der Behandlung einer Verletzung im Bereich der Hand vorgehen kann.

Dieses Beispiel hat Modellcharakter und ist auf die im ärztlichen Abschnitt besprochenen Verletzungsbilder knöcherner Strukturen übertragbar.

Dabei ist unerläßlich, aufgrund der spezifischen Gegebenheiten der Diagnose, des individuellen Befundes und Behandlungsverlaufs Einschränkungen und Erweiterungen im Behandlungsplan vorzunehmen.

- *Zugrundeliegende ärztliche Behandlung:*
  1. Konservative Behandlung:
     - für ungefähr 3 Tage dorsale Oberarmgipsschiene,
     - nach dem Abschwellen: zirkulärer Oberarmgips (er reicht bis zum Daumengelenk, die Langfinger sind von den Grundgelenken an frei),

  - Dauer der Ruhigstellung: mindestens 6 Wochen, häufig sogar 12 – 14 Wochen, nach der 6. Woche anstelle des Oberarmgipses in der Regel Anlegen eines Unterarmgipses,
2. Operative Behandlung:
  - Osteosynthese mit Kompressionsschraube,
  - für ca. 10 Tage dorsale Oberarmgipsschiene,
  - nach abgeschlossener Wundheilung zirkulärer Oberarmgips,
  - Dauer der Ruhigstellung ca. 6 Wochen.

Die Lagerung bei 1 und 2 erfolgt als Hochlagerung auf dem Abduktionskeil (gegebenenfalls mit Schlaufenaufhängung, Abb. 1.**116**).

- *Physiotherapeutische Behandlung:* In diesem Fall entsprechen sich die Behandlungen nach konservativer und operativer Versorgung.

- *Befund:*
1. Optische Beobachtung:
  - Schwellung von Hand und Fingern, evtl. verstrichene Hautfalten,
  - evtl. Verfärbung (rötlich, rotblau),

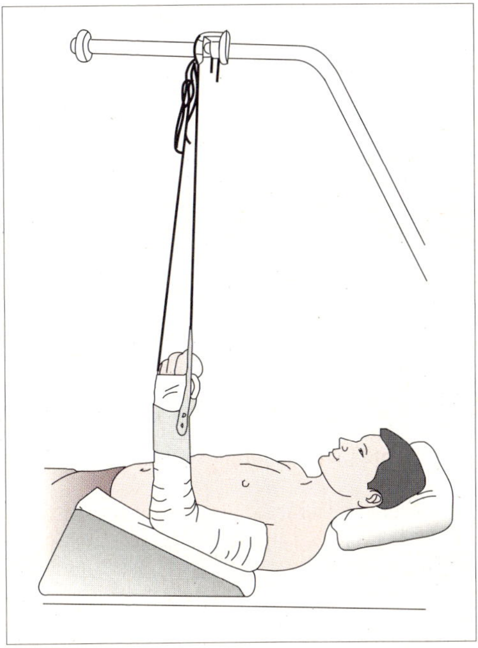

Abb. 1.**116** Armlagerungsmöglichkeit

- meist Inaktivitätsatrophie der Handmuskulatur, evtl. auch der Armmuskulatur.

2. Taktile Beobachtung:
   - evtl. lokal leichte Temperaturerhöhung,
   - nach Operation meist schwer verschiebliche Narbe,
   - meist herabgesetzter Tonus der Muskulatur bei erhöhter Abwehrspannung,
   - ruhigstellungsbedingte Empfindlichkeit bei Berühren und Berührtwerden,
   - Schmerzen bei Funktionsversuchen.
3. Gesamtfunktion:
   - Einschränkung der Beweglichkeit besonders im Handgelenk, mitunter auch in Ellenbogengelenk, Fingern und Daumen,
   - Einschränkung bei den Greifformen,
   - Schonneigung.

- *Behandlungsziel:* Wiederherstellung der völligen und möglichst schmerzfreien Funktion der Hand (Extremität).

- *Behandlungsplan:*
1. Entspannung:
   - schmerzfreie Lagerung,
   - generelle und lokalisierte Entspannungsübungen,
   - Kryotherapie.
2. Entstauung:
   - Lagerung,
   - statische und dynamische Muskelarbeit,
   - Kryotherapie.
3. Durchblutungsförderung:
   - dynamische Muskelarbeit,
   - Eisanwendung,
   - Wechselbäder,
   - Paraffinkneten → Ergotherapie.
4. Mobilisation:
   - Narbenpflege (Eincremen und sanfte Zirkelungen zur Lösung, evtl. abhärtendes Bestreichen),
   - aktives Bewegen des ganzen Armes,
   - aktives Bewegen der Hand (auch in indifferentem Wasser oder unter Eisapplikation),
   - aktives Bewegen mit kleinen Geräten,
   - Übungswand,
   - Entspannungstechnik,
   - PNF.
5. Funktions- und Gebrauchsschulung:
   - evtl. Abhärtung,
   - Erarbeiten der eingeschränkten Greifformen,

   - aktives Bewegen ohne und mit Geräten,
   - Simulieren von Alltagsbewegungen (Übungswand),
   - Geschicklichkeitstraining.
6. Kräftigung und Koordination:
   - Übungen gegen Widerstand (PNF),
   - Übungen mit Geräten.

- *Behandlungsverlauf:*
  1. Während der Ruhigstellung im Gipsverband:
     Neben allen anderen an der Therapie Beteiligten muß auch der Physiotherapeut darauf achten, daß der Sitz des Gipsverbandes (noch) korrekt ist.
     Außerdem wird er den Patienten nach den prophylaktischen Physiotherapieaufgaben bei Patienten mit Gipsversorgung anleiten und ihn zum selbständigen Üben anregen.
  2. Nach der Entfernung des Gipsverbandes:
     Nach der Gipsabnahme (und nach erfolgter Haut- und Narbenpflege) bereiten entspannende und entstauende Maßnahmen die eigentliche Behandlung vor. Ist der Patient insgesamt sehr verkrampft, ängstlich, auf seine Hand fixiert, bieten sich Übungen der Lösungs- und Atemtherapie von Schaarschuch-Haase als gute Einstiegsmöglichkeit an. Zudem kann das bewußte Anspannen – Entspannen auch über die Entspannungstechniken von PNF geübt werden. In dieser frühen Phase der Behandlung sollte sich der Physiotherapeut dabei auf die Arbeit mit den Muskelgruppen proximal der Fraktur beschränken.
     Häufig neigen Hand und Finger nach der Gipsentfernung zu lästigen, bewegungserschwerenden ödematösen Stauungen. Diese lassen sich durch Hochlagerung plus Eisapplikation (in Form von Betupfen und Streichen von distal nach proximal) und durch Umlagerungsübungen nach Ratschow günstig beeinflussen.
     Wechselbäder sowie intensives aktives Bewegen verbessern die Durchblutungssituation weiterhin.
     Knetübungen im Paraffinbad (38°) haben neben einem milden durchblutungsanregenden Effekt gleichzeitig mobilisierenden und kräftigenden Charakter und werden von den meisten Patienten obendrein als sehr angenehm empfunden. Die mobilisierende Arbeit für Ellenbogen und Schulter verläuft parallel zur mobilisierenden Arbeit für Finger und Hand. Bei der letzteren geht man – wie immer bei frischen Handverletzungen – ausschließlich aktiv vor: Es kann sowohl innerhalb der Muskelkette als auch selektiv im Sinne der Entspannungstechnik geübt werden. Durch Techniken von PNF wird die neuerarbeitete Bewegung gesichert und gekräftigt.

Wichtig ist das Erarbeiten und Kräftigen der verschiedenen Greifformen (s. vorstehend unter Befund oder Gesichtspunkte und Maßnahmen bei Verletzungen im Bereich der Hand), wobei die Schwerpunkte je nach dem Aufgabengebiet oder Beruf des betreffenden Patienten gesetzt werden.
Das Üben an der Übungswand und mit kleinen Geräten vermittelt dem Patienten Bewegungsgefühl, Geschicklichkeit und Kraft auf mehr spielerischem Wege und lockert die Behandlung auf.
Parallel zur Physiotherapie sollte dem Patienten immer auch Ergotherapie verordnet werden.

- *Übungsbeispiele:* Hier wird die mittlere bis späte Phase der Mobilisation, Funktions- und Gebrauchsschulung und Kräftigung besprochen.
  1. PNF:
     - bilateral-symmetrische Armmuster in Rückenlage,
     - Kombination Schulter – Arm in allen Variationen,
     - beide Diagonalen, alle Möglichkeiten der Ellenbogenbeteiligung und Richtungen, jeweils durch Feststellen der stärkeren Abschnitte den „Overflow" auf die Aktion von Hand und Fingern ausnutzen.
  2. Übungen in Rückenlage oder im Sitzen, mit Unterarm auf Handbehandlungstisch:
     - Erarbeiten von Finger-Hand-Beugung in Verbindung mit Flexion – Supination des Ellenbogens,
     - Erarbeiten von Finger-Hand-Streckung in Verbindung mit Extension – Pronation des Ellenbogens (erst mit Führungskontakt, dann „wiederholte Kontraktion", „langsame Umkehr", „langsame Umkehr – halten" usw.).
  3. Übungen im Sitzen am Handbehandlungstisch:
     - selektives Erarbeiten aller Handgelenks- und Fingerbewegungen: erst rein aktiv, dann mit Führungs- und Haltewiderständen,
     - Erarbeiten der Greifformen: rein aktiv, mit Führungs- und Haltewiderständen.
  4. Üben mit diversen Geräten:
     - in Topf mit Bohnen, Linsen, Reis „wühlen",
     - Knetmasse kneten, rollen, zerrupfen, formen,
     - Dosen verschiedener Größe auf- und zudrehen,
     - mit Kuchenrolle rollen,
     - mit Tintenlöscher löschen,
     - stempeln,
     - Papier zerknüllen, zerschneiden,
     - mit Quirl umrühren, z. B. Eiskristallmasse in Topf oder Eimer,
     - Nadel einfädeln,

  - „Kleinkram“ aufsammeln,
  - Schleife binden, auf- und zuknöpfen,
  - Kinderspiel: „abheben“.
5. Üben des Ab- und Aufstützens und Gewichtverlagerns auf die Hand:
  - auf Luftkissen (z. B. Dumo-Körpertraining, Abb. 1.**74**, S. 177),
  - auf Pezzi-Ball,
  - auf dicker Matte,
  - auf harter Unterlage.
6. Aktivitäten an der Übungswand (Abb. 1.**113**, S. 273).

Strecksehnenverletzung der Finger

Während der postoperativen Ruhigstellung, deren Dauer sich jeweils nach Durchtrennungshöhe und -form (reine Durchtrennung, Abrisse usw.) und nach der gewählten operativen Versorgung richtet, wird der Patient nach den prophylaktischen Physiotherapieaufgaben bei Patienten mit Gipsversorgung angeleitet.

Nach Abschluß der Ruhigstellung gestaltet sich die Behandlung wie folgt:

1. Entstauung und Durchblutungsförderung:
   - ggf. Hochlagerung,
   - statische und dynamische Muskeltätigkeit, ggf. unter Eisapplikation,
   - aktives Bewegen in indifferentem Wasser,
   - Paraffinkneten.
2. Mobilisation:
   - Narbenbehandlung,
   - aktives Bewegen (Prinzip: selektives Erarbeiten der Extension, insbesondere im Metakarpophalangealgelenk; zunehmendes Erarbeiten der Flexion; Erarbeiten des Bewegungsweges aus der Flexion in die Extension),
   - aktives Bewegen in indifferentem Wasser,
   - Paraffinkneten.
3. Funktions- und Gebrauchsschulung:
   - aktives Bewegen,
   - Erarbeiten der Greifformen,
   - aktives Bewegen mit diversen Klein- und Alltagsgeräten,
   - Übungswand.
4. Kräftigung:
   - aktives Bewegen gegen Widerstand und mit diversen Geräten.

Parallel zur Physiotherapie sollte der Patient in der Ergotherapie üben.

Mit Kleinert-Naht versorgte Beugesehnenverletzung der Finger

Nach erfolgter Kleinert-Naht wird dem Patienten die sog. dynamische Schiene (Abb. 1.**117**) angelegt.

Üblicherweise setzt die physiotherapeutische Behandlung am Tag nach der Operation ein.

Ausgangsstellung: Der betroffene Finger wird durch das Gummi passiv in Flexionsstellung (= Entlastung der Sehnennaht) gehalten.

Grundübung: Der Physiotherapeut erarbeitet mit dem Patienten die aktive Extension des Fingers bis gegen die Gipsschiene. Wichtig ist dabei, daß der Patient die volle Streckung im Mittelgelenk erreicht. Bei diesem besteht eine besonders große Neigung zur Kontraktur. Der Finger wird durch das elastische Gummiband *passiv* in die Flexionsstellung zurückgeführt (keine aktive Bewegung!).

Der Patient wird aufgefordert, diese Übung stündlich 5- bis 10mal selbständig auszuführen und zusätzlich Ellenbogen- und Schultergelenk beweglich zu halten (s. prophylaktische Physiotherapieaufgaben bei Patienten mit Gipsversorgung).

Verlauf: Nach etwa 3 Wochen wird die dynamische Schiene durch einen elastischen Verband um das Handgelenk, an dem man den Gummizug befestigt, ersetzt. Diese Maßnahme soll verhindern, daß der Patient Finger und Hand so stark einsetzt, daß es zu Überforderung und Reruptur der Sehne kommt.

Der Physiotherapeut bringt das Handgelenk über einen Sandsack in Flexion (entlastende Position) und erarbeitet selektiv die aktive Flexion und Extension (diese noch vorsichtiger als die Flexion) im Metakarpophalangealgelenk, im proximalen und distalen Interphalangealgelenk.

Nach etwa 5 Wochen können Verband und Gummizug entfernt und die selektiven Übungen intensiviert werden. Hinzu kommt jetzt außerdem

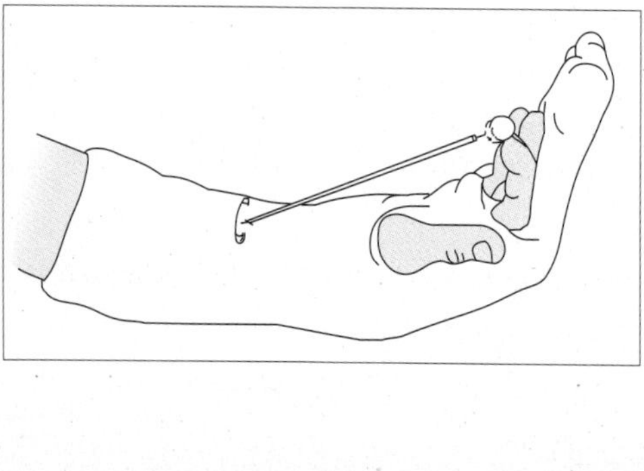

Abb. 1.**117** Dynamische Schiene nach Kleinert-Naht

die Narbenbehandlung (feine Zirkelungen mit bestimmten Salben), von deren Erfolg das funktionelle Ergebnis stark mitbestimmt wird.

Nach etwa 6–7 Wochen beginnt der Physiotherapeut seine Behandlung durch das vorsichtig dosierte und aufbauende Erarbeiten komplexer Abläufe, durch das Schulen von Alltagsaktivitäten und das Training der Geschicklichkeit zu erweitern.

Parallel dazu führt der Patient Paraffinkneten aus, nimmt am Schwimmen und an der Ergotherapie teil. Sollte es zu Beugekontrakturen gekommen sein, kommt zum physiotherapeutischen Übungsprogramm sanftes passives Dehnen in die Extension hinzu; in der Ergotherapie wird der Patient mit einer Quengelschiene versorgt.

Differenziertere Angaben sind in der handchirurgischen Fachliteratur nachzulesen.

1.10 Störungen im Heilverlauf

S. Brauer-Slach, G. Krum und L. Zichner

1.10.1 Dystrophisches Syndrom (Sudeck-Erkrankung)

Die von Sudeck beschriebene Gewebsdystrophie stellt zunächst eine pathologische Steigerung der „Heilentzündung" dar, die im Zusammenhang mit dem Trauma entsteht.

Ursachen: Als auslösende Faktoren sind das Trauma selbst, ungenügende Gewebeschonung unter der Behandlung, wiederholte Nachrepositionen, einengende Verbände usw. anzuschuldigen. Es werden auch partielle Nervenschädigungen, die zu Durchblutungsstörungen bei erhöhter Durchlässigkeit der Zelle und Zellmembran führen, verantwortlich gemacht. Ebenso werden Zirkulationsstörungen der Lymphbahnen diskutiert. Eine individuelle Disposition kommt hinzu.

Formen: Die Sudeck-Dystrophie tritt häufiger an der oberen als an der unteren Extremität auf. Es werden 3 Stadien – akut, subakut und chronisch – unterschieden.

Klinisches Bild und Diagnose: Da das dystrophische Syndrom bevorzugt bei Patienten mit vegetativer Labilität auftritt, wird von „Sudeck-Persönlichkeit" gesprochen. Auch degenerative Halswirbelsäulenveränderungen wirken sich als mitverursachende Faktoren aus. Bei der Annahme psychischer Komponenten muß berücksichtigt werden, daß – je nach Krankheitserfahrung des Patienten – eine Überängstlichkeit vorliegen kann. Berücksichtigung aller Faktoren läßt im Frühstadium der Sudeck-Dystrophie volle Wiederherstellung der Funktionen erzielen.

Stadien und Therapie: Das *Frühstadium* der Dystrophie tritt frühestens 4 Wochen nach der Verletzung ein. Frühzeichen ist ein hartnäckiger brennender Spontanschmerz in Gelenken und Muskulatur, weniger im Knochen. Darüber hinaus finden sich Hyperämie, Exsudation und Proliferation.

Im *1. Stadium* zeigen sich Erwärmung und dunkelrote Verfärbung der Haut; die Hautfältelung verschwindet, die Haut glänzt. Spontane Schmerzen treten auf, die jedoch unter Bewegung zunehmen.

Da der Röntgenbefund einige Wochen „nachhinkt", finden sich in diesem Stadium noch keine sicheren röntgenologischen Veränderungen.

Therapie des Stadiums 1: Zur Ausschaltung störender Reize erfolgt exakte Ruhigstellung, soweit diese bis dahin nicht durchgeführt wurde, in Funktionsstellung der Gliedmaße. Es ist streng darauf zu achten, daß Verbände die Zirkulation nicht beeinträchtigen (Schienenlagerung). Alle Irritationen sind zu vermeiden. Zur Entspannung führende und die Zirkulation fördernde, ausschließlich aktive Bewegungsübungen und Eisapplikationen werden einschließlich richtiger Lagerung angewandt. Medikamentös werden Calcitonin, Sedativa, Hydergin und Antiphlogistika verordnet.

Das *2. Stadium* (nach etwa 2–4 Monaten) entspricht einer chronischen Entzündung mit Dystrophie: Herabsetzung von Durchblutung und Stoffwechsel, Glanzhaut, Nagelveränderungen und Zyanose. Anstelle des Spontanschmerzes tritt Bewegungs- und Belastungsschmerz der stark bis völlig eingeschränkten Gliedmaße in den Vordergrund. Schließlich wird die betroffene Extremität blau bis grau, die Haut fühlt sich kühl an, Schweiß- und Talgsekretion werden vermindert.

Röntgenologisch zeigt sich jetzt ein Knochenabbau, vor allem der Spongiosa, in Form fleckiger, gelenknah gelegener Entkalkungen; schließlich wird auch die Kompakta verdünnt, und die Kortikalis erscheint wie mit einem Bleistiftstrich nachgezogen. Die Muskulatur ist atonisch, die Abwehrspannung nimmt zu, es stellen sich ausgeprägte Bewegungseinschränkungen der Gelenke ein.

Therapie des Stadiums 2: Auch zu diesem Zeitpunkt ist eine weitgehende Wiederherstellung noch möglich. Die Therapie muß sich auf die Verlaufsbeobachtung des klinischen Befundes stützen. Dieser bessert sich häufig noch, während der Röntgenbefund sich verstärkt. Die nachstehend aufgeführten physiotherapeutischen Maßnahmen sind vorsichtig zu dosieren. Erforderlichenfalls sind die Anforderungen zu reduzieren, um den Übergang in das Endstadium zu vermeiden. Eisanwendungen, Bewegungs- und Hydrotherapie, Beschäftigungstherapie mit passiven Dehnungen stehen im Vordergrund. Medikamente sind kaum noch hilfreich, am ehesten noch Calcitonin.

Das *3. Stadium* (Endstadium) der Sudeck-Dystrophie läßt eine völlige Wiederherstellung der Funktion nicht mehr erwarten. Die Haut ist blaß und zyanotisch (bei Normalisierung des Haar- und Nagelwachstums sowie der Schweißsekretion), die Gelenke weisen infolge Kapselschrumpfung Kontrakturen auf (fibröse Gelenksteife), die Muskulatur ist atrophisch. Die Schmerzen gehen zurück.

Die Röntgenaufnahme zeigt eine grobmaschige Struktur der Spongiosa mit verschmälertem Kompaktasaum (Glasknochen).

Therapie des Stadiums 3: Die Behandlung besteht neben Schienenlagerung und Quengelverbänden vor allem in funktionellen Maßnahmen: Übungsbehandlung einschließlich passiver Bewegungsübungen und Beschäftigungstherapie. Häufig muß eine Umschulung eingeleitet werden.

Prophylaxe: Durch Vermeidung der Schädigung, also durch schonendes therapeutisches Vorgehen, frühzeitige Bewegungstherapie der nicht ruhiggestellten Gelenke – auch der kontralateralen Seite! –, Vermeidung einengender Verbände und – bei Anzeichen der Gefährdung – durch Calcitoningaben, aber auch durch sedierende Medikamente bei vegetativ labilen Verletzten erfolgt die Vorbeugung.

Physiotherapeutische Behandlung

Die Herausbildung dystrophischer Syndrome ist sowohl an der unteren als auch an der oberen Extremität möglich. Da diese schwere Störung im Heilverlauf häufiger an der oberen Extremität beobachtet wird, soll in der folgenden Beschreibung ausschließlich auf deren Behandlung eingegangen werden. Die Behandlungsvorschläge sind jedoch auch auf die untere Extremität übertragbar. Dabei müssen lediglich geringfügige, dieser Körperregion entsprechende Abänderungen vorgenommen werden.

Prophylaxe

Der Physiotherapeut erklärt dem Patienten die Wichtigkeit der im allgemeinen Teil geschilderten prophylaktischen physiotherapeutischen Maßnahmen, arbeitet mit ihm danach und leitet ihn an, auch allein möglichst regelmäßig und gewissenhaft zu üben.

Außerdem sollte der Physiotherapeut immer mit darauf achten, ob/daß die Lagerung, der Gips oder der Verband des Patienten (noch) korrekt sind.

Grundsätzliches zur Physiotherapie während aller drei Stadien

In jeder Phase der physiotherapeutischen Behandlung von Patienten mit dystrophischem Syndrom muß der Physiotherapeut seine Maßnahmen mit großer Vorsicht dosieren und genau beobachten, ob Zeichen von Unverträglichkeit oder Überbelastung (z.B. Zunahme oder Rezidiv der Schwellung, der Hyperthermie, der Schmerzen) auftreten. Tritt dergleichen ein, muß der auslösende Faktor herausgefunden und der Behandlungsplan unter Berücksichtigung dieser Information neu überdacht und abgeändert werden.

Vorzuziehen sind immer aktive Maßnahmen; wird aber – wie es mitunter im 3. Stadium unumgänglich ist – passiv gearbeitet, muß der Physiotherapeut noch vorsichtiger dosieren und steigern, als es ohnehin schon bei diesem Krankheitsbild üblich ist.

1. Stadium

- *Befund:*
  - Rötung,
  - Schwellung,
  - erhöhte lokale Temperatur,
  - vermehrte Schweißbildung,
  - Einschränkung der Beweglichkeit, Funktionsminderung oder -verlust,
  - (Dauer-)Schmerz, oft in Verbindung mit Schmerzen im Schulter-Nacken-Bereich,
  - hohe Abwehrspannung.
- *Gesichtspunkte und Maßnahmen:*
  1. Entspannung:
     - schmerzarme bzw. -freie Lagerung,
     - Atem- und Lösungstherapie (nach Schaarschuch-Haase).
  2. Entstauung und Durchblutungsverbesserung:
     - (Hoch)Lagerung,
     - ggf. vorsichtigste statische und dynamische Muskelarbeit,
     - Kryotherapie (Abtupfen, Bestreichen mit Eis),
     - absteigende Teilbäder,
     - Lymphdrainage.
  3. Mobilisation und Kräftigung:
     aktives Bewegen (auch PNF) des gesunden Armes und des Schulter-Nacken-Bereiches.

2. Stadium

- *Befund:*
  - Rotblaufärbung,
  - Glanzhaut,
  - Schwellung,
  - erhöhte lokale Temperatur,
  - Weichteilatrophie,
  - Einschränkung der Beweglichkeit, Funktionsminderung oder -verlust,
  - Schmerzen,
  - Schmerz- und Abwehrspannung.
- *Gesichtspunkte und Maßnahmen:*
  1. Entspannung:
     - schmerzarme bzw. -freie Lagerung,
     - Atem- und Lösungstherapie,
     - PNF (proximale Bereiche).
  2. Entstauung und Durchblutungsförderung:
     - (Hoch-)Lagerung,
     - vorsichtigste statische und dynamische Muskelarbeit,
     - Kryotherapie (neben Abtupfen und Bestreichen auch Üben unter Eispackung oder in Eiswasser),
     - Bewegen in indifferentem Wasser,
     - Bindegewebsmassage (Rücken),
     - Lymphdrainage.
  3. Mobilisation und Kräftigung:
     - aktives Bewegen in indifferentem Wasser, in Verbindung mit Kryotherapie, ohne und mit Geräten,
     - aktives Bewegen (auch PNF) des gesunden Armes und des Schulter-Nacken-Bereichs,
     - aktiv geführte Bewegungsübungen unter Zug.
  4. Schulen von Gebrauchsbewegungen:
     Wiedereinüben verlorener Funktionen und Alltagsaktivitäten mit Physio- und Ergotherapie.

3. Stadium

- *Befund:*
  - Graublasse, kühl-trockene Haut,
  - Kälteempfindlichkeit,
  - Atrophie der Weichteile,
  - Kontrakturen,
  - erhebliche Funktionsminderung,
  - Schmerzen.

- *Gesichtspunkte und Maßnahmen:*
  1. Ggf. Entstauung:
     - Hochlagerung, Umlagerungsübungen,
     - statische und dynamische Muskelarbeit.
  2. Durchblutungsanregung:
     - indifferente Bäder, Wechselbäder,
     - den dystrophischen Bereich weitläufig aussparende Unterwassermassage,
     - Bewegungsbad, Schwimmen,
     - Bindegewebsmassage (lokal),
     - Paraffinkneten (38°),
     - dynamische Muskeltätigkeit.
  3. Mobilisation:
     - aktives Bewegen ohne und mit Geräten,
     - PNF,
     - manuelle Therapie,
     - Entspannungstechnik (Muskeldehnung).
  4. Kräftigung und Schulung von Gebrauchsbewegungen:
     - aktives Bewegen gegen Widerstand (auch mit Geräten),
     - PNF,
     - Wiedereinüben verlorener Funktionen und Alltagsaktivitäten mit Physio- und Ergotherapie.

Führen die angewandten Maßnahmen nicht zu einer funktionellen Besserung, so ist der Behandlungsplan im Sinne des Selbsthilfetrainings mit der versteiften Extremität abzuwandeln (Ergotherapie).

1.10.2 Verzögerte Frakturheilung, Pseudarthrose

Ursachen: Ursachen der verzögerten Knochenbruchheilung und der Falschgelenkbildung sind unzureichender Kontakt, mangelnde Ruhigstellung der Knochenbruchstücke und Störung der Blutversorgung bzw. Infekte. Es kann sich dabei um unmittelbare Frakturfolgen, Wirksamwerden scherender und seitlich ansetzender Kräfte, aber auch um Folgen der operativen Frakturbehandlung handeln (sperrendes Fremdmaterial, ungenügende Schonung des Gewebes mit Beeinträchtigung der Blutversorgung, Infekte).

Formen: Zunächst wird bei Überschreitung der für die Frakturheilung üblichen Zeit (nach 6 – 9 Monaten) von verzögerter Knochenbruchheilung gesprochen. Nach 9 – 12 Monaten bezeichnet man das Ausbleiben der knöchernen Vereinigung jedoch als Pseudarthrose (non-union = ausbleibende Knochenbruchheilung). Es werden sog. hypertrophe, hypervitale Pseudarthrosen („Elefantenfußpseudarthrosen“) mit überschießender Kallusbildung (infolge Instabilität) von sog. avitalen Formen unterschieden, die areaktiv durch Fragmentenresorption und Defektbildung infolge Mangelversorgung oder Infekt entstehen.

Klinisches Bild und Diagnose: Das typische Bild einer ausgebildeten Pseudarthrose ist durch gegeneinander bewegliche Fragmente gekennzeichnet, deren Markraum abgedeckelt ist, was sich röntgenologisch darstellen läßt, und die histologisch von Knorpel überzogen sind. Es kann sich sogar eine Art Gelenkkapsel mit Gelenkflüssigkeit bilden. Die Symptome der knöchern nicht gefestigten Fraktur bzw. Pseudarthrose sind federnde bzw. abnorme Beweglichkeit, Verformung sowie Schmerzen, vor allem bei Belastung.

Therapie: Für die Behandlung der Falschgelenke ist wichtig, ob eine vitale Pseudarthrose mit guter, teils sogar vermehrter Blutversorgung vorliegt. Ihre Reaktionsfähigkeit ist gut und äußert sich sogar in überschießendem Kallus. Eine avitale Pseudarthrose mit Minderdurchblutung weist schlechte mechanische Voraussetzungen für die Bruchheilung, nekrotische Fragmente oder ossäre Defekte auf. Hier fehlt wie bei der Infektpseudarthrose die biologische Regenerationsfähigkeit.

Die Therapie richtet sich nach den jeweiligen Voraussetzungen. Sie besteht fast immer in stabiler Fixation durch Osteosynthese. Diese führt bei den vitalen Pseudarthrosen durch die Stabilisierung allein zur Heilung. Bei den avitalen Pseudarthrosen ist zusätzlich eine Knochentransplantation angezeigt. Die beste knochenbildende Potenz hat autologe Spongiosa, die zum Ersatz nekrotischer Fragmente oder zur Überbrükkung von Defekten verwendet wird. Zur Erzielung und Gewährleistung der Fragmentstabilität hat sich die Kombination von Plattenosteosynthese und Fremdknochenspananlagerung bewährt. Es kommen – je nach Situation – zusätzlich Elektrostimulation und ruhigstellende Verbände und auch zeitlich begrenzt Orthesen in Betracht. Da die Stauchung in der Längsachse die Pseudarthroseheilung fördert, kann bei entsprechender Versorgung von Pseudarthrosen in Schaftmitte mit dem Marknagel belastet werden.

Physiotherapeutische Behandlung

Die operative Versorgung ist gegenüber der konservativen Behandlung in den Vordergrund getreten; bei erreichter Übungsstabilität kann mit der physiotherapeutischen Behandlung begonnen werden. Die physiotherapeutische Untersuchung, das Erstellen des Behandlungsplans, das darauf aufbauende Übungsprogramm gleichen in Inhalt und Vorgehen zumeist dem bei entsprechender Fraktur ohne Heilungsverzögerung; d.h. Maßnahmen zur Entstauung, Durchblutungsförderung, Mobilisation, Kräftigung und zuletzt zur Schulung von Gebrauchsbewegungen werden das Gerüst der Behandlung bilden.

Dabei sind alle Übungen nicht erlaubt, bei denen seitlich ansetzende und abscherende Kräfte wirksam werden.

Auch wird bei der Behandlung verzögerter Frakturheilungen (wie bei der Behandlung aller normal heilenden Brüche) vor Abschluß der Konsolidierung in der Regel ohne Belastung, d. h. ohne manuelle Widerstände, gearbeitet. Es hat sich jedoch als günstig (konsolidationsfördernd) erwiesen, bei Pseudarthrosen im Bereich der unteren Extremität eine frühzeitige axiale Teilbelastung zuzulassen. Das genaue Maß des Drucks in der Längsachse wird von Fall zu Fall vom Arzt bestimmt. In der Regel wird damit im Bewegungsbad bei schulter- oder brusthohem Wasserstand und bei teilbelastendem Gang an Unterarmstützen mit mindestens „Bodenkontakt" begonnen.

Es ist wichtig, daß der Patient die Anordnungen versteht und befolgt, so daß unnötige weitere Komplikationen vermieden werden können.

1.10.3 Osteitis/Osteomyelitis

Ursachen: Die traumatische Osteitis bzw. Osteomyelitis ist eine entzündliche Komplikation des Traumas und/oder seiner Behandlung. Sie ist für Therapie und Ausgang der Knochenverletzungen sehr bedeutungsvoll. Verursacht wird sie durch Eitererreger, die bei offenen Frakturen oder bei operativer Versorgung in das Gewebe gelangen. Eine exakte Wundbehandlung bei offenen Frakturen und/oder Stabilität der Fragmente bei operativer Versorgung stellt die beste Vorbeugung gegen Osteomyelitis dar. Selten kann eine Knocheninfektion bei reinen Weichteilverletzungen entstehen.

Als Erreger kommen besonders Staphylococcus aureus, Proteus und Escherichia coli vor.

Formen: Die Lokalisation ist abhängig vom Ort der Fraktur, bei Osteosynthese von der Ausdehnung des Implantates. Eine Sonderform bei Marknagelung ist die Markphlegmone.

Es werden akutes, subakutes und chronisches Auftreten unterschieden. Die akute Form bildet sich bereits einige Tage oder Wochen nach der Verletzung bzw. operativen Versorgung aus. Die sekundär chronische Form kann erst Monate oder gar Jahre nach Verletzung und Einbringen von Osteosynthesematerial auftreten.

Klinisches Bild und Diagnose: Symptome: Schmerzende, gerötete Schwellung als örtliches Zeichen der Entzündung sowie erhöhte Körpertemperatur als allgemeine Reaktion des Körpers treten auf. Später sammelt sich lokal Eiter an; es bilden sich Knochennekrosen und schließlich Sequester aus.

Therapie: Die Behandlung besteht in der Sanierung des Entzündungsherdes. Dazu ist meistens operatives Vorgehen mit Eröffnung und Ausräumung des Herdes erforderlich. Stabilisierendes Material wird möglichst belassen und erst bei bereits ausgeheilter Fraktur (Spätinfekt und chronischer Verlauf) entfernt, sonst ggf. durch äußere Spanner ersetzt. Abgestorbene Fragmente werden entfernt, Defekte auch bei Infektpseudarthrose mit autologer Spongiosa aufgefüllt. Spülen des Herdes oder Einbringen antibiotikahaltigen Materials (Ketten usw.) hat sich bewährt. Eine wichtige Voraussetzung der Abheilung ist die Hautdekkung, ggf. durch Hautplastik. Es sind Spätrezidive möglich.

Von einer definitiven Ausheilung kann nie gesprochen werden. Allenfalls wird eine temporäre Abheilung erreicht.

Systematisch werden Antibiotika nach Austestung ggf. auch über die Spülflüssigkeit verabreicht. Dies ist besonders wichtig bei den MRSA-Keimen (multipel resistenter Staphylococcus aureus).

Bei Infektion der Gelenke wird in der Regel das Gelenk von entzündlichem Material operativ befreit (u. U. arthroskopisch), bei ausgeprägtem Verlauf erfolgt frühzeitig die Synovektomie, und in der Regel wird eine Spülsaugdrainage angelegt. Eine strenge Immobilisation wird nicht mehr vorgenommen. Eine möglichst früh einsetzende Bewegungstherapie ist anzustreben.

Physiotherapeutische Behandlung

Bei operativer Versorgung

In der Therapie der Osteitis hat im Laufe der letzten Jahre die operative Versorgung die konservative in den Hintergrund gedrängt.

Nach Sanierung des Entzündungsherdes und Durchführung einer stabilen Osteosynthese setzt die physiotherapeutische Behandlung mit Befundaufnahme, Erstellen des Behandlungsplans und darauf basierender Behandlungsdurchführung ein.

Das Vorgehen im einzelnen gleicht weitgehend dem bei übungsstabil versorgten Frakturen der entsprechenden Region *ohne* gestörten Heilverlauf.

Immer, wenn der Operation längere Ruhigstellungszeiten vorausgegangen sind (nach fehlgeschlagenen konservativen oder operativen Therapieversuchen), wird es zu Störungen im Kalk-Salz-Haushalt gekommen sein, worauf der Physiotherapeut mit schonender und angemessen steigender Behandlungsdosierung Rücksicht nehmen muß.

Bei konservativer Versorgung

Ob und in welcher Form Physiotherapie verordnet wird, richtet sich grundsätzlich nach dem vorliegenden Befund. In der Akutphase wird gewöhnlich nach den auf S. 44 beschriebenen prophylaktischen Physiotherapieaufgaben bei bettlägerigen Patienten gearbeitet.

Vorsichtige und wohldosierte Gelenkbewegungen sind häufig auch schon während der Akutphase erlaubt.

In der Spätphase, also nach Ausklingen der Infektion, wird die Behandlung dem üblichen Aufbau entsprechend verlaufen. Gesichtspunkte und Maßnahmen werden wie immer durch den bestehenden Befund bestimmt.

Die Arbeitsdosierung darf niemals zu hoch angesetzt werden. Das rechte Maß wird am einfachsten durch ständige und gründliche Absprache zwischen dem behandelnden Arzt und dem Physiotherapeuten erreicht.

1.10.4 Ischämische Kontraktur

Muskelkontrakturen infolge Minderdurchblutung werden überwiegend nach ellenbogengelenknahen Frakturen, vor allem beim Kind, und nach Unterschenkelbrüchen beobachtet.

Ursachen: Infolge mangelnder Blutversorgung der Muskulatur kommt es zum Zelltod und auf Dauer zu narbiger Schrumpfung der betroffenen Muskelgruppen. Die primäre Ischämie wird durch Kompression von Arterien durch vorstehende Knochenkanten des proximalen Fragmentes bei den suprakondylären Oberarmfrakturen (mechanische Irritation der A. brachialis) und einengende Gipsverbände oder raumforderndes Hämatom, Ödem oder auch Fremdmaterial (bei Operation) hervorgerufen. Es werden auch Gefäßspasmen und überschießende Reaktion des Sympathikus sowie Venenstauungen aufgrund mechanisch bedingter Abflußbehinderung angeschuldigt. Die durch die Minderdurchblutung erzeugte Stoffwechselstörung führt zu Ödem und erneuter Drucksteigerung.

Klinisches Bild und Diagnose: Die Muskulatur wird nekrotisch und durch Narbengewebe ersetzt. Dies führt zu irreversiblen Kontrakturen an Fingern oder Zehen.

Die akuten Kontrakturzeichen bestehen in Schmerzen, fehlendem Arterienpuls, verminderter Hauttemperatur, Ausfall der Finger- und Zehenstrecker, örtlicher Schwellung und Druckempfindlichkeit sowie in Beeinträchtigung der Sensibilität.

Die voll ausgebildete Kontraktur weist z.B. bei der Volkmann-Kontraktur eine Beugekontraktur des Handgelenkes und der Fingergelenke bei Atrophie der Unterarmbeuger auf. Die Fingergrundgelenke sind überstreckt (Krallenhand, Daumen in Abduktionsstellung). Oft besteht zusätzlich eine N.-medianus-Schädigung, so daß die Hand großenteils sensibilitätsgestört ist.

Therapie: Die Behandlung besteht in der umgehenden Wiederherstellung arterieller Blutversorgung (Gips entfernen, offene Reposition, Spaltung der Muskelloge).

Bei der voll ausgebildeten Kontraktur ist eine sorgfältige Übungsbehandlung notwendig. Häufig ist korrigierende Lagerung durch Schienen angezeigt. Führen diese nicht zum Erfolg, sind operative Korrektur, Sehnenverlagerung, Knochenverkürzung und Neurolyse erforderlich. Anschließend sind intensive physiotherapeutische und beschäftigungstherapeutische Maßnahmen notwendig.

Physiotherapeutische Behandlung

Bei konservativer Versorgung

Der Behandlungsplan kann folgende Punkte beinhalten:
- durchblutungsfördernde Maßnahmen,
- Mobilisation, d.h. Kontrakturbehandlung durch aktives/aktiv-assistiertes/passives Bewegen, unterstützt durch Schienen, Quengelung,
- Kontraktionshilfe für die von den Nn. medianus und ulnaris versorgte Muskulatur,
- Kräftigung der Finger-Hand-Arm-Muskulatur,
- Funktions- und Gebrauchsschulung, die parallel zur Physiotherapie auch in der Ergotherapie stattfinden sollte.

Bei operativer Versorgung

Die nach Abschluß der Ruhigstellung erfolgende physiotherapeutische Behandlung wird sich in der Regel an dem üblichen Gerüst Entstauung – Durchblutungsförderung – Mobilisation – Kontraktionshilfe – Funktions- und Gebrauchsschulung – Kräftigung ausrichten.

Die Wahl der einzelnen Maßnahmen und ihre Dosierung ergibt sich von Fall zu Fall aus den einzelnen Schritten der durchgeführten Korrektur.

2 Erworbene Querschnittlähmungen

A. Pape und V. Paeslack

•••• Einleitung

Die erworbene Querschnittlähmung, also die aus einer Verletzung oder Erkrankung des Rückenmarks resultierende Schädigung führte noch vor 4 Jahrzehnten in der überwiegenden Zahl der Fälle wenn nicht zum baldigen Tod, so zu hoffnungslosem Siechtum bei vollständiger, andauernder Pflegebedürftigkeit des Betroffenen.

Diese Situation hat sich seither dramatisch im positiven Sinne gewandelt: Der Querschnittgelähmte hat heute nicht nur die Chance, das Schädigungsereignis langdauernd zu überleben. Durch eine sogleich einsetzende, gezielte, rehabilitativ orientierte Behandlung wird er darüber hinaus in die Lage versetzt, trotz bestehenbleibender schwerer Behinderung innerhalb eines überschaubaren Zeitraumes – etwa 5 – 6 Monate – die Klinik zu verlassen und wieder eine aktive Stellung in der Familie, der gewohnten sozialen Umwelt und häufig auch an einem ihm gemäßen Arbeitsplatz einzunehmen.

Dieser Wandel der Situation ist das Ergebnis wesentlich verbesserter medizinischer Behandlungsmöglichkeiten, die heute vorwiegend in Spezialabteilungen für Querschnittgelähmte angeboten werden, der Entwicklung eines umfassenden und konsequenten pflegerischen Systems und des frühestmöglichen Einsatzes von speziell auf die Bedürfnisse des Rückenmarkgeschädigten hin entwickelten Methoden der Physiotherapie, der Sporttherapie und der Ergotherapie.

In der Tat stellt die erworbene Querschnittlähmung ein eindrucksvolles Beispiel für ein in der Akutphase lebensbedrohliches Krankheitsbild dar, bei dem vom gezielten Einsatz physiotherapeutischer Techniken nicht selten das Überleben des Betroffenen, im weiteren Verlauf aber stets das Resultat der Behandlungsbemühungen, also die geglückte oder mißlungene Reintegration der geschädigten Person, abhängig ist. Die Erfüllung der damit gestellten Aufgabe verlangt vom Physiotherapeuten, die eigene Tätigkeit als Teil der Bemühungen des klinischen Teams, zusammen mit dem Arzt, den pflegerischen und den übrigen therapeutischen Diensten, dem Sozialdienst und dem Psychologen zu begreifen. Zugleich erweist es sich als notwendig und ungemein fruchtbar, die gegebenen therapeutischen Möglichkeiten in der interdisziplinären Zusammenarbeit konsequent zu nutzen, Weiterentwicklungen mitzuvollziehen und neue physiotherapeutische Techniken systematisch auf ihre Brauchbarkeit für den Querschnittgelähmten zu überprüfen. In diesem Zusammenhang ist insbesondere auf die im letzten Jahrzehnt in den Vordergrund des Interesses getretenen neurophysiologisch orientierten Behandlungstechniken, auf die verbesserten physiotherapeutischen und technischen Möglichkeiten der Atemtherapie ebenso wie auf die Methoden der manuellen Medizin und des weiterentwickelten klinischen Sports hinzuweisen. Diese Verfahren haben sich, konsequent und fachgerecht angewandt, als überraschend erfolgreich sowohl bei der Erstbehandlung, ebenso wie bei der nicht selten lebenslang erforderlichen Langzeitrehabilitation des Querschnittgelähmten erwiesen. Sie haben die früher vorwiegend angewandten stärker statisch, mechanisch und apparativ ausgerichteten Behandlungsmethoden etwas in den Hintergrund gedrängt oder sie in der Anwendung variiert.

Die Notwendigkeit einer intensiven physiotherapeutischen Versorgung des Querschnittgelähmten ergibt sich bereits in der Akutphase, also im unmittelbaren Anschluß an den Eintritt der Rückenmarkschädigung. Hier gilt die Forderung einer „Rehabilitation der ersten Stunde“. In nicht minder verbindlicher Weise bedarf der Rückenmarkverletzte während der gesamten Zeit der klinischen Behandlung und, das hat die Erfahrung des letzten Jahrzehnts immer deutlicher gezeigt, mitunter auf Dauer der qualifizierten Physiotherapie: Durch sorgfältige, zum richtigen Zeitpunkt angewandte, eventuell im Rahmen von Wiederholungsbehandlungen angebotene Übungsbehandlung kann der erfahrene Physiotherapeut entscheidend dazu beitragen, den einmal erreichten guten Leistungsstand zu stabilisieren, drohenden Komplikationen vorzubeugen und an der Behandlung von im nachhinein aufgetretenen Sekundärschäden und Komplikationen mitzuwirken.

2.1 Krankheitsbild

Unter Querschnittlähmung (Paraplegie) verstehen wir Folgen von Schädigungen des Rückenmarks und der aus dem Rückenmark austretenden, im Wirbelkanal verlaufenden Anteile des peripheren Nervensystems (Cauda equina). Als Paraplegie *im engeren Sinne* wird der Zustand nach Rückenmarkläsionen unterhalb des 1. Brustmarksegmentes (Th 1) bezeichnet. Die Folgen von Schädigungen im Bereich des Halsmarks und des obersten Anteils des Brustmarks (C 1 – Th 1 einschließlich) werden als Tetraplegie (bzw. Tetraparese), also als Viergliedmaßenlähmung, definiert.

In Abhängigkeit vom *Ausmaß der Schädigung* des Rückenmarks, d. h. also je nachdem, ob die auf- und absteigenden Rückenmarkbahnen vollständig oder nur teilweise unterbrochen sind, resultiert eine *vollständige* oder *unvollständige* (komplette oder inkomplette) Querschnittlähmung – Paraparese, Tetraparese.

Die Querschnittlähmung manifestiert sich in einer Trias von motorischen, sensiblen und vegetativen Ausfällen. Das bedeutet im einzelnen, daß
- Willkürbewegungen in den gelähmten Körperabschnitten nicht ausgeführt werden können,
- die Wahrnehmungsfunktionen der Oberflächensensibilität (Berührungs-, Schmerz-, Temperaturempfindung) fehlen oder gestört sind; darüber hinaus kommt es zu einem partiellen oder vollständigen Verlust der Tiefenwahrnehmung (propriozeptive Sensibilität), so daß beispielsweise geführte Bewegungen, auf die Haut geschriebene Zahlen, Lage- und Vibrationsempfindungen nicht mehr registriert werden.
- Schließlich finden sich stets Zeichen einer sog. vegetativen Lähmung, also Beeinträchtigungen der Blasen-, Mastdarm- und Sexualfunktionen, der peripheren Kreislaufregulation, der Atmung und der Schweißdrüsensekretion.

Während bei der *kompletten* Querschnittlähmung die genannten motorischen und sensiblen Willkürfunktionen vollständig ausfallen, sind sie bei den *inkompletten* Rückenmarkläsionen in unterschiedlichem Ausmaß erhalten, wenn auch nicht selten in veränderter Qualität (motorische Teilparesen, Störungen der Sensibilität im Sinne von Hyp-, Hyper-, Parästhesien bzw. -algesien). Als definitiv verbindliches Zeichen einer *kompletten* Para- oder Tetraplegie gilt heute der vollständige Sensibilitätsausfall – also eine Anästhesie, Analgesie und Thermanästhesie – in den Sakralsegmenten $S/_4$ und $S/_5$. In jeweiliger Abhängigkeit von der Schädigung der auf- und absteigenden Bahnen des Rückenmarks resultieren des weiteren unterschiedliche *inkomplette* Lähmungsbilder, von denen einige charakteristische Formen der Para- und Tetraparese zu nennen sind, die auch für die Physiotherapie von Bedeutung sind.

Hierzu gehören beispielsweise

- das *spinale Halbseitensyndrom* (Brown-Séquard), das durch eine exakt oder annähernd halbseitige Unterbrechung der Rückenmarkbahnen verursacht wird. Dabei kommt es als Dauerschaden zu einer spastischen motorischen Lähmung auf der verletzten Seite, einhergehend mit einer unterschiedlich intensiven Störung der Berührungsempfindung. Auf der gegenüberliegenden Körperseite finden sich schwere Ausfälle der Schmerz- und Temperaturempfindung (dissoziierte Empfindungsstörung).

- Aus einer Unterbrechung der arteriellen Gefäßversorgung der vorderen zwei Drittel des Rückenmarks resultiert das *akute vordere Rükkenmarksyndrom* (A.-spinalis-anterior-Syndrom). Es wird verursacht durch umschriebene Schäden der vorderen Rückenmarkanteile und/ oder durch Gefäßabrisse, Kompression oder degenerativen Verschluß des zuführenden ventralen arteriellen Hauptgefäßes.
- Durch Blutungen im zentralen Bereich des Rückenmarks, aber auch beispielsweise durch sich dort entwickelnde gut- oder bösartige Neubildungen kommt es zum sog. *zentralen Halsmarksyndrom.* Charakteristisch für den klinischen Befund sind die restierenden schweren und schwersten Lähmungen im Bereich der oberen Gliedmaßen bei nicht selten guter Rückbildung der Ausfälle in der unteren Körperhälfte. Oftmals kennzeichnend für diesen Verletzungsmodus ist das Fehlen von im Röntgenbild nachweisbaren knöchernen Schäden an der Halswirbelsäule. Besonders häufig sind ältere Personen betroffen.

Das *Lähmungsniveau* wird bestimmt vom *Ort der Schädigung* des Rükkenmarks. Zur Definition des Schädigungsniveaus wird jeweils das letzte intakte Rückenmarksegment angegeben, d.h. *der* Rückenmarkabschnitt, der in motorischer, sensibler und vegetativer Hinsicht völlig funktionstüchtig geblieben ist. Die Diagnose lautet also beispielsweise „komplette Tetraplegie unterhalb C 5“ oder „inkomplette Paraplegie (Paraparese) unterhalb L 1“.

Zur Stellung der Diagnose und zu deren Überprüfung ist einerseits der Muskeltest mit Reflexstatus, andererseits der Sensibilitätsstatus erforderlich.

Zur Definition der *motorischen Ausfälle* erweist sich die Kenntnis sog. Kennmuskeln und ihrer spinalen Versorgung als nützlich:
- Diaphragma C 2–C 4,
- M. biceps C 4–C 6,
- M. extensor carpi radialis C 6/7,
- M. triceps brachii C 7/8,
- Mm. interossei et lumbricales C 8/Th 1,
- M. iliopsoas L 1–L 3,
- M. quadriceps L 1–L 4,
- M. tibialis anterior L 4–S 1,
- M. glutaeus maximus L 5/S 1/2.

Für die Verteilung der Oberflächensensibilität gelten als Orientierungsdaten:
- Innervation von Daumen und Zeigefinger aus C 6,
- Mittelfinger aus C 7,
- Ringfinger und Kleinfinger aus C 8,

- Brustwarzen entsprechen Th 5,
- Nabel entspricht Th 10,
- Leiste entspricht L 1,
- äußerer Fußrand entspricht S 1,
- Perianalbereich entspricht S 3 – S 5.

Bezüglich der anatomischen Verhältnisse ist daran zu erinnern, daß die untersten Anteile des Rückenmarks (Conus medullaris) beim Erwachsenen in Höhe des dorsolumbalen Übergangs der Wirbelsäule gelegen sind.

Verletzungen oder Erkrankungen im Bereich der darunter gelegenen Abschnitte der Wirbelsäule führen zur Kaudaläsion, also zu einer Querschnittlähmung mit dem Charakter einer peripheren Nervenschädigung.

In weitgehender Abhängigkeit vom Ort der Schädigung des Rückenmarks oder der Cauda equina resultiert bei Betroffensein des zentralen Neurons eine dem Charakter nach *spastische*, bei Läsion des peripheren Neurons eine *schlaffe* Querschnittlähmung.

Gemischte Läsionen, also motorische Lähmungsbilder, bei denen Erscheinungen einer spinalen Spastik mit schlaffen Paresen vergesellschaftet sind, können Folge der gleichzeitigen Unterbrechung zentraler und peripherer Nervenbahnen sein (z. B. Conus-Cauda-Läsion).

Neben der neurologischen Untersuchung dienen der weiteren diagnostischen Abklärung insbesondere
- die Röntgenuntersuchung der geschädigten Wirbelsäulenabschnitte,
- bei entsprechender Fragestellung zusätzlich die Röntgenschichtuntersuchung (Tomographie),
- die Computertomographie (CT),
- die Kernspintomographie (NMR),
- in Einzelfällen die Liquoruntersuchung und Lumbalpunktion und
- die Myelographie (Kontrastmitteldarstellung des Wirbelkanals).

2.2 Ursachen

Häufigste Ursache (80 – 85 %) einer Querschnittlähmung sind Verletzungen des Rückenmarks. Sie gehen mehrheitlich, nicht jedoch in jedem Fall mit einer Verletzung der Wirbelsäule einher. Besonders bei Kindern und bei alten Personen werden komplette und inkomplette Para- und Tetraplegien auch ohne röntgenologisch nachweisbare Veränderungen des Achsenskeletts beobachtet. In diesen Fällen nimmt man an, daß entweder im Unfallaugenblick eine Luxation bestanden hat, die nach spontaner Reposition nicht mehr nachweisbar ist, oder aber, daß eine Contusio des Rückenmarks oder auch eine Blutung im Bereich der Rückenmarkhäute oder der Rückenmarksubstanz selbst die Ursache der Schädigung darstellen.

Das durch neurologische Untersuchung nachgewiesene Niveau der Rückenmarkläsion auf der einen und die im Röntgenbild erkennbare Schädigung der Wirbelsäule auf der anderen Seite stimmen, möglicherweise infolge gefäßbedingter Schädigungsfolgen am ZNS, keineswegs in jedem Fall überein.

Neben den gedeckten Verletzungen treten offene Rückenmarktraumen, verursacht durch Stich- oder Schußverletzungen oder auch durch das Eindringen von Knochensplittern, zumindest hierzulande zahlenmäßig in den Hintergrund.

Weitere Ursachen für die Entstehung von Querschnittlähmungen sind
- raumfordernde spinale Prozesse, vor allem infolge Tumorwachstums durch gutartige oder bösartige Neubildungen oder deren Metastasen im Bereich des Rückenmarks, der Rückenmarkhäute oder der Wirbelsäule,
- entzündliche Erkrankungen des Rückenmarks (Myelitis, Enzephalomyelitis, Meningomyelitis), Entzündungen im Bereich der Nervenwurzeln und der peripheren Nerven (Myeloradikulitis, Radikuloneuritis usw.) sowie Abszesse im Bereich des Rückenmarks und der Rückenmarkhäute. Entzündungen und Abszeßbildungen im Bereich der Wirbelsäule mit nachfolgender Kompressionssymptomatik (Spondylitis, besonders wichtig Spondylitis tuberculosa) und rheumatische Spondylopathien können ebenfalls Querschnittlähmungen zur Folge haben.

Als weitere Ursachen kommen in Frage:
- degenerative Veränderungen des Rückenmarks, der Rückenmarkgefäße und des knöchernen Spinalkanals,
- Myelomalazien, Myelopathien, beispielsweise durch Röntgenstrahlen,
- Durchblutungsstörungen,
- embolische Verschlüsse der Rückenmarkgefäße,
- zentraler Bandscheibenvorfall,
- selten osteoporotische Wirbelfrakturen oder progrediente Skoliosen.

Im Rahmen neurologischer Systemerkrankungen, beispielsweise der multiplen Sklerose, der Friedreich-Ataxie, der Syringomyelie, des Guillain-Barré-Syndroms oder der funikulären Myelose resultieren unterschiedlich ausgeprägte, meist inkomplette bis subtotale Paraplegien und Tetraplegien.

Schließlich sind die an anderer Stelle dieser Buchreihe beschriebenen angeborenen Fehlbildungen des Rückenmarks, der Rückenmarkhäute und der Wirbelsäule mit dem daraus resultierenden Schädigungsbild der Spina bifida (Meningozelen, Meningomyelozelen, Hydromyelie, Diastematomyelie u.a.) zu nennen.

2.3 Klinischer Befund

•••• Motorik

Wichtigste Folge der Unterbrechung kortikospinaler Bahnen ist die motorische Lähmung mit Verlust der willkürlich gesteuerten Muskelinnervation. Das Ausmaß dieser Lähmung ist abhängig vom Ort der Schädigung, d.h. je höher im Verlauf des Rückenmarks die Läsion lokalisiert ist, um so ausgedehntere Anteile der Willkürmotorik gehen verloren.

Als Folge traumatischer Rückenmarkschäden finden sich im unmittelbaren Anschluß an das Schadensereignis zunächst, vorübergehend, Zeichen einer schlaff-atonischen Lähmung mit Areflexie und einer in der Auswirkung möglicherweise schwerwiegenden Lähmung der vasokonstriktorisch wirkenden Gefäßmuskeln bei gleichzeitiger Minderung der Nierendurchblutung und einer zum Subileus oder Ileus führenden Einschränkung der Darmperistaltik. Dieser Zustand wird als „spinaler Schock" bezeichnet.

Bei erhaltenem spinalem Reflexbogen, also bei der Mehrzahl der traumatischen Schäden im Hals- und Brustmarkbereich, entwickelt sich mit Abklingen des spinalen Schocks innerhalb von Tagen bis wenigen Wochen eine *spastische* Lähmung. Es finden sich jetzt in zunehmendem Maße Beuge- und Streckautomatismen als Ausdruck der gesteigerten Reflexaktivität, betonte Eigenreflexe – in der Regel kommt es auch gleichzeitig zum Auftreten pathologischer Reflexe. In der Folge entwickelt sich in von Fall zu Fall unterschiedlicher Weise das Bild einer massiven Spastizität.

Bei Schäden dagegen, die mit einer Unterbrechung des spinalen Reflexbogens einhergehen, d.h. bei Zerstörung ausgedehnterer Areale der intraspinalen Reizleitung ebenso wie bei Schäden im peripheren Anteil des Reflexbogens – vor allem bei Kaudaschäden –, trägt die Lähmung auf Dauer *schlaffen* Charakter. Eine häufig gefundene, vielfach schon wenige Wochen nach dem Schädigungsereignis auftretende Komplikation der motorischen Lähmung ist die überschießende, unkontrolliert ablaufende Reflexaktivität, die vom Patienten nicht selten als schmerzhaft empfunden wird (s. Spastizität, S. 320 f). In ihrer Folge entwickeln sich häufig Gelenkkontrakturen, aus denen wiederum schwerwiegende zusätzliche Behinderungen resultieren. Für die Physiotherapie ergibt sich hier ein bedeutsamer, gelegentlich auf Lebenszeit zu berücksichtigender Aufgabenbereich.

•••• Sensibilität

Die Unterbrechung der afferenten Rückenmarkbahnen bedingt einen je nach Ausmaß der Schädigung teilweisen oder vollständigen Verlust der Oberflächensensibilität, also des Empfindungsvermögens für Berührungs-, Schmerz- und Temperaturreize. Gleichzeitig kommt es infolge Unterbrechung der Hinterstränge des Rückenmarks zu einem Ausfall der durch Rezeptoren in den Muskeln, Sehnen und Gelenken vermittelten sog. Tiefensensibilität, also des Empfindungsvermögens für Lage und Stellung der Gliedmaßen und der Gelenke, für Bewegungsausmaße, für tiefe Druckreize, für die Größe angewandter Muskelkräfte und für Vibrationsempfindungen.

Im Verlust der Sensibilität ist einerseits eine der entscheidenden Ursachen für den Verlust körperlicher Empfindungen und der Kontrollen über vegetative Funktionen – Blasen- und Mastdarmentleerung, Sexualfunktionen –, andererseits für die von Beginn der Querschnittlähmung an dem Geschädigten lebenslang drohenden Druckschäden der Haut – Dekubitus (S. 322 f) – zu sehen.

Hinzuweisen ist in diesem Zusammenhang auf die bei mehr als der Hälfte aller Querschnittgelähmten vorhandenen, dem Charakter nach sehr unterschiedlichen, der Ursache nach meist sehr schwer einzuordnenden Schmerzen und als schmerzhaft erlebten Mißempfindungen in Läsionshöhe ebenso wie im infraläsionalen, gelegentlich auch im supraläsionalen Bereich. Hier ergeben sich wichtige, häufig für den Patienten als auch für den Therapeuten hinsichtlich des Resultats leider frustrierende physiotherapeutische Aufgabenstellungen.

•••• Vegetative Funktionen

Hier sind vor allem die Beeinträchtigungen der Atemfunktionen, der Temperaturregulation, der Kreislauffunktionen, der Harnwegs- und Mastdarmfunktionen und der Sexualität zu nennen.

In Abhängigkeit vom Ausmaß und der Höhe der Schädigung resultieren unterschiedlich schwere Schädigungsbilder mit jeweils individuell zu definierenden Ausfällen.

Störungen der Atemfunktion

Bei Schädigungen des Halsmarks und der oberen Thorakalsegmente (C 3/4–Th 4/5) kommt es zu einer teilweisen oder vollständigen Lähmung der Zwischenrippenmuskeln und der sog. Atemhilfsmuskulatur und damit zu einer schwerwiegenden Beeinträchtigung der motorischen Atemfunktionen.

Die motorische Atemleistung wird in diesen Fällen im wesentlichen oder ausschließlich durch das Zwerchfell erbracht. Bei Läsionen in Höhe der Segmente C 1 – C 4 resultiert eine Mitbeteiligung des Zwerchfellnervs (N. phrenicus) an dem motorischen Lähmungsbild; eine solche Schädigung führt in der Regel, wenn nicht sofort assistierte oder künstliche Beatmung erfolgt, zu akuter Ateminsuffizienz und zum Erstickungstode des Betroffenen. Bei der zunehmend großen Gruppe der Verletzten, die eine derartige hohe Halsmarkläsion überleben – unter ihnen zahlenmäßig überrepräsentiert Kinder und Jugendliche –, resultiert mehrheitlich die Notwendigkeit der apparativen Langzeit- bzw. Dauerbeatmung, gegebenenfalls die Versorgung mit einem elektronisch gesteuerten Zwerchfellschrittmacher.

Auch im weiteren Verlauf ist der Patient mit einer Halsmarkschädigung oder mit oberen Brustmarkläsionen in erheblichem Maße durch Störungen von seiten der Atemwege gefährdet. Es kann zu bronchopneumonischen Infiltrationen, zu Sekretstau, Atelektasenbildung oder zu lebensgefährlichen thromboembolischen Komplikationen, insbesondere zur akuten oder zur protrahiert verlaufenden Lungenembolie, kommen. Diesen letztgenannten lebensbedrohenden Komplikationen wird durch eine sofort einsetzende medikamentöse, die Blutgerinnung steuernde Behandlung und durch sorgfältige und regelmäßige physiotherapeutische Maßnahmen begegnet.

Zur Verhütung dieser schwerwiegenden Atemfunktions-Störungen kommt der sogleich einsetzenden qualifizierten Atemtherapie eine entscheidende Aufgabe zu; mit ihrer Hilfe gelingt es heute beispielsweise, der Mehrzahl der Tetraplegiker die früher fast routinemäßig angewandte Tracheotomie zu ersparen.

Bei Querschnittlähmungen in Zusammenhang mit einer Verletzung der Brustwirbelsäule finden sich bei mehr als der Hälfte der Fälle begleitende Rippen- und/oder Brustbeinfrakturen, aus denen Verletzungen der Pleura mit Einblutungen in den Thorakalraum und in der Folge davon schwerwiegende Beeinträchtigungen des Gasaustausches resultieren können (Hämatothorax, Hämatopneumothorax).

Kreislaufregulationsstörungen

Am Beginn der Aktivierung im Anschluß an die Bettlägerigkeit (Aufrichtephase) werden, insbesondere bei hoher Rückenmarkläsion, häufig schwerwiegende *hypotone* Kreislaufregulationsstörungen beobachtet. Sie bedürfen im Rahmen des physiotherapeutischen Behandlungsschemas besonderer Aufmerksamkeit, stellt doch die gezielt eingesetzte physiotherapeutische Behandlung eine wichtige Möglichkeit zu ihrer Beherrschung dar.

Im weiteren Verlauf werden bei hohen Querschnittlähmungen anfallsweise auftretende Blutdruckerhöhungen (paroxysmale autonome Hyperreflexien) beobachtet. Sie sind als Folge einer Entgleisung der zentralen Sympathikussteuerung aufzufassen und werden vor allem durch Drucksteigerungen im Bauchraum – Überfüllung der Blase, des Enddarms, Endphase der Schwangerschaft –, aber auch durch andere propriozeptive Reize aus den von der Lähmung betroffenen Körperarealen ausgelöst.

Diese Patienten leiden unter plötzlich auftretenden, sehr ausgeprägten Blutdruckanstiegen, einhergehend mit heftigen Kopfschmerzen, gelegentlich mit Benommenheit, Bewußtseinsstörungen und Krämpfen. Wichtigste therapeutische Maßnahme in einer derartigen Situation ist die sofortige Beseitigung der auslösenden Ursache. Gelegentlich wird die Gabe von blutdrucksenkenden Medikamenten (β-Blockern) erforderlich.

Besonders bei hohen Querschnittlähmungen kommt es ebenfalls, vor allem in den ersten Monaten nach dem Schadensereignis, infolge einer Beeinträchtigung der peripheren Thermoregulation zu erheblichen Anstiegen der Körpertemperatur auf 39 °C und mehr. Dabei beobachtet man meistens im Bereich der gelähmten Körperareale eine Anhidrose, d.h. einen Ausfall der Schweißsekretion, und gleichzeitig heftige Schweißausbrüche in den nicht gelähmten Körperabschnitten.

In diesem Zusammenhang ist ausdrücklich darauf hinzuweisen, daß es sich hierbei nicht, wie gelegentlich angenommen wird, um eine „zentrale Thermoregulationsstörung“, sondern vielmehr um einen *peripheren* Wärmestau handelt. Die Therapie – insbesondere kühlende Maßnahmen – muß gezielt dieser Tatsache Rechnung tragen.

Thromboembolie und Ödembildungen

Der Querschnittgelähmte unterliegt, weitgehend unabhängig von Lebensalter und Höhe der jeweiligen Rückenmarkschädigung, vor allem in den ersten 2–3 Monaten nach Eintritt der Lähmung einem erhöhten Thromboembolierisiko. Als hierfür bedeutsame Ursachen sind anzusehen:

- Ausfall der sog. Muskelpumpe,
- Vasomotorenlähmung mit Minderung der Fließgeschwindigkeit des Blutes,
- Störungen des Wasser- und Elektrolythaushaltes des Körpers,
- Infekte der Atemwege und der ableitenden Harnwege,
- fehlende Schmerzkontrolle und
- langdauernde Immobilisation.

In früherer Zeit war diese Risikokonstellation die Ursache für die hohe Sterblichkeitsquote bei Querschnittgelähmten während der ersten posttraumatischen Wochen. Gezielte, sogleich einsetzende Maßnahmen zur Prophylaxe sind deshalb zwingend erforderlich. Neben der Behandlung mit gerinnungshemmenden Medikamenten (Antikoagulanzientherapie, in der Regel heute mit Lowdoses-Heparin, bei Notwendigkeit einer gerinnungshemmenden Langzeittherapie auch mit Kumarinderivaten) kommt der gezielten physiotherapeutischen Thromboembolieprophylaxe wesentliche Bedeutung zu. Unter Nutzung dieser therapeutischen Möglichkeiten konnte die Zahl der thromboembolischen Komplikationen entscheidend vermindert und damit die Überlebenschance der Betroffenen wesentlich verbessert werden. Von Bedeutung ist die Tatsache, daß das Thromboembolierisiko auch späterhin wieder in vollem Umfang gegeben sein kann, etwa wenn infolge von Komplikationen erneute längerdauernde Bettlägerigkeit mit entsprechender Immobilisation erforderlich wird.

Als unterstützende Maßnahme zur Verhütung von venösen Komplikationen empfiehlt sich insbesondere in der Aktivierungsphase nach Abschluß der Bettlägerigkeit der Gebrauch von elastischen Oberschenkelstrümpfen oder das Wickeln der Beine mit elastischen Binden; dabei muß für die Vermeidung von Schnürfurchen (Dekubitusgefahr) Sorge getragen werden.

Die Benutzung von elastischen Strümpfen, diese gegebenenfalls in Verbindung mit der Anwendung von Lymphdrainagetechniken, dient auch der Behandlung von Ödembildungen im Bereich der unteren Gliedmaßen. Diese Flüssigkeitsretentionen sind in der Regel lagebedingt, d.h. ebenfalls Folge der fehlenden „Muskelpumpe“. Sie werden demzufolge insbesondere bei schlaffen Querschnittlähmungen gefunden.

Gelegentlich allerdings handelt es sich auch um die Folge einer Eiweißstoffwechselstörung, insbesondere einer Hypalbuminämie im Verlauf von ausgedehnten Eiweißverlusten durch Dekubitalulzera.

Renal bedingte Ödeme schließlich können bei fortgeschrittener Niereninsuffizienz auftreten; es handelt sich dann aber um generalisierte Schwellungen, die unter anderem auch im Gesichtsbereich gefunden werden.

Störungen der Harnwegsfunktionen

In der Phase des sog. spinalen Schocks wird, als Ausdruck der vorübergehend gestörten Funktionsleistung des Nierengewebes, eine Verminderung der Harnausscheidung gefunden. Diese reguliert sich im allgemeinen innerhalb weniger Tage, manchmal unter dem Bild einer vorübergehend überschießenden Harnausscheidung (Polyurie), ohne daß zusätzlich therapeutische Maßnahmen erforderlich würden.

Als schwerwiegend und für den Verlauf sowohl in der Frühphase als auch im ganzen weiteren Leben des Patienten entscheidend dagegen erweisen sich die Funktionsstörungen im Bereich der ableitenden Harnwege. Unmittelbar nach einem Rückenmarktrauma ist die Blasenentleerung im Sinne einer schlaff-atonischen Lähmung beeinträchtigt. Wir finden also eine weitestgehende Funktionslosigkeit aller an der Miktion beteiligten Muskeln, vor allem des M. detrusor vesicae und der Blasenschließmuskulatur. Dadurch kommt es infolge passiver Verlegung des Blasenausgangs zur Harnverhaltung. Sekundär resultiert hieraus die Gefahr einer Überdehnung der Blase und damit eine Schädigung der Blasenwandung.

Alle Bemühungen müssen deshalb darauf abzielen, einerseits einer derartigen Entwicklung vorzubeugen, andererseits die drohende Infektion der ableitenden Harnwege bestmöglich zu vermeiden. Aus diesem Grunde ist die auch heute noch vielfach geübte Verfahrensweise, bei frischverletzten Querschnittgelähmten sogleich einen transurethralen Verweilkatheter einzulegen, nachdrücklich abzulehnen. Die Methode der Wahl in dieser Phase ist vielmehr in der Regel das sog. intermittierende Katheterisieren, d. h. die dem jeweiligen Blasenfüllungszustand (nicht mehr als 400 bis maximal 500 ml) angepaßte Entleerung mittels eines Katheters, der unter aseptischen Voraussetzungen eingeführt wird. Als Alternativlösung stellt das Einlegen eines kleinkalibrigen suprapubischen Verweilkatheters eine brauchbare Lösung dar.

Vom Einlegen eines transurethralen Dauerkatheters muß auch deshalb abgeraten werden, weil die Schleimhaut von Harnröhre und Blase sich infolge der gestörten Vasomotorenfunktion als außerordentlich empfindlich und verletztlich erweist. Bei unsachgemäßem Vorgehen kommt es infolgedessen zur Entstehung von Divertikeln und Fisteln im Bereich der Harnröhre, die für den Patienten stets ein ernstes zusätzliches Handikap und eine schwerwiegende gesundheitliche Bedrohung darstellen.

Im weiteren Verlauf finden wir, jeweils in Abhängigkeit von Ort und Ausmaß der Rückenmarkschädigung, unterschiedliche, aber niemals normale Formen der Entleerung der sog. neurogenen Blase. Als besonders charakteristisch sind dabei die „spinale Reflexblase" (auch „automatische Blase" genannt) als Folge einer Schädigung des zentralen Neurons auf der einen, die „autonome Blase" bei Schäden im Verlauf des peripheren Neurons auf der anderen Seite zu nennen.

Bei der Reflexblase wird unter Vermittlung und Steuerung durch die unterhalb der Rückenmarkverletzung gelegenen, anatomisch intakten Bereiche des zentralen Nervensystems über den spinalen Reflexbogen eine reflektorische – automatische – Blasenentleerung in Gang gesetzt. Dieser durch reflektorische Kontraktion des M. detrusor vesicae bewirkte automatische Entleerungsvorgang wird im Rahmen des sog. *Blasentrainings* therapeutisch genutzt: Durch rhythmisches Beklopfen der Bauchwand, gelegentlich auch durch Streichen an der Innenseite der Oberschenkel oder im Bereich des Genitale oder durch digitale Reizung im Analbereich kommt es bei systematischer Anwendung dieser Maßnahmen innerhalb einiger Wochen zur ausreichenden spontanen Blasenentleerung. Bei Restharnwerten unter 100 ml ist damit eine zwar nicht willkürlich gesteuerte, gleichwohl aber ausreichende Entleerung der ableitenden Harnwege möglich. Neben dieser Methode der Reflexentleerung der Harnblase hat sich in den letzten Jahren der intermittierende Selbstkatheterismus, d.h. der 4–6mal täglichen Entleerung des Urins durch steriles Einführen eines Harnröhrenkatheters durch den Querschnittgelähmten oder, im Falle der Tetraplegie, durch eine Pflegeperson als meistgeübtes und sicheres Verfahren bewährt.

Ein reflektorischer Entleerungsmechanismus kann bei Unterbrechung des spinalen Reflexbogens, also etwa bei Schäden im Bereich der Cauda equina oder des Sakralmarks, nicht wirksam werden. Bei den so geschädigten Patienten kann die Blasenentleerung gelegentlich unter Nutzung der in der Blasenwand selbst gelegenen Nervenendelemente durch dosierte äußere Kompression, beispielsweise auch durch Pressen mit der Bauchmuskulatur und mit dem Zwerchfell ausgelöst werden. Häufiger ist auch bei diesen Patienten die regelmäßige Benutzung eines Katheters zu empfehlen. Eine mangelhafte oder übermäßige Reflexerregbarkeit der ableitenden Harnwege wird durch gezielte medikamentöse Maßnahmen ausgeglichen.

Es ist mit Nachdruck darauf hinzuweisen, daß von der Entwicklung der Verhältnisse an den ableitenden Harnwegen, also insbesondere von einer möglichst restharnfreien Blasenentleerung und von der einmal jährlich durchgeführten Kontrolle dieser Funktionen das Überleben des Querschnittgelähmten abhängt. Regelmäßige Überprüfungen der ableitenden Harnwege sind zwingend notwendig. Sie bestehen in monatlichen Untersuchungen des Urins und in einmal jährlicher Überprüfung der Druckverhältnisse in Blase und Sphinkter (urodynamische Untersuchung) und bei Bedarf in einer Röntgenuntersuchung der ableitenden Harnwege (i.v. Pyelogramm mit Miktionszystogramm). Gelegentlich werden zur Verbesserung der Blasenentleerung operative Eingriffe erforderlich (dosierte Sphinkterotomie). Die Implantation eines Elektrostimulators vermag in geeigneten Einzelfällen – besonders bei weiblichen Querschnittgelähmten – die Blasenfunktion zu verbessern.

Funktionsstörungen der Verdauungswege

Als unmittelbare Folge der Rückenmarkverletzung findet sich in der Frühphase unter dem Eindruck des spinalen Schocks fast stets eine schwerwiegende Atonie auch der Verdauungswege, insbesondere des Dickdarms. Es kann zur Entwicklung eines Subileus oder eines Ileus, d.h. einer Darmlähmung, kommen. Diese ist nicht selten von einer Magenatonie begleitet. Intensive, sogleich einsetzende Behandlungsmaßnahmen durch Infusion von parasympathikomimetisch wirkenden Mitteln sind daher erforderlich. Sie können von Fall zu Fall durch physiotherapeutische Maßnahmen (Darmmassage) unterstützt werden. Im weiteren Verlauf muß die Mehrzahl der Querschnittgelähmten Störungen der Darmentleerung in Kauf nehmen, Abführmittel benutzen und sich gelegentlich mit der Gefahr der Inkontinenz auseinandersetzen.

Eine andere bedeutsame Gefährdung erfahren frischverletzte Querschnittgelähmte, insbesondere Tetraplegiker, durch streßbedingte Entzündungen und Ulzerationen im Bereich des Magens und des Duodenums. Es kommt zu mitunter lebensgefährlichen Blutungen aus dem Verdauungstrakt, zur Magenatonie mit der neuerlichen möglichen Folge eines Ileus. Dieser Gefährdung wird heute durch die frühzeitige Gabe von sog. Histaminblockern und von Antazida entgegengewirkt.

Störungen der Sexualfunktionen

Verletzungen und Erkrankungen des Rückenmarks sind stets auch von schwerwiegenden Beeinträchtigungen der Sexualfunktionen begleitet. Beim querschnittgelähmten Mann mit kompletter Zervikal- oder Thorakalläsion ist das Erektionsvermögen auf direkte Reizung des Genitales hin meist erhalten, während Spontanerektionen durch psychische Reize vermißt werden. Ejakulationen werden, insbesondere bei kompletter Querschnittlähmung, meist vermißt. In der Regel muß man also beim Vorliegen einer schweren Rückenmarkschädigung mit nachfolgender Zeugungsunfähigkeit rechnen. Infolge der sensiblen Lähmung besteht fast stets auch Orgasmusunfähigkeit. Darüber hinaus kommt es nicht selten wohl schon in den ersten Monaten nach Eintritt einer Querschnittlähmung zu Veränderungen und Schädigungen an den Hodenkanälchen, also an dem Organ, in dem die männlichen Samenfäden gebildet werden. Die Ursache dieser Veränderungen ist nicht völlig klar; entzündliche Schäden im Bereich der ableitenden Harnwege, der Einfluß von Thermoregulationsstörungen im Genitale, aber auch die langdauernde Einwirkung von stark wirkenden Medikamenten werden in dieser Hinsicht angeschuldigt. Sie können auf jeden Fall eine zusätzliche Beeinträchtigung der Zeugungsfähigkeit zur Folge haben. Gleichwohl gelingt es durch Implantation von Penisendoprothesen oder durch die Injektion erektionsauslösender Medikamente in die Schwellkörper des Penis (SKAT-Therapie), die Fähigkeit zur Ausübung des Geschlechtsverkehrs zu verbessern. Mit Hilfe von Vibro- oder Elektrostimulatoren kann auch bei einigen querschnittgelähmten Männern das Ejakulationsvermögen und damit die Zeugungsfähigkeit wiederhergestellt werden.

Die Ausübung des Geschlechtsverkehrs kann des weiteren durch Sekundärfolgen der Rückenmarkverletzung, also etwa durch das Auftreten von starken Spasmen, durch die Blasen- und Darminkontinenz, durch Kontrakturen und durch paraossale Ossifikationen in der Weichteilumgebung der Hüftgelenke zusätzlich gestört sein.

Erleidet eine Frau im Intermenstruum eine Rückenmarkschädigung, so wird zwischen dem 2. und 4. Tag nach dem Schädigungsereignis eine sog. Abbruchblutung auftreten. In der Regel stellt sich die Periode aber – ohne daß zusätzliche therapeutische Maßnahmen erforderlich wären – innerhalb von 4–6 Monaten wieder in normaler Weise ein.

Die Voraussetzungen zur Ausübung des Geschlechtsverkehrs sind, unter Berücksichtigung der für den Mann erwähnten Schwierigkeiten (Inkontinenz, Kontrakturen, Spastizität), nicht beeinträchtigt. Die Orgasmusfähigkeit ist durch die Sensibilitätsstörung gemindert, die Empfängnisfähigkeit dagegen ist erhalten. Schwangerschaften verlaufen in der Regel normal und ohne besondere Komplikationen. Schwangerschaft und Geburt müssen immer sorgfältig überwacht werden. Erfahrungsgemäß muß mit einem vorzeitigen Eintritt der Geburt – bis zu 14 Tagen vor dem errechneten Termin – gerechnet werden. Bei Frauen mit einer Querschnittlähmung oberhalb des 5. Brustmarksegmentes kann es unter der Geburt zum Auftreten von Symptomen der vorher erwähnten paroxysmalen Hyperreflexie kommen.

•••• Begleitverletzungen, Sekundärschäden, Komplikationen jenseits der Primärphase

Von den Folgen einer vollständigen oder partiellen Unterbrechung der Leitungsbahnen des Rückenmarks sind alle Systeme und Subsysteme des Organismus betroffen. Komplikationen und Spätschäden können deshalb auch nahezu jeden Teil des Körpers betreffen. Eine detaillierte Abhandlung all dieser Schadensmöglichkeiten ist hier nicht möglich; im folgenden werden deshalb lediglich die wichtigsten von ihnen kursorisch besprochen.

Begleitverletzungen

Begleitverletzungen im Gefolge eines Rückenmarktraumas werden bei etwa 50% der Betroffenen gefunden. Bei Verkehrsunfällen kommt es be-

insbesondere bei sensibel inkomplett gelähmten Personen. Ein in therapeutischer Hinsicht besonders schwieriges Gebiet stellen Mißempfindungen und Schmerzen bei kompletter Querschnittlähmung dar. Diese Störungen werden im Sinne einer Phantomsymptomatik gedeutet; sie sind in der Regel allen Therapieversuchen gegenüber resistent.

Beim Tetraplegiker werden häufig quälende Schmerzen nicht selten im Zusammenhang mit Spastizität im Bereich der Schultergelenke und ihrer Weichteilumgebung beobachtet. Hier können sorgfältige und langdauernde physiotherapeutische Maßnahmen, die sich erfolgreich der sog. neurophysiologischen Behandlungsmethoden bedienen, zur Besserung führen.

Bei den genannten unterschiedlichen Schmerzsyndromen ist festzustellen, daß sie bei solchen Patienten gehäuft gefunden werden, denen es nicht oder noch nicht gelungen ist, sich mit der Tatsache ihrer bleibenden schweren Behinderung aktiv auseinanderzusetzen und sie zu bewältigen. Vielfach finden wir gleichzeitige schwerwiegende psychosoziale Belastungen, denen diese Querschnittgelähmten unterworfen sind und die notwendigerweise in das therapeutische Konzept miteinbezogen werden müssen.

Druckschäden der Haut

Druckgeschwüre (Dekubitalulzera) gehören zu den häufigsten und folgenreichsten Komplikationen einer Rückenmarkläsion. Derartige Schäden können sich mitunter in kürzester Zeit und nicht selten bei unsachgemäßer Erstbehandlung schon wenige Stunden nach Eintritt der Querschnittlähmung entwickeln; sie sind aber gleichzeitig eine Komplikation, mit der der Querschnittgelähmte sich lebenslang auseinandersetzen muß.

Betroffen sind insbesondere die Körperareale mit geringem Muskel-/Fettpolster, also die Region über dem Kreuzbein und Steißbein, die Sitzbeinhöcker, die Trochanteren, die Wirbeldornfortsätze, Kniescheiben, Schienbeinkante sowie der Fersen- und Knöchelbereich. Ursache derartiger Druckschäden der Haut und des Unterhautgewebes ist die längerdauernde punktuelle oder flächenförmige Druckbelastung der genannten Körperabschnitte durch das eigene Körpergewicht bei unzureichender zwischenzeitlicher Entlastung. Die Folgen sind zunächst eine Mangeldurchblutung der betroffenen Gewebsabschnitte, danach der lokale Gewebstod. Scheinbar belanglose rötlich-bläuliche Flecken über dem Sitzbein oder Kreuzbein müssen als bedrohlicher Hinweis auf die unmittelbar bevorstehende Ausbildung eines Dekubitus angesehen werden, aus dem sich dann große Zerfallsherde des Gewebes entwickeln. Als mögliche Folgen müssen gegebenenfalls im weiteren Verlauf Osteomyelitiden, septische Gelenkerkrankungen und lebensbedrohende Sepsis in das therapeutische Konzept einbezogen werden.

Im Grunde ist es deshalb notwendig, vom ersten Tage nach Eintritt einer Querschnittlähmung an ein lückenloses System zur Dekubitusprophylaxe sicherzustellen. Bei Auftreten auch nur kleinster derartiger Druckschäden gilt die Forderung nach sofortiger und konsequenter Druckentlastung „rund um die Uhr" für einige Tage, gelegentlich für Wochen. Eine lokale Eistherapie erweist sich im Frühstadium einer Druckschädigung häufig als hilfreich. Einmal manifest gewordene Druckgeschwüre bedürfen meist monatelanger Krankenhausbehandlung, in der Regel auch der frühestmöglichen operativen Intervention.

Die Druckentlastung während der Frühphase der Behandlung wird durch regelmäßiges Umlagern des Verletzten unter Zuhilfenahme der verschiedenen hierfür zur Verfügung stehenden Spezialbetten (Drehbetten, gekammerte Luft-, Wechseldruck- oder Gebläsematratzen) oder durch spezielle Lagerungsmethoden, etwa auf ausgeschnittenen Schaumgummimatratzen, gewährleistet. Entscheidend ist, daß das Umlagern – im allgemeinen im 3-Stunden-Rhythmus – ganztägig, d. h. auch nachts, sichergestellt ist.

Im weiteren Verlauf kommt ein ganzes System von Vorsichtsmaßnahmen zur Vermeidung von Druckgeschwüren zur Anwendung: Der Querschnittgelähmte sitzt im Rollstuhl auf Schaumgummi-, Schaumstoff-, Luftkammer-, Gel- oder anderen Spezialkissen. Er sollte sich daran gewöhnen, sich in regelmäßigem Abstand von 15–20 Minuten unter Druckentlastung des Gesäßes emporzustützen. Der Halsmarkgeschädigte benötigt dazu häufig pflegerische Unterstützung.

In der Nacht muß durch gelegentlichen Lagewechsel in Bauch-, Seit- oder Rückenlage eine ausreichende Druckentlastung gewährleistet sein. Mindestens zweimal täglich werden die gefährdeten Körperabschnitte auf das mögliche Vorliegen von Druckschäden kontrolliert, sei es mittels eines Spiegels durch den Verletzten selbst oder durch eine Pflegeperson.

Jeder Querschnittgelähmte, aber auch jeder mit der pflegerischen oder therapeutischen Versorgung eines derartigen Patienten Befaßte muß wissen, daß das Druckgeschwür nicht, wie noch immer gelegentlich angenommen wird, die fast schicksalhafte Folge einer Querschnittlähmung ist. Vielmehr sind diese Schäden in nahezu jedem Fall vermeidbar und müssen als Pflege-, Behandlungs- und Verhaltensfehler angesehen werden.

Neurogene Weichteilverknöcherungen – Paraosteoarthropathie (POA)

Vielfach schon wenige Wochen, gelegentlich aber auch erst Monate oder sogar Jahre nach Eintritt einer Querschnittlähmung kommt es bei ca. 20–30% der Patienten, gleichgültig, ob eine spastische oder eine schlaffe, eine komplette oder inkomplette Querschnittlähmung vorliegt, zunächst zu Kalkeinlagerungen und innerhalb weniger Wochen zu unterschiedlich ausgedehnten Verknöcherungen in der Weichteilumgebung insbesondere der großen Gelenke. Diese Veränderungen werden ausschließlich in den von der Lähmung betroffenen Körperabschnitten beobachtet.

Die Ossifikationen finden sich bevorzugt bei männlichen Patienten zwischen dem 15. und 35. Lebensjahr. Befallen ist insbesondere die Weichteilumgebung der Hüftgelenke, nicht selten aber auch die der Kniegelenke. Beim Tetraplegiker kann auch der Ellenbogenbereich betroffen sein. Der Verknöcherungsvorgang betrifft ausschließlich das Muskelbindegewebe, also nicht Sehnenansätze, Gelenkkapsel- oder Bandapparat. Mitunter, aber keineswegs immer, beobachten wir als Vorläufer eines derartigen Prozesses eine Schwellung und Rötung in der Umgebung des betroffenen Gelenks, einen Anstieg der Blutkörperchensenkungsgeschwindigkeit, eine Vermehrung der Leukozyten und eine Erhöhung der alkalischen Serumphosphatase. Im Knochenszintigramm wird eine verstärkte Speicherungsaktivität in den betroffenen Bereichen nachgewiesen.

Die Ursache dieser Veränderungen, die übrigens in ähnlicher Weise auch bei mit Lähmungen einhergehenden Erkrankungen und Verletzungen des Gehirns gefunden werden, ist weitgehend ungeklärt.

Etwa ein Drittel dieser Verknöcherungsprozesse führt zur Blockierung der betroffenen Gelenke durch den Gelenkbereich überbauende, feste Knochenbrücken. Sichere Verfahren zur Verhütung eines derartigen, für die Rehabilitation möglicherweise stark belastenden Geschehens sind nicht bekannt. Behandlungsversuche mit Medikamenten (Kortikoide, Salizylate, Diphosphonate) haben enttäuscht. In Einzelfällen werden Entzündungsbestrahlungen mit Röntgenstrahlen empfohlen.

Wenn abzusehen ist, daß es zu einer Ankylose kommt, muß der Patient, solange noch Restbeweglichkeit vorhanden ist, in mittlerer Beugeposition von Hüft- und Kniegelenken gelagert werden. Auf diese Weise kann wenigstens eine ausreichende Sitzposition im Rollstuhl gewährleistet werden.

Die Übungsbehandlung wird für einige Tage ausgesetzt, dann aber unter größter Vorsicht und unter Vermeidung jeder nur möglichen Traumatisierung der betroffenen Weichteile wieder aufgenommen.

Gelegentlich ist im weiteren Verlauf, allerdings frühestens ca. 1 Jahr nach röntgenologisch, szintigraphisch und labortechnisch nachgewiesener, vollständiger, knöcherner Konsolidierung der POA eine operative Revision notwendig. Die betroffenen Patienten müssen darauf hingewiesen werden, daß leider auch bei vorsichtigem chirurgischem Vorgehen die Rezidivgefahr hoch ist (50 – 70% der betroffenen Patienten).

•••• Behandlungsverlauf

Die stationäre Behandlung in einer der 23 in der Bundesrepublik Deutschland vorhandenen Spezialabteilungen für Querschnittgelähmte (s. Tab. 2.**1**) nimmt heute in der Regel 5 – 7 Monate in Anspruch. Dieser Zeitraum gliedert sich in einzelne Abschnitte, in denen jeweils unterschiedliche diagnostische und therapeutische Aufgaben durch das Therapeuten-Team bewältigt werden müssen. Ohne sich einem starren Schema zu unterwerfen, bietet sich eine Gliederung des stationären Behandlungsablaufes in eine *Akutphase* und eine *Langzeitphase* an. Die Akutphase erstreckt sich in der Regel über 10 – 14 Tage, in denen die Aufgabenstellungen der Intensivdiagnostik und -therapie bewältigt werden müssen, wie aus den folgenden Richtlinien zu ersehen ist. An diesen ersten Behandlungsabschnitt schließt sich die Postakut- bzw. Langzeitphase an.

Richtlinien für die Aufnahme frischverletzter Querschnittgelähmter

1 Bei telefonischer *Voranmeldung eines Frischverletzten:*

1.1 Sorgfältiges Ausfüllen des „Formblattes für Neuaufnahmen" (S. 334).

1.1.1 Falls *kein* freies Bett zur Verfügung steht, Verweis auf Anlaufstelle für die Vermittlung von Betten für Querschnittgelähmte am Berufsgenossenschaftlichen Unfallkrankenhaus Hamburg (040/73 961 548) oder auf benachbarte Spezialabteilungen.

1.1.2 Wenn ein freies Bett zur Verfügung steht, Absprache des Transportverfahrens, gegebenenfalls des weiteren Therapieprogramms in der derzeit behandelnden Einrichtung bis zur Verlegung (Beatmung, hochdosierte 48 stündige Behandlung mit Kortikosteroiden, operative Maßnahmen, Versorgung von Nebenverletzungen u. a.).

1.1.3 Bei Vormerkung von nicht in der Bundesrepublik Deutschland versicherten ausländischen Patienten Abklärung der Kostenfrage.

2 *Transport:*

2.1 In der Regel durch Rettungshubschrauber; Vermittlung über regionale und überregionale Flugbereitschaften bzw. Einsatzstellen der Rettungshubschrauber.

Tabelle 2.1 Spezialabteilungen zur Erstbehandlung Querschnittgelähmter

Ort	Einrichtung		Ruf-Nr.
Deutschland			
Bad Wildungen	Werner-Wicker-Klinik Abteilung für Rückenmarkverletzte Im Kreutzfeld 4 34 537 Bad Wildungen Dr. Thomas Meiners	Tel. Fax	05621 – 8030 05621 – 803 202/203 (Sekr.) 05621 – 803 864
Bayreuth	Krankenhaus „Hohe Warte“ Rehabilitationsklinik für Querschnittgelähmte Hohe Warte 8 95 445 Bayreuth Prof. Dr. med. W. Grüninger	Tel. Fax	0921 – 2800 0921 – 2 801 501 (Sekr.) 0921 – 12 495 0921 – 2 802 003
Berlin (BK)	Krankenhaus Zehlendorf Bereich Behring Sonderstation für Querschnittgelähmte Gimpelsteig 3 – 5 14 165 Berlin Prof. Dr. med. E. Vaubel Dr. med. Wehr	Tel Fax	030 – 81 021 030 – 81 021 208
Berlin (BU)	Krankenhaus Buch Örtlicher Bereich Waldhaus Querschnittgelähmtenabteilung Alt-Buch 74 13 122 Berlin OÄ Dr. med. Schmidt	Tel. Fax	030 – 94 010 030 – 94 012 759 (Sekr.) 030 – 9 494 079

Berlin (UK)	Oskar-Helene-Heim Orthop. Klinik der Freien Universität Clay-Allee 229 14 195 Berlin Prof. Dr. med. Weber Dr. med. Franke	Tel. Fax	030 – 810 040 030 – 81 004 210 (Sekr.) 030 – 81 004 202
Bochum	BG-Krankenanstalten „Bergmannsheil Bochum“ Bürkle de la Camp-Platz 1 44 789 Bochum Prof. Dr. med. Muhr Dr. med. U. Bötel	Tel. Fax	0234 – 3020 0234 – 3 026 701/03 (Sekr.) 0234 – 3 026 704
Duisburg	BG-Unfallklinik Spezialabteilung für Rückenmarkverletzte Großenbaumer Allee 250 47 249 Duisburg Prof. Dr. med. Hierholzer Dr. med. Kämmerling	Tel. Fax	0203 – 76 881 0203 – 76 883 140/41 (Sekr.) 0203 – 76 881 357
Frankfurt/Main	BG-Unfallklinik Spezialabteilung für Rückenmarkverletzte Friedberger Landstraße 430 60 398 Frankfurt Priv.-Doz. Dr. med. M. Börner Dr. med. D. Stock	Tel. Fax	069 – 4750 069 – 475 2020 (Sekr.) 069 – 4 752 224

Tabelle 2.1 (Fortsetzung)

Ort	Einrichtung		Ruf-Nr.
Hamburg	BG-Unfallkrankenhaus Querschnittgelähmtenzentrum Bergedorfer Straße 10 21 033 Hamburg Prof. Dr. med. Wolter Dr. med. G. Exner	Tel. Fax	040 – 73 060 040 – 73 062 601 (Sekr.) 040 – 7 389 515
Hamburg (Vermittlungsstelle)	Berufsgenossenschaftliche Anlaufstelle für die Vermittlung von Betten für Querschnittgelähmte am BG-Unfallkrankenhaus	Tel. Fax	040 – 73 062 604 040 – 7 389 515
Heidelberg	Stiftung Orthopädische Universitätsklinik Querschnittgelähmtenabteilung Schlierbacher Landstraße 200 a 69 118 Heidelberg Prof. Dr. H. J. Gerner	Tel. Fax	06221 – 965 06221 – 966 322 (Sekr.) 06221 – 967 307
Herdecke	Gemeinnütziges Gemeinschaftskrankenhaus Herdecke Beckweg 4 58 313 Herdecke Dr. med. Möbius Dr. med. Schunk	Tel. Fax	02330 – 621 02330 – 62 344 (Sekr.) 02330 – 623 995

Hessisch-Lichtenau	Orthopädische Klinik und Rehabilitationszentrum der Diakonie e. V. Am Mühlenberg 37 235 Hessisch-Lichtenau Prof. Dr. med. B. A. Blencke Dr. med. P. Rompf	Tel.	05 602 – 830 05602 – 83 256 (Sekr.) 05602 – 83 236
Homburg/Saar	Orthopädische Universitätsklinik 66 424 Homburg/Saar	Tel.	06841 – 162 203
Karlsbad-Langensteinbach	Südwestdeutsches Rehabilitationskrankenhaus Querschnittgelähmtenabteilung Guttmannstraße 1 76 307 Karlsbad-Langensteinbach Prof. Dr. med. W. Harms Dr. med. D. Stoltze Dr. med. A. Nanassy	Tel. Fax	07202 – 610 07202 – 613 346/47 (Dr. Stoltze) 07202 – 613 813 (Dr. Nanassy) 07202 – 616 161
Koblenz	Krankenhaus Ev. Stift St. Martin BG-Sonderstation für Schwerunfallverletzte Johannes-Müller-Straße 7 65 068 Koblenz Dr. med. H. D. Lang	Tel. Fax	0261 – 1370 0261 – 1 371 627 (Sekr.) 0261 – 1 371 234
Kreischa	Klinik Bavaria Rehabilitationszentrum für Querschnittgelähmte An der Wolfsschlucht 1 – 2 01731 Kreischa Dr. med. H. P. Pätzug	Tel. Fax	035 206 – 60 035 206 – 62 163/64 (Sekr.) 035 206 – 62 006

Tabelle 2.1 (Fortsetzung)

Ort	Einrichtung		Ruf-Nr.
Ludwigshafen	BG-Unfallklinik	Tel.	0621 – 68 100
	Abteilung für Querschnittgelähmte		0621 – 6 810 325 (Sekr.)
	Ludwig-Guttmann-Straße 13	Fax	0621 – 6 810 400
	67 071 Ludwigshafen		
	Priv.-Doz. Dr. med. Wentzensen		
	Dr. med. W. H. Boltze		
Markgröningen	Orthopädische Klinik	Tel.	07145 – 910
	Abteilung für Querschnittgelähmte		07145 – 912 201 (Sekr.)
	Kurt-Lindemann-Weg 10	Fax	07145 – 912 910
	71 706 Markgröningen		
	Prof. Dr. med. N. Walker		
Murnau	BG-Unfallklinik	Tel.	08841 – 480
	Abteilung für Rückenmarkverletzte		08841 – 482 432 (Sekr.)
	Professor-Küntscher-Straße 8	Fax	08841 – 482 600
	82 418 Murnau		
	Priv.-Doz. Dr. med. Bühren		
	Dr. med. M. H. Ruidisch		
Sülzhayn	Sanamed-Klinik	Tel.	035 332 – 85
	Zentrum für Querschnittgelähmte		035 332 – 84 223 (Sekr.)
	Am Steigerberg	Fax	036 332 – 83 999
	99 755 Sülzhayn		
	Dr. med. H. Jaruszewski		

Tübingen	BG-Unfallklinik Abteilung für Querschnittgelähmte Schnarrenberg 72 076 Tübingen Prof. Dr. med. Weller Dr. med. H. Bilow	Tel. Fax	07071 – 6060 07071 – 6 062 674 (Sekr.) 07071 – 6 062 370
Ulm	Rehabilitationskrankenhaus Ulm Orthopädische Klinik Querschnittgelähmtenabteilung Oberer Eselsberg 45 89 081 Ulm Prof. Dr. med. W. Puhl Dr. med. P. Kluger	Tel. Fax	0731 – 1770 0731 – 177 144 (Sekr.) 0731 – 177 574
Niederlande			
Hoensbroek	Revalidatiecentrum Hoensbroek Zanderbergsweg 111 NL-6432 Hoensbroek Dr. med. C. Pons	Tel. Fax	0031 – 45 – 239 555 0031 – 45 – 239 500 (Sekr.) 0031 – 45 – 239 200
Österreich			
Bad Häring	Rehabilitationszentrum für Querschnittgelähmte der Allg. Unfallversicherungsanstalt Schönau 150 A-6323 Bad Häring Dr. H. P. Jonas	Tel. Fax	0043 – 5332 – 790 0043 – 5332 – 790 220/221 (Sekr.) 0043 – 5332 – 790 350

Tabelle 2.1 (Fortsetzung)

Ort	Einrichtung		Ruf-Nr.
Klosterneuburg (Wien)	Rehabilitationszentrum für Querschnittgelähmte der Allg. Unfallversicherungsanstalt „Weisser Hof“ A-3400 Klosterneuburg Prof. Dr. med. H. Kristen OÄ Dr. med. B. Freudenschoß	Tel. Fax	0043 – 2243 – 841 500 0043 – 2243 – 841 501 203 (Sekr.) 0043 – 2243 – 841 501 224
Tobelbad	Rehabilitationszentrum für Querschnittgelähmte der Allg. Unfallversicherungsanstalt Dr. Georg-Neubauer-Straße 6 A-8144 Tobelbad Dr. med. S. Spanudakis	Tel. Fax	0043 – 3136 – 52 571 0043 – 3136 – 52 571 303 (Sekr.) 0043 – 3136 – 52 571 465
Schweiz			
Basel	Rehabilitationszentrum Basel Schweizer Paraplegiker Zentrum Im Burgfelderhof 40 Ch-4055 Basel Dr. med. M. Mäder	Tel. Fax	0041 – 61 – 3 267 777 0041 – 61 – 3 267 505 (Sekr.) 0041 – 61 – 3 210 104
Genf	Kantonspital Hôpital Beau Séjour Division des Parapleguiques Micheli-du-Crest 24 Ch-1211 Genf 14 Dr. med. H. J. Hachen	Tel. Fax	0041 – 22 – 3 723 311 0041 – 22 – 3 823 702 (Sekr.) 0041 – 22 – 3 476 486

Nottwil	Schweizer Paraplegiker Zentrum Ch-6207 Nottwil Dr. med. G. Zäch	Tel. Fax	0041 – 41 – 9 395 454 0041 – 41 – 9 395 554 (Sekr.) 0041 – 41 – 9 395 550
Zürich	Orthopädische Universitätsklinik Balgrist Paraplegiker Zentrum Forchstraße 340 Ch-8008 Zürich Dr. med. Zöllinger (Kommissarischer Leiter) Prof. Dr. med. V. Dietz	Tell. Fax	0041 – 1-3 861 111 0041 – 1-3 863 903 (Sekr.) 0041 – 1-3 861 609

Aufnehmende Querschnittgelähmten-Abteilung: ______________

Formblatt für Neuaufnahme Querschnittgelähmter

Datum der Erstanfrage ______________ Uhrzeit ______________

Name des Patienten ______________ geb. ______________

Wohnort, Straße ______________ Beruf ______________

Anschrift und Telefon-Nr. der Angehörigen ______________

______________ benachrichtigt ja/nein ______________

Kostenträger ______________

Ggf. Name und Geb.-Datum d. Erz.-Berechtigten ______________

____

Unfalldatum (Erkrankungsbeginn) ______________

Schadensursache ______________

Höhe der Läsion ______________ komplett/inkomplett ______________

Wirbelverletzung ______________

Begleitverletzungen ______________

____

Komplikationen ______________

____

Bisheriger Verlauf/Therapie ______________

____

Derzeit behandelnde Klinik ______________

Zust. Arzt ______________ Tel.-Nr. ______________

Aufnahme vorgesehen ja/nein – Datum ______________

Vorgesehener Verlegungsmodus ______________

Lage des Hubschrauberlandeplatzes d. überweisenden Klinik ______________

____

Durchführung des Hubschraubertransportes durch ______________

Ankunftszeit angekündigt ______________ tatsächlich ______________

Eintrag in Vormerkliste ja/nein

Unterlagen vorhanden ja/nein

Datum: ______________ ______________

2.1.1 Verlegung über kurze Strecken in einem Einzugsbereich bis ca. 20 km gegebenenfalls mit Krankenwagen. Bei Anmeldung direkt vom Unfallort Empfehlung an den Krankentransportdienst zur Lagerung auf Vakuummatratze.

2.2 Vorbereitung und Durchführung von Hubschraubertransporten: Organisation über SAR (Such- und Rettungsdienst) 02823/3333 oder regional stationierte Luftrettungsdienste (z.B. DRK, Deutsche Rettungsflugwacht, SOS-Flugrettung, Bundesgrenzschutz, ADAC u.a.).

3 *Absprache mit der überweisenden Klinik:*

3.1 Klare Festlegung über Einleitung und Durchführung des Transports: *Wer* ist zuständig? *Wer* veranlaßt den Transport? Gegebenenfalls Erkundigung über genaue Lage des Landeplatzes in der überweisenden Klinik, Mitteilung über den Landeplatz in der aufnehmenden Klinik.

3.2 Empfehlungen für den Transport: Lagerung am besten auf Vakuummatratze (keine Gipsschale usw.: Dekubitusgefahr!), liegende Extensionsklammern (Crutchfield o.ä.) sollen belassen werden (auf Gewichtszug für die Dauer des Fluges gegebenenfalls verzichten). Keinen transurethralen Dauerkatheter vor dem Flug einlegen, bereits liegender Katheter aber während des Fluges belassen.

3.3 Mitgabe aller Krankenblattunterlagen, insbesondere auch der Röntgenaufnahmen, verbindlich vereinbaren.

3.4 Die die Verlegung durchführende Stelle wird gebeten, frühestmöglich den voraussichtlichen *Ankunftstermin* telefonisch mitzuteilen.

3.5 Für Transporte mit Flächenmaschinen gegebenenfalls Kontakt mit dem nächstgelegenen lokalen Flugplatz aufnehmen.

4 Vorbereitung der *Ankunft des Frischverletzten:*

4.1 telefonische Nachricht an:
- ärztlichen Leiter der Abteilung,
- zuständigen ärztlichen Dienst (Stationsarzt, diensthabenden Arzt), ggf. Intensivstation,
- aufnehmende Station,
- Röntgenabteilung,
- Labor (Bereitstellen des Untersuchungsgerätes für die Bestimmung von Blutgruppe, Blutbild, Serumkreatinin, Harnstoff, Gesamteiweiß, Blutzucker, BSG, Elektrolyten, alkalischer Phosphatase, CPK, Transaminasen, gegebenenfalls Schwangerschaftsschnelltest).

4.2 Festlegen der voraussichtlich anzuwendenden Lagerungsart, in Abhängigkeit davon Richten eines Spezialbettes, Überprüfung der Intensivpflegeeinrichtungen (Kontrolle der Sauerstoffzufuhr, Absauggerät, Bereitstellung Intubationsbesteck).

Bei Tetraplegie:
Ggf. Vorbereitung der Extension, gegebenenfalls Beatmungsbereitschaft. Vorbereitung der Infusionstherapie (zentraler Venenkatheter, Infusionslösungen).
Bei Verdacht auf begleitende Thoraxverletzungen Bereitstellung des Bestecks, Anlage einer Bülau-Drainage, Absaugung.

5 *Ankunft* des Hubschraubers, *Übernahme des Patienten:*

5.1 Vorher bereitstellen: Trage mit Fahrgestell, Ambu-Beutel, gegebenenfalls Decken und Regenschutz.

5.2 Am Landeplatz übernehmen der zuständige Arzt und mindestens zwei Pflegekräfte den Verletzten.

5.2.1 An den Hubschrauber erst bei stillstehendem Rotor herantreten.

5.2.2 Vor Ausladen des Patienten kurze Überprüfung des Gesamtzustandes, insbesondere der vitalen Funktionen (Atmung und Kreislauf). Einholung der Erstinformation durch begleitenden Hubschrauberarzt oder Sanitätspersonal

5.2.3 Vorsichtiges Herausheben des Verletzten auf der Trage aus dem Hubschrauber; rasches, aber gleichzeitig schonendes Verbringen in die Klinik.

5.2.4 Der Verletzte wird in der Regel zunächst in den Notaufnahmeraum verbracht. Hier erfolgt die

6 orientierende *Erstuntersuchung*

6.1 Überprüfung der vitalen Funktionen, gegebenenfalls Einleitung der erforderlichen Therapie (Infusionstherapie? Beatmung? Katheterismus?), falls notwendig unter Hinzuziehung der Anästhesie.

6.2 Neurologische Erstuntersuchung mit genauer Definition der sensiblen und der motorischen Lähmung.

6.3 Untersuchung auf das Vorliegen von Begleitverletzungen.

6.4 Untersuchung auf das Vorliegen von Hautschäden (die Körperrückseite wird während des Anhebens des Verletzten zum Überlagern auf den Röntgentisch kontrolliert).

7 *Überlagern auf den Röntgentisch/NMR-Untersuchungstisch*

7.1 Entleeren des Vakuums der Transportmatratze.

7.2 Anheben des Patienten durch mindestens 4 Personen, wobei 3 von ihnen seitlich neben dem Patienten stehen. Die Helfer legen Ringe, Uhren, Armbänder usw. ab. Hände und Unterarme zur Erzielung einer besseren Gleitfähigkeit einölen. Links vom Patienten steht *die* Pflegeperson, die den Umlagerungsvorgang leitet und den Patienten kurzfristig in den einzelnen Abschnitten des Rumpfes etwas von der Liegefläche abhebt, damit die Arme der „Träger" untergeschoben werden können. Die Position der haltenden Arme richtet sich nach der vorher durch den Arzt angebrachten Markierung, aus der die Lage der Fraktur zu erkennen ist. Ggf. mechanische Lagerungshilfen (Lifter usw.) benutzen.

7.2.1 Überlagern von Tetraplegikern:
Der Arzt fixiert den Kopf unter Extension, mit den unter den Nakken geschobenen Händen schient er gleichzeitig die HWS. Je eine Pflegeperson hebt an Thorax, Becken und Beinen wie vorher beschrieben.

7.2.2 Überlagern von Paraplegikern:
Vom Kopf des Patienten her schiebt die erste Hilfsperson die rechte Hand unmittelbar oberhalb, die zweite Pflegeperson die linke Hand unmittelbar unter der Wirbelfraktur unter den Körper des Verletzten. Anschließend Unterschieben der anderen Arme und Anheben des Patienten auf Kommando der leitenden Kraft.

7.2.3 Vorsichtiges Ablegen des Verletzten auf dem unterpolsterten Untersuchungstisch mit umgekehrtem Ablauf des vorher beschriebenen Verfahrens.

7.2.4 Nach Durchführung der jetzt folgenden diagnostischen und therapeutischen Maßnahmen erfolgt die Rücklagerung des Verletzten, jetzt in der Regel auf ein Spezialbett.

8 *Röntgenuntersuchung* gemäß ärztlichen Anweisungen bei ständiger Gegenwart des aufnehmenden Arztes, in der Regel:

8.1 ganze Wirbelsäule in 2, gegebenenfalls in 4 Ebenen (bei Frakturen der Halswirbelsäule wird der Patient in der Regel *nicht* auf die Seite gedreht). Zur Darstellung des Überganges von HWS zu BWS kontinuierlicher Zug an beiden Oberarmen und Unterarmen des Verletzten durch zwei seitlich des Untersuchungstisches stehende Hilfspersonen unter gleichzeitiger Extension des Kopfes durch eine weitere, am Kopfende stehende Person, gegebenenfalls Veranlassung von CT und NMR.

8.2 Röntgenaufnahmen zum Ausschluß bzw. Nachweis von knöchernen Nebenverletzungen, in jedem Fall röntgen von Thorax und Becken, gegebenenfalls Schädel in 2 Ebenen, Extremitäten.

8.3 Anlegen eines zentralen venösen Zuganges.

8.3.1 Anschließend erneut Röntgenaufnahme des Thorax zur Kontrolle der Lage des Venenkatheters.

8.4 Blutentnahme für Labor gemäß Pos. 3.

8.5 Katheterismus zur Entleerung der Harnblase, gleichzeitig zum Nachweis bzw. Ausschluß einer Anurie oder einer Hämaturie.

8.5.1 Gegebenenfalls sofortiges i. v. Pyelogramm.

8.6 Muskeltest (gegebenenfalls zunächst nur „Kennmuskeln“, innerhalb der folgenden 6 Stunden vollständiger Muskeltest).

8.7 Bei Fraktur der HWS gegebenenfalls Anlegen einer Extensionsklammer (Crutchfield o. ä.).

8.7.1 Röntgenkontrolle des einwandfreien Sitzes der Extensionsklammer, gegebenenfalls zusätzliche Tangentialaufnahmen der seitlichen Schädelpartien, anschließend nochmalige Überprüfung des Muskelstatus.

9 Vorstellen des Patienten beim ärztlichen Leiter der Abteilung oder seinem Vertreter, bei deren Abwesenheit beim diensthabenden Oberarzt der Klinik. Entscheidung über eventuell erforderliche operative Maßnahmen – Spondylodese, Thoraxdrainage, Versorgung von Begleitverletzungen, Probelaparotomie.

10 *Therapieplan:*
Regelmäßig erforderlich sind insbesondere

10.1 Anweisungen zur Lagerungstechnik unter Berücksichtigung der Wirbelfraktur, der Begleitverletzungen und anderer Zusatzschäden (Bewußtseinsstörungen, Beeinträchtigungen der Atemfunktion, Schmerzen u. a.).

10.2 Infusionsplan, Einleitung der Venenkatheterpflege.

10.2.1 Abschwellende Therapie (Kortikosteroide? Osmotherapie? Diuretika?).

10.2.2 Ileusprophylaxe (insbesondere Pantothensäure, Prostigmin per infusionem, hypertone Kochsalzlösungen u. a.), gegebenenfalls Magensonde.

10.2.3 Ulkusprophylaxe (H_2-Blocker, Antazida).

10.2.4 Thromboembolieprophylaxe, in der Regel beginnend mit sofortiger Gabe von Low-doses-Heparin (3mal 5000 E. Liquemin), physiotherapeutische Behandlung, gegebenenfalls Venenstrümpfe, Beinhochlagerung ca. 15 Grad.

10.2.5 Pneumonieprophylaxe (Atemgymnastik, Abhusten, Einweisen des Tetraplegikers in Atemtechniken, gegebenenfalls Inhalieren, Sauerstoffgabe, Triggerung, Absaugen usw.).

10.2.6 Entscheidung, ob vordringlich intravenöse Kalorienzufuhr oder Eiweiß- oder Blutersatz erforderlich.

10.3 Festlegung der weiterhin erforderlichen diagnostischen Maßnahmen (Zeitplan für Röntgenkontrollen) und der pflegerischen Versorgung (Sitzwache auf ärztliche Anordnung, veranlaßt durch die Pflegedienstleitung).

10.3.1 Dreistündliches intermittierendes Katheterisieren unter aseptischen Voraussetzungen, gegebenenfalls Anlage eines suprapubischen Katheters (Cystofix).

10.3.2 Drei- bis sechsstündliches Anheben des Verletzten.

10.4 Festlegung des *physiotherapeutischen Programms* (Bereitschaftsdienst? Nachtdienst?).

10.4.1 Bewegen der Gelenke im Bereich der gelähmten Körperabschnitte; Thromboembolieprophylaxe.

10.4.2 Bei Tetraplegie und hoher Paraplegie zusätzlich (s. auch 10.2.5) pulmonale Prophylaxe.

10.4.3 Bestimmung der Vitalkapazität alle 12 Stunden.

10.4.4 Sicherstellung der sog. „Funktionshand", zunächst durch provisorische Hilfsmittel, Lagerung der großen Gelenke (Schultern, Ellbogen, Hüft-, Knie- und Sprunggelenke) gemäß Plan.

10.5 Kontaktaufnahme der *Beschäftigungstherapie* mit dem Verletzten. Gegebenenfalls Versorgung mit Spezialrufanlage, Standspiegel, Funktionshandschuh.

11 Sobald die ersten diagnostisch-therapeutischen Schritte abgeschlossen sind, wird der erwachsene Patient, sofern er bewußtseinsklar ist, durch den zuständigen Arzt über sein Krankheitsbild aufgeklärt.

12 Kontaktaufnahme mit den Angehörigen, in der Regel zunächst durch den zuständigen Arzt, innerhalb der folgenden Tage zusätzlich durch Sozialdienst und psychologischen Dienst.

Hieran schließt sich die Phase der *Frühbehandlung* an, während der zunächst die Ruhigstellung des Frakturbereichs auf einem Spezialbett, die Regulierung der vegetativen Funktionen unter den Bedingungen der Rückenmarkverletzung, die Verhütung bzw. Behandlung der Frühkomplikationen und der Begleitverletzungen sowie die Vorbereitung und Durchführung der Aktivierung des Verletzten nach Abschluß der Bettlägerigkeit zu bewältigen sind.

In der sich daran kontinuierlich anschließenden *Trainingsphase,* die auch mit dem Begriff der Langzeitbehandlung definiert werden kann, da sie sich über weitere 3–4 Monate erstreckt, treten die Aufgaben einer umfassenden physischen, psychischen und beruflich/sozialen Rehabilitation immer stärker in den Vordergrund. Eine optimale Verbesserung der erhaltenen körperlichen Funktionen, die Entwicklung von kompensatorischen Bewegungsabläufen, die Erzielung eines Höchstmaßes an Selbständigkeit und Unabhängigkeit, zunächst in den einfachen Handhabungen des täglichen Lebens – An- und Auskleiden, Nahrungsaufnahme, Maßnahmen der Toilette, Überwechseln vom Bett in den Rollstuhl und zurück –, im weiteren Verlauf auch der Funktionen, die etwa für die Führung eines Haushaltes, für das Lenken eines Kraftfahrzeuges oder für die Rückkehr in die gewohnten oder in neue schulische oder berufliche Bereiche notwendig sind, bestimmen in dieser Phase das Therapieprogramm.

Besondere Bedeutung kommt der rechtzeitigen und umfassenden Versorgung mit Hilfsmitteln zu. Hierzu gehören insbesondere zwei individuell anzupassende Rollstühle, gegebenenfalls Gehapparate, technische Hilfen und Schienen für die gelähmten oder teilgelähmten oberen Gliedmaßen, Urinale und anderes mehr, wie im folgenden Katalog aufgeführt.

Dabei stellt diese Liste einen Orientierungsrahmen, nicht jedoch ein starres Verordnungsschema dar.

Katalog der Hilfen zur nachstationären Versorgung und zum Körpertraining bei Querschnittgelähmten

Allgemeines: Bei Erkrankungen und Verletzungen des Rückenmarks, aus denen eine Querschnittlähmung (Paraplegie, Tetraplegie) resultiert, verbleibt in der überwiegenden Zahl der Fälle eine dauernde und sehr schwere Behinderung. Voraussetzung für die Rehabilitation ist u. a. eine umfassende Versorgung mit technischen Hilfen, die dazu dient, die bestehenden Funktionsverluste motorischer, sensibler und vegetativer Art bestmöglich auszugleichen und weiteren Komplikationen vorzubeugen.

In der nachfolgenden Liste werden die Hilfsmittel aufgeführt, mit denen nach ärztlicher Erfahrung aus der Klinik entlassene Querschnittgelähmte – dem Schweregrad der jeweiligen Behinderung entsprechend – ausgestattet sein sollten. Die Liste basiert auf den Erfahrungen der Spezialeinrichtungen für Rückenmarkgeschädigte in der Bundesrepublik Deutschland und im internationalen Bereich. Art und Umfang der Versorgung müssen in jedem Fall die jeweiligen individuellen Bedürfnisse des Querschnittgelähmten berücksichtigen. Das heißt auch, daß die Aufstellung in qualitativer und quantitativer Hinsicht *keinen Anspruchskatalog* beinhaltet. Erforderliche Hilfsmittel sind vielmehr jeweils individuell ärztlich zu verordnen.

Die Ausrüstung mit den erforderlichen Hilfsmitteln muß, um direkte und indirekte Gefährdungen des Querschnittgelähmten abzuwenden und um drohende Unterbrechungen des Rehabilitationsprozesses zu vermeiden, zum Zeitpunkt der Rückkehr in die häusliche Umgebung abgeschlossen sein. Aus diesen Gründen ist es im Rahmen der erforderlichen Planung notwendig, die Versorgung mit technischen Hilfen mit Nachdruck in die Wege zu leiten, sobald mit Wahrscheinlichkeit feststeht, daß eine Querschnittlähmung bestehenbleiben wird.

Aus technischen und administrativen Gründen ergibt sich für die Beschaffung der meisten für den nachstationären Bedarf erforderlichen technischen Hilfen ein längerer Zeitaufwand. Der Gebrauch vieler Hilfen muß unter Aufsicht medizinischer Fachkräfte erlernt und geübt werden. Eine nicht unerhebliche Zahl der technischen Hilfen muß den jeweiligen körperlichen Verhältnissen und dem vorliegenden Lähmungsbild individuell angepaßt werden. Dies ist eine Aufgabe, die nur durch geschultes Fachpersonal in der erforderlichen Weise durchgeführt werden kann. Durch eine zügige Bewilligung und Anfertigung der technischen Hilfen kann eine optimale und wirtschaftliche Versorgung erreicht werden.

1 Hilfen für die nachstationäre Versorgung:

1.1 *Behinderungsgerechtes Bett oder ein mechanisch bzw. elektrisch verstellbarer Einlegerahmen:*
Es muß für den nachstationären Bedarf beschafft werden, sofern die handelsüblichen, im Haushalt gebräuchlichen Betten vom Querschnittgelähmten nicht benutzt werden können (übermäßige Höhendifferenz zum Rollstuhl, hochragende Seitenteile, nicht verstellbarer Kopfteil, schlechte Zugänglichkeit für pflegerische Maßnahmen, Dekubitusgefahr usw.). Anstelle des behinderungsgerechten Bettes können unter Umständen auch kostengünstigere Betten ausreichen. Gegebenenfalls ist auch eine Umrüstung des vorhandenen Bettes oder bei Neubeschaffung die Umrüstung eines handelsüblichen Bettes möglich (Erhöhung, Höhenverstellbarkeit usw.). Ein behinderungsgerechtes Bett wird beim jüngeren Paraplegiker selten erforderlich sein; eine Notwendigkeit kann allerdings bei zusätzlicher Körperbehinderung (z. B. Hüftversteifung) gegeben sein. Wird neben einem behinderungsgerechten Bett ein elektrohydraulisches Stehbrett (vgl. Ziffer 2.2) verordnet, so sollte im Zusammenwirken mit dem Arzt geprüft werden, ob ein elektrohydraulisches Stehbett oder ein elektrohydraulisches Seitlagerungs-Stehbett die wirtschaftlichere Versorgung darstellt.

1.2 *Haltehilfen (z. B. Strickleitern, Haltegriffe, auch abklappbar, Aufrichteschlaufen):*
Haltehilfen, die in der Regel an der Zimmerdecke befestigt werden, dienen dem Querschnittgelähmten zum leichteren Übersetzen vom Bett in den Rollstuhl, vom Rollstuhl auf die Toilette und vom Rollstuhl in die Badewanne und jeweils zurück.

1.3 *Bettgalgen:*
Er erleichtert, in der Regel alternativ zu einer der unter Ziffer 1.2 genannten Haltehilfen, insbesondere Querschnittgelähmten mit hoher Lähmung, älteren und schwergewichtigen Para- und Tetraplegikern das Aufrichten im Bett und das Übersetzen vom Bett in den Rollstuhl. Er erleichtert gleichzeitig die Pflege.

1.4 *Dekubitus-Auflegematratze:*
Die Dekubitus-Auflegematratze aus Schaumgummi, die Würfelbettmatratze bzw. die luft- oder wassergefüllte Matratze ist eine der wichtigsten Voraussetzungen zur lebenslang erforderlichen Dekubitusprophylaxe. Sie muß pflegegünstig (Infektionsprophylaxe) sein und der jeweiligen speziellen Situation des Querschnittgelähmten entsprechend verordnet werden. Wird eine andere als eine schaumstoffgefüllte Matratze mit besonderem Härtegrad verordnet, sollte eine besondere medizinische Begründung gefordert werden.

1.5 *Drei* Dekubitus-Schutzauflagen für das Bett:*
Beispielsweise dienen synthetische oder natürliche Felle zusätzlich der Vermeidung von Druckgeschwüren. Zur Infektionsprophylaxe müssen sie häufig gewechselt und gereinigt werden. Zwei der Auflagen befinden sich ständig im Gebrauch, eine dritte muß zur Verfügung stehen, wenn eine der Auflagen infolge unkontrollierten Harn- und Stuhlabgangs vorübergehend unbrauchbar geworden sein sollte.

1.6 *Ein Paar* Dekubitus-Fußschützer:*
Sie dienen der Vermeidung von Druckschäden im Bereich der besonders gefährdeten Fersen und Ballen, insbesondere bei starker Spastik, da die unwillkürlich einschießenden Muskelkontraktionen häufig auch bei korrekt gelagerten Querschnittgelähmten zu einem scharfen Reiben dieser Abschnitte des Fußes auf dem Laken führen.

1.7 *Ein Paar Dekubitus-Ellenbogenschützer (für Tetraplegiker):*
Sie dienen dem Schutz der Ellenbogen des Tetraplegikers, da diese zum Stützen, Aufrichten und Drehen eingesetzt werden und dadurch besonders hohem Druck ausgesetzt sind.

1.8 *Zwei* gepolsterte Bettfixationsgurte:*
Sie werden zur Fixierung der unteren Gliedmaßen benötigt, um plötzlich einschießende, unwillkürliche Muskelkontraktionen (Spasmen) abzufangen und einem gefährlichen unwillkürlichen Lagewechsel vorzubeugen.

1.9 *Lagerungskeile/-kissen für das Bett:*
Sie dienen der Lagestabilisierung und der Unterpolsterung der Kreuzbein-Steißbein-Region sowie der Waden, um auf diese Weise Druckgeschwüren im Gesäßbereich und über den Fersen vorzubeugen.

1.10 *Nachtlagerungsschiene:*
Sie dient der Verhütung von Gelenkkontrakturen und Gelenkfehlstellungen in gelähmten Gliedmaßen bzw. einzelnen Gliedmaßenabschnitten.

1.11 *Krankenunterlagen:*
Sie dienen dazu, Körperausscheidungen bei Harn- und/oder Stuhlinkontinenz aufzufangen und Hautschäden und aszendierende Harnwegsinfektionen zu vermeiden; bei eingetretenen Hautschäden dienen sie der Sicherung der ärztlichen Behandlung. Bei Querschnittgelähmten, die die erforderliche Veränderung der Liegeposition nicht selbständig vornehmen können, gehören diese Unterlagen – wie auch die Dekubitus-Auflegema-

---

* Zahlenangaben bedeuten standardisierte Richtwerte.

tratze, Sitzkissen, Rückenkissen usw. – zu den wichtigsten Voraussetzungen der lebenslang erforderlichen Dekubitusprophylaxe der besonders gefährdeten Haut im Gesäßbereich.

1.12 *Wasserdichte Bettunterlagen, Tuchunterlagen, Stecklaken:*
Sie schützen die Matratzen vor Beschmutzung mit unwillkürlich abgehendem Harn oder Stuhl. Diese Artikel sind als allgemeine Gebrauchsgegenstände einzuordnen; sie dienen zwar der Erleichterung der Pflege und vermindern den Verbrauch an Bettwäsche, stehen aber nicht mit der Behandlung einer Krankheit oder mit der Krankheitsprophylaxe in Zusammenhang. Diese Hilfen lösen keine Leistungspflicht aus.

1.13 *Zwei* Urinflaschen, Einmalurinale, Urinflaschenhalter, Urinauffangbeutel, Kondome oder Latextrichter und Kondomkleber (für männliche Patienten), Desinfektionsmittel, Einmalhandschuhe oder Fingerlinge, Zellstoff, Zellstoffeinlagen:*
Urinflaschen werden für die Benutzung während der Nacht, zum Teil auch für die Benutzung während des Tages im Krankenfahrzeug, von allen Querschnittgelähmten benötigt. Wegen der großen Gefährdung durch Harnwegsinfektionen wird jeweils eine der Urinflaschen benutzt, während die andere in desinfizierende Lösungen eingelegt wird.
In der Regel werden vom querschnittgelähmten Mann, sofern die Blasenentleerung nicht mittels mehrmals täglichem Gebrauch von Einmalkathetern erfolgt, zur Sicherstellung der Harnkontinenz Einmalurinale benutzt.
Urinflaschenhalter dienen der griffbereiten Aufbewahrung der Urinflasche am Bett.
Die Urinauffangbeutel erhält der querschnittgelähmte Mann als Versorgung für die Nacht. Bei der Benutzung des heute üblichen Kondomurinals werden Kondome benötigt.
Einmalhandschuhe oder Fingerlinge (in Abhängigkeit des Anwendungsbereiches) dienen den Querschnittgelähmten als hygienischer Schutz.
Einmalkatheter werden zusammen mit dem jeweils erforderlichen Desinfektionsmittel, Gleitmittel etc. in sterilen „Packs" vorgehalten.
Zellstoff oder Zellstoffeinlagen sind in erster Linie Hilfen zur Körperhygiene. Eine Leistung der gesetzlichen Krankenversicherung kommt in Betracht, wenn diese Hilfen in direktem Zusammenhang mit der Behandlung einer Krankheit stehen. Eine Kostenübernahme kann daher nur bei Blasen- oder/und Darminkonti-

* Zahlenangaben bedeuten standardisierte Richtwerte.

nenz im Rahmen der Dekubitusprophylaxe-Behandlung oder bei Dermatitiden erfolgen. Entsprechendes gilt, wenn neben der Inkontinenz weitere Funktionsstörungen (z.B. Sprachverlust) vorliegen, so daß ohne dieses Mittel der Eintritt von Dekubitus oder Dermatitiden droht.

1.14 *Zwei* Urinschiffchen und zehn* wasserdichte Schutzhosen oder anstelle der wasserdichten Schutzhosen Einmalschutzhosen oder Einmaleinlagen (für weibliche Patienten und Kinder):*
Urinschiffchen sind die der weiblichen Anatomie angepaßten Harnauffanggeräte. Wasserdichte Schutzhosen werden bei Querschnittgelähmten wegen des unwillkürlichen Harnabgangs erforderlich. Dieses Hilfsmittel muß gegebenenfalls mehrfach am Tag gewechselt werden. Bei Anwendung des intermittierenden Selbstkatheterisierens s. unter 1.13.

1.15 *Zwei kleine Sandsäcke zur Urinflaschenfixierung, ein großer Sandsack zur Körperlagerung:*
Kleine Sandsäcke werden benötigt, um das unkontrollierte Verrutschen der vorgelegten Urinflasche bei unwillkürlich einschießenden Muskelkontraktionen (Spasmen) zu verhindern. Ein großer Sandsack dient der Abstützung, wenn der Querschnittgelähmte im Bett in seitliche Position gebracht wurde (der große Sandsack wird nicht von allen Tetraplegikern, in einigen Fällen aber von Paraplegikern benötigt).

1.16 *Zwei* Spezial-Toilettensitze oder -auflagen:*
Sie schützen die Haut des Querschnittgelähmten bei den häufig sehr langdauernden Maßnahmen zur Stuhlentleerung vor drohenden Druckschäden. Doppelbeschaffung ist wegen der Reinigung bei Verschmutzung erforderlich.

1.17 *Duschstuhl mit Toiletteneinsatz oder Toilettenstuhl oder Duschstuhl oder Duschsitz oder Badewannensitz:*
Ein zerleg- oder faltbarer Duschstuhl mit Toiletteneinsatz und gepolsterter Auflage oder ein Toilettenstuhl usw. ist dann notwendig, wenn die häusliche Toilette nicht benutzt werden kann. Die entsprechenden Hilfsmittel ermöglichen die selbständige oder wenig pflegeaufwendige Ganzreinigung des Körpers unter vorzeitiger Vermeidung von Hautschäden. Bei der Versorgung ist es denkbar, daß ein Querschnittgelähmter keinen Duschstuhl benötigt, weil in der Wohnung nur eine Badewanne vorhanden ist; es kann jedoch ein Toilettenstuhl und gegebenenfalls ein Badewannensitz erforderlich sein. Unter Umständen ist auch bei Behinderten, die die Toilette benutzen, nur ein fest installierter

* Zahlenangaben bedeuten standardisierte Richtwerte.

Duschsitz oder ein mobiler, zerleg- oder faltbarer Duschstuhl bzw. ein Badewannensitz notwendig.

Die Ausstattung des Behinderten hat gerade bei diesen Hilfen individuell entsprechend der wohnlichen und persönlichen Bedürfnisse zu erfolgen.

1.18 *Krankenlifter:*

Sie stellen in vielen Fällen einer Tetraplegie, gelegentlich aber auch einer Paraplegie, die Voraussetzung für die Durchführung der nachstationären Versorgung dar. In der Regel sind die Angehörigen von erwachsenen Querschnittgelähmten nicht in der Lage, ohne derartige technische Hilfen das Umlagern, Anheben und das Verbringen vom Bett in das Krankenfahrzeug und auf die Toilette zu bewerkstelligen. Mitunter wird – unter Berücksichtigung des Wirtschaftlichkeitsgebotes – die Beschaffung von weiteren Liftern oder sog. Deckenliftsystemen erforderlich. Das kann z.B. der Fall sein, wenn im Schlafzimmer ein besonderes System oder im Bad ein spezieller Badlifter aus baulichen Gründen fest installiert werden muß oder der Einstieg in ein Kfz nur mit Lifter möglich ist.

1.19 *Bauchgurt (insbesondere für Tetraplegiker):*

Er beugt durch Stabilisierung der gelähmten Bauchwand dem Kreislaufkollaps vor und stellt darüber hinaus eine wichtige Pflegeerleichterung – Heben, Aufrichten – dar.

1.20 *Stützmieder oder Stützkorsett nach Maß:*

Sie dienen zur Stützung und Fixation des Becken- und Lendenbereichs.

1.21 *Automatische Toilettenanlage (für Tetraplegiker):*

Sie ermöglicht Querschnittgelähmten mit Funktionsausfall der oberen Gliedmaßen die selbständige Durchführung der notwendigen Hygienemaßnahmen.

2 Hilfen zum nachstationären Körpertraining:

Die Übungen der Querschnittgelähmten dienen dem Zweck, den erreichten Übungsstand zu erhalten, eventuell noch auszubauen und der Entwicklung möglicher Komplikationen vorzubeugen. Die Übungen dienen nicht der Fitneß, sondern stellen eine Therapie dar, die der Verhinderung von Versteifungen, der Erhaltung des Zustandes der inneren Organe, dem Kreislauf und der Atmung dient.

Werden die Übungen nicht durchgeführt oder vernachlässigt, muß mit wochen- bzw. monatelanger stationärer Behandlung gerechnet werden.

2.1 *Übungsmatte:*

Eine Übungsmatte, die zur Dekubitusprophylaxe ausreichend gepolstert sein muß, dient dem Querschnittgelähmten zur

Durchführung der erforderlichen täglichen selbständigen Übungsmaßnahmen, wie passivem Durchbewegen der gelähmten Gliedmaßen, Stütz-, Stemm- und Dehnübungen der kontrakturgefährdeten Gelenke usw.

2.2 *Stehübungsgeräte (z.B. fixierte oder mobile Stehbarren oder Stehbrett, Aufrichtehilfe, Stehbett, gegebenenfalls mit Elektromotor):*
Daran muß der Querschnittgelähmte, sei es in Stützapparaten, sei es mit auf andere Weise fixierten unteren Gliedmaßen, täglich Übungen durchführen. Diese Trainingsmaßnahmen dienen der Vermeidung von Knochenentkalkung (Osteoporose), der Kontrakturprophylaxe, dem Kreislauftraining und der bestmöglichen Leerung der oberen Harnwege. Die Auswahl des Stehübungsgerätes ist abhängig von der jeweiligen Lähmungssituation und sollte nur durch erfahrene Fachkräfte erfolgen. Wird bei einem Tetraplegiker neben einem elektrohydraulischen Spezialbett ein elektrohydraulisches Stehbrett verordnet, so ist zu prüfen, ob ein Stehbett nicht wirtschaftlicher ist.

2.3 *Übungsgeräte mit dem für den Gebrauch notwendigen Zubehör (z.B. Hanteln, Expander, Gewichtsmanschette, Dreieckschlingen, Karabinerhaken):*
Sie dienen dem regelmäßigen Training des Oberkörpers, insbesondere also der Schulter- und Armmuskulatur, die kompensatorisch eine Vielzahl von Funktionen der unteren Körperhälfte übernehmen und ausgleichen muß. Das Zubehör für dieses Training kann aus Fixationsschienen bei ausgefallener Fingerfunktion bestehen.

2.4 *Gehübungsgerät (z.B. Beinorthesen, gegebenenfalls mit Schuhwerk, ein Paar Unterarmstützen, Sicherheitsleibgurt, Gehbarren, Rollator):*
Beinorthesen mit Schuhwerk, z.B. Stützapparate, Peronäusfeder u.ä., stellen – in jeweiliger Abhängigkeit von Lähmungshöhe und -ausmaß – die Voraussetzung für die Durchführung von Steh- und Gehübungen, sei es in Geh- oder Stehübungsgeräten, sei es an Unterarmstützen, dar. Diese regelmäßigen Übungen sind eine wichtige Maßnahme zur Aufrechterhaltung eines guten Funktions- und Leistungsstandes. Sie dienen gleichzeitig der Vermeidung der stets drohenden Kontrakturen und einer Entlastung der durch ganztägiges Sitzen im Krankenfahrzeug dekubitusgefährdeten Hautareale. Die Beinorthesen stellen in der Regel ein Übungsgerät, kein Laufgerät, dar. Die Beschaffung dieser Hilfsmittel bedeutet also keine Alternative zur Versorgung mit einem Krankenfahrzeug. Zwei Paar Orthesenschuhe oder orthopädisches Schuhwerk ergänzen die Versorgung. Orthesenschuhe können auch zugerichtete, handelsübliche Schuhe sein.

Ist der Behinderte in der Lage, sich außerhalb des Gehbarrens zu Übungszwecken fortzubewegen, so sind Unterarmstützen erforderlich.
Der Sicherheitsleibgurt gibt einer Hilfsperson die Möglichkeit, den Querschnittgelähmten bei seinem täglichen Körpertraining vor Stürzen zu schützen.

2.5 *Auftriebshilfe im Wasser (z. B. Secumar-Schwimmkragen):*
Sie werden von Querschnittgelähmten benötigt, die Bewegungstherapie oder Rehabilitation im Wasser durchführen und nicht in der Lage sind, sich ohne Auftriebshilfe über Wasser zu halten. Entsprechend dem Lähmungsgrad können Auftriebshilfen an den Armen die wirtschaftlichere Versorgung sein.

3 Erstversorgung mit Krankenfahrzeugen bei Querschnittlähmung:

3.1 *Zwei* faltbare Krankenfahrzeuge (Rollstühle) mit Zubehör und Zurichtung zur Verkehrssicherheit und zum Witterungsschutz:*
Sie gehören zur Primärversorgung des aktiven Querschnittgelähmten. Der Faltfahrer besitzt für den rehabilitierten Querschnittgelähmten nicht nur, wie gelegentlich fälschlich angenommen, den Charakter eines Krankenfahrzeuges; er stellt vielmehr zugleich die entscheidende Hilfe und Voraussetzung für die Wiedererlangung einer den Rehabilitationsablauf sicherstellenden Mobilität dar. Er ist das universelle Fortbewegungsmittel, mit dem die umfassende Wiedereingliederung ebenso sichergestellt wird wie mit der Durchführung des aus medizinischer Sicht erforderlichen körperlichen Trainings.
Das Vorgehen bei der Versorgung mit einem Krankenfahrzeug ist am ehesten der Prothesenversorgung des Amputierten vergleichbar: Es handelt sich um eine individuelle Versorgung einer bestimmten Person, d. h., Art und Charakter der Behinderung, Höhe der Querschnittlähmung, erhaltene Restfunktionen, Fehlen oder Vorhandensein der Balance und zusätzliche Gelenkversteifungen müssen ebenso Berücksichtigung finden wie Körpermaße, Körpergewicht, Lebensalter, aber auch zukünftige Bedürfnisse und Umgebung. Diese werden beispielsweise durch architektonische Verhältnisse in der Wohnung und am Arbeitsplatz, Belastung im Beruf oder durch Sport sowie durch die Notwendigkeit, das Krankenfahrzeug in ein Kraftfahrzeug zu verladen, bestimmt. Die Versorgung mit einem Krankenfahrzeug darf aus diesen Gründen niemals schematisch erfolgen. Sie sollte

---

* Zahlenangaben bedeuten standardisierte Richtwerte.

ausschließlich durch erfahrenes Fachpersonal durchgeführt werden.
Grundsätzlich gehören zur Erstausstattung des Querschnittgelähmten zwei Faltfahrstühle. Die von der Industrie angebotenen technisch hochentwickelten Faltfahrer sind relativ reparaturanfällig. Der Faltfahrer kann daher, häufig schon nach kurzer Zeit, unvorhergesehen für den Gebrauch ausfallen. Steht in diesem Falle nicht sogleich ein Ersatzfahrzeug zur Verfügung, ist der Querschnittgelähmte sofort völlig immobil und in der Regel ans Bett gefesselt. Eine auch nur über wenige Tage gehende, durch das Fehlen des Fortbewegungsmittels verursachte Bettlägerigkeit ist eine schwere Störung des Rehabilitationsprozesses und des erreichten Stabilisierungsniveaus und darf auf keinen Fall in Kauf genommen werden.
Die Primärbeschaffung eines Zweitfahrzeuges ist darüber hinaus erforderlich, um in der nachstationären Phase sogleich die Voraussetzungen für die umfassende Wiedereingliederung in alle Bereiche des täglichen Lebens sicherzustellen. In der Regel wird ein Krankenfahrzeug aus einer von der Industrie angebotenen Standardreihe stammen. Für das andere wird entschieden werden müssen, ob ein Sondermodell, z. B. aus einem speziellen Material, von besonders stabiler Bauart oder für besondere, z. B. sportliche Aktivitäten, auszuwählen ist. In Einzelfällen ist eine Doppelversorgung mit Elektrokrankenfahrzeugen – neben einem Faltfahrzeug –, unter Berücksichtigung der Besonderheit der Behinderung bei Tetraplegikern, aber auch in seltenen Fällen bei Paraplegikern, denkbar.
Als Witterungsschutz werden eine Abdeckplane für das Krankenfahrzeug und eine Regenschutzdecke für den Fahrer benötigt. Die Mindestgebrauchszeiten verringern sich erfahrungsgemäß, wenn eine extreme Inanspruchnahme der Krankenfahrzeuge bei besonders aktiven Querschnittgelähmten vorliegt.

3.2 *Drei* Spezialsitzkissen:*

Von diesen Sitzkissen dienen zwei zur Benutzung in den beiden Krankenfahrzeugen, ein drittes muß für den Fall einer starken Verschmutzung oder eines Schadens in Reserve gehalten werden. Gelegentlich ist für Querschnittgelähmte mit besonders gefährdeter Haut im Gesäßbereich (Dekubitus) die Anfertigung eines individuell angepaßten Sitzkissens erforderlich.
In Einzelfällen kann die Versorgung mit einer serienmäßig oder einer individuell angefertigten Sitzschale erforderlich sein.

* Zahlenangaben bedeuten standardisierte Richtwerte.

3.3 *Zwei* Spezialrückenkissen:*
Sie sind Zubehör zur Ausstattung der beiden Krankenfahrzeuge.

3.4 *Zwei* durchgehende Dekubitus-Schutzauflagen für das Krankenfahrzeug:*
Die Schutzauflagen, z.B. aus synthetischen oder natürlichen Fellen, tragen insbesondere bei vollrehabilitierten, ganztags das Krankenfahrzeug benutzenden Querschnittgelähmten zur Vermeidung von Hautschäden bei.

3.5 *Rutschbrett und gegebenenfalls Radschutz:*
Das Rutschbrett wird zur Erleichterung des körperlich außerordentlich anstrengenden Überwechselns aus dem Bett, auf die Toilette, in das Kraftfahrzeug und zurück von allen Tetraplegikern und von einer nicht kleinen Zahl, insbesondere älterer, körperlich übergewichtiger oder physisch wenig leistungsfähiger Paraplegiker benötigt.
Der Radschutz ist ein auf den Reifen zu klemmendes Polster und dient im allgemeinen zusammen mit dem Rutschbrett beim Überwechseln vom und in den Rollstuhl, Dusch- oder Toilettenstuhl als Schutz zur Vermeidug von Hautschäden.

3.6 *Drehscheibe:*
Die Drehscheibe erleichtert das Überwechseln des Behinderten von einer Sitzgelegenheit zur anderen (Bett – Rollstuhl, Rollstuhl – Pkw usw.).

3.7 *Dreirad für Erwachsene und Kinder:*
Ein Dreirad stellt bei teilgehfähigen Patienten in bestimmten Fällen eine Alternative zum Krankenfahrzeug dar. Es kann bei Teilquerschnittgelähmten mit eingeschränkter Muskelkraft, deren Gehvermögen nicht ausreicht, um Strecken von mehr als 30–40 m zu überwinden, in Einzelfällen anstelle eines sonst notwendigen Krankenfahrzeugs die wirtschaftlichere Versorgung darstellen. Dem gleichen Zweck dienen an den Rollstuhl anzuschließende dritte Räder (Rikscha-Systeme, Handybike u. ä.) und elektromotorangetriebene Rollstuhlzuggeräte.

4 Sonstige Hilfen:

4.1 *Blattwendegerät:*
Es dient dem Querschnittgelähmten, insbesondere Tetraplegikern, als Kommunikationshilfe zur Befriedigung von Grundbedürfnissen des täglichen Lebens.

4.2 *Brückentisch (für Tetraplegiker):*
Hierbei handelt es sich um einen höhenverstellbaren, mit Rollstuhl und Bett voll unterfahrbaren Tisch. Die Mittelplatte ist schräg verstellbar. Im Gegensatz zu anderen Hilfen ist der Brük-

* Zahlenangaben bedeuten standardisierte Richtwerte.

kentisch infolge seiner Standfestigkeit für Tetraplegiker besonders geeignet. Er ermöglicht die individuelle Einstellung für Bücher usw. in sichtgerechter Höhe und Schräge zum Umblättern mit Mund- oder Stirnstab.

4.3 *Eß-, Trink-, Schreibhilfen:*
Diese Hilfen lösen keine Leistungspflicht der Träger der gesetzlichen Krankenversicherung aus (vgl. jedoch Ziffer 4.5).

4.4 *An- und Ausziehhilfen:*
Sie dienen dem selbständigen An- und Ausziehen bei gestörter Greiffunktion sowie Bewegungseinschränkungen (auch Helfende Hand).

4.5 *Adaptionen für diverse Gebrauchsgegenstände und für Sportgeräte zur Ausübung von Behindertensport:*
Halterungen, mit denen allgemeine Gebrauchsgegenstände von Querschnittgelähmten benutzt werden können, insbesondere zur Körperpflege (Adaptionen an elektrischen Rasierapparaten, elektrischen Zahnbürsten usw.), zur Nahrungsaufnahme und zur Ausübung von Behindertensport im Sinne des § 3 Abs. 1 und 2 der Gesamtvereinbarung über den ambulanten Behindertensport vom 1. 7. 1981.
Die Sportgeräte selbst (mit Ausnahme der unter 2.3 genannten) fallen nicht in die Leistungspflicht der gesetzlichen Krankenversicherung (vgl. § 10 Abs. 5 der Gesamtvereinbarung über den ambulanten Behindertensport vom 1. 7. 1981).

4.6 *Gerät zur Inhalationsbehandlung oder Überdruckinhalation (Applikationshilfe) und gegebenenfalls ein Absauggerät:*
Diese Geräte benötigt der Querschnittgelähmte – vornehmlich der Tetraplegiker – bei hoher Lähmung mit erheblicher Beeinträchtigung der Spontanatmung. Durch die hochgradig eingeschränkte Atmungsfunktion liegt eine vermehrte Anfälligkeit gegen Erkältungskrankheiten vor, die dann wegen mangelnder Abhustefähigkeit des Sekrets sehr schnell zu Lungenentzündungen schwerster Art führen können. Durch den rechtzeitigen Einsatz von Inhalationsgeräten oder Überdruckinhalatoren und regelmäßiges Absaugen des Sekrets kann ein stationärer Aufenthalt des Patienten in vielen Fällen vermieden werden.
Die Verordnung der jeweils erforderlichen Geräte ist individuell zu begründen. Bei hoher Tetraplegie mit Zwerchfellbeteiligung oder Zwerchfellähmung müssen ggf. die apparativen Voraussetzungen für die häusliche Langzeitbeatmung bereitgestellt werden.

5 Computerunterstützte, elektronisch gesteuerte Umweltkontrollgeräte, Steuergeräte für elektrischen Rollstuhl und Computer:

Derartige, mittlerweile zur industriellen Serienreife entwickelten Hilfsmittel eröffnen insbesondere für Schwerbehinderte, z. B. Querschnittgelähmte mit „hoher" Tetraplegie, völlig neue rehabilitative Möglichkeiten.
Die Verordnung derartiger Geräte ist individuell zu begünden.

Sobald feststeht, daß eine schwerwiegende Behinderung und Rollstuhlabhängigkeit bestehen bleiben werden – dies ist in der Regel 4 – 6 Wochen nach Eintritt der Querschnittlähmung zu entscheiden –, müssen intensive Bemühungen um Bereitstellung einer rollstuhlgeeigneten Wohnung in die Wege geleitet werden.

Bei Entlassung des Verletzten aus stationärer Behandlung müssen er und seine Angehörigen mit der vielfältigen Problematik seiner schweren bleibenden körperlichen Behinderung, aber auch mit den sich daraus ergebenden psychischen Belastungen und der Gesamtheit der sozialen Konsequenzen soweit wie möglich vertraut sein. Dies ist eine Aufgabe, die dem ganzen klinischen Team übertragen ist und deren Erfüllung sich nicht selten als schwierig erweist. So stellt der Übergang aus der geschützten Umgebung der Spezialklinik mit einer meist idealen, gelegentlich sogar übermäßigen Adaptation an die Situation des Querschnittgelähmten einen kritischen Einschnitt dar, zu dessen Bewältigung umfangreiche, den Klinikbereich weit übergreifende Maßnahmen getroffen werden müssen.

Als günstig erweist es sich vielfach, wenn dem Patienten über einen gewissen Zeitraum hinweg noch die Möglichkeit zur ambulanten Weiterbetreuung in der Physiotherapie und der Beschäftigungstherapie geboten werden kann. Hieraus sollte sich aber nach Möglichkeit kein Dauerzustand in dem Sinne entwickeln, daß der Verletzte nun möglicherweise immer wieder unter den Schutz der Klinik und „seiner" verständnisvollen, vertrauten Physiotherapeutin zurückflüchtet. Als dringlich erweist sich auf der anderen Seite die Durchführung regelmäßiger Kontrollen, die zunächst 8 Wochen nach der Entlassung aus stationärer Behandlung, im weiteren Verlauf alle 6 Monate, später einmal jährlich angezeigt sind. Die eigentliche Betreuung des Querschnittgelähmten obliegt von jetzt an, sofern es zum Auftreten von irgendwelchen Problemen oder Sekundärschäden kommt, dem Hausarzt und, wenn physiotherapeutische Maßnahmen notwendig sind, der Physiotherapeutin „vor Ort".

Über die erforderlichen Maßnahmen zur nachstationären Versorgung des Querschnittgelähmten unterrichtet ein Formblatt mit Empfehlungen für den Hausarzt, das dem Entlassungsbericht beigefügt wird.

Empfehlungen für den behandelnden Arzt zur nachstationären Betreuung von Querschnittgelähmten*

– Ausgabe 1989 –

Besuchen Sie bitte nach Möglichkeit einmal monatlich Ihren querschnittgelähmten Patienten, und überprüfen Sie dabei die Einhaltung folgender Grundregeln der Pflege und der Therapie:

Hautpflege

Auf regelmäßige Druckentlastung der Sitzfläche durch Aufstützen im Rollstuhl bzw. bei hoher Lähmung durch Seitneigen oder Rückneigen dringen! Bei Neigung zu Druckschäden der Haut bei sehr wenig beweglichen Patienten und bei empfindlicher Haut empfiehlt sich die Versorgung mit Spezialkissen (Luftkammerkissen, Silikongelkissen, Schaumwürfelkissen usw.). Wegen der hohen Kosten dieser Spezialkissen sollte die Versorgung nur nach gründlicher Erprobung, ggf. unter klinischen Bedingungen, erfolgen. Für die Nachtruhe Bauchlage empfehlen. Überprüfen Sie immer wieder die Hautverhältnisse: Bestehen Sie beim geringsten Verdacht einer Hautschädigung auf einer Untersuchung, da Druckstellen und beginnende Druckgeschwüre oft verharmlost werden. Die Anwendung von Heizkissen, Wärmflaschen o.ä. kann ebenso wie das Verschütten von heißen Flüssigkeiten – Kaffee oder Tee – das im anästhetischen Bereich häufig gar nicht wahrgenommen wird! – zu schweren Verbrennungen führen und ist unbedingt zu vermeiden.

Jeder Hautschaden, auch eine scheinbar belanglose Hyperämie („roter Fleck") zwingt zu konsequenter Entlastung, d.h. zu **absoluter entlastender Bettruhe bis zur vollständigen Normalisierung des Befundes.** Dabei darf die gefährdete Hautpartie **auch nicht kurzfristig** belastet werden. Zur Behandlung empfehlen sich lokale Kälteanwendungen (z.B. Eiswürfel in fest verschlossener Plastiktüte mit einer Stoffumhüllung – 4mals täglich für jeweils maximal 1 Stunde auf die gefährdete Hautpartie aufbringen). Bei Nekrosen ist für großzügige Entfernung Sorge zu tragen – in der Regel wird es sich empfehlen, den Patienten für diese Maßnahmen vordringlich in eine Spezialabteilung für Querschnittgelähmte einzuweisen. In der Reinigungs- und Granulationsphase zunächst feuchte Verbände (fermentative Abdauung, physiologische/hypertone Kochsalzlösung, Polyvidon-Jod-Salbenverbände usw.). In der

---

* *Verfasser:* Arbeitskreis „Querschnittlähmungen"/Anlaufstelle für die Bettenvermittlung des Berufsgenossenschaftlichen Instituts für Traumatologie. Federführung: Prof. Dr. med. V. Paeslack, Heidelberg.
Druck und Verlag: L. Düringshofen, 1000 Berlin 31, Telefon (030) 891 2005.

Überhäutungsphase eventuell dünn aufgetragene epithelisierende Salben. Frühzeitige Entscheidung über die Notwendigkeit der stationären Einweisung und plastische Deckung des Dekubitus ist dringend anzuraten.

Darmentleerung

Mindestens 3mal wöchentlich regelmäßiges Abführen, in der Regel auf der Toilette. Möglichst wenig und leichte Abführmittel. Gebrauch von laxierenden Suppositorien. Digitales Ausräumen der Ampulla recti und Einläufe nur im Notfall.

Blasenentleerung

Tägliche Trinkmengen mindestens 2,5 Liter (einschließlich Suppe, Kaffee, Tee, Obst, Mineralwasser usw.). Eine bestimmte Form eines sogenannten „Blasentrainings“ oder der Technik des intermittierenden Selbstkatheterrisierens wurde aufgrund einer urodynamischen Untersuchung Ihrem Patienten individuell empfohlen. Der Querschnittgelähmte sollte sich an diese spezielle, auf ihn abgestimmte Form der Blasenentleerung strikt halten. Bei Anwendung des Blasentrainings angestrebte Restharnmenge weniger als 100 ml. Kontrolle des Restharns nach Möglichkeit durch Sonographie oder, sofern der Patient mit dieser Technik vertraut ist, durch eigentätiges Katheterisieren. Falls eine Urinalversorgung beim querschnittgelähmten Mann erforderlich ist, darf diese keineswegs zur Vernachlässigung des Blasentrainings führen.

Urinalversorgung heute in der Regel durch Kondom-Einmalurinale – bei Hautempfindlichkeit des Penis eventuell Wechsel des benutzten Kondomtyps bzw. des Befestigungssystems (Klebebänder, Hautkleber usw.). Chemisch-mikroskopische Harnuntersuchung in 4- bis 6wöchigen Abständen:

a) Harnstatus: pH-Wert, Zucker, Eiweiß, Urobilinogen
   Sediment: zelluläre Bestandteile, Bakterien, Kristalle.
b) Teststäbchen zur semiquantitativen bakteriologischen Kontrolle.

Bei Infektverdacht Harnkultur (zunächst Mittelstrahl), in Zweifelsfällen (Keimzahl mehr als 10^5 pro ml) unter sterilen Bedingungen katheterisieren. Der Harn muß am gleichen Tag angesetzt werden. Gleichzeitig Restharnbestimmung. Bei Bestätigung einer Keimzahl von über 10^5/ml und deutlichem Leukozytenanstieg im Urin antibiotische Behandlung nur nach Resistenzprüfung.

Starke Kopfschmerzen, heftiges Schwitzen, Blutdruckanstiege, Temperaturerhöhungen und Zunahme der Spastizität werden bei Patienten mit hoher Querschnittlähmung, insbesondere also bei Tetraplegikern, häufig durch ungesteuerte intraabdominelle Druckanstiege hervorgerufen (paroxysmale Hyperreflexie). Auslösende Ursachen: beispielsweise entzündete, gereizte oder übervolle Harnblase, Enddarmobstipation, einsetzende Wehentätigkeit bei Schwangeren oder andere periphere Reize.

Maßnahmen: Kontrolle der Vollständigkeit der Blasenentleerung, Ausschluß eines Harnwegsinfektes, in entsprechenden Fall Entleerung der Ampulla recti oder Ausschaltung anderer auslösender Ursachen.

Harnwegsprophylaxe: Ansäuern des Harns durch Medikamente (z.B. Acimethin). Mandelamine wirken nur im sauren Milieu – deshalb eventuell zusätzliche Gabe zu Acimethin 1000 mg am Abend. Vitamin C hat auch in höherer Dosierung keinen wesentlichen ansäuernden Effekt.

Flüssigkeitszufuhr teilweise durch saure Mineralwässer („Säuerlinge"). Gezielte, unter Umständen langdauernde Antibiotikagabe nur bei ausgeprägter klinischer Symptomatik sowie bei Vorliegen zusätzlicher Risikofaktoren wie Reflux, sofern Blasenentleerung nach urodynamischer Kontrolle als ausgeglichen (kompensiert) anzusehen ist. Ansonsten ist die häufige Keimkontamination Zeichen einer schlecht kompensierten Blasenentleerung. Im Zweifelsfall: betreuende Spezialabteilung einschalten, jährliche urodynamische Kontrolluntersuchung vorziehen.

Anwendung von Kathetern: Bei Erfordernis einer permanenten Harnableitung (pflegerische Gründe, z.B. Dekubitus) Anlage eines suprapubischen Verweil-Katheters. Auch bei einer derartigen Versorgung steigen nach 6 – 8 Wochen das Ausmaß von entzündlichen Blasenwandveränderungen und die Häufigkeit von chronischen Harnwegsinfekten an. Deshalb ist es erforderlich, diesen Katheter in jedem Fall nach 4 – 6 Wochen auszuwechseln! Die Technik des intermittierenden Selbstkatheterisierens durch den Patienten oder eine angehörige Person nach entsprechender qualifizierter Einweisung in der Spezialabteilung hat sich sehr bewährt. Ein fertiges Einmal-Set mit Bedienungsanleitung wird vom Fachhandel angeboten.

Die Indikation für diese Maßnahme ist im allgemeinen dann zu stellen, wenn eine ausreichende Entleerung der Blase durch das Blasentraining nicht erreicht werden kann und wenn, z.B. bei schlaffer Blase, eine operative Verringerung des Blasenauslaßwiderstandes zu erheblicher Streßinkontinenz führen würde. Der Einmalkatheterismus soll mindestens 4mal täglich durchgeführt werden. Begleitende medikamentöse Maßnahmen sind in der Regel erforderlich.

Transurethraler Dauerkatheter nur als Ultima ratio, nie aus Bequemlichkeit, niemals als Langzeittherapie! Katheter aus Latex sind obsolet – es sollten ausschließlich Silikon-Katheter eingesetzt werden. Wechsel spätestens nach 3 Wochen.

Bei allen Arten von Verweilkathetern ist zur Vermeidung von Inkrustationen ein konsequentes Ansäuern erforderlich.

Körperliches Training

Regelmäßige körperliche Aktivität ist wichtigste Voraussetzung zum Aufrechterhalten des erzielten Rehabilitationsstandes. Möglichst täglich Steh- und evtl. Gehübungen in geeigneten, in reicher Auswahl von der Industrie angebotenen Stehgeräten oder mit Stützapparaten, unter Umständen im Gehbarren. Der Behinderte soll die gelähmten Gliedmaßen, nach Möglichkeit selbständig, 1- bis 2mal täglich durchbewegen. Mitunter, insbesondere bei Tetraplegikern, müssen diese Maßnahmen von Angehörigen durchgeführt werden, die vorher in die entsprechenden Techniken eingewiesen wurden. Diese Übungen dienen der Vermeidung von Kontrakturen, der Reduzierung der Spastizität, der Verhinderung von Verdauungsstörungen, Kreislaufregulationsstörungen, Thromboembolien und Immobilisationsosteoporose.

Es sind also alle Anstrengungen zu unternehmen, das erreichte Ausmaß der Selbständigkeit aufrechtzuerhalten und weiter zu verbessern. Pflegerische Hilfeleistungen sind nur in Situationen zu vertreten, die der Querschnittgelähmte selbst nicht zu bewältigen vermag.

Manche Querschnittgelähmte leiden unter chronischen Wurzelreizsymptomen, unter vegetativen Schmerzsyndromen oder unter einer Phantomsymptomatik, Patienten mit inkompletter Querschnittlähmung nicht selten unter quälenden Hyperästhesien, Hyperalgesien und Thermdysästhesien. Oft handelt es sich um sehr therapieresistente Beschwerden, die unter psychischer Belastung verstärkt auftreten. Schmerzmittel sind meist auf Dauer wirkungslos, ihre einmal begonnene Anwendung führt häufig zu Medikamentenabusus und Sucht. Gelegentlich helfen Neuroleptika, eventuell ist neurochirurgische Intervention zu erwägen. Gelegentlich werden Erfolge durch TNS gesehen. Eine Vorstellung in einer Schmerzklinik oder Schmerzambulanz ist zu empfehlen.

Als Grundregel für jeden Querschnittgelähmten dringlich zu fordern: aktive Lebensführung – reichlich Bewegung und körperliche Betätigung durch Arbeit und Sport. Teilnahme am Behindertensport ist dringend zu empfehlen – Anschluß an eine Rollstuhlfahrersportgemeinschaft bietet sich an. Alle derartigen körperlichen Aktivitäten, deren regelmäßige Ausübung nach Möglichkeit ärztlich kontrolliert werden sollte, sind wichtige Maßnahmen zur Beherrschung der Spastizität. Unterstützend wirken gegebenenfalls Spasmolytika (z.B. Baclofen, [Lioresal], Benzodiazepine, Memantin [Acatinol], Dantrolen Natrium [z.B. Dantamacrin] und andere).

Eine Dauerbehandlung mit physiotherapeutischen Maßnahmen ist nur ausnahmsweise, z. B. bei sehr starker Spastizität und hoher Kontrakturneigung, besonders bei Tetraplegikern erforderlich, Intervallbehandlungen dagegen 1- bis 2mal jährlich wünschenswert. Besonders bewährt hat sich die Anwendung von sog. „neurophysiologischen Behandlungstechniken". Massagen und Unterwassermassagen sind bei Querschnittgelähmten nutzlos, in der Regel kontraindiziert.

Zur Überprüfung des jeweiligen Gesundheitszustandes und zur Verhütung von Komplikationen ist bei jedem Querschnittgelähmten eine in der Regel einmal jährlich durchzuführende ambulante oder kurzdauernde stationäre Kontrolluntersuchung mit gleichzeitiger Harnwegsdiagnostik in einer Spezialabteilung für Querschnittgelähmte anzuraten.

Richtlinien zur physiotherapeutischen Behandlung bei Querschnittlähmung am Beispiel der traumatischen Querschnittlähmung

Die unterschiedlichen Ursachen einer Querschnittlähmung fordern jeweils unterschiedliche Vorgehensweisen in der rehabilitativ orientierten Teamarbeit und damit auch im Hinblick auf den Auftrag an die Physiotherapie. Im folgenden wird exemplarisch die Vorgehensweise bei der traumatischen Querschnittlähmung zugrunde gelegt. Zur weiteren Eingrenzung bietet sich das jeweilige Ausmaß der Schädigung auf- und absteigender Bahnen des Rückenmarks an, also die Einteilung in klinisch komplette und inkomplette Querschnittlähmungen. Es wird auf charakteristische Formen der klinisch kompletten Querschnittlähmung, also der Tetra- bzw. Paraplegie eingegangen.

■ *Merke:* Klinisch komplett bedeutet, daß die Leitungsfunktionen der motorischen, sensiblen und vegetativen Bahnen unterhalb des geschädigten Segmentes aufgehoben sind. Die Eigenfunktionen intakter Segmente des Rückenmarks unterhalb gestörter Segmente – also im Zervikal- und Thorakalbereich – kehren nach Abklingen des sogenannten spinalen Schocks zurück.

Die Behandlung von Patienten mit traumatischer Querschnittlähmung erfolgt in speziellen Rehabilitationseinrichtungen. Der physiotherapeutische Auftrag ist eingebunden in die therapeutischen Vorgehensweisen, die sich das jeweilige klinische Team mit seinen Fachkräften der verschiedenen Berufsgruppen stellt. Die Planung und Durchführung der physiotherapeutischen Behandlung wird unter rehabilitativen Gesichtspunkten wahrgenommen und ist auf die persönliche, soziale und berufliche Wiedereingliederung der Betroffenen ausgerichtet.

Die Erstrehabilitation wird, bezogen auf den Patienten, unterteilt in die *Liegephase,* die *Mobilisationsphase* und die *ganztägige Belastungsphase.*

Die Erstrehabilitation bei traumatischer Querschnittlähmung umfaßt einen Zeitraum von ca. 6 Monaten.

Bezogen auf die Remission des Rückenmarks, folgen auf die *Läsionsphase* die Phase des sog. *Spinalen Schocks*, die *Reflektorische Regulationsphase* und die *Stabilisationsphase*. Für die Remission des Rückenmarks wird, orientiert an der Blasenfunktion, ein Zeitraum von 2 Jahren angesetzt (Tab. 2.**2**).

Die Dauer der *Liegephase*, bedingt durch die lokale Schädigung eines Teilbereiches der Wirbelsäule und der daraus resultierenden Störung der Rückenmarksfunktionen, ist abhängig von:
- der Primärversorgung der Fraktur, bei operativ stabilisierter Fraktur 1 bis 3 Wochen, bei konservativer Ausheilung der Fraktur ca. 12 Wochen,
- der Wiederherstellung der allgemeinen Belastbarkeit des Patienten sowie der Belastbarkeit des Gesamtorganismus,
- der Prävention vorhersehbarer Komplikationen (z. B. Pneumonie, Streß-Ulcera, Thrombose, Dekubitus).

Die *ganztägige Belastungsphase* des Patienten im Rollstuhl erfordert in der Regel einen Zeitraum von 4 bis 6 Monaten.

Die klinische Erstrehabilitation des Patienten ist abgeschlossen, wenn, angepaßt an die eingetretene bleibende körperliche Behinderung, die Rückkehr des Patienten in seinen persönlichen und sozialen Bereich umfassend geplant und vorbereitet ist.

Tabelle 2.**2** Phaseneinteilung bei Querschnittlähmung

Läsionsphase	
Rehabilitationsphase des Patienten:	Remissionsphasen des Rückenmarks:
– **Liegephase** (Aufnahme, Akutphase, Stabilisierungsphase)	– **Spinaler Schock**
– **Mobilisierungsphase** (Aufrichtephase, Rollstuhlbelastungsphase)	– **Reflektorische Regulationsphase**
– **Ganztägige Belastungsphase** (Trainings- und Belastungsphase, Entlassungsphase)	– **Stabilisierungsphase**

Liegephase

- *Anamnestischer Befund:* Den physiotherapeutischen Befundungsmaßnahmen gehen allgemein anamnestische Informationen über den Patienten durch den ärztlichen Dienst bzw. die Pflege voraus. Sie umfassen insbesondere Fragen:
  - nach dem Unfallhergang, z.B. Arbeits-, Verkehrs-, Sportunfall, Selbst- bzw. Fremdtötungsversuch,
  - nach besonderen Begleitumständen des Unfalls, die den Rehabilitationsverlauf belasten können, beim Verkehrsunfall z.B. die Schuldfrage, Verletzung bzw. Tötung weiterer Personen, Ergebnis der Blutprobe,
  - nach Vorerkrankungen des Patienten, z.B. Diabetes mellitus, Morbus Bechterew, Herz-Kreislauf-Erkrankungen, psychischen Erkrankungen,
  - nach durch den Unfall verursachten Begleitverletzungen, z.B. Gliedmaßenfrakturen, Thorax- und Abdomenverletzungen, Schädel-Hirn-Traumen, Hautverletzungen,
  - nach bereits vorhergegangenen erstversorgenden Maßnahmen, Versorgung der Wirbelfraktur sowie der Begleitverletzungen,
  - nach der Person des Patienten, dem Alter, der Ansprechbarkeit und der vitalen Situation,
  - nach dem Kenntnisstand des Patienten über seine neu eingetretene Situation (Erstaufklärung),
  - nach speziellen ärztlichen Befundungsergebnissen, z.B. Vitalfunktionen, Höhe der Rückenmarkläsion, Ergebnisse des Sensibilitätsstatus sowie des motorischen Status,
  - nach den aktuellen Anweisungen an den physiotherapeutischen Dienst, z.B. sofortiger Einsatz der Atemtherapie, Mithilfe bei der Erstellung eines Lagerungsplanes, Befundung der Motorik.
- *Befundungsmaßnahmen:* Aus jeder traumatischen Querschnittlähmung resultieren klinisch Regulationsstörungen lebenswichtiger Organsysteme. Betroffen sind z.B. die Regulation der Atmung, der Körpertemperatur, der Schweißsekretion, der Blasen-Darm-Entleerung, des Blutkreislaufes sowie die Regulation des motorischen Systems. Für die Erstdokumentation umfaßt der physiotherapeutische Befund:
  a) die vitale Situation (Atmung, kardiovaskuläre Situation, Ansprechbarkeit des Patienten),
  b) den neurologischen Status (Überprüfung von Kennmuskeln, sensiblen Qualitäten und Reflexen),
  c) den Tast- und Sichtbefund der gelähmten Körperabschnitte,
  d) den Gelenkstatus,
  e) die Spontanhaltung und die Spontanbewegung.

a) Vitale Situation
Bei Spontanatmung wird ein Inspektions- und Auskultationsbefund in bezug auf die Atembewegungen, die Thoraxstellungen, die Atemgeräusche und die Hustenfähigkeit erhoben. Meßbare Atemfunktionswerte wie Atemfrequenz, Atemquotient, Vitalkapazität und Information über die Werte der Blutgasanalyse erweitern die Möglichkeit der Beurteilung der Atemsituation und dienen der Planung spezieller Maßnahmen der Atemtherapie.

Beispiel: Bei einem Patienten mit einer Tetraplegie unterhalb C 6 ist durch die motorische Situation (Ausfall der Mm. intercostales und der Mm. abdominis) folgender Atembefund zu erwarten:
- Die kostosternalen Atembewegungen finden betont nach kranial statt und sind nach ventral und lateral aufgehoben, die kostoabdominalen Atembewegungen erfolgen betont nach ventral bei fehlender lateraler und kaudaler Bewegungsrichtung.
- Der Thorax bleibt in Inspirationsstellung.
- Die Atemgeräusche können durch die Unfähigkeit des Patienten, Sekret abzuhusten, vermehrt sein bzw. bei bereits vorhandenen partiellen Bronchialverschlüssen (Atelektasen) auskultatorisch teilweise fehlen.
- Die Atemfrequenz ist erhöht.
- Die Vitalkapazität, mit dem Spirometer gemessen, ist deutlich verringert. Die Werte betragen allgemein ca. 800 ml oder weniger.

Richtungweisend für den physiotherapeutischen Befund bei maschineller Beatmung sind Fragen:
- nach dem therapeutischen Konzept der anästhesiologischen Abteilung,
- nach dem Beatmungszugang zum Patienten (Tubus oder Tracheostoma),
- nach der Beatmungsform, z. B.
  - CMV – *c*ontrolled *m*echanical *v*entilation (kontrollierte maschinelle Beatmung),
  - SIMV – *s*ynchronized *i*ntermittent *m*andatory *v*entilation (synchronisierte intermittierende maschinelle Beatmung),
  - CPAP – *c*ontinuous *p*ositive *a*irway *p*ressure (kontinuierlicher positiver Atemwegdruck).

b) Neurologischer Status
Dieser umfaßt den Muskelstatus (Abb. 2.**1 a** u. **b**) und den Reflexstatus (Abb. 2.**2**).
Die Aussage des **Muskelstatus** dient:
- der Definition der Höhe der Rückenmarkläsion unter Einbeziehung des Sensibilitätsstatus,
- der Feststellung von motorischen Teilinnervationen in den Übergangssegmenten,

Muskeltest

Name:
Geb.:
Diagnose:

rechts			Obere Extremität	Segmentale Innervation								links		
Datum			Muskel	C 1	C 2	C 3	C 4	C 5	C 6	C 7	Th 1			
			Mm. erectores spinae cerv.											
			M. sternocleidomastoideus											
			M. trapezius p. sup.											
			p. med.											
			p. int.											
			Diaphragma											
			M. levator scapulae											
			Mm. rhomboidei											
			M. supraspinatus											
			M. infraspinatus, M. teres minor											
			M. deltoideus p. ant.											
			p. med.											
			p. post.											
			M. biceps brachii, M. brachialis											
			M. supinator											
			M. brachioradialis											
			M. serratus anterior											
			M. pectoralis major p. clav.											
			p. stern.											
			Mm. extensores carpi radialis long./brev.											
			Mm. teres major. subscapularis											
			M. pronator teres,											
			M. pronator quadratus											
			M. triceps brachii											
			M. latissimus dorsi											
			Mm. extensores digitorum communis/											
			M. indicis proprius											
			M. flexor carpi radialis											
			M. extensor carpi ulnaris											
			M. extensor pollicis long.											
			M. extensor pollicis brevis											
			M. abductor pollicis long.											
			M. flexor pollicis brev.											
			M. opponens pollicis											
			M.flexor pollicis long.											
			M. flexor carpi ulnaris											
			M. pallmaris long.											
			M. flexor digitorum superficialis											
			M. flexor digitorum profundus											
			M. adductor pollicis											
			M. abductor pollicis brevis											
			Mm. interossei dorsales											
			Mm. interossi ventrales											
			Mm. lumbricales I–IV											
			M. flexor digiti minimi											
			M. abductor digiti minimi											
			M. opponens digiti minimi											

Abb. 2.1 **a**

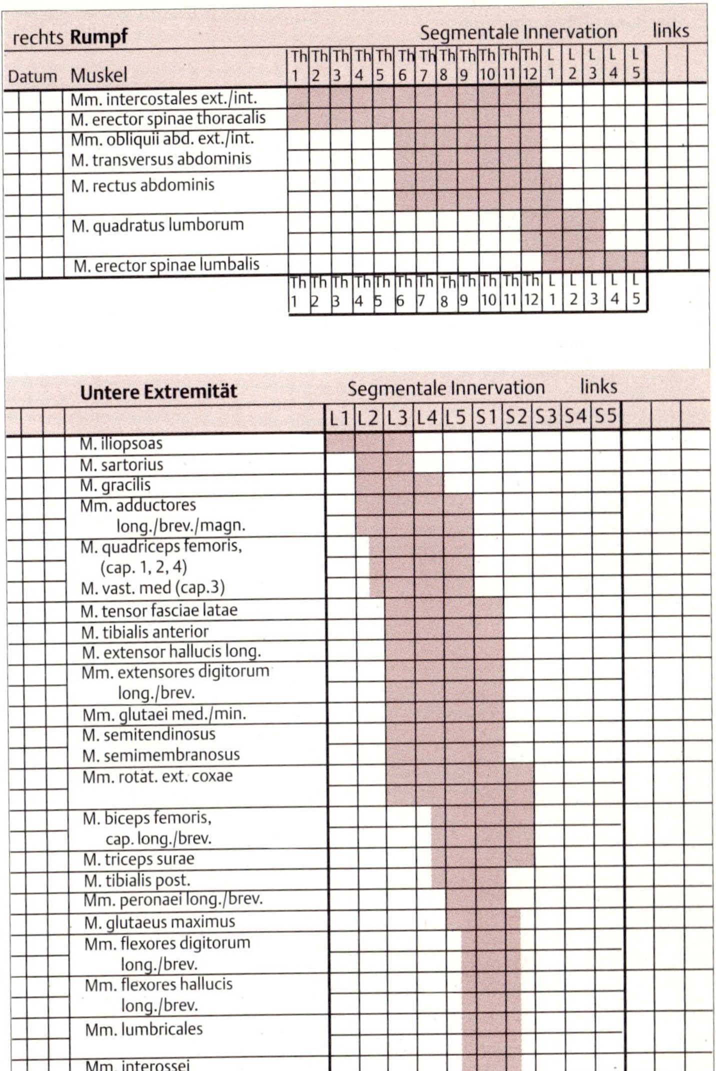

b

Abb. 2.**1 a** u. **b** Muskeltestschema. **a** Obere Extremität, **b** Rumpf und untere Extremität

Abteilung: Physiotherapie Heidelberg-Schlierbach 1996

Name: Geb.:

Diagnose:

KG / Dat.	rechts		links
		Muskeleigenreflexe:	
		Obere Extremitäten: BSR	
		– TSR	
		– RPR	
		–	
		Untere Extremitäten:PSR	
		– ADR	
		– ASR	
		Rumpf: – BDR	
		Fremdreflexe:	
		– BHR: – obere Etage	
		– mittlere Etage	
		– untere Etage	
		Klonus:	
		–	
		–	
		–	
		Patholog. Reflexe:	
		– Babinski	
		– Spreizphänomen	
		– Trömner	
		– Knips	
		– Rossolimo	
		Spinale Automatismen:	
		– obere Extremitäten	
		– untere Extremitäten	
		Spastik:	
		– obere Extremitäten	
		– untere Extremitäten	

Legende

Muskeleigenreflexe:
no = normal
↑ = gesteigert
↓ = vermindert
0 = fehlend
+ = vorhanden
++ = fixiert

Klonus:
(Muskeln angeben)
+ = auslösbar, erschöpflich
++ = unerschöpflich

Spin. Automatismen:
(Muskeln angeben)

Spastik:
(Muster angeben)

Bemerkungen:

Abb. 2.2 Reflexstatus

- der Aussage über die motorische Versorgung der einzelnen Körperabschnitte im Verhältnis zum Gesamtorganismus,
- der Verlaufskontrolle als Hinweis auf die Erholung nicht vollständig zerstörter Segmente bzw. als Hinweis auf aufsteigende Lähmungen, z.B. bei progredienter Ödembildung oder fortschreitenden spinalen Gefäßprozessen,
- u.a. der Erstellung eines physiotherapeutischen Behandlungsplanes sowie der vorläufigen Planung der späteren Hilfsmittelversorgung.

Der **Reflexstatus** gibt klinische Hinweise über:
- das Ende des spinalen Schocks,
- die Reorganisation des Rückenmarks,
- die Dysregulation des Rückenmarks,
- zusätzliche Nervenausrißverletzungen.

Gesteigerte Muskeleigenreflexe sowie das Auftreten von pathologischen Reflexen, sog. spinalen Automatismen und Kloni sind Zeichen für das Abklingen „spinalen Schocks" sowie für die Reintegration intakter Reflexbögen unterhalb der Läsion als Teile des Gesamtorganismus.

Die Ergebnisse des regelmäßig zu erstellenden Reflexstatus werden in die Auswahl, Anwendung und Beurteilung ärztlicher, pflegerischer und physiotherapeutischer Maßnahmen einbezogen. Der Muskelstatus und der Reflexstatus bleiben auf Dauer Gegenstand regelmäßiger physiotherapeutischer Befundungsmaßnahmen.

c) Erstellung des Tast- und Sichtbefundes
Die gelähmten Körperabschnitte werden regelmäßig im Hinblick auf Temperaturveränderungen, Schwellungen, strangförmige Verhärtungen der Weichteile oder sichtbare Gefäßzeichnungen untersucht. Diese Befundungsmaßnahmen tragen zu rechtzeitiger Diagnostik zusätzlich auftretender Komplikationen wie z.B. Thrombosen oder pathologischen Weichteilverknöcherungen (POA) bei.

d) Erstellung eines Gelenkstatus
Das passive Bewegungsausmaß der Gelenke wird nach der Neutral-Null-Methode überprüft. Schmerzhafte Bewegungseinschränkungen sowie Veränderungen des sog. Endgefühls erfordern zusätzliche diagnostische und therapeutische Vorgehensweisen.

e) Spontanhaltung und Spontanbewegung
Diese orientiert sich an den Inhalten der Idealmotorik. Beginnende Auffälligkeiten und Abweichungen, z.B. zur Körpersymmetrie oder funktionellen Gestalt, werden in einem speziellen Schema (Abb. 2.**3a–c**) dokumentiert und in das therapeutische Vorgehen aller Fachbereiche einbezogen.

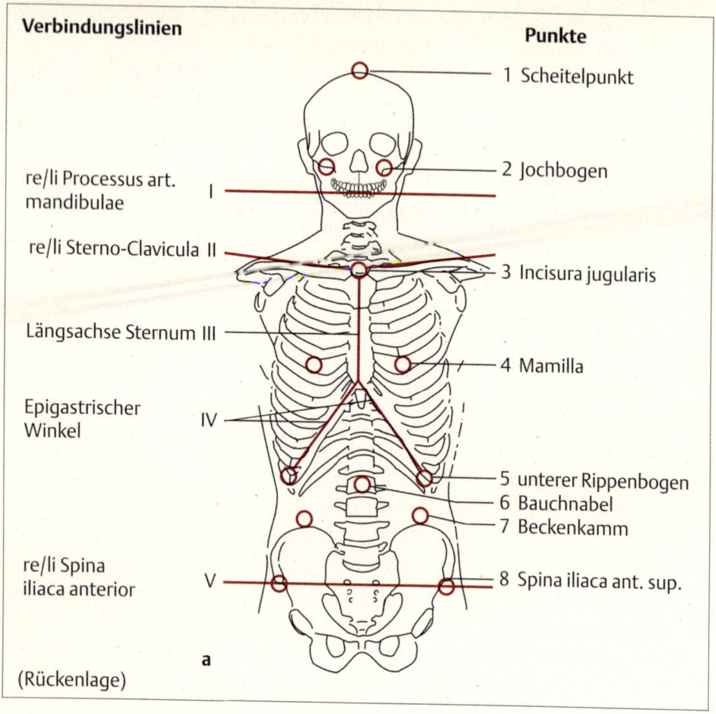

Abb. 2.**3 a** Schema zur Dokumentation der Spontanhaltung

- *Gesichtspunkte zu physiotherapeutischen Maßnahmen während der Liegephase:*
  - Bei Spontanatmung Unterstützung und Aktivierung der Atemregulation,
  - bei maschineller Beatmung Verlängerung der beatmungsfreien Intervalle bzw. Entwöhnung von maschineller Unterstützung,
  - Erhaltung physiologischer Gelenkstellungen,
  - Förderung des venösen Rückstroms,
  - Aktivierung der motorischen Steuerung,
  - Planung und Vorbereitung des Sitzens im Rollstuhl.
- *Physiotherapeutische Behandlungsmaßnahmen:*
  - Atemtherapie,
  - Lagerung,
  - Thromboembolieprophylaxe,

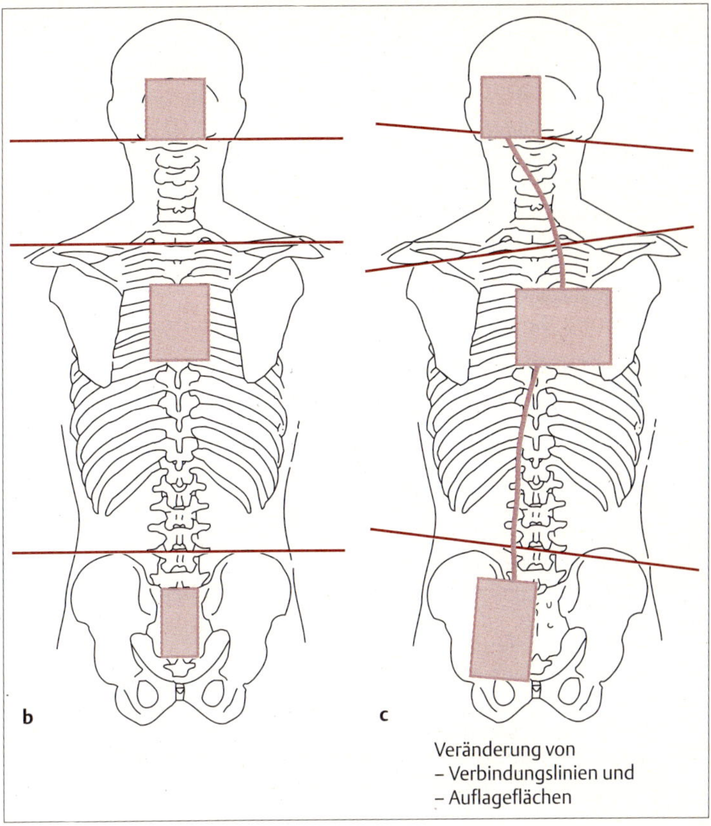

Abb. 2.3 **b, c** Hypothetische Norm von Körperachsen und Auflageflächen

- Aktivierung innervierter und teilinnervierter Körperabschnitte,
- Vorbereitung von sog. „Trickbewegungen“,
- passives Bewegen der gelähmten Extremitäten,
- Überprüfung des neurologischen Befundes,
- Vorbereitung des Sitzens im Rollstuhl,
- regelmäßiger Austausch mit anderen Fachbereichen.

Atemtherapie (bei Spontanatmung). Die sofort einsetzende Atemtherapie ist eine entscheidende Maßnahme zur Erhaltung bzw. Verbesserung der vitalen Funktionen bei allen Tetra- und hohen Paraplegikern. Ab Läsionshöhe C 4/5 bis ca. Th 7 ist der Synergismus zwischen dem Zwerchfell, den Zwischenrippenmuskeln und den Bauchmuskeln bzw. Atemhilfsmuskeln gestört oder aufgehoben. Daraus erfolgt eine Störung der Atemmechanik und des Sekrettransportes. Die Fähigkeit des Abhustens ist eingeschränkt bzw. aufgehoben.

Maßnahmen bei Spontanatmung:
- Mund- und Nasenpflege,
- Inhalation mit schleimlösenden bzw. schleimproduzierenden Medikamenten zur Unterstützung der Sekretolyse durch hochfrequente Inhalationsgeräte, z. B. mit kombinierter Jet-Ventilation,
- Unterstützung des Abhustens mit einer bzw. zwei Hilfspersonen (Bronchialtoilette),
- Aktivierung der Atemregulation durch die Vojta-Therapie.

■ *Merke:* Bezogen auf den neurologischen Befund und die Ursache der Atemregulationsstörung bei Querschnittlähmung sind Maßnahmen wie Ausstreichen der Interkostalmuskeln, Anwendung von Packegriffen oder aktives Zwerchfelltraining etc. nicht zielgerichtet.

■ *Merke:* Bei komplikationslosem Verlauf wird die Atemtherapie 2mal täglich in Abhängigkeit von der Läsion durchgeführt.
  - Bei auftretenden Komplikationen der Atemfunktion und der Atemwege wird die Atemtherapie mehrmals täglich durchgeführt und gegebenenfalls durch physiotherapeutischen Spätdienst fortgesetzt.
  - Wochenenddienste sind einzuplanen.
  - Komplikationen oder Verletzungen am Thorax, wie Hämatothorax und Rippenfrakturen, stellen keine Kontraindikation für die Atemtherapie dar. Die Behandlung wird dem zusätzlichen Befund angepaßt. Die physiotherapeutischen Maßnahmen erfolgen in regelmäßiger Absprache mit dem ärztlichen und pflegerischen Dienst des Intensivbereiches.

Maßnahmen bei maschineller assistiver Beatmung:
- Maßnahmen zur Bronchialtoilette (siehe Spontanatmung),
- Aktivierung der Atemregulation unter Veränderung der Beatmungsparameter der Maschine in Anpassung an die spontanen Atemmöglichkeiten des Patienten.

Maßnahmen bei Patienten mit implantierter Zwerchfellstimulation (z. B. bei unterhalb C0 bis C2):
- Keine speziellen Atemtechniken durch die Physiotherapie,
- Bronchialtoilette (siehe Spontanatmung).

Lagerung. Die Lagerung erfolgt in regelmäßiger Absprache zwischen dem Arzt, dem Pflegedienst und dem behandelnden Physiotherapeuten und orientiert sich am fortlaufenden Befund des Patienten. Die Lagerung unterstützt:

- die Atem- und Kreislauffunktion des Patienten,
- die Thromboseprophylaxe,
- die Erhaltung intakter Hautverhältnisse,
- die Erhaltung der passiven schmerzfreien Beweglichkeit der Gelenke,
- die Vorbereitung funktioneller Fähigkeiten in bezug auf die spätere Rollstuhlsituation.

Folgende Ausgangsstellungen sind im Lagerungsplan zu berücksichtigen:
- Rückenlage,
- Bauchlage,
- evtl. Seitlage.

■ *Beachte:* Bei konservativer Behandlung der Fraktur erfolgt die Lagerung des Frakturbereiches bis zur röntgenologisch nachweisbaren Konsolidierung der Fraktur meist in Hyperextension, die durch Anlegen einer Crutchfield-Klammer gewährleistet wird (s. Abb. 2.**4a**).
  - Bei operativer Behandlung der Fraktur erfolgt die Absprache der Lagerung mit dem Operateur.
  - Die Drehlagerung erfolgt auf Spezialbetten.
  - Für die Auflage der einzelnen Körperabschnitte wird zusätzliches Lagerungsmaterial erforderlich (z. B. Roßhaarkissen, weiche Kissen, synthetische Felle).
  - Der Drehrhythmus sollte auf Dauer tagsüber ca. 3stündlich, nachts 6stündlich erfolgen.

Im allgemeinen gewöhnen sich die Patienten innerhalb weniger Tage an die Bauchlage. Die Einhaltung der nächtlichen Bauchlage (Abb. 2.**4a–c**) bleibt für die Zeit nach der Entlassung eine wichtige, frühzeitig vorzubereitende Maßnahme zur Dekubitusprophylaxe.
- Kann der Patient nicht in Bauch- bzw. Seitenlage gedreht werden, z. B. bei arthrogenen Veränderungen der WS-Abschnitte, muß er zur Entlastung der Haut bzw. zur Kontrolle der belasteten Hautareale während der Liegephase alle 3 Stunden angehoben werden.

□ *Gesichtspunkte zur Lagerung:* Die Spontanhaltung des Gesamtorganismus bei bestehender Querschnittlähmung ist unter anderem abhängig von der neurologischen Situation und der motorischen Steuerung aller Körperabschnitte zueinander. Analog zur Entwicklungskinesiologie ist die Lage gebunden an differenzierte Steuerungsprozesse, insbesondere des Rumpfes, und an lokale phasische Bewegungsmöglichkeiten der angrenzenden Körperabschnitte. Diese Gesetzmäßigkeiten bleiben auch im Erwachsenenalter erhalten.

Bei Läsionen im Brustmarkbereich (Paraplegie) ist die Steuerung der Lage in Teilmustern durch die sensomotorische Innervation in den kranialen Körperabschnitten, also Schulter-, Hals- und Kopfgelenken

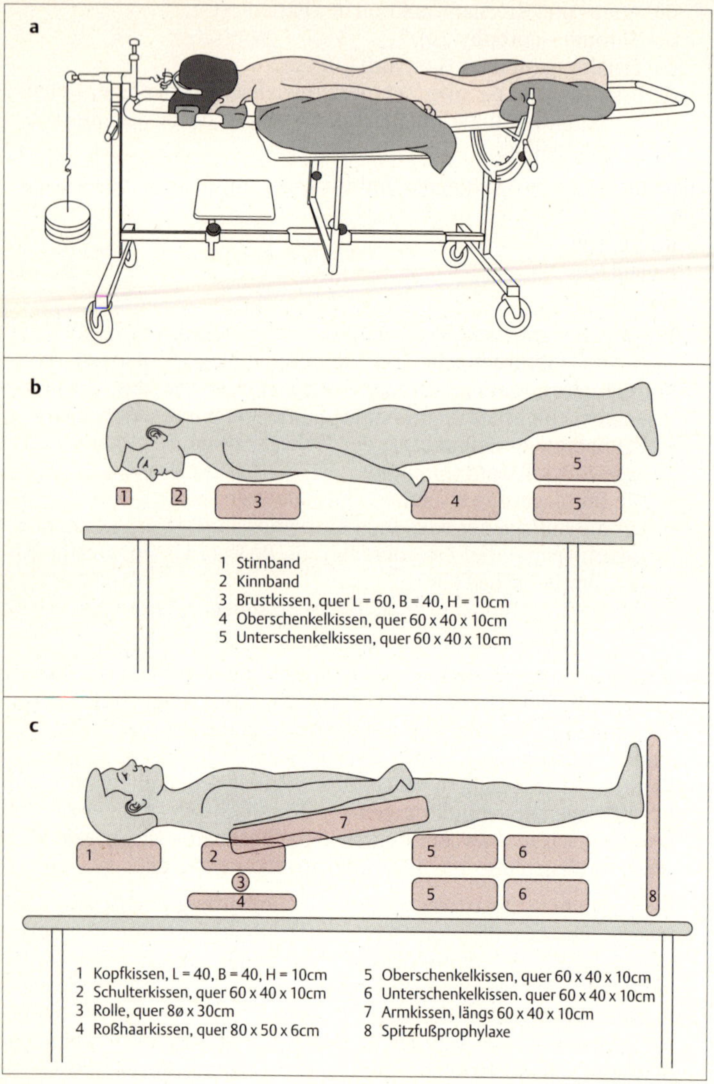

Abb. 2.**4 a – c** Schematische Darstellung der Bauchlagerung bei Tetraplegie (konservative Ausheilung) auf dem Spezialdrehbett

sowie dem teilinnervierten Rumpf, auch bei mäßiger Spastik nahezu gegeben, z. B. beim Sprechen, bei Atembewegungen und beim Husten und Niesen.

Bei einschießender mäßiger spastischer Dysregulation wird durch die Innervation der oberen Extremitäten und der Teilinnervation des Rumpfes spontan ein aktives Widerlager erscheinen und der Körper wird annähernd in seine Lage, unterstützt durch die entsprechenden Lagerungsmaßnahmen, zurückfinden.

Je ausgeprägter die Pathologie ist und je höher die Läsion des Rückenmarks, um so weniger läßt sich eine pathologische Haltung in Richtung Norm durch Lagerung korrigieren. Das zeigt sich klinisch ganz besonders an den Ellenbogen und Handgelenken bei hoher Tetraplegie bis C 4/5. Die Steuerung des Rumpfes und die phasischen Bewegungsmöglichkeiten sind nahezu aufgehoben. Handlungsmodelle, z. B. durch mechanische Hilfen wie Schienen für die Streckung der Ellenbogengelenke oder spezielle Handschuhe für die Beugung von Grund- und Mittelgelenken, die die motorische Regulation in diesen Körperabschnitten oder Gelenkstellungen beeinflussen, haben sich als nicht erfolgreich erwiesen.

- *Hinweise zur Lagerung:* Lagerung der unteren Extremitäten in Rükkenlage (Para- und Tetraplegie):
  - Hüftgelenke: angenäherte Ruhestellung,
  - Kniegelenke: 5 bis 10 Grad Beugung,
  - Fuß- und Zehengelenke: 0-Stellung.

- *Merke:* Die exakte Spitzfußprophylaxe muß weitgehend entfallen, wenn der anhaltende Druck gegen die Fußsohle pathologische Reflexe oder Kloni unterhält, und somit eine Korrekturstellung dauerhaft nicht zu bewirken ist!

- *Lagerung der oberen Extremitäten in Rückenlage* (bei Para- und allen Tetraplegikern): Die Lagerung der Arme im Schultergelenk sollte die annähernde Ruhestellung gewährleisten, um Ödeme in den Händen, Kapselschrumpfungen in den Gelenken des Schultergürtels und Verkürzungen der Weichteile zu vermeiden. Die Arme werden dazu auf ein weiches Kissen in Rumpfhöhe gelagert (Abb. 2.**4c**).

In Abhängigkeit von der Läsionshöhe sind bei Tetraplegie für die Stellung der Hand- und Fingergelenke folgende Entwicklungen voraussagbar:

- Bei Läsionshöhen unterhalb C 5/6 (Kennmuskel M. extensor carpi radialis): Die Extension im Handgelenk mit der Schwerkraft wird möglich. Spontan kann sich im Laufe der Zeit eine sogenannte „aktive Funktionshand“ (Abb. 2.**5a** u. **b**) mit Greifmöglichkeiten zwi-

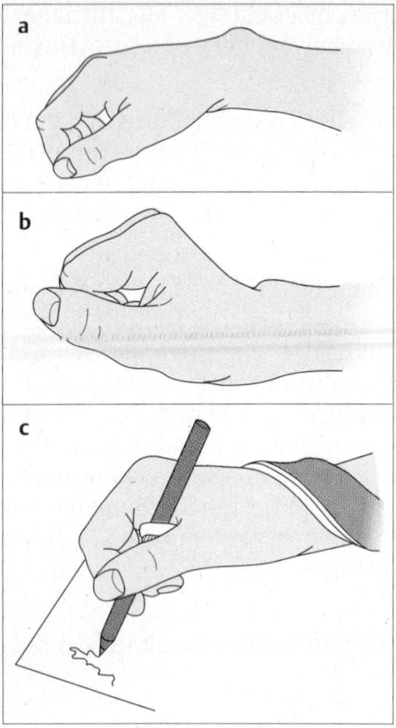

Abb. 2.**5 a** u. **b** „Aktive Funktionshand"
c „Passive Funktionshand", Versorgung mit Radialisschiene

schen den Fingerbeeren und Daumen bzw. Kleinfingerballen und zwischen Daumen und dem im Grundgelenk und Mittelgelenk gebeugten Zeigefinger bilden. Eine spezielle Lagerung hat sich als überflüssig erwiesen.
Die Greiffunktion bei C 5/6 eignet sich nur für leichte Gegenstände, erst bei C 6/7 entsteht eine kräftige Greiffunktion.

- Bei Läsionshöhen unterhalb C 4/5 (Kennmuskel M. biceps brachii) sollten die Arme oft von allen Fachbereichen schonend auf einem weichen Kissen in Ellenbogenextension gelagert und die Hände in Funktionshandstellung gebracht werden. Die passive Extension im Handgelenk bleibt im allgemeinen erhalten, die Stellung der Finger und des Daumens passen sich dieser an. Die sogenannte „passive Funktionshand" wird später durch eine Radialisschiene (Abb. 2.**5 c**) unterstützt. Bedingt können später im Rollstuhl funktionelle Fertigkeiten mit den gelähmten Händen übernommen werden.
- Bei Läsionshöhen unterhalb C 3/4 (Kennmuskel: M. deltoideus) bleibt eine Lagerung von Ellenbogen- und Handgelenken erfolglos. Spastische Streck- oder Beugemuster bei Spontanbewegung,

ausgelöst durch Mimik, Sprechen, Atembewegung, Schlucken etc. prägen die Spontanhaltung in Rumpf und Extremitäten. Der Ausbildungsgrad der pathologischen Fixierung kann nur durch eine sorgfältige Lagerung der Schultern in Verbindung mit weiteren gezielten physiotherapeutischen Maßnahmen verringert werden.
- Bei Läsionen unterhalb C 2/3 beeindrucken die trophischen Störungen der Hände und bei ausgeprägtem Extensionsmuster die rasche Entwicklung der Krallhandstellung (gegebenenfalls schon bei C 3/4).
- Bei Läsionen C 7/8 (Kennmuskel: M. flexor carpi radialis und M. extensor digitorum communis) entwickeln sich vielfältige Greifmöglichkeiten, allerdings durch das Fehlen der Finger- und Handmuskulatur abweichend von der Norm.

Thromboembolieprophylaxe. Die sofort einsetzende medikamentöse Therapie wird unterstützt durch:

- Hochlagerung der Beine,
- Drehlagerung auf dem Spezialbett,
- Maßnahmen der Atemtherapie.

■ *Merke:* Auf das Anziehen von Kompressionsstrümpfen während der Liegephase wird zur pflegerischen Erleichterung und wegen der Thermoregulationsstörung bei Patienten mit Querschnittlähmung verzichtet.

Aktivierung der innervierten bzw. teilinnervierten Körperabschnitte.

- *Koordinationssysteme* nach Vojta (Reflexumdrehen, Reflexkriechen).

Die Ausgangsstellungen werden den lagerungsbedingten Situationen angepaßt. Motorische, sensomotorische und vegetative Reaktionen, den Gesamtorganismus betreffend, werden reflektorisch aktiviert. In bezug auf die Motorik wird die Vojta-Therapie in der Liegephase unter folgenden Gesichtspunkten angewandt:
- Unterstützung und Verbesserung der vitalen Funktion durch direkte Aktivierung des Zwerchfells und seiner Synergisten (einschließlich der Kehlkopfmuskulatur),
- Auswirkung der reflektorischen Reaktionen auf die angrenzenden Körperabschnitte, soweit Efferenzen aktiviert werden können,
- Bahnung von Funktionen der an der Aufrichtung beteiligten Muskelgruppen, einschließlich deren Anteile in sensibel gestörten Körperabschnitten (Abb. 2.**6a** u. **b**),
- Stimulierung motorischer, sensibler und vegetativer Restfunktionen in den Übergangssegmenten,
- Kräftigung der in physiologischen Bewegungsmustern zu provozierenden Muskelgruppen,
- *PNF-Techniken.*

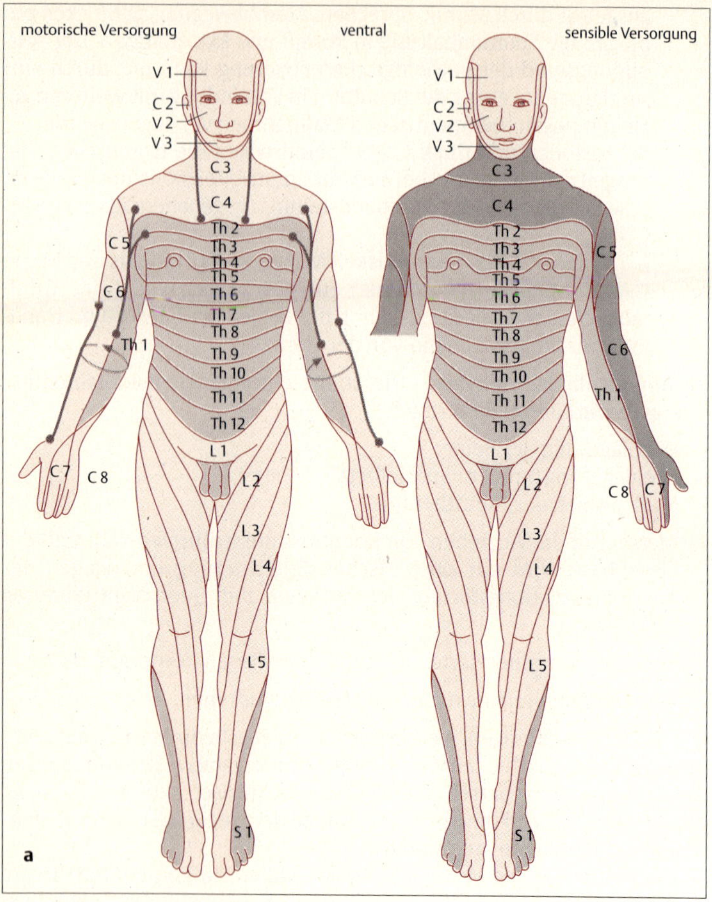

Abb. 2.**6a** Schematische Darstellung der motorischen und sensiblen Versorgung bei Tetraplegie C 5/6, ventral u. dorsal

Unter Einbeziehung der Willkürmotorik werden mögliche Bewegungsabläufe durch zusätzliche propriozeptive und exterozeptive Reize gefördert. Um die physiologische Irradiation zu bewirken, ist die Auswahl der einzelnen PNF-Techniken subtil dem jeweils neurologischen Status anzupassen und unter Berücksichtigung lokomotorischer Gesetzmäßigkeiten durchzuführen.

– Die Stemmführung nach Brunkow.

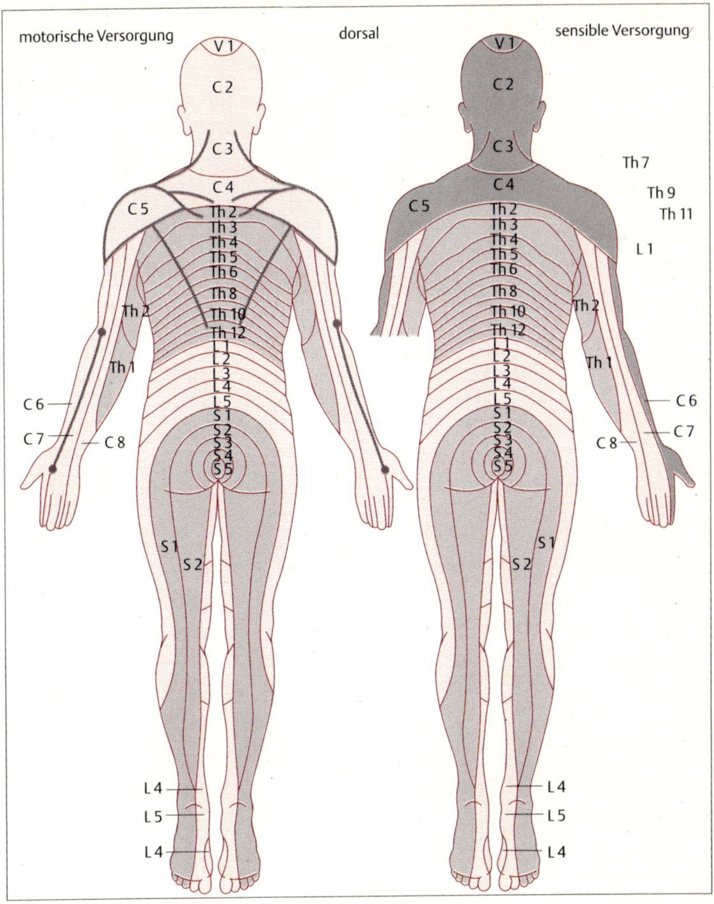

Abb. 2.**6a**

Diese Behandlungsmethode eignet sich für Patienten mit Paraplegie als vorbereitendes Training für funktionelle Anforderungen, z. B. bei späteren Rollstuhlfertigkeiten.

Vorbereitung von Trickbewegungen bei Tetraplegie. Der Patient wird angeleitet, minimal erhaltene Restfunktionen durch Einsatz innervierter synergistischer Muskeln zu unterstützen und so die verlorene Funktion gelähmter Muskelgruppen zu kompensieren.

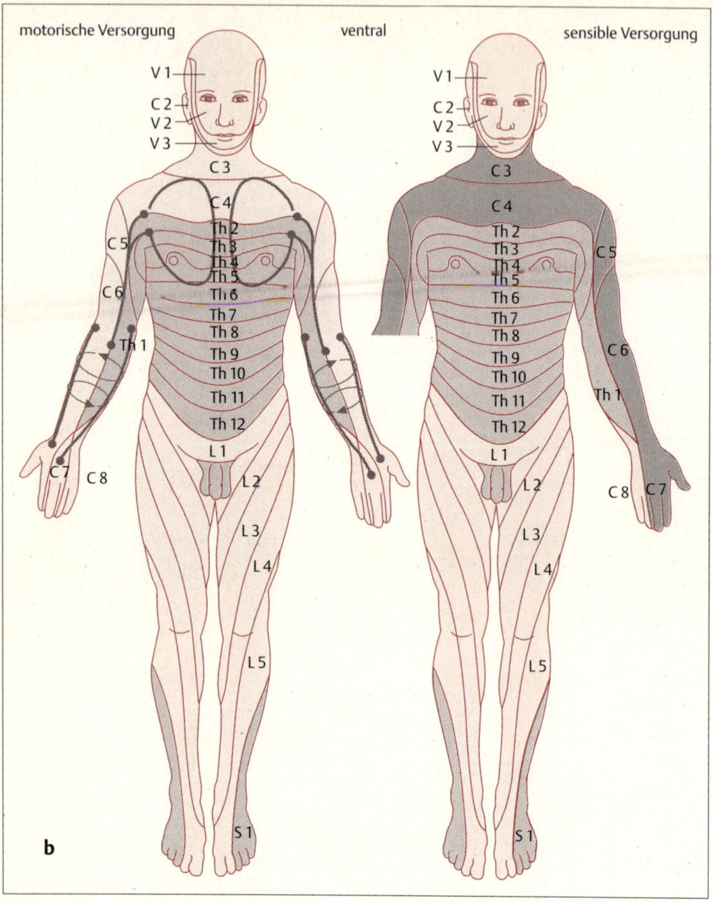

Abb. 2.**6 b** Schematische Darstellung der motorischen und sensiblen Versorgung bei Tetraplegie C 6/7, ventral u. dorsal

Beispiele:

- Fehlende oder geschwächte Trizepsfunktionen können insbesondere durch die Außenrotatoren der Schulter, den vorderen Deltaanteil und den M. extensor carpi radialis kompensiert werden.
- Fehlende Greiffunktion der Finger wird bei erhaltener Funktion des M. extensor carpi radialis bedingt durch Aktivierung der Handextensoren ausgeglichen (unvollständiger Spitzgriff bzw. Schlüsselgriff).

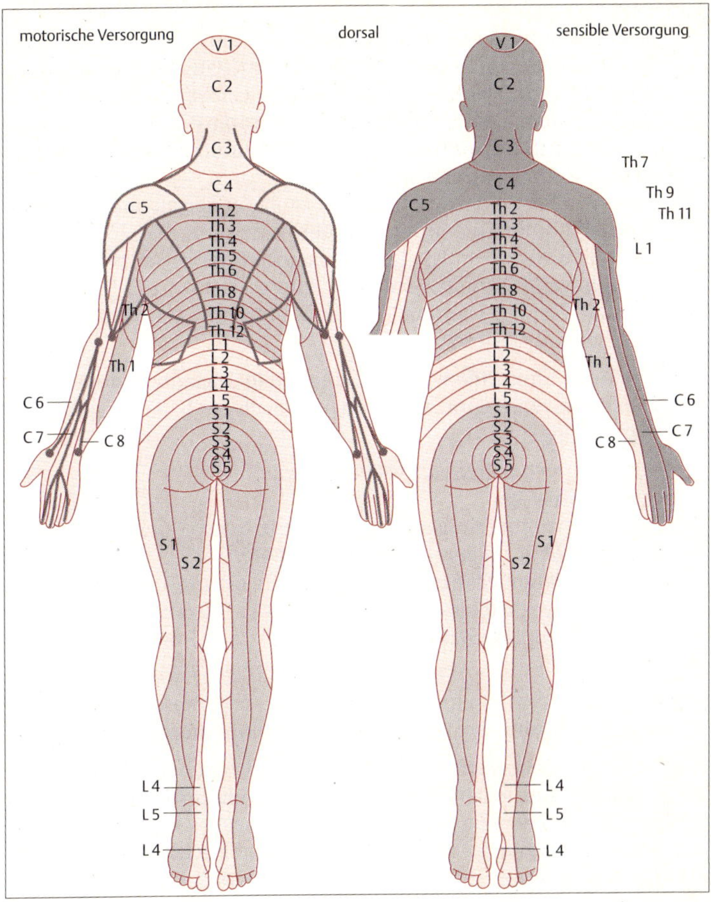

Abb. 2.**6 b**

Passives Bewegen der Extremitäten. Diese Maßnahme dient der Unterstützung der Wiederherstellung des Körperschemas und der laufenden Befundung über

- die Gelenkbeweglichkeit, einschließlich der Flexibilität der Kapsel- und Bandstrukturen,
- die Tonusverhältnisse in innervierten und teilinnervierten gelähmten Körperabschnitten.

■ *Merke:*
- Veränderungen des Endgefühls, z. B. im Hüftgelenk oder im Kniegelenk, weisen auf beginnende PAO (Parartikuläre Ossifikationen) hin und fordern weitere labordiagnostische Verfahren. Bei erhöhtem Wert der alkalischen Phosphatase ist diese Diagnose bestätigt und wird in die ärztlichen, pflegerischen und physiotherapeutischen Vorgehensweisen einbezogen.
- Schmerzhafte Tonuserhöhungen in innervierten und teilinnervierten Körperabschnitten erfordern eine subtile Diagnostik. Handelt es sich um muskuläre Imbalancen, haben sich Wärmebehandlungen, Maßnahmen der Akkupressur oder der Osteopathie (Cranio-Sacrale Therapie) in Verbindung mit der Vojta-Therapie als sinnvoll erwiesen.

Regelmäßiges Überprüfen des aktuellen, allgemeinen und neurologischen Befundes. Zu Beginn, während oder nach der Behandlung, erfolgt die Überprüfung:

- des subjektiven Befindens des Patienten,
- der Atemsituation,
- möglicher Veränderungen der Haut, z. B. Schwellungen, Rötungen und Temperatur im Bereich der Extremitäten,
- möglicher Veränderungen des Endgefühls bei der Überprüfung der passiven Beweglichkeit der Gelenke und des Muskeltonus,
- des neurologischen Status, z. B. der motorischen Innervation, des Reflexverhaltens.

■ *Merke:* Bei Ödembildungen in gelähmten Körperabschnitten hat sich die Durchführung von Maßnahmen der Lymphdrainage bewährt.

Regelmäßiger Austausch von patienten- und befundungsorientierten Informationen mit anderen Fachdiensten des klinischen Teams. Neben den fachspezifischen Beobachtungen werden insbesondere Informationen wechselseitig weitergegeben, die einen Einblick in die Auseinandersetzung des Patienten mit seiner durch die Querschnittlähmung veränderten Situation zulassen.

Zukunftsorientierte Fragen des Patienten sind aufzugreifen, um u. a. diesen aktiv in den Therapieverlauf einzubeziehen und die Perspektiven des Rehabilitationsprozesses deutlich zu machen.

Das psychische Verhalten des Patienten, auch z. B. depressive Verstimmungen, aggressive und autoaggressive Phasen oder Pseudofröhlichkeit fordern vom gesamten Team ein gemeinsam abzusprechendes Konzept zu einem verständnisvollen Umgang mit den Patienten.

☐ *Vorbereitung des Sitzens im Rollstuhl:*

❖ **Planen der Hilfsmittelversorgung**

In frühzeitigen Hilfsmittelbesprechungen mit den anderen Fachbereichen erfolgen die Auswahl und die Verordnung der notwendigen Hilfsmittel. Rechtzeitige Verordnungen und Bestellungen der Hilfsmittel erleichtern den Rehabilitationsprozeß und tragen zur Verkürzung des klinischen Aufenthaltes bei. In die Entscheidungen werden der Patient und seine Familie einbezogen. Die Hilfsmittelversorgung ist, wenn möglich, während des stationären Aufenthaltes als Voraussetzung für die Entlassung aus klinischer Behandlung abschließend durchzuführen.

Die Auswahl der Hilfsmittel orientiert sich an der Person des Patienten und den individuellen und sozialen Gegebenheiten und Möglichkeiten seiner Wiedereingliederung.

Für die erste Rollstuhlphase sind durch den physiotherapeutischen Bereich z. B. folgende Hilfsmittel abzuklären und frühzeitig bereitzustellen:

- äußere Fixation des Rumpfes bei thorakalen und lumbalen Frakturen sowie die äußere Fixation der HWS bei zervikalen Frakturen (Abb. 2.**7a** u. **b**).
- Versorgung mit dem sog. Leibgurt bei zervikalen und hohen thorakalen Läsionen (Abb. 2.**8**), dieser dient:
  - der Kreislaufunterstützung durch Kompression der Weichteile des Bauchraumes,
  - der Unterstützung der Rumpfstabilität,
  - als Hilfsmittel zum Überwechseln aus dem Rollstuhl bzw. in den Rollstuhl bei Patienten, die nicht fähig sind, die notwendige Stützfunktion von Schultern und Armen zu erbringen.
- Rollstuhlversorgung (Abb. 2.**9a**) mit dem entsprechenden Zubehör, z.B. Sitzkissen, Korrekturkissen, bei Tetraplegikern gegebenenfalls Armlagerungsschienen, Rollstuhlhandschuhe und Bremsverlängerungen. Bereits für die erste Belastungsphase im Rollstuhl sollte für jeden Patienten ein Modell zur Verfügung stehen, welches der individuellen körperlichen Situation des Patienten anzupassen ist und über folgende technische Möglichkeiten verfügen sollte:
  - Veränderung des Sitzgefälles (Abb. 2.**9b**),
  - Anpassung der Sitzbreite,
  - Anpassung der Sitztiefe,
  - Anpassung der Sitzhöhe,
  - Anpassung der Höhe und der Form der Rückenlehne (Abb. 2.**9c**).

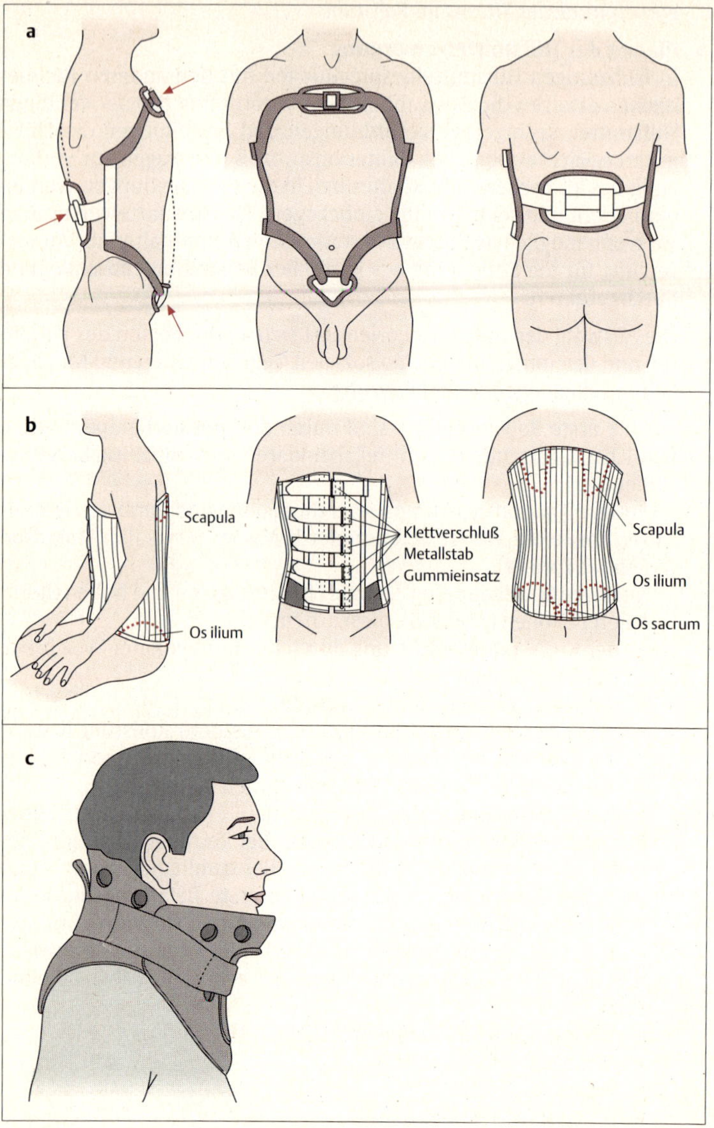
a
b
Scapula
Os ilium
Klettverschluß
Metallstab
Gummieinsatz
Scapula
Os ilium
Os sacrum
c

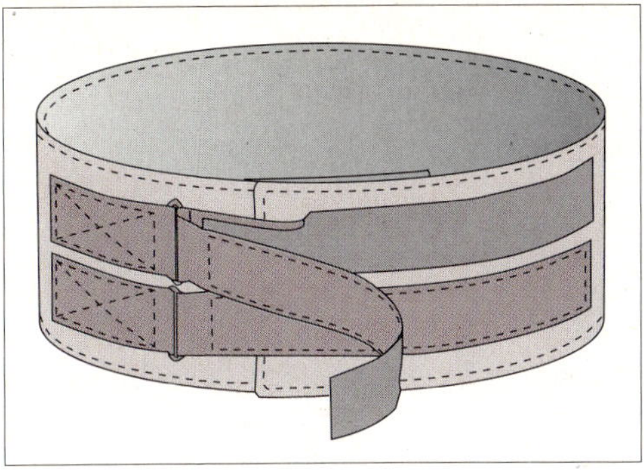

Abb. 2.**8** Sog. Leibgurt, Schema

❖ **Mobilisierungsphase**

Die *Mobilisierungsphase* umfaßt die Aufrichtung des Patienten im Bett mit hochgestelltem Kopfteil und parallel auf dem elektrohydraulischen Stehbrett sowie die Belastung im Rollstuhl. Die Belastung im Rollstuhl wird täglich von 1 × 15 Minuten bis 2 × 2 Stunden gesteigert. Der Zeitraum der Mobilisierungsphase umfaßt ca. 14 Tage. Die Gewöhnung des Patienten an den Rollstuhl steht im Vordergrund des Therapieplanes, die anderen Behandlungsmaßnahmen werden reduziert.

Merke: Für die Maßnahmen der Aufrichtung und der Mobilisation im Rollstuhl wird dem Patienten seine eigene Kleidung angezogen.

Der Patient wird auf dem elektrohydraulischen Stehgerät bzw. im Pflegebett mit entsprechender Verstellbarkeit langsam aufgerichtet, d. h. innerhalb von ca. 8 – 10 Tagen wird der Patient über einen zu steigernden Zeitraum (von 10 Minuten bis ca. 30 Minuten) von 20 Grad bis zu einer Stehposition von ca. 60 Grad aufgerichtet. Auftretenden, statisch bedingten hypotonen Kreislaufschwierigkeiten wird durch das Anlegen von Kompressionsstrümpfen und bei Tetraplegie, eventuell auch bei hoher Paraplegie, durch den Leibgurt vorgebeugt.

◀ Abb. 2.**7 a – c**

a Dreipunktekorsett: äußere Stabilisation BWS/LWS,

b halbelastisches Lindemann-Mieder im Sitz/von ventral/von dorsal: äußere Stabilisation BWS/LWS,

c Zervikalstütze: äußere Stabilisation HWS

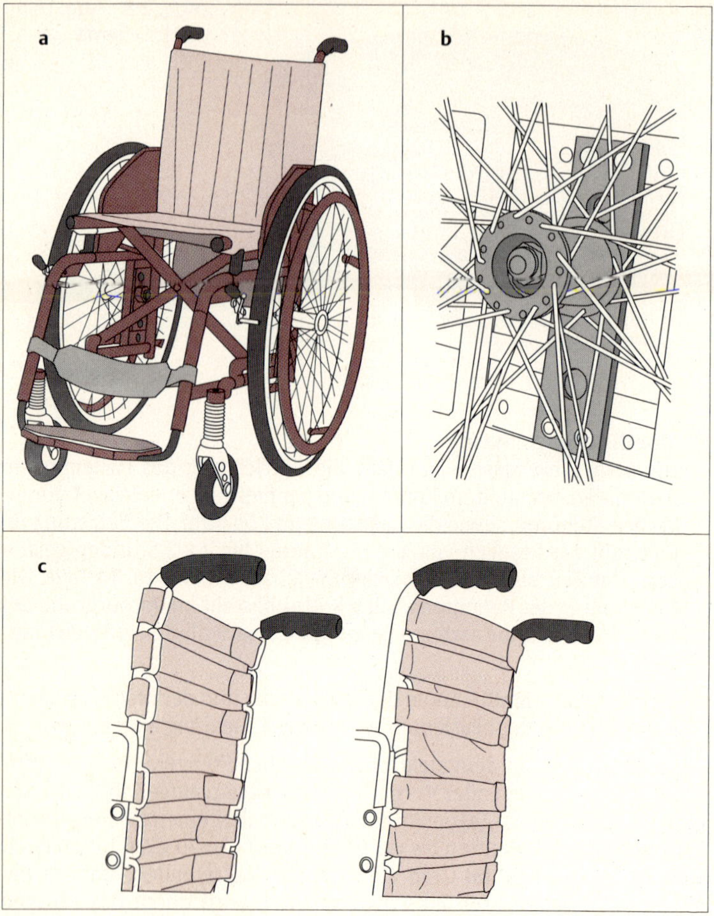

Abb. 2.**9 a** **a** Rollstuhlmodell
b Steckachsen zur Verstellung des Sitzgefälles, **c** Rückenbespannung mit verstellbarem Klettverschluß

Pulsfrequenz und Blutdruck werden regelmäßig kontrolliert. Gleichzeitig erfolgt das Aufsitzen im Bett von der Rückenlage zum Langsitz in Abhängigkeit der Elastizität der Becken-Bein-Muskulatur bis ca. 60 Grad.

❖ **Rollstuhlbelastungsphase**
Zum ersten Überwechseln in den Rollstuhl werden zwei Hilfspersonen benötigt (Abb. 2.**10 a**). Zeitliche Absprache mit der Pflege bzw. Mitarbeitern der Ergotherapie ist notwendig. Die zeitliche Belastungssteigerung im Rollstuhl ist abhängig von der Haut- und Kreislaufsituation des Patienten. Zu Beginn wird das Gesäß des Patienten in 15- bis 20 minütigen Abständen entlastet (Abb. 2.**10 b**), nach jeder Belastungsphase erfolgt eine sorgfältige Kontrolle der belasteten Hautareale.

Merke: Der Patient muß zu Beginn der Rollstuhlphase auf eventuell auftretende Kreislaufschwierigkeiten hingewiesen werden. Das dann erforderliche Kippen des Rollstuhls auf die Hinterräder durch einen

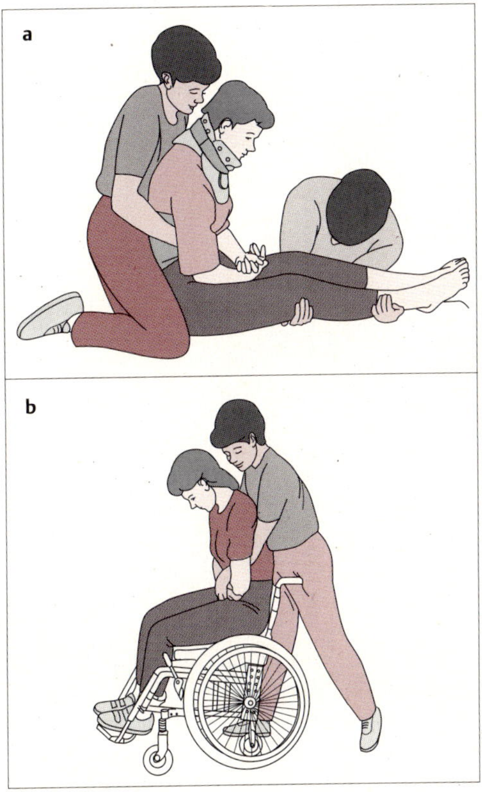

Abb. 2.**10 a** Überwechseln in den Rollstuhl (Tetraplegie, 2 Hilfspersonen)
b Entlastung des Gesäßes im Rollstuhl (mit Hilfsperson)

Tagesablauf bei ganztägiger Belastung im Rollstuhl*

Name des Pat.: gültig ab:

Uhrzeit	Montag	Dienstag	Mittwoch	Donnerstag	Freitag	Samstag
$7.^{00}$ – $8.^{30}$	– Blasentraining/Waschen/Anziehen/Frühstück –					Wochenende Heimfahrt ↓
$8.^{30}$ – $10.^{00}$	– Einzeltherapie: (Ergo o. Physio) → – Bogensschießen →					
$10.^{00}$ – $10.^{30}$	– Blasentraining –					
$10.^{30}$ – $12.^{00}$	– Einzeltherapie: (Ergo o. Physio) → – Rollstuhltraining: → – Tischtennis: →					
$12.^{00}$ – $14.^{00}$	– Mittagspause – (Essen, Blasentraining, Ruhepause)					
$14.^{00}$ – $15.^{45}$	– Einzeltherapie: (Ergo o. Physio) →				Schwimm-therapie	
$15.^{45}$ – $16.^{15}$	– Blasentraining –					
$16.^{15}$ – $17.^{00}$	– Patienten-Information	Rollstuhlsport		Rollstuhlsport	„Teatime" (Ergotherapie)	
$17.^{30}$	– Abendessen –					

– behdl. Arzt: ______ – behdl. Physio: ______ – Dat./Eintritt der Lähmung: ______

– behdl. Ergo: ______ – Zust. Sozialarbeiter: ______ – Diagnose: ______

* Beispiel aus der Rehab.-Abt. für QL Heidelberg-Schlierbach

Helfer (Abb. 2.**11 a** u. **b**) muß dem Patienten bekannt sein, bevor Kreislaufschwierigkeiten auftreten!

❖ **Einweisen in leichte Fertigkeiten im Umgang mit dem Rollstuhl**
Sind durch die Läsionshöhe, die beginnende Kontrolle der Sitzhaltung und der Rollstuhlversorgung (Abb. 2.**12**) die Voraussetzungen gegeben (Paraplegie, Tetraplegie ab C 5/6), kurze ebene Strecken im

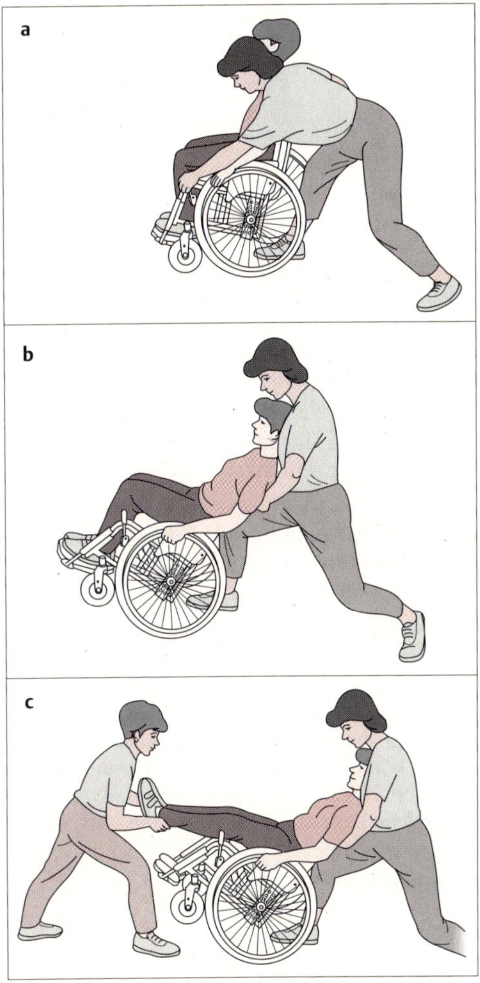

Abb. 2.**11 a – c** Ankippen des Rollstuhles bei hypostatischen Kreislaufbeschwerden (eine bzw. zwei Hilfspersonen)

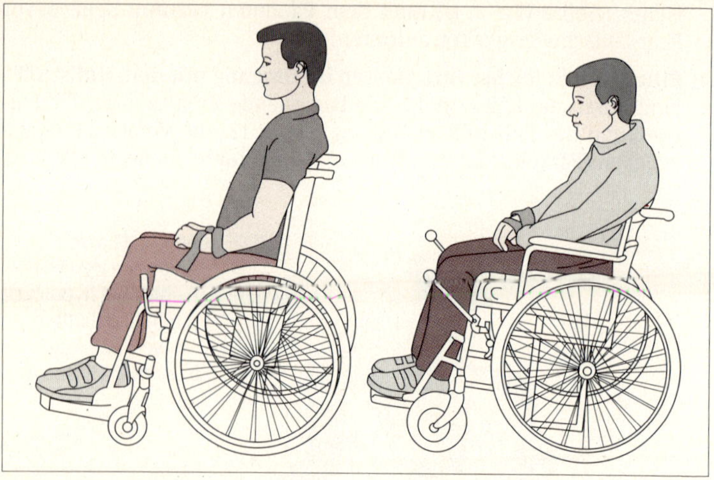

Abb. 2.**12** Sternosymphysale Be- bzw. Entlastungshaltung bei Tetraplegie C 5/6 durch adäquate bzw. inadäquate Rollstuhlversorgung

Rollstuhl selbständig zu fahren oder die Bremsen zu bedienen, wird in der Rollstuhlbelastungsphase bereits damit begonnen (Abb. 2.**13**).

- *Merke:* Nutze jede spontane Bewegungsmöglichkeit des Patienten aus, aber vermeide jede Überlastung teilinnervierter Körperabschnitte!

Die ganztägige Belastungsphase beginnt für den Patienten, wenn eine 2 stündige Belastung im Rollstuhl ohne Komplikationen möglich ist.

- *Ganztägige Belastungsphase:* In der Spätphase wird dem Patienten mit einer traumatischen Querschnittlähmung ein ganztägiges Therapieprogramm angeboten. Das Therapieprogramm wird mit den pflegerischen Maßnahmen wie Blasen- und Darmtraining, Ruhe- und Mahlzeiten abgestimmt. Das Therapieprogramm umfaßt Maßnahmen der Physio- und Ergotherapie, des klinischen Sports, Beratungsgespräche mit dem ärztlichen Dienst, dem Sozialdienst und dem psychologischen Dienst und gegebenenfalls Fahrstunden mit einem adaptierten PKW.

Als Orientierungshilfe für den Patienten und die Mitarbeiter der verschiedenen Fachbereiche erweist sich die gemeinsame Erstellung eines Tages- und Wochenplanes als sinnvoll.

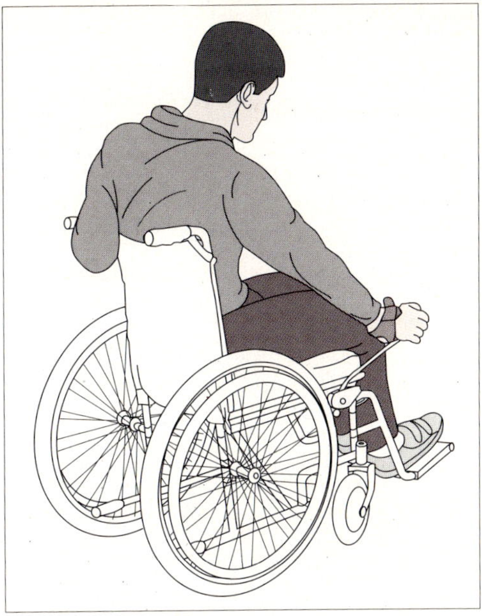

Abb. 2.**13** Beginn der Rollstuhlphase bei Tetraplegie, Betätigung der Bremse

Bei bleibender schwerwiegender körperlicher Behinderung und daraus resultierender Rollstuhlabhängigkeit stellt sich dem klinischen Team in der Spätphase der Erstrehabilitation die gemeinsame Aufgabe, zusammen mit dem Patienten die physischen, psychischen und sozialen Bedingungen einer möglichst störungsfreien Rückkehr in eine behinderungsgerechte Umgebung zu schaffen. Zur Erleichterung der Planungsaufgaben kann eine Check-Liste für die Fachbereiche genutzt werden.

Patienten mit hoher Halsmarkläsion (bis C 4/5) bleiben weitgehend pflegeabhängig. Bei ihnen wird durch fachgerechte Einweisung von Betreuern und adäquate, meist aufwendige Hilfsmittelversorgung die ganztägige Betreuung sowie die Möglichkeit des täglichen mehrstündigen Sitzens im Rollstuhl vorbereitet.

Patienten mit mittlerer Halsmarkläsion (ab C 5/6/7) verfügen nach erfolgreich verlaufener klinischer Behandlung über funktionelle Voraussetzungen, um teilweise selbständig zu werden.

Patienten mit tiefer Halsmarkläsion bzw. Brustmarkläsion können in den Handhabungen des täglichen Lebens selbständig werden, wenn nicht z. B. durch Alter, Komplikationen oder Zusatzverletzungen funktionelle Beeinträchtigungen gegeben sind (Abb. 2.**14**).

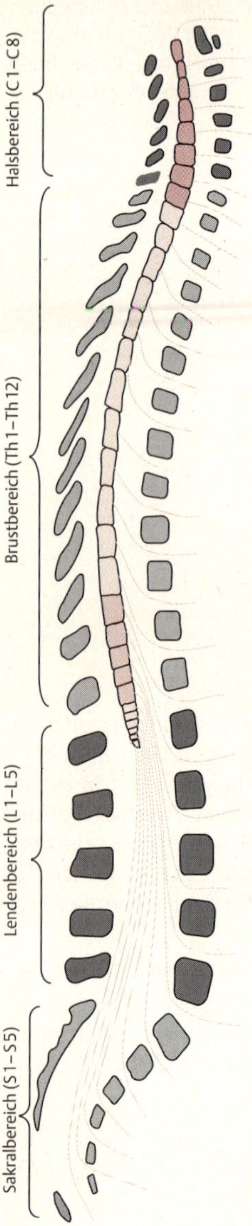

Läsionshöhe (Kennmuskeln)	**Funktionelle Fähigkeiten** a) Körperpflege b) Handfunktion c) Fortbewegungsmöglichkeit	**Hilfsmittel**
C3/4 (Diaphragma)	a) vollständig pflebeabhängig b) Bedienung des Elekrorollstuhls	– mechanischer Rollstuhl – Elektrorollstuhl mit speziellen Steuerhilfen – Lifter – Pflegebett mit elektrisch steuerbarer Stehvorrichtung – Umweltkontrollgerät – Atemtherapiegerät
C4/5 (M. biceps brachii)	a) vorwiegend pflegeabhängig b) bei ausgebildeter „passiver" Funktionshand Essen, Schreiben mit speziellen Hilfsmitteln bedingt möglich c) – Fahren im mechanischen Rollstuhl auf ebenem Boden für kurze Strecken bedingt möglich – geschickter Umgang mit dem Elektrorollstuhl	– mechanischer und Elektrorollstuhl (Handsteuerung) – Lifter – Pflegebett s.o. – Funktionshilfen für die bedingte Handfunktion – evtl. Atemtherapiegerät
C5/6 (M. extensor carpi radialis)	a) teilweise pflegeunabhängig b) bei gut ausgebildeter „aktiver" Funktionshand Essen und Schreiben möglich c) – Fahren im mechanischen Rollstuhl auf ebenen Strecken möglich – Bedienung eines adaptierten Pkw	– mechanischer (evtl. Elektro-) Rollstuhl – ggf. Lifter – Pflegebett, s.o. – Funktionshilfen für die Handfunktion – adaptierter Pkw
C6/7 M. triceps brachii)	a) teilweise selbständig b) gute „Funktionshand" c) – Fahren im mechanischen Rollstuhl, auch im unebenen Gelände – Bedienung eines adaptierten Pkw	– mechanischer Rollstuhl – Funktionshilfen, s.o. – Pflegebett, s.o. – ggf. mechanisches Stehgerät – adaptierter Pkw
C7/8 (Mm. digitorum flexores; Mm. digitorum extensores; M. latissimus dorsi)	a) selbständig b) bedingte Fingerteilfunktion c) – gute Rollstuhlfertigkeiten – Bedienung eines adaptierten Pkw	– mechanischer Rollstuhl – mechanisches Stehgerät, evtl. Aufrichterollstuhl – adaptierter Pkw
Th1–9 (Mm. intercostales; Mm. abdominis; (teilweise))	c) gute Rollstuhlfertigkeit, auch im Gelände	– mechanischer Rollstuhl – mechanisches Stehgerät, evtl. Aufrichterollstuhl – adaptierter Pkw
Th10–L2 (Rumpfmuskeln, Hüftbeuger)	c) rollstuhlabhängig	– mechanischer Rollstuhl – Stützapparate für das Steh- bzw. Gehtraining – Barren, Unterarmstützen – adaptierter Pkw
L3/4 (M. quadriceps; M. tibialis anterior; M. semitendinosus, M. semimembranosus)	c) rollstuhlabhängig für längere Strecken, bedingt gehfähig	– Stützapparate ohne Kniesperre – evtl. Fußhebehilfen – Unterarmstützen – mechanischer Rollstuhl
L5/S1 (M. triceps surae; Mm. flexores digitorum)	c) gehfähig	– ggf. Gehstöcke – ggf. Rollstuhl für Sportzwecke

Merke:
Bei kompletter Querschnittlähmung besteht grundsätzlich: Blasen- und Mastdarmlähmung

Abb. 2.**14** Innervations- und Funktionsschema bei klinisch kompletter Querschnittlähmung

- *Gesichtspunkte zur physiotherapeutischen Behandlung während der Spätphase der klinischen Erstrehabilitation:*
  - Aktivierung motorischer, sensibler und vegetativer Funktionen,
  - funktionelles Training, einschließlich „dayly life activities",
  - ggf. Planung und Durchführung des Steh- bzw. Gehtrainings,
  - Planung der nachstationären physiotherapeutischen Weiterbehandlung.

- *Physiotherapeutische Maßnahmen:*

Aktivierung motorischer Funktionen: Die in der Frühphase begonnenen neurophysiologischen Behandlungstechniken werden fortgesetzt und intensiviert. Steigerungsmöglichkeiten ergeben sich durch zusätzliche Ausgangsstellungen, die während der ganztägigen Belastungsphase in Abhängigkeit des funktionellen Befundes erarbeitet werden.

Unter Anwendung von neurophysiologischen Behandlungstechniken erfolgt die Aktivierung entsprechend den Gesetzmäßigkeiten der Entwicklungskinesiologie unter Einbeziehung der Kenntnisse über die menschliche Lokomotion; sie dient
- der Verbesserung der automatischen Steuerung von Körperlagen,
- der Verbesserung der Aufrichtemechanismen aller Körperabschnitte,
- der Verbesserung der phasischen Beweglichkeit.

Unphysiologische Irradiationen wie z.B. Ausweichmechanismen, die Entwicklung von Schmerzen durch Überbeanspruchung oder die Verstärkung spastischer Phänomene unter der Therapie weisen auf eine inadäquate Vorgehensweise hin.

Funktionelles Training: Im Rahmen des funktionellen Trainings werden mit jedem Patienten Grundvoraussetzungen zur größtmöglichen Selbständigkeit und Geschicklichkeit in den Handhabungen des täglichen Lebens erarbeitet. Von Anbeginn der Spätphase wird die aktive Mitarbeit des Patienten, z.B. bei Bewegungsübergängen, in die Therapie mit einbezogen. Durch diese Vorgehensweise wird der Patient zunehmend mit seinen funktionellen Möglichkeiten und dem Umgang mit seinen gelähmten Körperabschnitten vertraut, gleichzeitig lernt er seine individuellen Funktionsgrenzen kennen.

Das funktionelle Training umfaßt:
- die Erarbeitung verschiedener Ausgangsstellungen,
- die Schulung von Bewegungsübergängen,
- das Training der lokalen dynamischen Kraftausdauer und der allgemeinen Ausdauer.

Erarbeitung verschiedener Ausgangsstellungen:

Für die nächtliche Lagerung nach der klinischen Entlassung ist die Vorbereitung folgender Ausgangsstellungen erforderlich:

- Rückenlage,
- Bauchlage,
- Seitlage.

Die Handhabung des täglichen Lebens ist zusätzlich gebunden an folgende Ausgangsstellungen:

- den freien Sitz,
- den Sitz im Rollstuhl,
- ggf. den unterstützten Stand für den Transfer aus dem Rollstuhl und für das Steh- bzw. Gehtraining.

Die Durchführung von Bewegungsübergängen und die Anwendung spezieller Behandlungstechniken erfordern gegebenenfalls zusätzliche Ausgangsstellungen wie z.B.

- den Unterarmstütz,
- die Abwandlung der Bauchlage durch veränderte Winkelstellungen der Extremitäten,
- den Vierfüßlerstand,
- den Schneidersitz,
- den Päckchensitz,
- den Langsitz.

Übungen zur Sicherung der Sitzposition:

Bei Verkleinerung der Unterstützungsfläche, z.B. im freien Sitzen, fehlt dem Querschnittgelähmten infolge der motorischen und sensiblen Ausfälle zunächst die Kontrolle über die Gelenkstellungen seines Körpers. Die Steuerung übergeordneter Zentren, z.B. des Vestibularapparates und des Kleinhirns bedingen in Abhängigkeit der Läsionshöhe auf Dauer eine sehr unterschiedliche freie Sitzposition (Abb. 2.**15a** u. **b**).

Trotz des mangelnden Haltungshintergrundes benötigt auch der Tetraplegiker, z.B. beim Übersetzen aus und in den Rollstuhl, die Sicherheit der freien Sitzposition. Jeder Patient ab einer Läsion unterhalb C 5/6 verfügt über die motorischen Voraussetzungen, die eine kurzfristige freie Sitzposition garantieren, wenn die hierfür geltenden individuellen Bedingungen gefunden sind. Die Haltungsmuster allerdings weichen von den Gesetzmäßigkeiten der Normmotorik ab.

Schulung der Stützfunktionen der oberen Extremitäten:
In den einzelnen Ausgangsstellungen wird zur Vorbereitung von Bewegungsübergängen und zur Vorbereitung von Rollstuhlfertigkeiten insbesondere die Stützfunktion der oberen Extremitäten geübt. Patienten ohne aktive Funktion des M. triceps brachii erlernen auf Dauer eine sichere Stützfunktion mit supiniertem Unterarm. Die pronatorische Verschraubung des Unterarms ist erst bei Läsionshöhen unterhalb C 7/8 zu erwarten (Abb. 2.**16a** u. **b**).

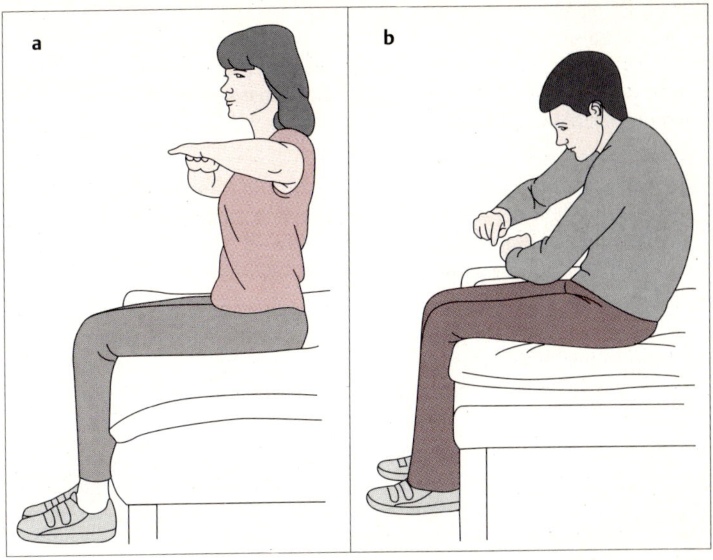

Abb. 2.**15** **a** u. **b** Freie Sitzposition **a** bei Paraplegie, **b** bei Tetraplegie C 5/6

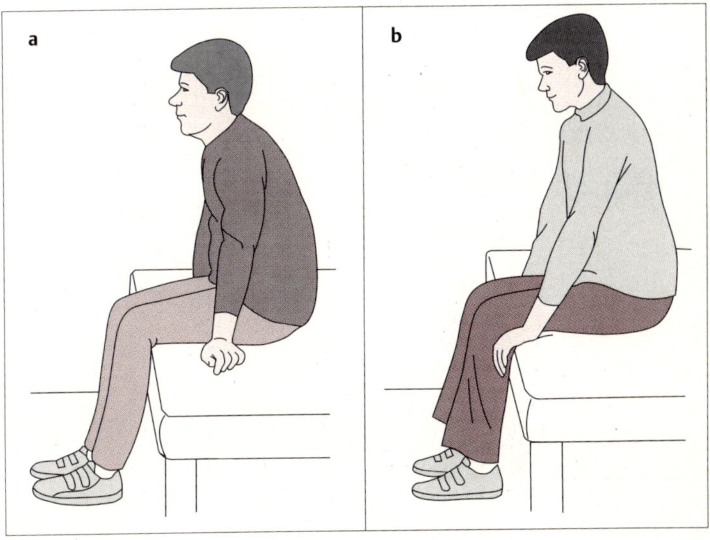

Abb. 2.**16** **a** u. **b** Stützfunktion **a** Tetraplegie C5/6, **b** Tetraplegie C7/8

Stemmübungen:
Im weiteren Verlauf erlernt der Patient, wenn die Voraussetzungen des Stützens gegeben sind, selbständig oder durch eine Hilfsperson unterstützt, den Rumpf von der Unterlage hochzustemmen bzw. seitlich zu verschieben (Abb. 2.**17a** u. **b**).

Eigentraining:
Eigentrainingsmöglichkeiten im Rollstuhl zur Steigerung der lokalen bzw. allgemeinen aeroben Ausdauer ergeben sich durch dynamisches Krafttraining am Wandzuggerät (Abb. 2.**18a–d**) bzw. auf dem Ergometer für Rollstuhlfahrer (Abb. 2.**19**).

■ *Beachte:* Bei allen Formen des Eigentrainings muß die jeweilige Ausgangsstellung so gewählt werden, daß trotz der vorhandenen Lähmung alle Strukturen des Bewegungsapparates während des Trainings weitestgehend funktionell belastet werden und die Dysregulation des Gesamtorganismus nicht provoziert wird.

Schulung von Bewegungsübergängen:
Mit Beginn der ganztägigen Belastungsphase wird der Patient unter Nutzung seiner aktiven Möglichkeiten in das Einüben von Bewegungsübergängen einbezogen. Durch diese Vorgehensweise wird er zunehmend mit seinem veränderten Funktionsniveau vertraut, er lernt Hilfspersonen anzuweisen und in zunehmendem Maße seine Alltagsbewegungen wieder selbständig einzusetzen.

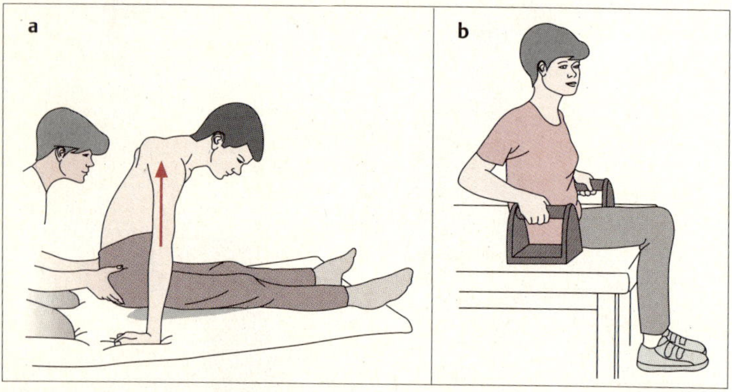

Abb. 2.**17a** u. **b** Stemmübungen
a Tetraplegie C5/6 im Langsitz mit Hilfe unter dem Gesäß,
b Paraplegie (Th 10) im Sitz an der Bankkante, selbständig mit Übungsgerät

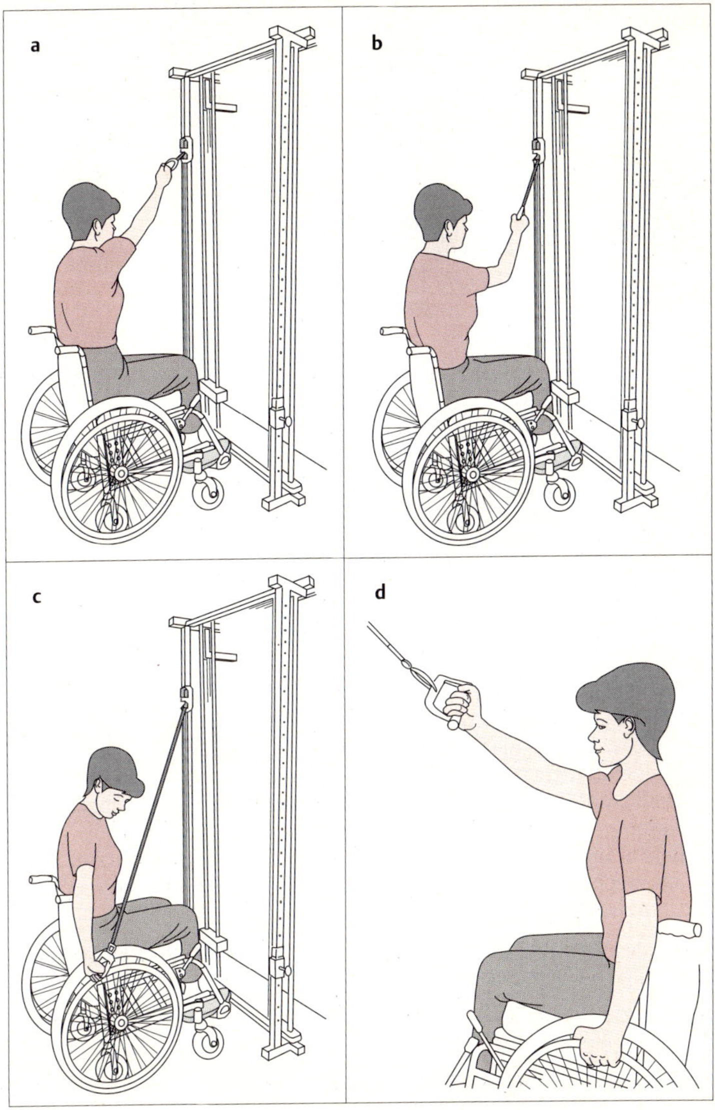

Abb. 2.**18 a – d** Eigentraining am Wandzuggerät (Paraplegie)

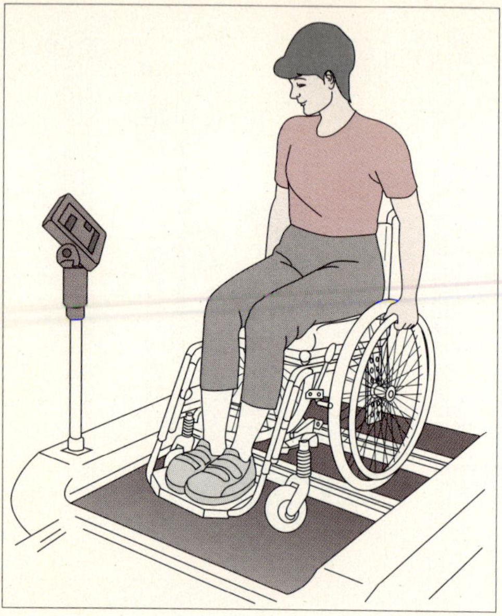

Abb. 2.**19** Eigentraining auf dem Ergometer für Rollstuhlfahrer (Paraplegie)

Folgende Bewegungsübergänge werden geübt:
- Rückenlage → Seitlage → Bauchlage,
- Rückenlage → Langsitz,
- Langsitz → Sitz an der Kante mit aufgestellten Füßen,
- Übersetzmöglichkeiten – Transfertechniken – vom Rollstuhl z. B. auf die Behandlungsbank, das Bett, den Boden oder in das Auto und zurück.
- Bei Paraplegikern zusätzlich: Sitz im Rollstuhl → unterstützter Stand am mechanischen Stehgerät, mit Stützapparaten im Barren oder an Unterarmstützen.

Folgende Abbildungen geben einen Ausschnitt typischer Bewegungsübergänge bei verschiedenen Läsionshöhen wieder:

Tetraplegie (C 5/6/7): Rückenlage → Seitlage mit Unterstützung durch eine Hilfsperson (Abb. 2.**20 a** u. **b**).

Rückenlage → Seitlage: selbständig (Abb. 2.**21 a – c**),

Bauchlage → Sitz: selbständig (Abb. 2.**22 a – f**),

Übersetzen auf Rollstuhlhöhe über die Wippe: mit einer Hilfsperson (Abb. 2.**23 a** u. **b**),

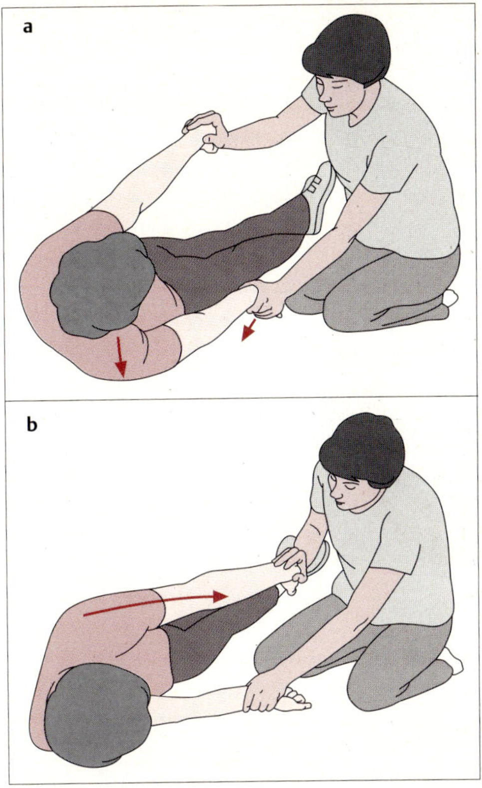

Abb. 2.**20 a** u. **b** Bewegungsübergang Rückenlage-Seitlage (Tetraplegie) mit fremder Hilfe

Übersetzen über das Rutschbrett unter Mithilfe des Patienten (Abb. 2.**24 a** u. **b**),

selbständiges Übersetzen bei Paraplegie und tiefer Tetraplegie (Abb. 2.**25 a–o**),

Übersetzen auf höhere Sitzgelegenheiten (Abb. 2.**26 a** u. **b**),

Aufsetzen aus Rückenlage zum Langsitz (Abb. 2.**27 a–f**).

Steh- und Gehtraining. Hypothetische funktionelle Indikationen für das Steh- und Gehtraining bei kompletter Querschnittlähmung, wie z. B. Unterstützung der Kreislauftätigkeit, der Blasen- und Darmregulation, Vermeidung von Spastizität, Osteoporose und Kontrakturen, haben sich weder wissenschaftlich noch klinisch bestätigen lassen. Erfahrungsgemäß

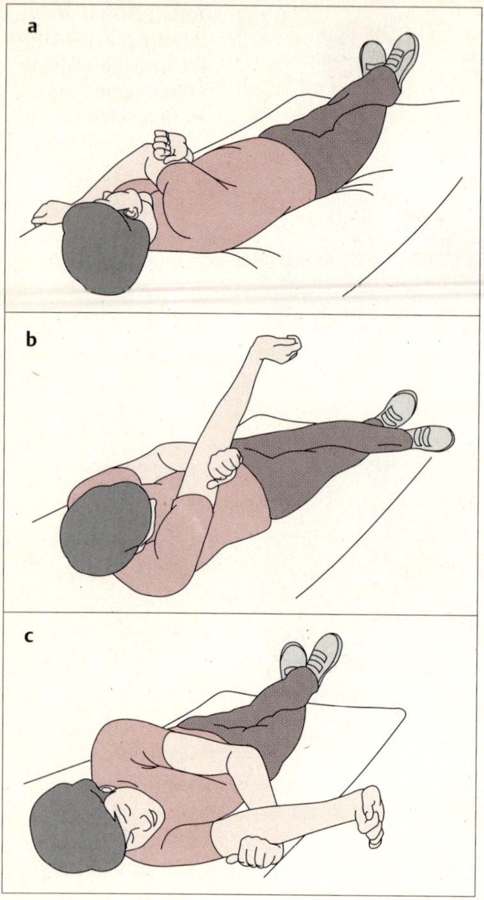

Abb. 2.**21 a–c** Selbständiges Drehen von Rückenlage in Seitlage bei Tetraplegie

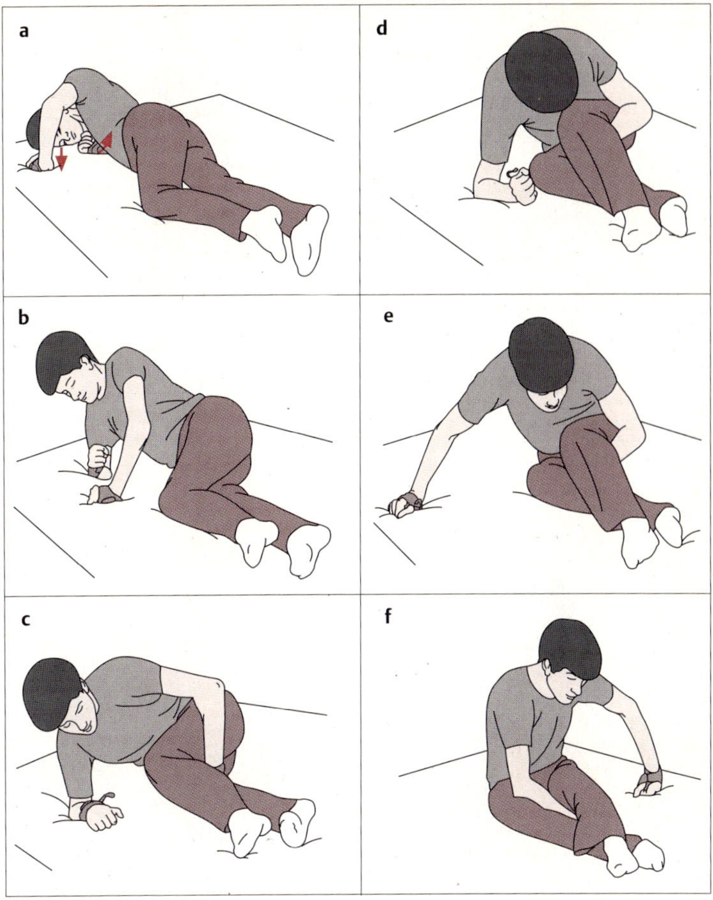

Abb. 2.**22 a–f** Selbständiges Aufsetzen aus Bauchlage zum Langsitz, Tetraplegie C 6/7

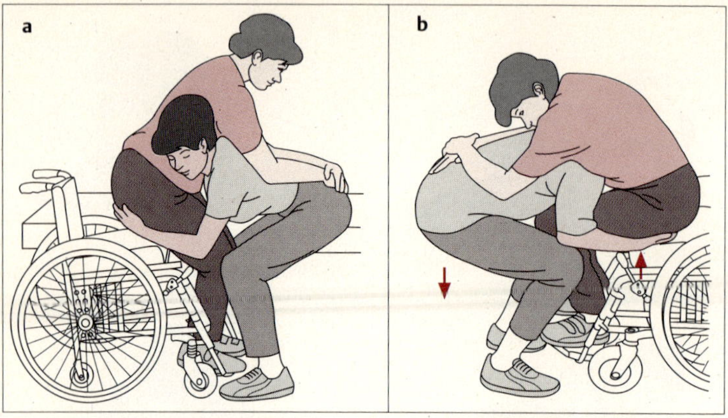

Abb. 2.**23** **a** u. **b** Übersetzen mit einer Hilfsperson über die sog. „Wippe“:
a vom Bett in den Rollstuhl,
b vom Rollstuhl ins Bett

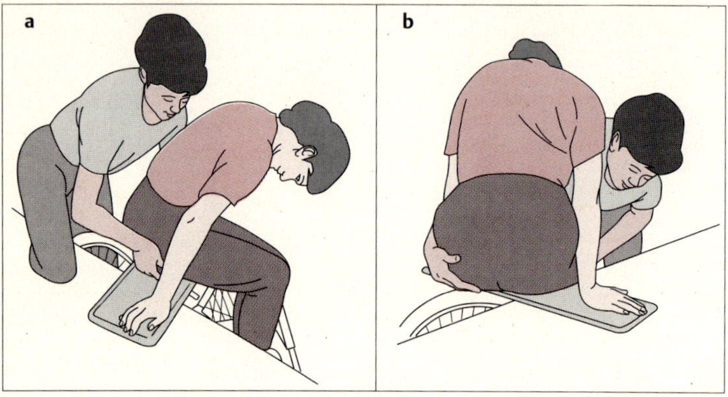

Abb. 2.**24** **a** u. **b** Übersetzen über das Rutschbrett

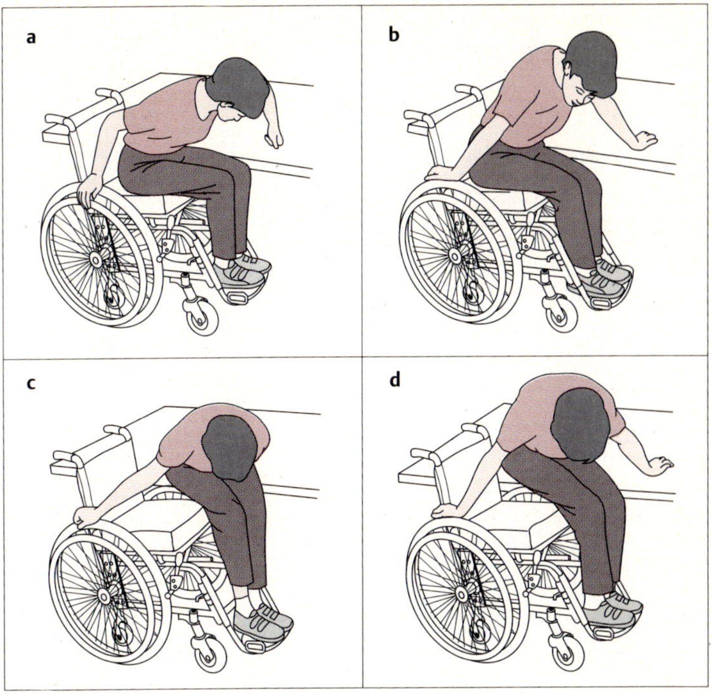

Abb. 2.**25 a–o** Selbständiges Übersetzen (Paraplegie)

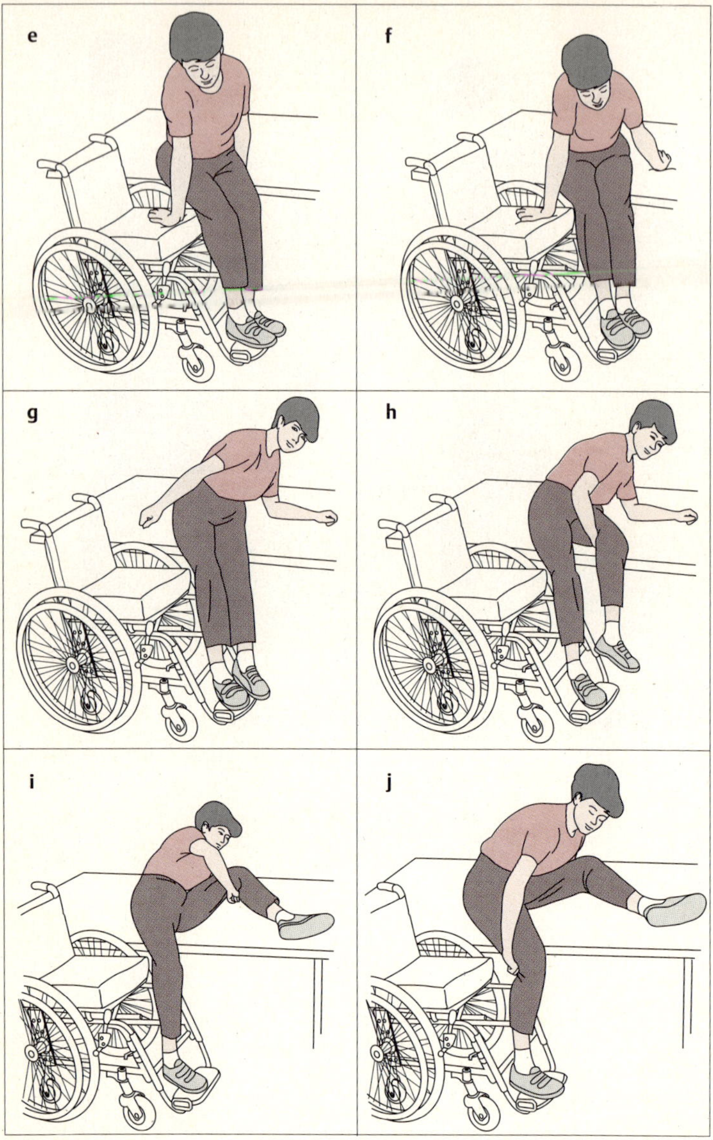

Abb. 2.**25 e–j**

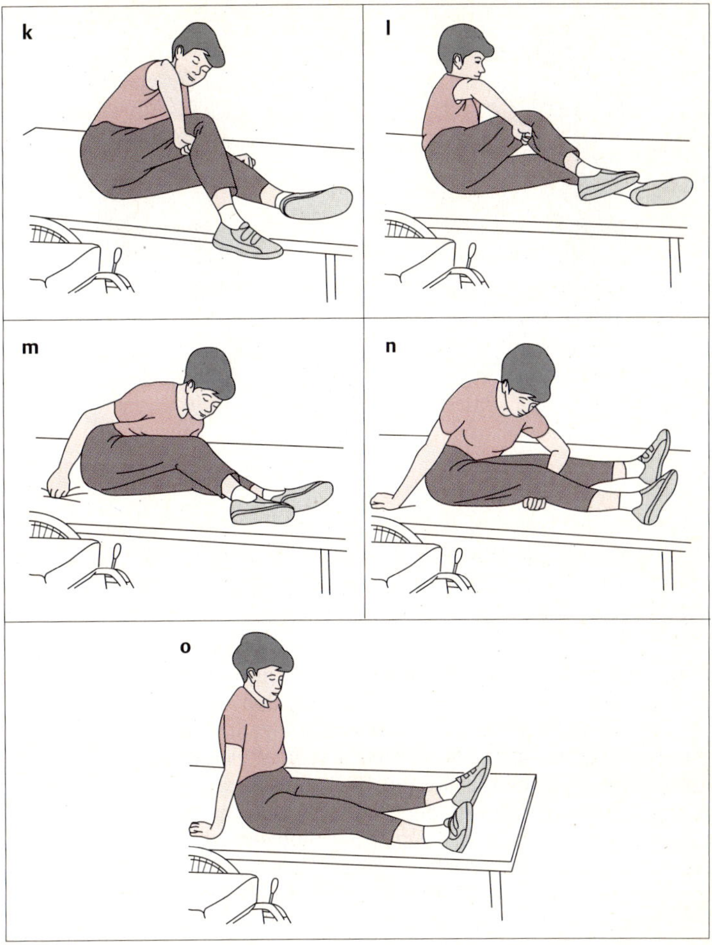

Abb. 2.**25 k–o**

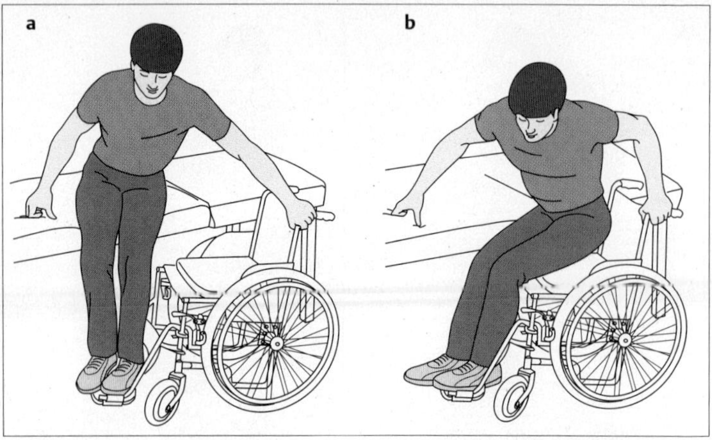

Abb. 2.**26** **a** u. **b** Übersetzen auf höhere Sitzgelegenheiten (Paraplegie)

haben nur wenige Patienten nach der klinischen Entlassung die Hilfsmittel weiter genutzt, teils aus zeitlichen Gründen oder weil sich aus dem Gehtraining im Barren keine Alternative zur Fortbewegung im Rollstuhl entwickelt.

Innerhalb der klinischen Erstrehabilitation muß deshalb sehr sorgfältig mit dem Patienten gemeinsam geklärt werden, ob eine endgültige Versorgung mit Hilfsmitteln geplant und durchgeführt wird. Ist der Patient motiviert, während des klinischen Aufenthaltes regelmäßig zu stehen, und sind entsprechende funktionelle Voraussetzungen für ein Steh- und Gehtraining gegeben, werden Patienten mit Paraplegie zunächst ein Stehtraining auf dem mechanischen Stehgerät durchführen. Für das Stehtraining im Barren werden die Patienten zunächst mit kostengünstigen Proteraschienen (Provisorien) versorgt. Ist der Patient motiviert, während des klinischen Aufenthaltes regelmäßig sein Stehtraining, gegebenenfalls auch ein Gehtraining, durchzuführen, wird die Apparateversorgung erneut abgeklärt.

Patienten mit beginnender aktiver Stabilisation von Hüft- und Kniegelenken und gegebenenfalls beginnender Innervation der Fußmuskulatur, nutzen ihre bedingte Gehfähigkeit, gegebenenfalls unterstützt von Fußhebehilfen für kurze Strecken spontan.

Folgende Hilfsmittel stehen für diese Maßnahmen zur Verfügung:
- elektrohydraulisches Stehgerät (Abb. 2.**28**) bzw. Stehbett,
- mechanische Stehgeräte (Abb. 2.**29** **a** u. **b**),

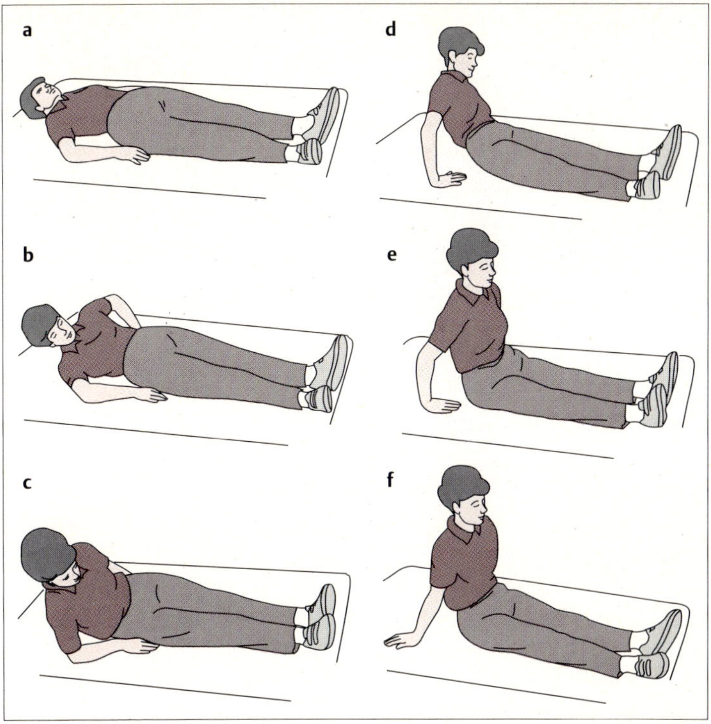

Abb. 2.**27 a–f** Aufsetzen aus Rückenlage zum Langsitz (ohne Innervation der Bauchmuskeln)

- elektrohydraulischer Aufrichterollstuhl,
- Proteraschienen als Provisorien,
- Stützapparate (Abb. 2.**30 a–c**): Oberschenkel-Schienen-Schellen-Apparate mit Schweizer- und Parasperre, Steckgelenken oder Glenzackfeder, die an Kaufschuhe montiert werden können (zusätzlich Gehgurt zur Absicherung des Patienten, Unterarmstützen mit anatomischem Griff oder Versorgung mit Barren),
- gegebenenfalls funktionelle Elektrostimulation (FES).

Folgende Voraussetzungen sind für den Beginn des Steh- bzw. Gehtrainings abzuklären:
- Motivation des Patienten für dieses Training,
- Information des Patienten über Möglichkeiten der Hilfsmittelversorgung,

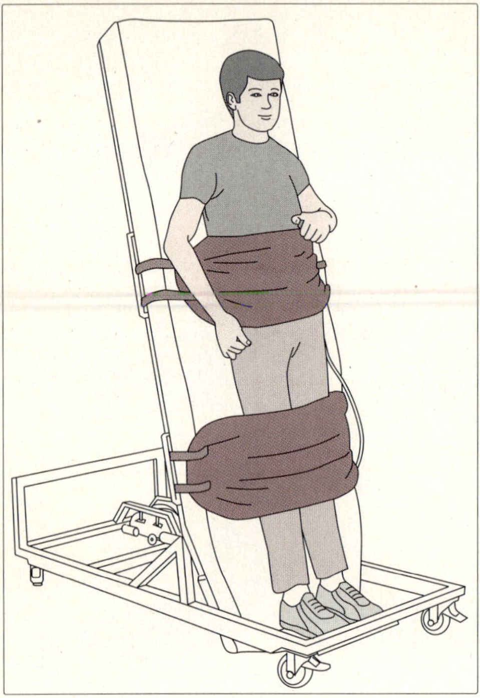

Abb. 2.**28** Stehtraining auf dem elektrohydraulischen Stehgerät

- stabiler Kreislauf,
- intakte Hautverhältnisse,
- Belastbarkeit der langen Röhrenknochen,
- Belastbarkeit aller Körperabschnitte, die bei den Stehübungen beansprucht werden.

Für das Steh- und Gehtraining innerhalb und außerhalb des Barrens zusätzlich:
- gut trainierte Schulter- und Armmuskulatur, die das Hochstemmen des eigenen Körpergewichtes ermöglicht.

❖ **Aufbau des Steh- und Gehtrainings mit Stützapparaten**
Übungsbeispiele:
- Aufstehen aus dem Rollstuhl im Barren (Abb. 2.**31 a – c**).
- Aufbau der Statik im Stand:
  Durch maximale Spannung der Schultergürtelmuskulatur wird das Becken leicht vor die Körperlängsachse geschoben (Kompen-

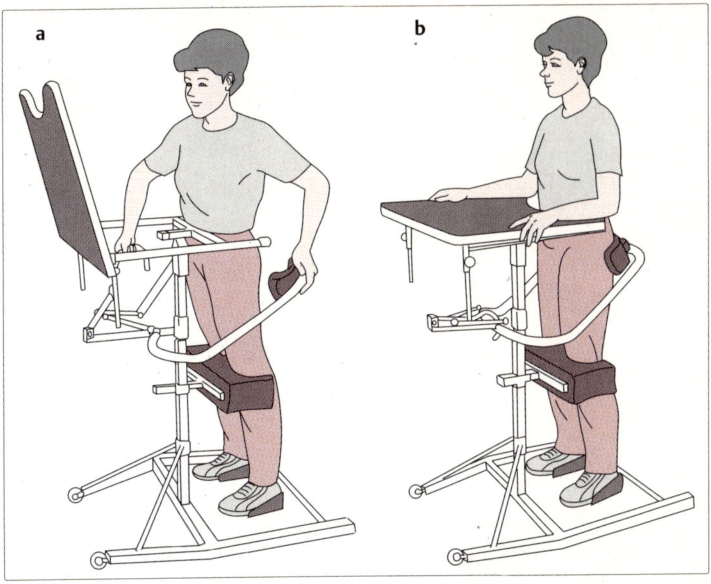

Abb. 2.**29** **a** u. **b** Beispiele für mechanische Stehgeräte

sation des M. glutaeus maximus). Die laterale Stabilisation des Beckens wird u.a. durch den Einsatz des M. latissimus dorsi gewährleistet. Die Längsachse der Füße ist parallel nach vorne gerichtet, die Spurbreite entspricht nahezu dem Abstand beider Hüftgelenke (Adduktoren- oder Rumpfspastik oder Elastizitätsverlust der Hüftmuskulatur erschweren den Aufbau einer korrekten Statik).

- Stabilisierende Übungen im Stand im Sinne von PNF.
- Übungen zur Schulung der Stehbalance (Abb. 2.**32**).
- Dehnübungen für Bauchmuskeln, Hüftbeuger und rückwärtige Beinmuskulatur (Abb. 2.**33**).
- Stemm- und Stützübungen innerhalb des Barrens.
- Schulung der Gangarten innerhalb des Barrens:
  - Zuschwunggang,
  - Durchschwunggang,
  - Vierpunktegang.

Erst wenn die Gangtechniken innerhalb des Barrens exakt und sicher beherrscht werden, sollte mit dem Aufstehen aus dem Rollstuhl und dem Gehtraining außerhalb des Barrens an Unterarmstützen begon-

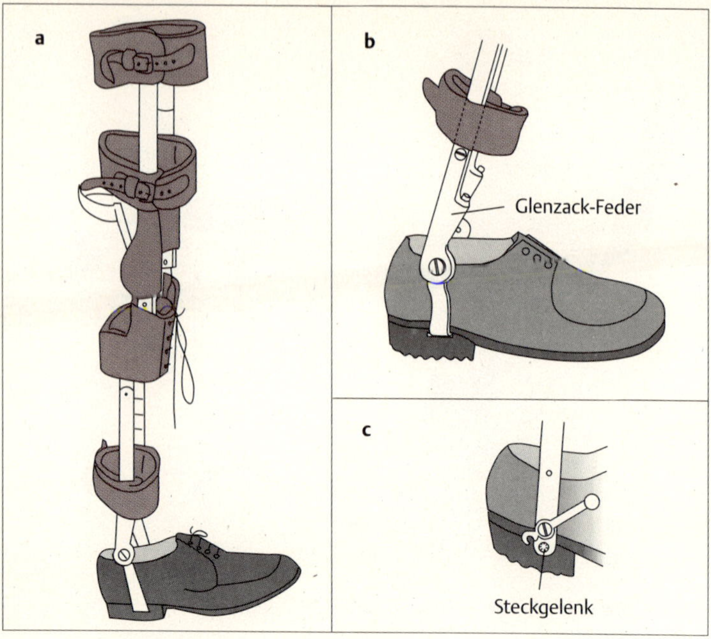
a
b
Glenzack-Feder
c
Steckgelenk

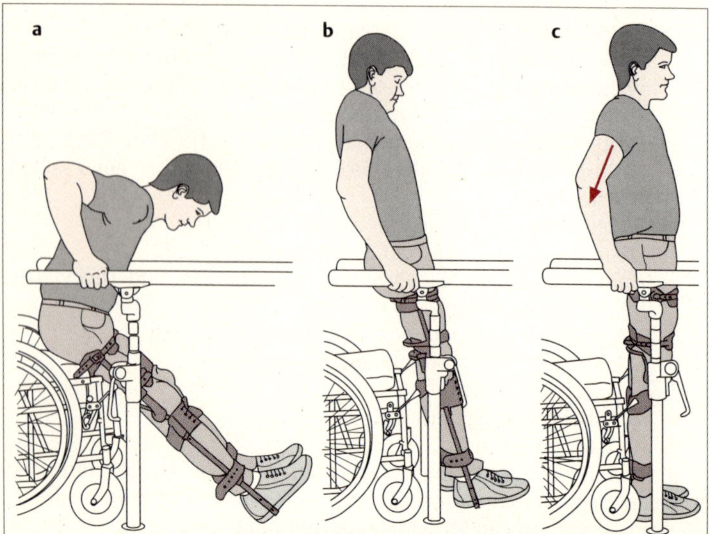
a
b
c

◀ Abb. 2.**30 a** Oberschenkel-Schienen-Schellen-Apparate mit Parasperre, Glenzackfeder; normale Kaufschuhe
b Glenzackfeder mit „Rollabsatz" und Führung durch flache Buchse im Schuhabsatz
c Steckgelenk

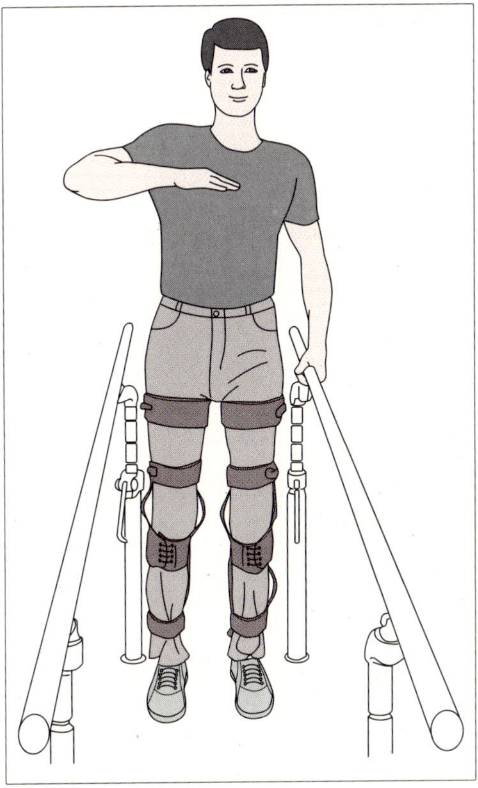

Abb. 2.**32** „Stehbalance" (Th 4)

◀ Abb. 2.**31 a – c** Aufstehen aus dem Rollstuhl im Barren

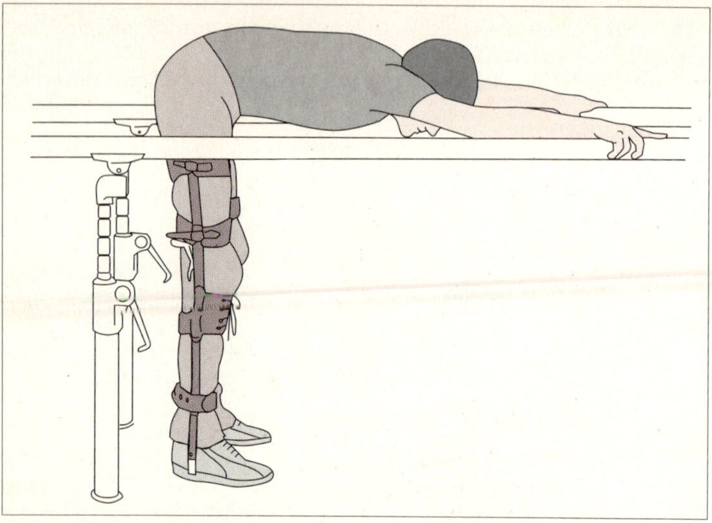

Abb. 2.**33** Dehnübungen im Barren

nen werden; als Übergang erst an einem Holm und einer Unterarmstütze.

Unter Berücksichtigung der Läsionshöhe lassen sich für das Steh- und Gehtraining folgende Ziele setzen:

- C 3/6: Stehtraining auf einem hydraulischen Stehgerät.
- C 7/8 – Th 9: Stehtraining im mechanischen Stehgerät.
- Th 10/12: innerhalb und gegebenenfalls außerhalb des Barrens sind alle Gangarten mit Stützapparaten erlernbar, als Fortbewegungsmöglichkeit jedoch nur sehr begrenzt einzusetzen.
- L 1/2: zusätzliche Innervationen der Hüftbeuger vergrößern die Schrittlänge im Vierpunktegang und ermöglichen gegebenenfalls ein begrenztes Gehvermögen. Besondere Sorgfalt muß auf das Erlernen der Gangtechnik gelegt werden.

■ *Beachte:* Dem primären Einsatz der Bauchmuskeln, verbunden mit dem des M. latissimus, folgt der Einsatz der Hüftbeuger. Zirkumduktion des Spielbeines sowie Flexion und Abduktion des Beckens auf dem Standbein sind zu vermeiden.

- L 3/4: Bei Innervation des M. quadriceps und teilweiser Innervation der Ischiokruralgruppe und der Fußheber, jedoch komplettem Ausfall des M. glutaeus maximus ist die Entscheidung bezüglich der

Hilfsmittelversorgung vom funktionellen Kniebefund und der Kraft der Fußheber abhängig. Die aktive Hüft- und Kniebeugung sowie die aktive Streckung im Kniegelenk verbessern das Gangbild und erweitern die Ausdauer des Patienten beim Gehen an zwei Unterarmstützen (ggf. zusätzliche Versorgung mit Fußhebehilfen erforderlich).

- L 5: Mangelnde bzw. fehlende Fersenablösung während der Abrollphase (Schwäche oder Ausfall des M. triceps surae) charakterisiert das Gangbild. Diese Patienten werden mit zwei Unterarmstützen versorgt, um so über den Einsatz der Rumpfmuskulatur die jeweilige Fersenablösungsphase zu erleichtern.

❖ Entlassungsphase

In der Entlassungsphase wird der Abschluß der klinischen Rehabilitation vorbereitet. Rehabilitativ orientierte Vorgehensweisen in der Planung dieser Phase haben sich, wie folgt, als notwendig und sinnvoll erwiesen:

- Der Entlassungstermin wird, nach vorheriger Absprache mit allen klinischen Diensten, dem Patienten ca. 4 Wochen vor der endgültigen Entlassung durch den Arzt mitgeteilt.
- Angehörige und Freunde werden in den Umgang mit dem Rollstuhl in zumutbare pflegerische Tätigkeiten eingewiesen.
- In Begleitung eines Mitarbeiters des klinischen Teams, später mit Verwandten oder Freunden, werden Stadtbesuche vorbereitet, durchgeführt und nachbesprochen.
- Nach Abklärung der Wohnsituation und weitgehendem Abschluß baulicher Anpassung an die veränderten Gegebenheiten durch die Rollstuhlsituation, werden vor der Entlassung mehrere Wochenendurlaube geplant, durchgeführt und nachbesprochen.
- Gegebenenfalls Abklärung über die Verständigung von Mitarbeitern ortsansässiger Sozialstationen oder von Mitarbeitern des weiterversorgenden Pflegeheimes.

Für den physiotherapeutischen Dienst ergeben sich in der Entlassungsphase folgende zusätzliche Aufgaben:

- die Abschlußdokumentation,
- die Planung nachstationärer physiotherapeutischer Behandlung.

❖ Abschlußdokumentation

Der physiotherapeutische Abschlußbefund dient als Vorlage für den Arztbrief an den Hausarzt sowie als Information an die weiterbehandelnde physiotherapeutische Praxis und verbleibt zum Vergleich in der erstbehandelnden Klinik als Unterlage für künftige ambulante Wiedervorstellungen des Patienten.

Der Abschlußbefund umfaßt:
- den Verlauf der Erstrehabilitation, z.B. durchgeführte Operationen, Verschluß des Tracheostomas, auftretende Komplikationen an Haut oder Organen,
- den neurologischen Befund zum Zeitpunkt der Entlassung:
  - Muskeltest,
  - Reflexstatus,
  - Sensibilitätsstatus,
  - gegebenenfalls Gelenkstatus,
- den funktionellen Status in bezug auf Spontanhaltung und Spontanbewegung in den möglichen Ausgangsstellungen und den selbständigen bzw. unterstützten Bewegungsübergängen einschließlich der Transfers aus und in den Rollstuhl,
- den Stand der Hilfsmittelversorgung,
  z.B. Rollstuhl: mechanischer Rollstuhl: ausgeliefert
  Elektrorollstuhl: Kostengenehmigung liegt vor, Modell bestellt, Auslieferung terminiert,
- die durchgeführten physiotherapeutischen Maßnahmen, z.B.
  - Benennung der neurophysiologischen Maßnahmen,
  - zusätzliche physikalische Maßnahmen,
  - das Steh- bzw. Gehtraining,
  - durchgeführte Disziplinen im klinischen Sport,
- die geplante soziale Wiedereingliederung, z.B. Familie, Beruf, Schule, Umschulung, Heimunterbringung, Versorgung durch Sozialstation,
- die physiotherapeutische Weiterbehandlung, z.B. geplant, Zielsetzung, empfohlene Maßnahmen,
- die Eingliederung in eine RSG (Rollstuhl-Sport-Gemeinschaft) geplant/entfällt.

Planung nachstationärer physiotherapeutischer Behandlung: Gemeinsam mit dem Patienten wird Kontakt zu heimatnahen Praxen aufgenommen.

Da aus jeder Rückenmarkläsion eine bleibende Minderung der menschlichen Fortbewegung resultiert und somit bleibende Mängel in der physiologischen Beanspruchung einzelner Organe sowie des Gesamtorganismus verbunden sind, ist die Planung der ambulanten physiotherapeutischen Weiterbetreuung zu klären.
- Weiterführende Behandlung benötigen Querschnittgelähmte, deren eigenmotorische Funktionen stark gemindert sind, z.B. bei hoher Tetraplegie, bei ausgeprägter funktionell beeinträchtigender Spastik, bei rezidivierenden, reversiblen Schmerzen am Haltungs- und Bewegungsapparat, bei innervations- oder skelettbedingten Haltungsabweichungen oder bei rezidivierenden Atemwegserkrankungen.

Die regelmäßigen ambulanten medizinischen Kontrolluntersuchungen in dem erstbehandelnden Rehabilitationszentrum schließen im allgemeinen eine Wiedervorstellung in der Physiotherapie mit folgenden Fragestellungen ein:

- Hat sich, vergleichend zum Abschlußbefund, der Allgemeinbefund oder der neurologische Status verändert?
- Ergeben sich aus der Veränderung neue therapeutische Konsequenzen, z.B. bei Reinnervationen, bei Progredienz neurologischer Ausfälle (z.B. Auftreten einer Syringomyelie), zunehmender Spastik, neu eingetretenen Beschwerden durch strukturelle Veränderungen oder Schmerzen am Haltungs- und Bewegungsapparat.
- Ist die Hilfsmittelversorgung, z.B. der Rollstuhl, das Stützmieder, die Stehversorgung noch bedarfsentsprechend, sind Reparaturen oder Ersatzbeschaffungen notwendig, oder haben sich spezielle Weiterentwicklungen ergeben, die eine Zusatzversorgung oder eine Veränderung der vorhandenen Hilfsmittel oder eine stationäre Wiederholungsbehandlung erforderlich machen?

2.4 Klinischer Sport

Der klinische Sport ist eine notwendige Maßnahme in der Behandlung von querschnittgelähmten Patienten.

2.4.1 Ziele

- Durch bewährte Sporttechniken werden Funktionen geübt, die die Selbständigkeit und Unabhängigkeit im täglichen Leben verbessern.
- Mit der Durchführung von kleinen Spielen, Sportarten werden persönliche Erfahrungen gemacht und die Sicherheit für den späteren Alltag erworben.
- Die Freude an der Bewegung mit dem Rollstuhl führt dazu, daß Rollstuhlsport auch nach Verlassen der Klinik für den Betreffenden Bedeutung gewonnen hat.
- Durch den Erwerb von Kenntnissen über Sporttechniken und über grundlegende internationale Regeln hat der Patient nach Beendigung der klinischen Rehabilitation gute Voraussetzungen erworben, um nahtlos einem (Behinderten-)Rollstuhlsportverein beizutreten und somit seine erworbene Leistungsfähigkeit zu verbessern.
- Die Sporttherapie findet stets in Gruppen statt, so daß der Patient seine eigene Leistungsfähigkeit im Umgang mit den anderen Gruppenmitgliedern einzuschätzen lernt.
- Im Üben und Trainieren von Sporttechniken, unter Anwendung von Spielformen und kleinen Spielen wird Freude erlebt, Ärger und Unzufriedenheit können abgebaut werden.

2.4.2 Rollstuhl

- *Gesichtspunkte zur Rollstuhlversorgung:* Voraussetzung für die optimale Handhabung des Rollstuhls durch einen Patient ist das „Gerät“ Rollstuhl an sich.

  Folgende Bedingungen, auf den Patienten bezogen, haben sich als sinnvoll erwiesen:

- daß der Patient bereits längere Zeit mit einem klinikeigenen Rollstuhl gewisse Grunderfahrungen erwerben konnte und unterschiedliche Modelle kennengelernt hat,
- daß der Verordnende die Lebensgewohnheiten, die häusliche Situation und die Forderung des Patienten an seinen zukünftigen Rollstuhl kennt,
- daß die körperlichen sowie psychischen Voraussetzungen, wie z.B. Körperform, Lähmungshöhe, Kraft, Gewicht, Mobilität, Motivation, Alter, bei der Rollstuhlwahl einbezogen werden.

Dazu ist es notwendig, aus dem großen Angebot von verschiedenen Rollstuhlherstellern und unterschiedlichsten Rollstuhlmodellen, nach individuellen Gesichtspunkten, mit jedem Patienten seinen für ihn geeigneten Rollstuhl auszuwählen.

Der Rollstuhl erfüllt die Funktion eines Schuhes. Ein Schuh, der nicht paßt, aus dem man z.B. herausrutscht, motiviert nicht zum Laufen (verpuffte Energie). Ein Schuh, der drückt, hat böse Folgen (Dekubitus). Steht man in einem Schuh wie auf Stöckelschuhen (sitzt man im Rollstuhl wie die Erbse auf dem Thron), so ist man in den möglichen Funktionen behindert.

Rollstuhl und Benutzer müssen eine Einheit bilden, um gemeinsame Leistung zu bringen. Klar wird auch, daß eventuell für verschiedene Alltagsfunktionen, wie Aktivitäten im Haushalt, Beruf und Sport, unterschiedliche Rollstühle erforderlich sind.

Grundsätzlich stehen drei Rollstuhlgrundtypen zur Auswahl:
- faltbarer Rahmen (größere Nachrüstungs- und Anpassungsmöglichkeiten, schnell verstaubar) (Abb. 2.**34**, Abb. 2.**35**),
- starrer Rahmen (gute Fahreigenschaften, meist im Sportbereich genutzt) (Abb. 2.**36**),
- Elektrorollstuhl (Abb. 2.**37**)

Beide manuell zu bedienenden Rollstühle bieten individuelle Vor- und Nachteile. Im Sport ist die Wendigkeit und Schnelligkeit des Rollstuhles für die sportliche Leistungsfähigkeit des Patienten ausschlaggebend.

Alle Rollstuhlmodelle, die für Patienten mit Lähmungen geeignet sind, müssen ein Baukastensystem haben, so daß individuelle Anpassungen des Stuhles an den Patienten und nicht umgekehrt erfolgen können.

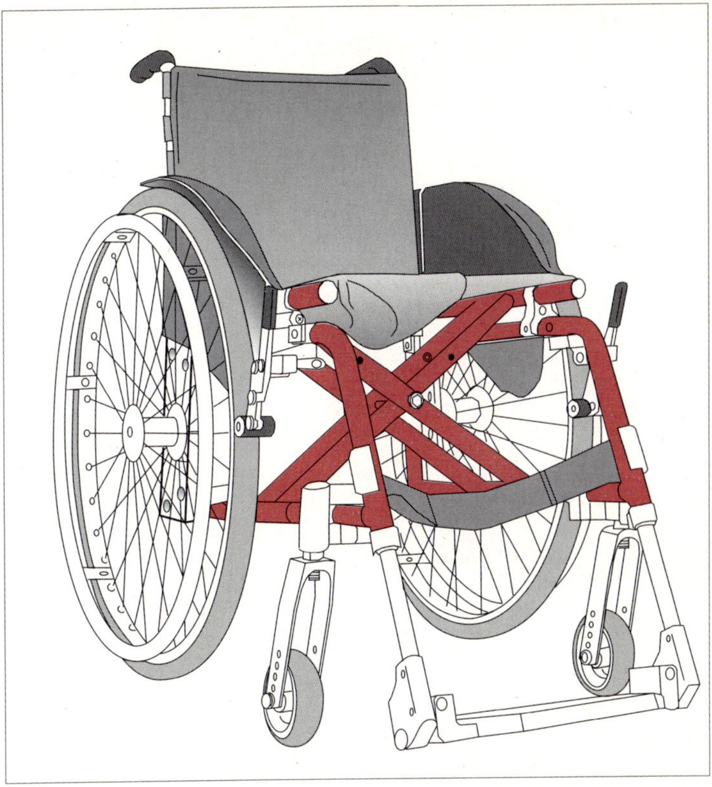

Abb. 2.**34** Faltrollstuhl

Der Elektrorollstuhl findet seinen Einsatz bei Patienten, die Einschränkungen der Armfunktionen aufweisen.

Grundbestandteile eines Rollstuhls, über die es zu entscheiden gilt:

- Sitzbreite (so schmal wie möglich – so breit wie nötig!),
- Sitztiefe (größte Auflage bietet Stabilität, verteilt den Sitzdruck zusätzlich auf die Oberschenkel),
- Sitzkissen (Dekubitusprophylaxe, auf das Kissengewicht achten!),
- Rückenlehnenhöhe (so hoch wie nötig, maximal 3 cm unter dem unteren Schulterblattrand, so tief wie möglich – Armfreiheit!),

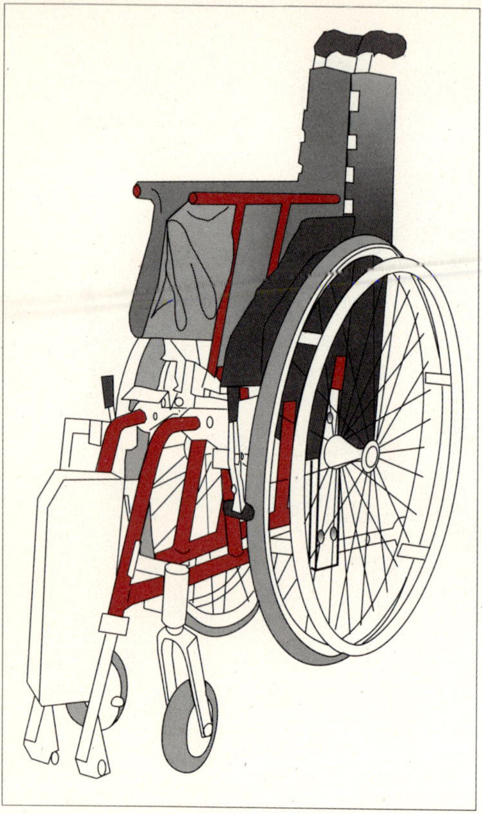

Abb. 2.35 Rollstuhl gefaltet

- Rückenlehnenart (durchgehend oder anpaßbar mit Klettverschlüssen; Schiebegriffe auch wegen seitlicher Stabilität des Benutzers günstig),
- Bespannungsmaterial (wasserabweisend, nicht dehnbar),
- Rahmenlänge (je nach Beinstellung sehr entscheidend, Wendekreis!),
- Achsaufnahme – Lochplatte (nötig für variable Sitzpositionseinstellungen),
- Art der Fußraste (Stellung und Auflage der Füße; ein durchgehendes Fußbrett gibt dem Rollstuhl Stabilität – bessere Fahreigenschaften),
- Seitenteile (für aktive Rollstuhlfahrer hinderlich; Kleiderschutz als Spritzschutz bei schlechten Wetterbedingungen sinnvoll),

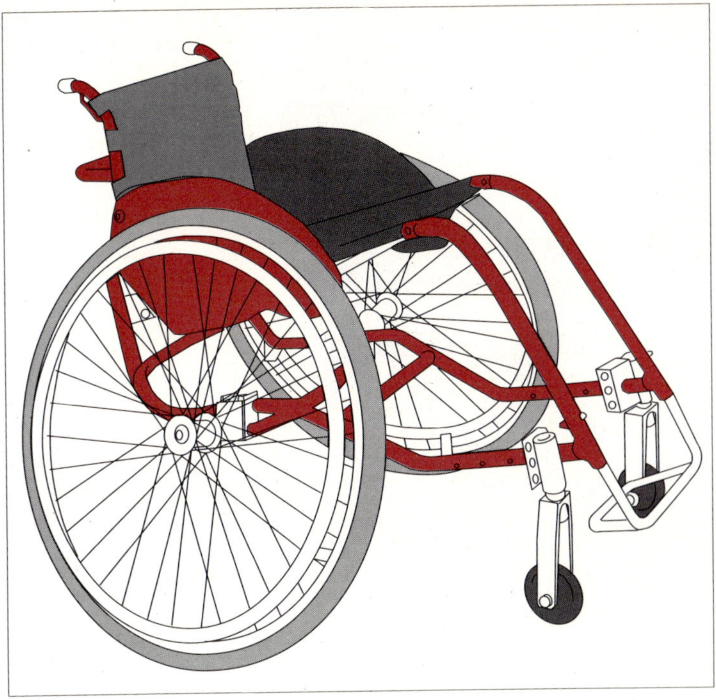

Abb. 2.**36** Rollstuhl mit starrem Rahmen

- Antriebsrad:
  - Durchmesser (24 Zoll Norm, 26 Zoll nur für sportliches Ziel oder bei sehr großen Personen; Nachteil: Tischunterfahrbarkeit, Stauraum!),
  - Bereifung (je schmaler der Reifen und je höher der Luftdruck, desto weniger Reibungswiderstand auf festem Boden),
  - Greifringausführung (auf gute Griffigkeit und geringe Reibung des Materials achten! Das Gewicht allein ist oft nicht ausschlaggebend für eine gute Funktion),
- Lenkrad (Vollgummi oder Luftbereifung – kleiner Durchmesser = wendiger),
- Bremse (bei tetraplegischen Patienten ist auf den möglichst kurzen Bremsweg und eine günstige Winkelstellung bei geschlossener Bremse = Stützauflage der Hand beim Transfer zu achten),

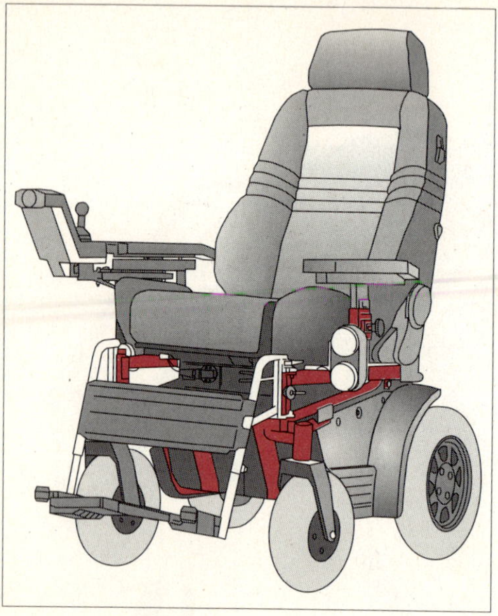

Abb. 2.**37** Elektrorollstuhl mit Recarositz

- Zusatzteile, je nach Notwendigkeit:
  - Steckachsen (für die Hinterräder wichtig, für die Vorderräder nicht zu empfehlen),
  - Speichenschutz,
  - Sicherheitsrad,
  - Ankippbügel,
  - Transitrollen (zwecks Türdurchfahrbarkeit besonders auf Reisen zu empfehlen),
  - Stockhalter (bei gehfähigen Patienten),
  - Beinfixierung,
  - Lumbalknick,
  - winkelverstellbare Rückenlehne,
  - Anbau für Treppensteiggerät.

Bei allen notwendigen Zusatzteilen ist immer ein Augenmerk auf das Gesamtgewicht zu legen, da dieses den ganzen Tag mitbefördert werden muß.

Die Anpassung des Rollstuhls an den Patienten und seine Fähigkeiten muß unbedingt erfolgen und je nach Lernfortschritt innerhalb der Rehabilitation, oft auch noch danach, verändert werden.

Sitzposition im Rollstuhl

Durch die Verbesserung der Rollstuhlmodelle ist es möglich geworden, eine weitgehend physiologische Sitzposition auch für Patienten mit gelähmter Rumpfmuskulatur in einem gut angepaßten Rollstuhl zu erreichen. Die gelähmten Köperabschnitte werden dabei unterstützt, die Lendenwirbelsäule wird passiv aufgerichtet (Abb. 2.**38**, Abb. 2.**39**).

Die aufrechte Körperhaltung ist gebunden an die physiologische Lendenlordose, die mit einer entsprechenden Beckenstellung einhergeht. Diese Grundvoraussetzung, wenn sie beim Patienten gegeben ist, muß das Rollstuhlmodell gewährleisten.

■ *Beachte folgende Forderungen:*
  - Wirbelsäulenschwingung der Lendenwirbelsäule unterstützen,
  - Sitzbeine belasten, Kreuzbein entlasten,
  - Oberschenkel belasten, Kniekehle entlasten,
  - Fußsohlen belasten,
  - Wirbelsäulenaufrichtung: Patienten mit Lähmungen im lumbalen Bereich verfügen über ausreichend motorische Steuerung ihrer aktiven aufrechten Sitzposition. Bei Patienten mit höheren Lähmungen muß der Rumpf hinter das Lot, welches durch die Rollstuhlnabe gefällt wird, verlagert werden, damit die Arme z.B.

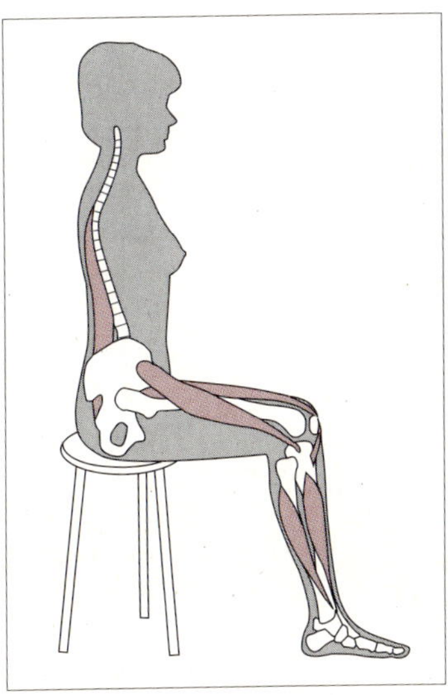

Abb. 2.**38** Sitzposition: richtig

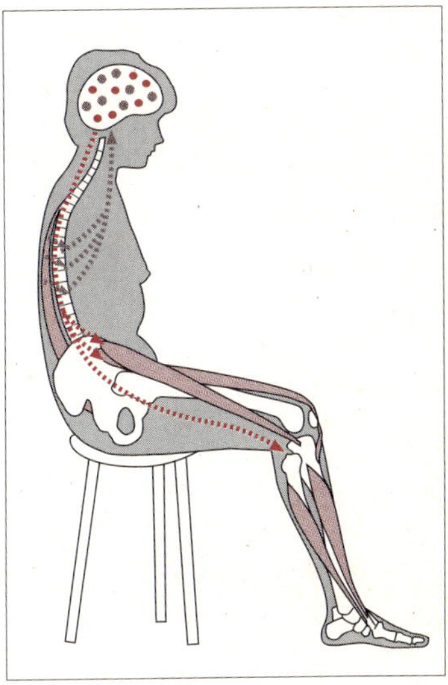

Abb. 2.**39** Sitzposition: falsch

beim Fahren frei eingesetzt werden können und der Rumpf weiterhin aufrecht gehalten wird.
- Beinposition: 90 bis 110 Grad Hüftbeugewinkel, 90 bis 120 Grad Kniebeugewinkel, 0 bis 30 Grad Fußdorsalextension (Abb. 2.**40**, Abb. 2.**41**).

Das Verhältnis der Sitzposition des Patienten zum Greifring des Rollstuhls ist für die Kraftübertragung beim Fahren wichtig.

Jeder Rollstuhlfahrer sollte möglichst bei aufrechtem Sitz beidseits mit den Fingerspitzen unter die Nabe des Hinterrades fassen können. Dieses Prinzip wird dann geändert, wenn der Patient Schwierigkeiten beim Transfer hat. Durch den Mangel an Stützfunktionen der Arme und Schul-

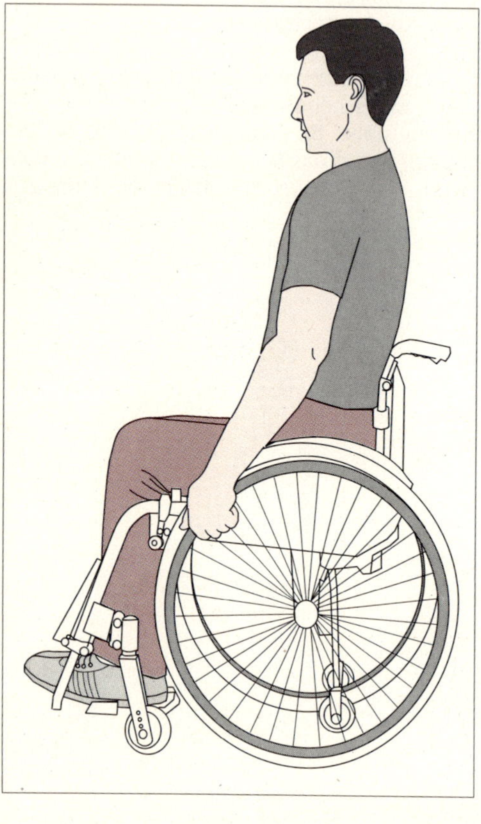

Abb. 2.**40** 90 Grad Sitzposition: lumbale Läsion

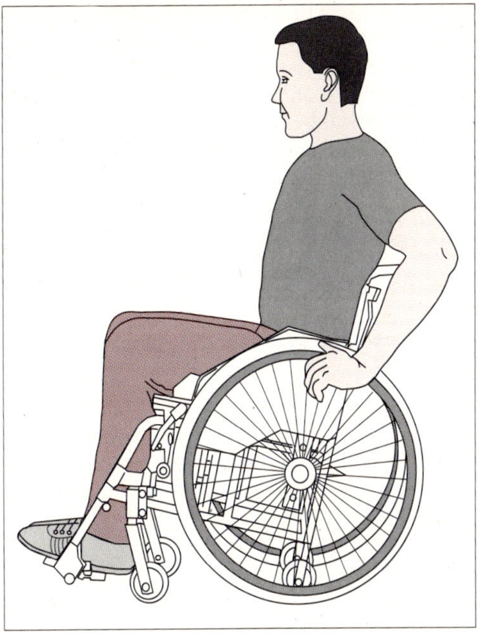

Abb. 2.**41** Gekippte Sitzposition: thorakale oder zervikale Läsion

tern muß zugunsten der selbständigen Transfertechnik eventuell auf die optimale Fahrfunktion im Rollstuhl verzichtet werden.

Dieses Beispiel macht deutlich, daß bei allen Rollstuhleinstellungen immer *gleichzeitig* ein Punkt zum Positiven und einer zum Negativen geändert wird.

2.4.3 Rollstuhltraining

Für jeden querschnittgelähmten Patienten bedeutet der geschickte Umgang mit dem Rollstuhl eine grundsätzliche Erweiterung seiner Selbständigkeit und Unabhängigkeit im täglichen Leben. Die größtmöglichen Fertigkeiten im Rollstuhlumgang legen den Grundstein für die körperliche und damit auch persönliche Freiheit des Behinderten, mit den Anforderungen seiner Umwelt umzugehen.

Das Rollstuhltraining gehört in das Therapieprogramm eines jeden Patienten und beginnt im Rahmen der klinischen Rehabilitation, sobald der Patient ganztägig im Rollstuhl sitzt. Durch gezieltes Üben und Trainieren in der Gruppe wird der Patient in möglichst kurzer Zeit die Handhabung des Rollstuhls erlernen, um sich selbständig und sicher, zunächst in seiner klinischen Umgebung, zu bewegen. Je nach Angebot können die Patienten mit einer Querschnittlähmung ihre erworbenen Fähigkeiten und Fertigkeiten im Umgang mit dem Rollstuhl im Rahmen sportlicher Aktivitäten wie Tischtennis, Basketball, Tennis oder Badminton etc. verwenden und vervollkommnen.

Die Fertigkeiten und die konditionellen Fähigkeiten werden zunächst in der Halle erarbeitet. Um das Können in realen Situationen zu erproben und anzuwenden, wird das Training dann in das freie Gelände verlegt.

•••• Rollstuhltraining bei Patienten mit einer Paraplegie

Fahren mit dem Rollstuhl

Folgende Grundfertigkeiten werden durch das tägliche Rollstuhltraining in abwechslungsreichen Spiel- und Übungsformen vermittelt.

Greiftechnik

Die Hand bildet eine lockere Fauststellung. Der Daumenballen, die gesamte Daumenfläche liegen auf dem Greifring. Das Zeigefingergrundglied liegt seitlich unterhalb des Greifrings. Beide umschließen den Greifring halbkreisförmig wie eine Zange.

Vorwärtsfahren

Die Hände fassen beim ersten Anschub etwa auf die höchsten Punkte der Greifringe, bei darauffolgenden Anschüben jedoch *hinter* die Höhepunkte der Greifringe und bewegen diese nach vorne unten. Danach pendeln die Arme locker zum Ausgangspunkt zurück. Bei seitlicher Betrachtung beschreiben die Arme eine Kreisbewegung. Je nach Schubintensität rollt das Rad schnell aus (Abb. 2.**42 a – d**).

Häufigste Fehler:
- Alle Finger umschließen den kompletten Greifring. Dies bedeutet eine Verletzungsgefahr der Finger an den Anbringungsstreben des Greifrings und verhindert eine Tempobeschleunigung.
- Die Greifringe werden beim ersten Anschub aus dem Stand ohne Körperschwerpunktverlagerung zu weit hinten angefaßt, der Stuhl kippt etwas an.
- Die Greifringe werden festgehalten. Die Rückführung der Arme erfolgt bei schleifendem Kontakt der Hände mit den Greifringen, wodurch die Bewegung abgebremst wird.

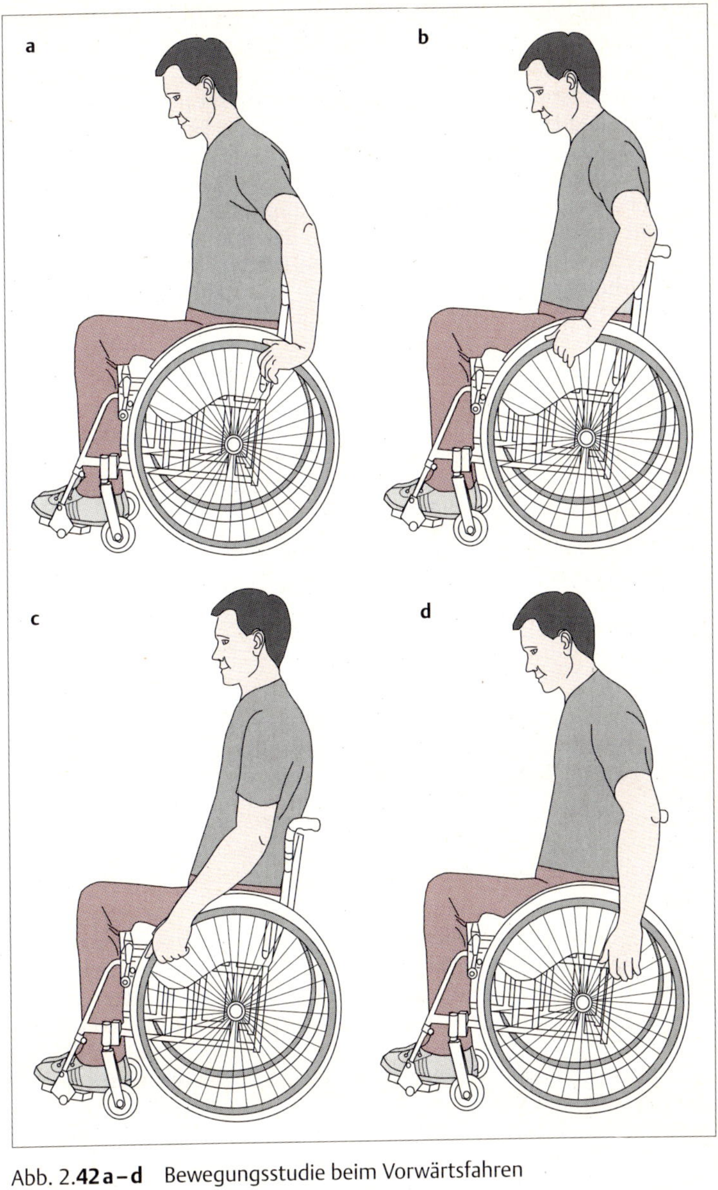

Abb. 2.**42 a–d** Bewegungsstudie beim Vorwärtsfahren

- Der Kraftvektor ist nicht in Richtung Boden gerichtet, sondern endet in einer winkenden Zusatzbewegung. Die Arme werden danach zum Ausgangspunkt über die Greifringe getragen.
- Die Arme beschreiben keine dynamische Kreisbewegung, der M. trapezius und M. levator scapulae erhalten dabei keine Entspannungsphase, was zur schnellen Ermüdung der Arme und Schultern führt.
- Der maximale Anschubweg sowie die Kraftübertragung werden nicht genutzt, dadurch ist eine hohe Greiffrequenz notwendig.
- Nicht nur die Schulterpartie, sondern der gesamte Oberkörper wird in die Bewegung mit einbezogen. Dabei entsteht an den Vorderrädern ein erhöhter Reibungswiderstand, der zu einem Geschwindigkeitsverlust führt.

Rückwärtsfahren

Die Hände fassen beim ersten Anschub etwa auf die höchsten Punkte der Greifringe, bei darauffolgenden Anschüben jedoch *vor* die höchsten Punkte der Greifringe und bewegen diese nach hinten unten bis zur maximal gestreckten Armstellung.

Häufigster Fehler:

Das Oberkörpergewicht wird nach vorne verlagert. Dadurch wird das Einhalten einer geradlinigen Rückwärtsbewegung verhindert.

Dynamischer Wechsel der Fahrtrichtung

Der Wechsel der Bewegungsrichtung erfordert eine mehr oder weniger starke Oberkörpergewichtsverlagerung vor einem Abbremsen der Bewegungsrichtung durch die Hände am Greifring.

Beim Wechsel vom Vorwärts- zum Rückwärtsfahren ist dies nicht so entscheidend, da bei Verlust der Körperbeherrschung die Oberschenkel als Abstützfläche genutzt werden können und der Rollstuhl nicht kippen kann.

Anders jedoch in der Gegenrichtung. Deshalb muß der Richtungswechsel vom Rückwärts- zum Vorwärtsfahren oder das abrupte Stehenbleiben aus der Rückwärtsbewegung besonders geschult werden:
- solange der Patient noch wenig Reaktionsfähigkeit und Beweglichkeit besitzt,
- wenn der Rollstuhl mit großem Neigungswinkel eingestellt ist und leicht ankippt,
- wenn durch äußere oder innere Stabilisatoren (Mieder, Korsett oder langstreckige Fixateure) dem Patienten die Kompensationsmöglichkeit, den Oberkörper miteinzubeziehen, genommen wurde.

Adäquates Schreckverhalten ist eine Grundvoraussetzung, um als Rollstuhlfahrer zum Beispiel an Ballspielen teilzunehmen.

Drehen auf der Stelle

Beide Räder werden gegensinnig bewegt, oder ein Rad wird festgehalten und das andere Rad wird bewegt.

Drehen aus der Fahrt

Eine ökonomische Technik wird nur erreicht, wenn der Patient lernt, spontan Kopf, Schulter und Rumpf in die Bewegungsrichtung miteinzubeziehen.

Das kurvenseitige Rad wird durch eine gleitende Bewegung der Hand etwas abgebremst, dann zurückgezogen, bevor nach erfolgter Drehung der zweite Arm wieder miteingesetzt wird. Die Fahrgeschwindigkeit wird hierbei nur geringfügig vermindert, man nimmt den Schwung mit in die Bewegung und spart somit Kraft.

Slalom

Hierbei gelten die gleichen Kriterien wie beim Drehen aus der Fahrt. Die Drehung kann immer erst dann erfolgen, wenn die Nabe des Hinterrades bereits am Hindernis vorbei ist. Dies ist notwendig, um das Hindernis nicht umzufahren, da das Rad auf dem tiefsten Punkt dreht.

Einhändiges Fahren

- Eine Hand bewegt abwechselnd den rechten und linken Greifring,
- eine Hand bewegt ausschließlich den gleichseitigen Greifring.
  Die Körpergewichtsverlagerung auf eben diese Seite und der genutzte Anschubweg bestimmen die Fahrtrichtung (nach vorne unten – Fahrtrichtung zur gleichen Seite, von hinten nach vorne – Fahrtrichtung zur Gegenseite).

Kippen auf die Hinterräder

Zunächst wird probiert, durch eine kurze, ruckhafte Gewichtsverlagerung nach hinten den Stuhl zum Ankippen zu bekommen. Diese Bewegung wird dann durch eine dosierte Vorwärtsbewegung der Greifringe nach vorne, bei gleichzeitiger Oberkörperverlagerung nach hinten, unterstützt. Die Hände greifen dabei hinter den höchsten Punkt der Greifringe. Heben die Vorderräder ab, so muß umgehend der Kopf wieder nach vorn genommen werden, das Rad rollt vorwärts und die Hände gleiten zu den höchsten Punkten der Greifringe. Die Arme können von dort aus jede nötige Bewegung sofort einleiten. Die Greifringe müssen zum Balancieren auf zwei Rädern ständig leicht bewegt werden.

Senken sich die Vorderräder, so muß das Rad (schnell) vorwärts angeschoben werden. Die Hände gleiten entlang der Greifringe immer sofort zurück zu den höchsten Punkten. Steigen die Vorderräder zu hoch, so fällt man nach hinten um. Dies wird durch das schnelle Zurückziehen der Räder und die Gewichtsverlagerung des Oberkörpers bzw. des Kopfes nach vorne verhindert.

Häufigste Fehler:
- Die Räder, die Greifringe werden festgehalten (Geländerfunktion) und der Stuhl kippt um,
- die Oberkörperrücklage erfolgt nicht kurz vor dem Anschub zum Ankippen,
- der Krafteinsatz ist zu gering, und die gewünschte Bewegung kommt nicht zustande,
- der Krafteinsatz ist zu groß und die Bewegung kann nicht entsprechend gesteuert werden.

Methodischer Weg:
- Kippen mit Therapeut als Sicherheit.
  Der Therapeut hält den Rollstuhl nicht an den Schiebegriffen, sondern vermittelt dem Patienten seine geleistete Unterstützung, indem er die Schultern umgreift. Durch seine Fechterschrittstellung hinter dem Rollstuhl kann er bei plötzlichem Umkippen den Patienten abfangen. Der mit seiner Rückenlehne auf den Oberschenkel des Therapeuten gefallene Patient kann durch die freien Hände des Therapeuten an den Rollstuhlschiebegriffen wieder aufgerichtet werden (Abb. 2.**43**).
- Kippen auf einer Matte: Hierbei wird zwar der nötige Kraftaufwand größer, der Rollstuhl reagiert aber träger und der Übende hat mehr Zeit, sich anzupassen und zu reagieren;
- gekippt fahren auf ebenem Boden,
- gekippt drehen,
- Ankippen aus der Fahrt,
- eine schnelle Fahrt durch Ankippen und gekipptes Drehen abbremsen,
- gekipptes Fahren auf unebenem Boden,
- gekippt die Schräge bzw. einen Berg abwärtsfahren.

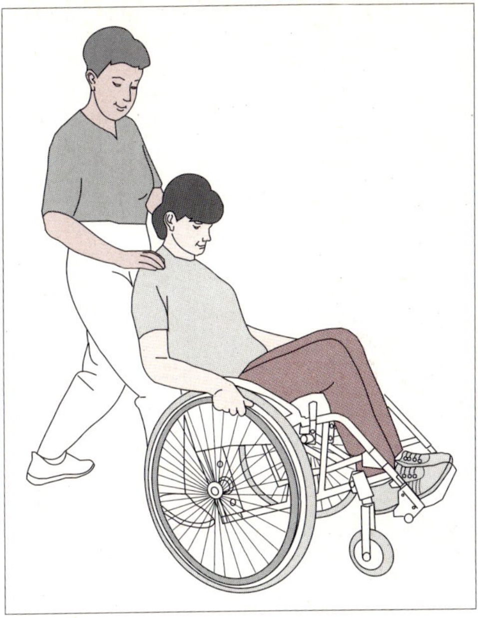

Abb. 2.**43** Erlernen des Kippens mit Therapeut

Bewältigung von Hindernissen

Schräge – Berg

Das Üben an der Schräge hat zum Ziel, einen Berg sicher zu bewältigen. Beim gekippten Abwärtsfahren kann der Rollstuhlfahrer das eigene Gleichgewicht sicherer beherrschen und das Tempo besser dosieren.

Bergauffahren:

Die Schräge wird möglichst schwunghaft angefahren. Dabei wird das Oberkörpergewicht zum Überwinden des Ansatzes der Rampe nach hinten verlagert, dann muß auf der Schräge das Körpergewicht (Kopf –Schulter), je nach Läsion auch der Rumpf, nach vorne verlagert werden. Die Kraftübertragung erfolgt durch schnelle, kurze Schübe im vorderen Drittel der Greifringe (Abb. 2.**44**).

Beim Bergabfahren mit gekipptem Rollstuhl gleiten die Greifringe durch die Hände. Je nach Sicherheit des Übenden werden die Räder mehr oder weniger stark gebremst (Abb. 2.**45**).

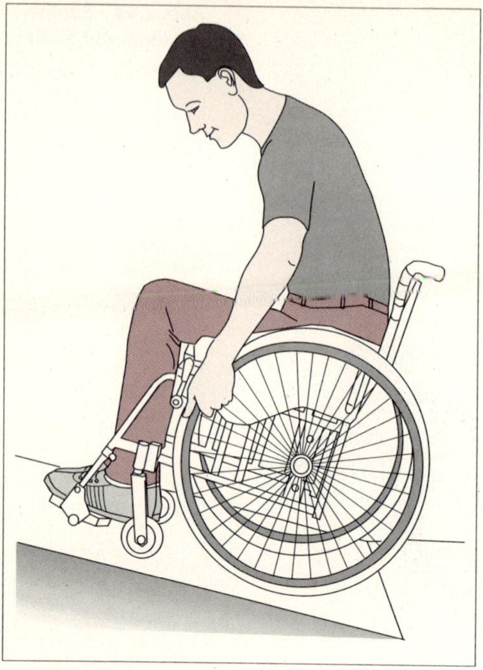

Abb. 2.44 Bergauffahren an der Rampe

Häufigste Fehler beim Aufwärtsfahren:
- Es wird keine Anlaufphase genutzt,
- die nötige Kopf-Schulter-Einbeziehung erfolgt zu langsam,
- die Greifringe werden zu weit hinten gefaßt, dadurch heben die Vorderräder ab und es besteht die Gefahr, daß der Übende nach hinten umkippt.

Häufigste Fehler beim gekippten Abwärtsfahren:
- Der Oberkörper verliert den Kontakt zur Rückenlehne,
- der Stuhl wird zu wenig angekippt,
- der Stuhl wird abrupt abgebremst, der Patient verliert die Balance (der Therapeut sichert den Patienten beim Üben von hinten ab).

Stufe – Bordstein

a) Stufe vorwärts hinauf
   Knapp vor der Stufe wird angekippt, die Vorderräder werden auf der Stufe aufgesetzt. Der Oberkörper wird nach vorne gelegt und die im

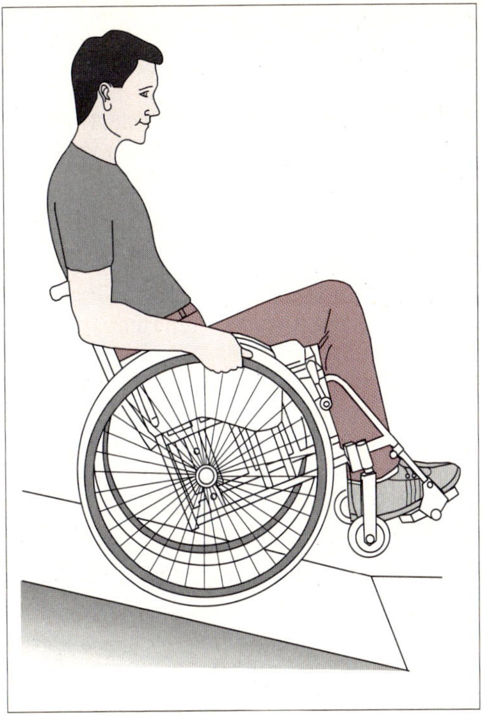

Abb. 2.**45** Bergabfahren an der Rampe

vorderen Greifringdrittel zufassenden Hände drücken symmetrisch nach vorne unten. Die Hinterräder rollen dabei auf die Stufe hinauf. Der Übende richtet sich sofort wieder auf. Der Therapeut kann beim Gewichtswechsel vom Hinter- zum Vorderrad an den Schiebegriffen Unterstützung leisten. Kräftesparender ist es, den gesamten Bewegungsablauf aus der Fahrt durchzuführen.

Häufigste Fehler:
- Die Stufe wird zu schnell, unkoordiniert oder gar schräg angefahren,
- es wird keine Anlaufphase genutzt,
- die nötige Kopf-Schulter-Einbeziehung erfolgt zu langsam,
- das Kippen aus der Fahrt wird zu früh oder zu spät begonnen,
- die Hindernishöhe wird beim Ankippen aus der Fahrt nicht richtig einkalkuliert,
- die Rumpfvorlage erfolgt zu spät,
- die Hände sind zu weit hinten am Greifring,
- der Oberkörper fällt ohne Kraftübertragung auf die Arme nach vorne.

b) Stufe vorwärts abwärts
Der Übende steht gekippt vorwärts zur Stufe. Die Greifringe gleiten langsam bremsend durch die Hände, die Räder rutschen an der Stufenkante abwärts. Während des Abwärtsrutschens wird der Rollstuhl in der gekippten Stellung gehalten. Nach dem Aufsetzen der Hinterräder auf dem neuen Niveau erfolgt gezielt das Aufsetzen der Vorderräder, indem der Patient den Kopf nach vorne nimmt.

Häufigste Fehler:
- Die Stufe wird schräg angefahren.
- Der Bewegungsablauf ist nicht gesteuert, der Übende hüpft sozusagen auf allen vier Rädern hinunter und kommt durch den Aufschlag in Rumpfvorlage, wodurch er die Sitzposition verlieren kann.
- Der Übende ist verkrampft und läßt die Greifringe nicht durch die Hände gleiten. Er kippt dadurch mit dem Rollstuhl nach vorne über (Abb. 2.**46 a – d**).

Das Abwärtsfahren kleiner Schwellen kann ohne Ankippen bei Körperrücklage auch zunächst auf die Vorderräder und danach auf die Hinterräder erfolgen. Die hierbei zu überwindende Schwellenhöhe ist vom Abstand der Fußraste zum Boden abhängig.

c) Stufe rückwärts abwärts
Der Übende steht rückwärts zur Stufe. Der Oberkörper wird beim Anfahren fast auf die Oberschenkel gelegt und die Greifringe gleiten langsam bremsend nach hinten durch die Hände, während zunächst die großen, später die kleinen Räder die Stufenkante hinabrutschen.

Häufigster Fehler:
- zu wenig Oberkörpervorlage.

Überwinden von Treppen

Mit dem Treppauf- bzw. Treppabwärtsfahren im Rollstuhl mit und ohne Hilfe soll der Patient vertraut gemacht werden. Dies befähigt ihn, mobiler zu sein und bei Bedarf Helfer anleiten zu können.

Instruktion für Hilfspersonen

a) Treppe aufwärts
Der Rollstuhl wird rücklings gekippt die Stufen hinaufgezogen. Eine Hilfsperson zieht den Rollstuhl an den Rückengriffen. Die Beine der Hilfsperson sind auf zwei Stufen gestellt. Besonders zu beachten ist, daß der Rücken des Helfers während des gesamten Bewegungsablaufs gerade gehalten werden muß. Die Bewegung kommt aus den Beinen! Es ist eine Erleichterung, wenn nicht aus dem vollen Stillstand, sondern mit einer Schwungphase von z. B. nur 1 cm gearbeitet

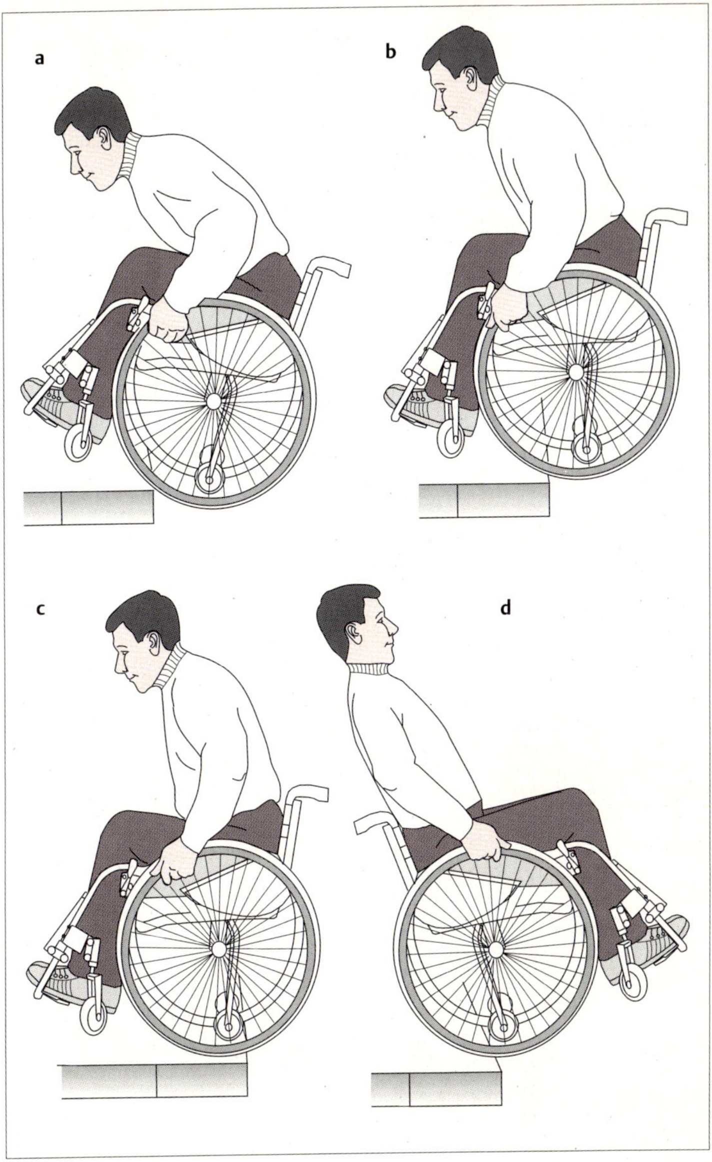

Abb. 2.**46 a – d** Bewegungsstudie beim Überwinden der Stufe hoch u. runter

wird. Unterstützt wird die Aufwärtsbewegung durch die Mithilfe des Patienten. Dieser zieht die Greifringe von Hüfthöhe nach hinten unten zurück.

Steht eine zweite Hilfsperson zur Verfügung, so befindet diese sich fußwärts am Rollstuhl. Ihre Aufgabe besteht ausschließlich im Gegenhalten, Erzeugen von Reibung zwischen Rad und Stufe sowie dem Absichern, nie jedoch im Heben (Abb. 2.**47**). Wichtig ist, daß der zweite Helfer durch seinen Halt den Kippwinkel des Rollstuhls nicht verändert, dies würde eine unnötige Erschwernis für den ersten Helfer bedeuten.

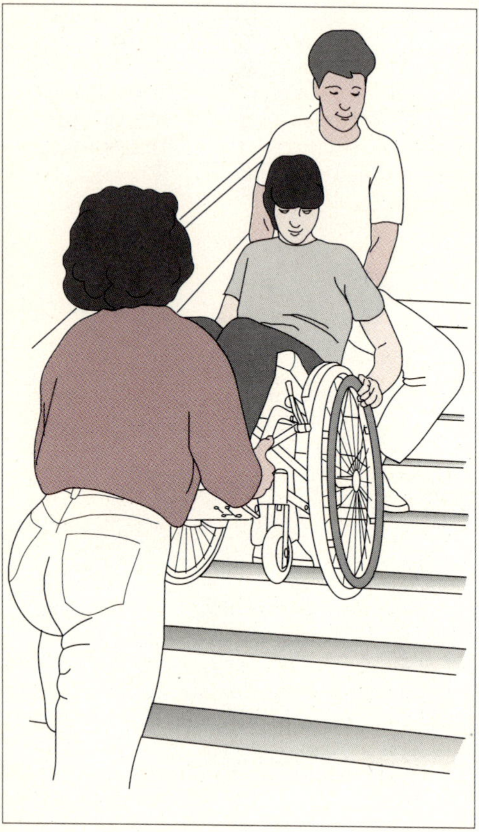

Abb. 2.**47** Treppe aufwärts mit zwei Hilfspersonen

b) Treppe abwärts
   - vorwärts
     Siehe unter Treppe aufwärts. Die Hilfsperson läßt den Rollstuhl an den Schiebegriffen Stufe um Stufe abwärts. Der Rollstuhlfahrer unterstützt dies durch leichtes Abbremsen. Sofern eine zweite Hilfsperson zur Verfügung steht, sichert diese den Rollstuhl ohne anzuheben vorne ab.
   - rückwärts
     Siehe Stufe rückwärts abwärts, die Hilfsperson bremst den Rollstuhl an den Schiebegriffen ab.

Selbständiges Treppenfahren

a) Treppe mit Geländer rückwärts abwärts
   Der Übende rollt selbständig rückwärts an die Treppenstufe. Eine Hand wird weit vorne am Geländer angesetzt. Die zweite Hand befindet sich am Greifring. Der Oberkörper wird weit nach vorne gelegt. Die am Greifring befindliche Hand leitet die Rückwärtsbewegung ein, während die am Geländer befindliche Hand langsam nachrutscht. Der Rollstuhl schlägt mit den Fußrasten auf und rollt Stufe für Stufe abwärts (Abb. 2.**48**).

Häufigster Fehler:

Bei zu verkrampftem Halten am Geländer kann der Patient langsam den Kontakt zum Rollstuhl verlieren.

b) Treppenstufen ohne Geländer vorwärts abwärts
   Diese Technik ist besonders für 2 bis 5 Stufen vor Hauseingängen notwendig. Der Übende fährt gekippt die Stufen an und läßt den Rollstuhl am Greifring durch die Hände gleitend abwärts (siehe Stufe vorwärts abwärts). Je nach Tiefe der Stufen kann auf jeder Stufe durch Zurückziehen des Rades haltgemacht werden. Bei schmalen Stufen nimmt das Tempo von Stufe zu Stufe zu. Daher wird die Anzahl der zu überwinden möglichen Stufen begrenzt.
c) Treppe mit Geländer rückwärts aufwärts
   Diese Technik ist recht schwer und wird daher meist nur von Patienten mit guter Rumpffunktion beherrscht.
   Man fährt rückwärts an die Treppe heran, kippt an und hält sich mit einer Hand weit oben am Geländer fest. Die zweite Hand greift überkreuz an den Greifring der Geländerseite und zieht diesen, gleichzeitig mit dem Zug am Geländer, zurück (Abb. 2.**49**). Bei dieser kraftaufwendigen Technik muß immer gleichzeitig die Körperbalance gehalten werden. Je nach Stufentiefe steht der Rollstuhl nur genau auf der Stufenkante auf und ist beim Nachgreifen schlecht zu fixieren.

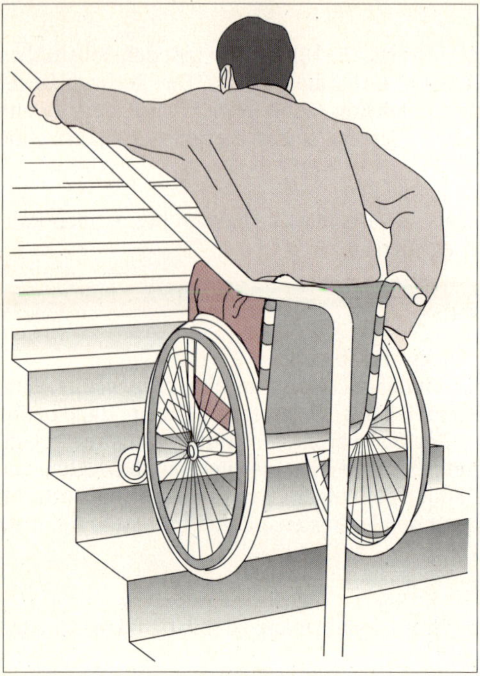

Abb. 2.**48** Treppe mit Geländer selbständig abwärts

d) Treppe auf dem Gesäß aufwärts – abwärts
Voraussetzung hierzu ist der Transfer Boden – Rollstuhl (siehe unter „Transfer Boden – Rollstuhl").
Man setzt sich auf die Stufen, verlagert das Körpergewicht nach vorne über die Füße und stemmt das Gesäß auf die nächste Stufe hoch. Dabei ist ein Arm auf der Stufe, auf der man sitzt, und der andere auf der nächsthöheren Stufe. Danach stellt man die Beine nach. Wird der Rollstuhl dabei mitgezogen, legt man diesen rückwärts auf die Stufen und zieht ihn an den Schiebegriffen nach.
Je nach Modell muß man dabei die Bremsen schließen oder den Stuhl sogar umgekehrt legen, damit dieser einen Halt auf den Stufen findet und nicht wegrutscht.
Die gleiche Technik wird für das Überwinden der Treppe abwärts benutzt.

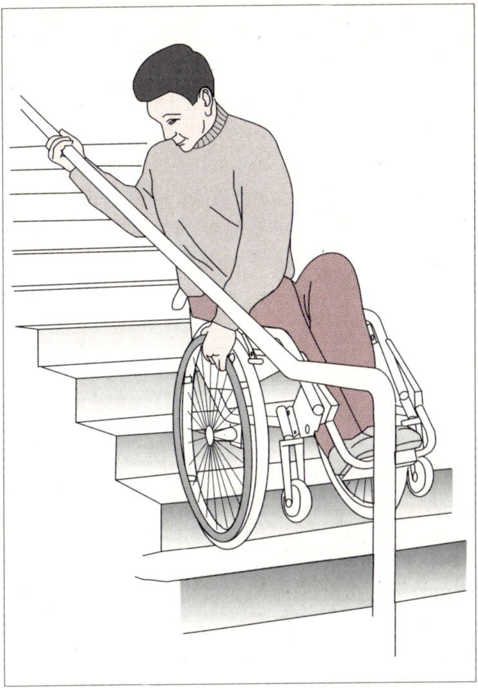

Abb. 2.**49** Treppe mit Geländer selbständig aufwärts

Fahren im freien Gelände

Mit dem Fahren im freien Gelände werden die in der Halle erworbenen Fähigkeiten in reale Situationen umgesetzt. Je nach örtlichen Gegebenheiten sollten geübt werden:

- Fahren auf unterschiedlichem und unebenem, auch unbefestigtem Boden,
- Überqueren von Straßen mit Bordsteinen,
- Bergauffahren und gekipptes Bergabfahren,
- Benutzung von öffentlichen Verkehrsmitteln,
- Rolltreppe: Der Rollstuhlfahrer fährt vorwärts hinauf und wird von den steigenden Stufen in eine gekippte Position gebracht. Beim Abwärtsfahren steht er mit dem Rücken in Fahrtrichtung. Wichtig ist die Oberkörpervorlage, sobald der Stuhl in die gekippte Position gebracht wird und eine gute Fixation rechts und links am Laufband. Hilfspersonen können den Rollstuhl an den Schiebegriffen abstützen.

Fallen aus dem Rollstuhl

Wer sich aktiv mit seinem Rollstuhl bewegt, wird in die Situation kommen, aus dem Rollstuhl zu fallen.

Rückwärts umkippen

Sofern man fast darauf gefaßt ist und das Gleichgewicht rückwärts verliert, ist es eventuell noch möglich, sich mit einem Arm seitlich am Boden abzustützen und sich wieder in die Ausgangsstellung zurückzudrücken (Abb. 2.**50**, Abb. 2.**51**).

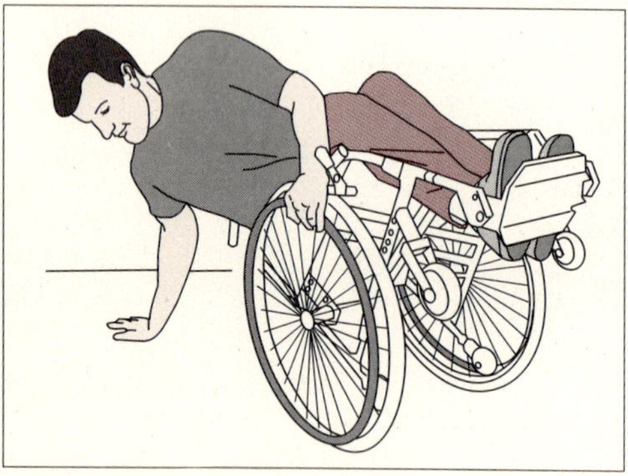

Abb. 2.**50** Patient mit Paraplegie rückwärts umgekippt

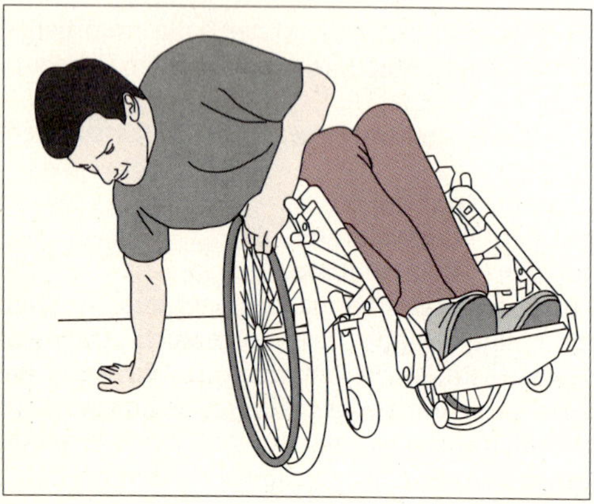

Abb. 2.**51** Beim Hochziehen

Diese Technik ist, wenn sie beherrscht werden soll, u. a. von den Proportionen und der Wirbelsäulenmobilität des Patienten abhängig.

Richtig rückwärts umfallen

Dies muß zur Sicherheit des Patienten und zum Abbau von Ängsten vor einem Sturz ebenfalls geübt werden.

Im Fallen gilt es, die Schultern und den Kopf einzurollen. So wird der Kopf vor dem harten Aufprall geschützt. Zusätzlich sollte versucht werden, einen Arm zwischen Oberkörper und Oberschenkel zu legen, um damit die zum Gesicht fallenden Knie abzubremsen.

Richtig vorwärts herausfallen

Diese Technik kann schwer simuliert werden, kommt jedoch in der Praxis durch Blockieren, z. B. eines der Vorderräder, sehr schnell vor.

In voller Fahrt bleibt das Vorderrad an einem Hindernis hängen. Der Übende verliert das Gleichgewicht, kippt nach vorne auf die Fußrasten und durch das Momentum der Fahrt stürzt er aus dem Stuhl. Nun ist es wichtig, sich auf beide, fast gestreckte Arme abzufangen und möglichst den Körper seitlich auf das Gesäß abzurollen. Nur so kann eine Verletzung der Kniescheibe vermieden werden.

Geübt werden kann so etwas an einer festen Matte, in dem man mit voller Geschwindigkeit und ohne anzukippen auf diese zufährt.

Transfer Boden – Rollstuhl

Einstieg rückwärts hoch in den Rollstuhl (Abb. 2.**52**)

Aus dem Langsitz oder mit gebeugten Beinen rückwärts zum Rollstuhl am Boden sitzend. Der Übende stützt sich mit einer Hand auf der Bremse und der anderen Hand am Rahmen der Fußraste ab. Nun gilt es, sich gerade hochzustemmen, ohne den Oberkörper nach vorne zu verlagern. Ist die Armlänge erschöpft und die zu erreichende Höhe noch nicht erlangt, muß der Oberkörper kurz nach hinten auf die Sitzfläche abgelegt werden. Die Hand, die sich am Rahmen der Fußraste abgestützt hatte, greift auf die Sitzfläche um. Der Oberkörper wird nach vorne gedrückt und wird nun erneut nach oben hochgestemmt. Durch das Einrollen des Kopfes nach vorne wird das Gesäß (Wippe) gehoben und nach hinten auf den Sitz gedrückt.

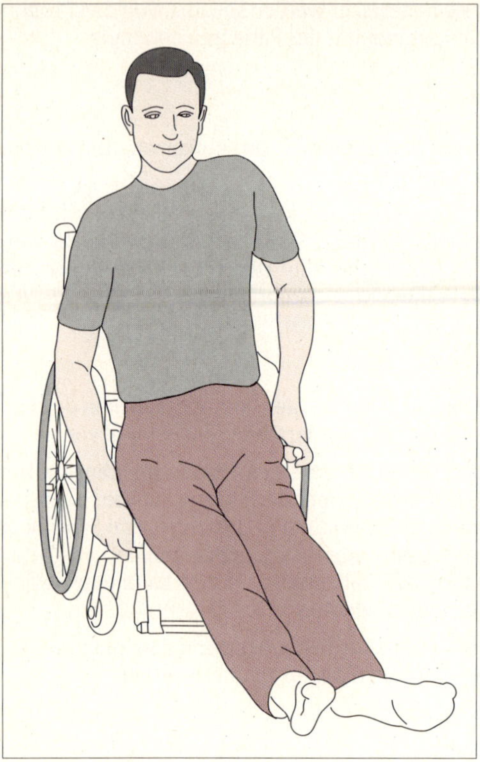

Abb. 2.**52** Einstiegtechnik rückwärts in den Rollstuhl

Hat sich bei dieser Aktion das Sitzkissen nach hinten weggeklappt, so muß dieses, nachdem die Füße auf die Fußraste gesetzt sind, wieder unter das Gesäß geschoben werden.

Seitlicher Einstieg aus der Hockstellung oder dem Langsitz
(Abb. 2.**53**)

Diese Technik ist bei freien Gelenken die schnellste und am häufigsten verwendete Einstiegstechnik.

Beim Einstieg über die Hockstellung muß zunächst das Körpergewicht über die Füße gebracht werden. Der Übende stützt sich mit einer Hand am Boden, nahe dem Körper, mit der anderen Hand an der Sitzfläche des Rollstuhls ab. Erst dann wird durch Gewichtsverlagerung das Gesäß zur Sitzfläche hochgedrückt und gezogen. Dieser Einstieg ist selbst für tetra-

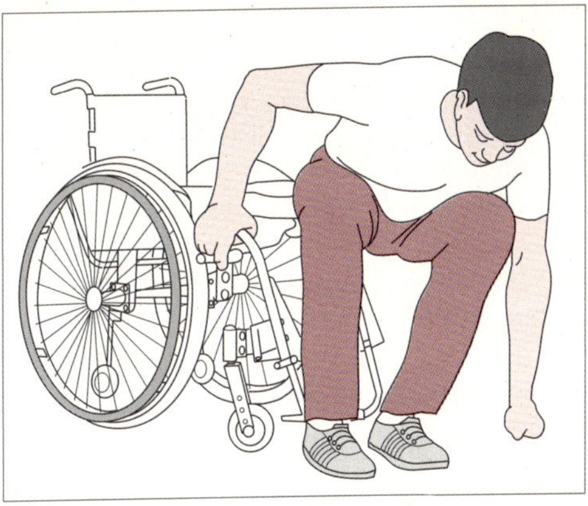

Abb. 2.**53** Einstieg-technik seitlich über den Bärenstand

plegische Patienten, die über die volle Funktion des M. triceps brachii verfügen, mit einiger Geschicklichkeit zu erlernen. Die Ausgangsstellung zum Rollstuhl muß individuell erprobt werden.

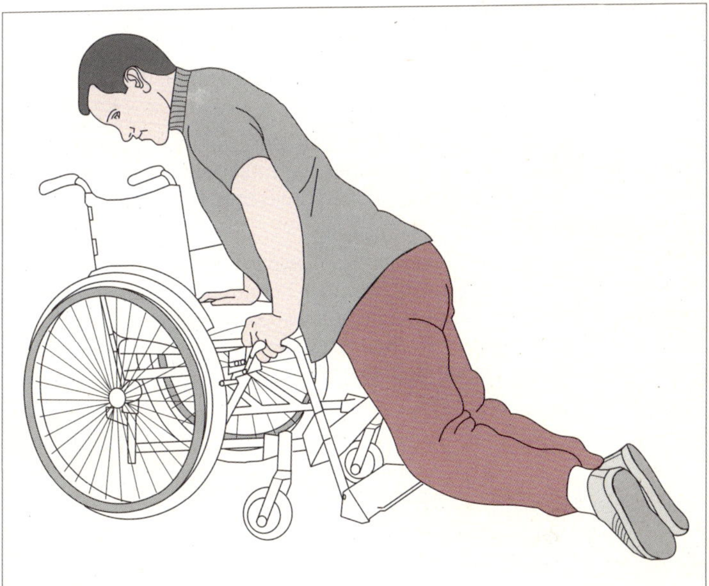

Abb. 2.**54** Einstiegtechnik über den Kniestand

Einstieg vorwärts über den Kniestand (Abb. 2.54)

Der Übende gelangt über den Seitsitz oder den Vierfüßlerstand zum Kniestand unmittelbar vor der Sitzfläche des Rollstuhls. Er stützt sich mit diagonal versetzten Händen in der Sitzfläche des Rollstuhls ab und dreht sich beim Hochstützen um seine Längsachse zum Sitz in den Rollstuhl.

Diese Technik bewährt sich überwiegend bei Patienten mit lumbalen Läsionen oder motorisch inkompletten Lähmungen.

•••• Rollstuhltraining bei Patienten mit einer Tetraplegie

Die geschickte Handhabung des Rollstuhls für Patienten mit einer Tetraplegie ist oft mühsam zu erlernen und bedarf einer zielgerichteten Zusammenarbeit zwischen Patient und Therapeut, verbunden mit fundierten Kenntnissen und Erfahrungen des Therapeuten. Noch entscheidender als beim paraplegischen Patienten ist die richtige, adäquate Rollstuhlversorgung.

Die Vorderräder sollten so weit als möglich entlastet werden. Je nach Körperkonstitution kann dabei ein Stützrad zur Vermeidung des Umkippens nach hinten notwendig werden. Die Greifringe sollten bei Patienten mit einer Tetraplegie ohne oder mit nur geringer Fingerfunktion, mit „Supergrip" geschäumt sein. Seitenteile mit Armlehnen vermindern die möglichen Fahrfunktionen!!

Bei den Bremsen ist darauf zu achten, daß diese, falls sie später zum Abfangen des Körpers, zum Übersetzen, benutzt werden sollen, in geschlossenem Zustand ca. einen Winkel zwischen 45 und 65 Grad zur Sitzfläche aufweisen.

Das Rollstuhltraining muß sehr langsam, je nach muskulären Voraussetzungen, aufgebaut werden. Ein zu früher Beginn des Trainings kann zu erheblichen Schulterbeschwerden führen. Die Grundvoraussetzungen der Belastung des Schulter-Nackenbereichs müssen in der physiotherapeutischen Behandlung vor dem Beginn des Rollstuhltrainings geschaffen werden.

Bewegen des Körpers im Rollstuhl

1. Sichern der Körperbalance durch einseitiges Einhängen hinter dem Schiebegriff:
   Einleiten der Bewegung über die Kopfrotation, Arm zur Seite abduzieren und mit Schwung nach hinten oben über den Schiebegriff bewegen.
2. Gesäß entlasten durch seitliches Herauslehnen des Rumpfes:
   Zunächst muß der Arm, wie oben beschrieben, hinter den Schiebegriff eingehängt werden. Dann kann durch das Herauslehnen des Oberkörpers auf die Gegenseite das Becken seitlich entlastet werden (Abb. 2.**55**).
3. Gesäß in verschiedene Richtungen verschieben
   a) nach rechts oder links (siehe auch Gesäß seitlich entlasten)
      Durch diese Technik kann man gleichzeitig das Gesäß seitlich dosiert verschieben, je nachdem, wie weit man den Oberkörper zur Seite neigt.

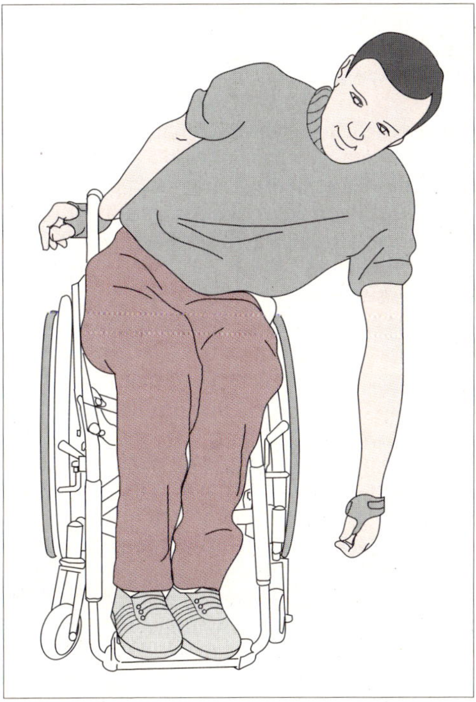

Abb. 2.**55** Seitliches Entlasten bei Patienten mit einer Tetraplegie unterhalb C5/6

b) seitlich diagonal
Durch Verdrehen des Schultergürtels, indem man sich z. B. mit einem Arm hinter dem Schiebegriff einhängt und mit dem gegenseitigen Arm in Richtung gegenüberliegender Bremse greift, kommt es ebenfalls zum seitlich diagonalen Verrutschen des Gesäßes. Vor allem, wenn man etwas ruckhaft mit Schwung arbeitet.

c) nach vorne
Hier sind zwei Grundtechniken möglich.
- Das Oberkörpergewicht wird nach hinten verlagert, die Hände werden zwischen Rückenlehne und Gesäß geschoben. So wird das weitgehend entlastete Gesäß durch aktive Dorsalextension der Hände und Außenrotation der Schultern bei gebeugten Ellbogen nach vorne geschoben.
- Der Oberkörper wird auf die Oberschenkel gelegt, die Hände werden auf den Greifringen positioniert, und nun kann der Oberkörper durch die Ellbogenblockade nach vorne geschoben werden. Aufrichtung aus der Oberkörpervorlage (s. unter 4).

d) nach hinten
- Bei Oberkörpervorlage wird mit beiden Händen von der Bremse aus über die einseitige Ellbogenblockade sowie des Einsatzes des M. latissimus dorsi das Becken seitlich nach hinten gedrückt. Dies geschieht wechselseitig, ähnlich dem „Schinkenrutschen".
- Ein Arm wird hinter dem Schiebegriff eingehängt. Durch Kopf- und Oberkörperrotation zur gleichen Seite und Zug des eingehängten Armes wird das Becken nach hinten bewegt. Diese Bewegung kann durch Abstützen des freien Armes auf der Bremse, der nach hinten zu bewegenden Seite, unterstützt werden.

4. Aufrichten aus der Oberkörpervorlage
   a) Beide Hände auf die Bremsen stützen, mittels Kopfschwung eine kurzfristige Gewichtsentlastung der Arme erzeugen und dabei die Ellbogen in die Blockade bringen. Jetzt muß das Gewicht auf einen Arm verlagert werden. Mit dem freien Arm hängt man sich schnell hinter dem Schiebegriff ein und zieht sich in die aufrechte Sitzposition.
   b) Bei vorne liegendem Körper das Gewicht über den Arm an der Bremse zu einer Seite ziehen. Den entlasteten Arm mit dem Ellbogen, entweder zwischen Körper und Seitenblech oder auf dem Oberschenkel aufstützen. Danach wird das Körpergewicht auf diesen verlagert.
   Unter Einleitung von Kopf- und Rumpfrotation wird der Arm von der Bremse unter Ausnutzung von Schwung hinter den Schiebegriff gebracht.
   Sobald einmal der Halt hinter dem Schiebegriff gefunden wurde, kann man sich an diesem hochziehen.

Handhabung der beweglichen Rollstuhlteile

1. Schließen und Öffnen der Bremsen
   Je nach Läsionshöhe können die verlängerten Bremshebel eine Hilfe sein. Die Bremshebel sollten im geöffneten Zustand ohne Körpergewichtsverlagerung zu erreichen sein. Durch die Funktion des M. serratus anterior sollte der Bremsvorgang eingeleitet und über die Ellbogenblockade vollzogen werden.
   Zum Öffnen der Bremse kann der Oberkörper mittels Einhängen am Schiebegriff fixiert werden. Dies ist wie folgt möglich:
   - mit den verkürzten Fingerbeugern,
   - mit der Dorsalseite des Handgelenks,
   - mit der Volarseite des Unterarms oder der Kante des Rollstuhlhandschuhs.
2. Herausnehmen und Einsetzen von verlängerten Bremshebeln, Kleiderschützern oder Seitenteilen, falls vorhanden.
3. Bedienung der Fußrasten.

Fahren mit dem Rollstuhl

- Hilfsmittel
  Der tetraplegische Patient benötigt für das Antreiben der Räder
  - speziell angefertigte Rollstuhlhandschuhe
  - „Supergrip" – Greifringbeläge, die in erster Linie die Friktion erhöhen sollen.

Je schwächer die Funktion der Mm. pectoralis minor ist, um so wichtiger ist eine Versorgung mit den genannten Hilfsmitteln.

Eventuell wird mit den Handschuhen gleichzeitig das muskulär nur schwach innervierte Handgelenk gesichert (Abb. 2.**56**).

1. Vorwärts – Rückwärtsfahren
   Der Anschub erfolgt über den Zug der Mm. biceps brachii von hinter der Längsachse zum höchsten Punkt der Greifringe und einem Schub von dort bis in die volle Streckung der Arme über die Außenrotatoren und evtl. innervierten Mm. triceps brachii.
   Auch wenn beim Schub keine Kraftübertragung mehr möglich ist, so ist dieser Teil als Ausgleich der sich ständig in konzentrischer Aktion befindlichen Mm. biceps brachii wichtig.
   Das gleiche Prinzip gilt auch für das Rückwärtsfahren.
   - Fahren über eine längere Zeit
     Im Rollstuhltraining sollte auch die allgemeine Ausdauerleistung verbessert werden. Der Übende lernt, den Rollstuhl gleichmäßig über eine längere Zeit anzutreiben. Aufgrund der nicht mehr zur Verfügung stehenden Muskulatur wird zunächst die Verbesserung der lokalen, aeroben Ausdauer im Vordergrund stehen. Als Trai-

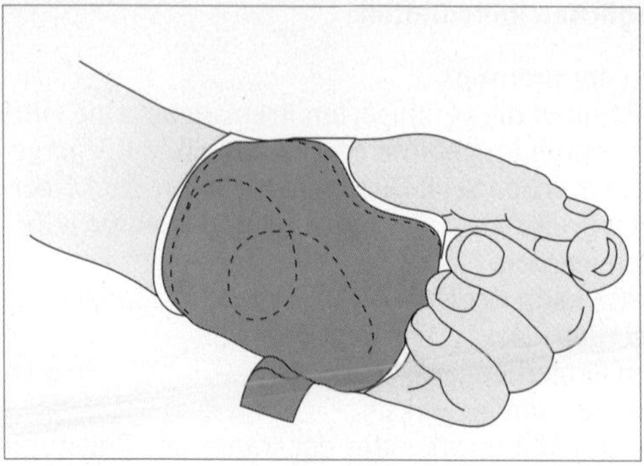

Abb. 2.**56** Rollstuhlhandschuh

ningsmethode bieten sich die extensive Intervall- und Dauermethode an. Am sinnvollsten sind jedoch kleine Ausflüge, bei denen der Trainingscharakter vom Patienten nicht unbedingt als solcher erkannt wird.

2. Drehen und Slalomfahren
   (Siehe unter Rollstuhltraining bei Patienten mit einer Paraplegie, Fahren mit dem Rollstuhl 5. bis 7.) Eine Erleichterung kann es sein, die jeweils zur Kurve zeigende Bremse zu bedienen.
3. Einhändiges Rückwärtsfahren
   Diese Technik ist notwendig, um Türen öffnen und schließen zu können (Abb. 2.**57**). Hierbei wird der Arm nach hinten über den Schiebegriff hinweg mit der Hand auf die Radinnenseite gelegt und über die Ellbogenblockade sowie die Schulterrotation die Rückwärtsfahrt durchgeführt. Bei dieser Form des Rückwärtsfahrens kann die Richtung besser beibehalten werden, als wenn das Rad über den M. biceps zurückgezogen wird.
4. Aufheben von Gegenständen vom Boden
5. Ankippen auf die Hinterräder
   Das kurze Anheben der Vorderräder dient zur Überwindung von Schwellen.
   Die Kippfunktion – das Balancieren auf zwei Rädern – sollte nur mit Patienten mit beginnender Fingerbeugerfunktion geübt werden, da diese die Greifringe und somit ihre Balance im gekippten Zustand steuern können.
6. Das Auf- und Abfahren einer Schräge mit geringem Gefälle
7. Geländefahren mit leichten Steigungen und Gefälle
   Steilere Gefällstrecken werden mittels der Steuerung über die Bremsen bewältigt.

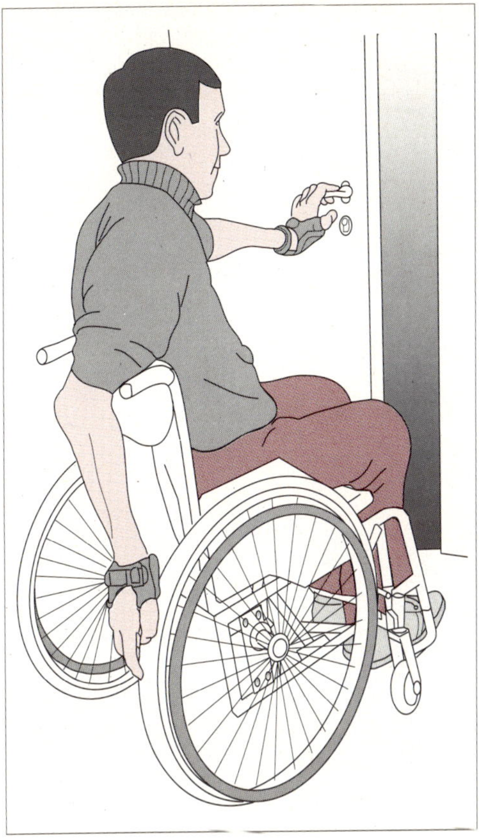

Abb. 2.**57** Öffnen der Tür; Patient mit einer Tetraplegie unterhalb C5/6

Letztere werden dabei nur mehr oder weniger gebremst und nie ganz geschlossen. Somit kann sowohl die Geschwindigkeit als auch die Fahrtrichtung kontrolliert werden (Abb. 2.**58**).

Bewältigung der baulichen Gegebenheiten

- Türen öffnen und schließen,
- Bedienen eines Fahrstuhls,
- Überwinden von Teppichen; Fahren auf Teppichböden.

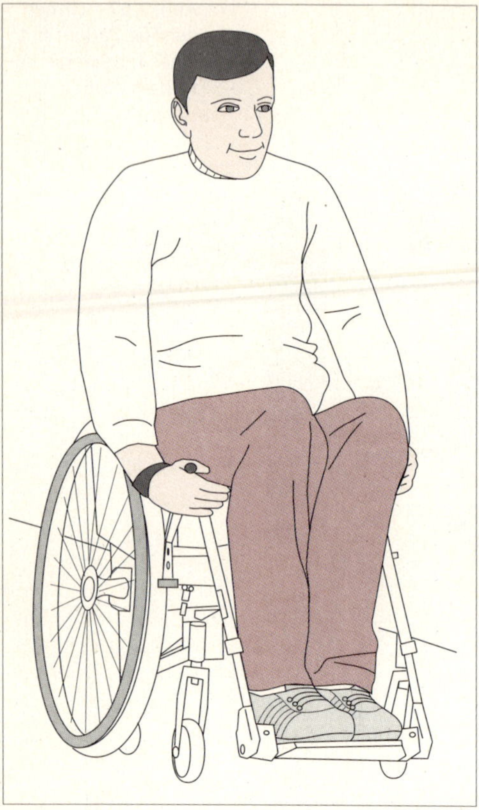

Abb. 2.**58** Schräge abwärts, Patient mit einer Tetraplegie unterhalb C5/6

•••• Rollstuhltraining – Zusammenfassung:

Das Rollstuhltraining erweitert die Handlungsfähigkeit von Patienten mit einer Querschnittlähmung. Es ist die Vorbereitung auf die möglichst freie und sichere Fortbewegung im Alltag. Gleichzeitig ist die Rollstuhlbeherrschung die Grundlage für alle Sportangebote und späteren Freizeitgestaltungsmöglichkeiten.

Zielorientiert können alle Lernschritte in der Gruppe mittels Spielformen erlernt und erfahren werden.

Spielformen:

- Kommunikations- und Interaktionsspiele (z. B. Bruder hilf),
- Vertrauensspiele (z. B. steife Puppe),
- Kreativitätsförderung (z. B. ein Haus aus Sportgeräten bauen),
- kleine Spiele (z. B. Fahrspiele, Fangspiele, Abwerfspiele, Rückschlagspiele),
- Gymnastik und Koordinationsübungen (z. B. Ballgymnastik, Bewegung auf Musik),
- kleine Wettkampfspiele (z. B. Staffeln).

Spielideen:

Sonne und Schatten; Modellieren einer Skulptur; Blinde Kuh; Fangen; Schwarz-Weiß; Reise nach Jerusalem; Wer hat Angst vor'm schwarzen Mann; Bäumchen wechsle dich; Himmel-Wasser-Erde; Komm mit – lauf weg; Bänder fangen; Balljagen; Burgball; Treibjagd; Ball über die Schnur; Indiaca; Kegeln; Frisbee; Scoopball; Dart; Federball; Ringtennis; Family Tennis; Boccia; Minibasketball; Hockey; Handfußball.

Durch dieses Training werden neben den physischen Funktionsverbesserungen (Beweglichkeit, Koordination, Kraft, Ausdauer) noch weitere wichtige psychosoziale Aspekte zur Akzeptanz und Integration (Stimmungsverhalten, Ausdruck, Motivation, Antrieb, Sozialverhalten, Körperzufriedenheit, Selbsterfahrung) angesprochen. Dies kann entscheidend innerhalb einer Gruppentherapie gefördert und angeregt werden.

2.4.4 Sportarten

Die im folgenden aufgeführten Basissportarten haben sich in den Rehabilitationszentren für Rückenmarksverletzte etabliert.

Für die Grundtechniken kann man sich auf die Fachliteratur der jeweiligen Sportart und ihre Abwandlung für den Behindertensport (s. ISMWSF Regelwerke) beziehen.

•••• Tischtennis

Tischtennis bei Patienten mit einer Paraplegie

Sobald der paraplegische Patient ganztägig im Rollstuhl sitzt, wird die Sportart Tischtennis in das Übungsprogramm aufgenommen. Mit dem methodischen Erarbeiten der Techniken des Tischtennisspiels werden gleichzeitig therapeutische Ziele verfolgt.

Ziele

- Erlernen der Grundtechniken,
- Schulung des Körpergefühls,
- Fördern von Spontanmotorik und Reaktionsvermögen,
- Aktivierung der innervierten oder teilinnervierten Muskulatur des Rumpfes, des Schultergürtels und der Arme.

Maßnahmen

- Üben der Techniken: Rückhandschlag; Vorhandschlag; Angaben; Schmetterball; Stoppball; Unterschnittball.

Methodik

- Zu Beginn des Übens sitzt der Spieler noch sehr nahe an der Platte, die Bremsen sind festgestellt.
- Zunächst wird die Bremse der schlägerfreien Seite geöffnet. Durch das Drehen zum Ball wird der Bewegungsradius an der Tischtennisplatte erweitert.
- Mit zunehmender Sicherheit im Umgang mit dem Körper und dem Rollstuhl ist das Tischtennisspiel mit geöffneten Bremsen möglich.

Tischtennis bei Patienten mit einer Tetraplegie

Der tetraplegische Patient beginnt das Tischtennisspiel erst, nachdem er bereits einige Zeit ganztags im Rollstuhl sitzt und in der Einzeltherapie Geschicklichkeit im Einsatz der verbliebenen sensomotorischen Möglichkeiten und Kompensationsbewegungen erworben hat.

Ziele

- Schulung des Körpergefühls,
- Fördern der Spontanmotorik und des Reaktionsvermögens,
- Aktivierung von innervierter und teilinnervierter Muskulatur von Schultergürtel, Arm und Fingern,
- Schulung der Koordination,
- Schulung und Festigung der Hilfslokomotion (Trickbewegungen),
- Schulung der Grundtechniken des Tischtennisspiels.

Hilfsmittel

Bei fehlender aktiver Greiffunktion ist der Gebrauch von Hilfsmitteln unerläßlich.

- Die Schlägerhaltung ist die gleiche wie bei einem Nichtbehinderten (orthodoxer Griff, selten Penholder Griff).
- Bei der Auswahl des Schlägers ist darauf zu achten, daß dieser in der Anfangsphase möglichst leicht und hart ist. So kann hier ein Modell ohne Schwamm, aus China-Sperrholz mit Noppengummi nützlich sein. Später wird der Schläger an die erworbenen Fähigkeiten angepaßt.
- Meist ist es notwendig, den Schläger fest in der Hand zu fixieren. Dies geschieht in Abhängigkeit der verbliebenen Muskelfunktionen wie folgt:
  - Um den geringen Faustschluß zu unterstützen und die Haftung der Hand am Schläger zu erhöhen, wird der Schlägergriff mit Schaumgummi umwickelt.
  - Bei voll innerviertem M. extensor carpi radialis wird der Schläger ausschließlich mit einer elastischen Binde, die die Fingerfunktion ersetzt, fixiert. Die Funktion des M. extensor carpi radialis darf dabei nicht eingeschränkt werden (Abb. 2.**59 a**).
  - Bei schwach innerviertem M. extensor carpi radialis wird der Schläger mit einer elastischen Binde so fixiert, daß diese gleichzeitig die Haltefunktion dieses Muskels unterstützt.
  - Bei nicht innerviertem M. extensor carpi radialis muß das Handgelenk zusätzlich durch eine feste Manschette gestützt werden. Diese ist im Fachhandel erhältlich (Abb. 2.**59 b**).
  - Für die Unabhängigkeit des Spielers kann ein Tischtennishandschuh angefertigt werden, der mit Klettverschlüssen zu fixieren ist.
- Um den Ball selbständig anheben zu können, nimmt der tetraplegische Patient ihn aus einem umrandeten Behältnis, welches in greifbarer Höhe auf der schlägerfreien Seite des Spielers steht. Der Rand des Behältnisses wird vom Übenden als Widerlager benutzt. Der Ball wird gegen den Rand und damit in die Hand gedrückt (Abb. 2.**60**).

Maßnahmen

S. unter Tischtennis bei Patienten mit einer Paraplegie.

Durch den exakt ausgeführten Rückhandschlag übt der tetraplegische Patient mit Verlust des M. triceps brachii in besonderem Maße seine Hilfslokomotion (Ellbogenblockade). Sehr viel mühsamer und langwieriger ist das Erlernen der Ballaufnahme und der Ballangabe. Hierfür sind die bereits erwähnten Hilfsmittel eine wesentliche Erleichterung.

Voraussetzung für das Aufnehmen des Balls ist eine möglichst gute Funktion des M. extensor carpi, die es zur Funktionshandstellung der

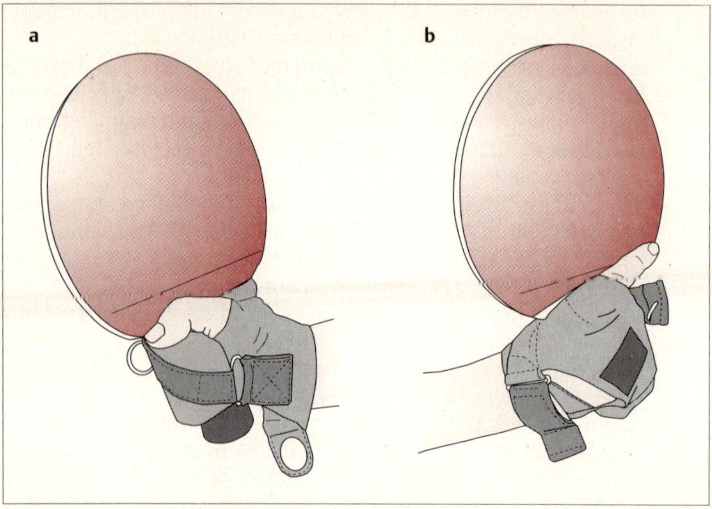

Abb. 2.**59 a** u. **b** Tischtennishandschuh. Gewickelte Schlägerhaltung; Stabilisierung des Handgelenks durch die Orthopedia-Manschette oder durch eine individuell angefertigte Plexidurschiene

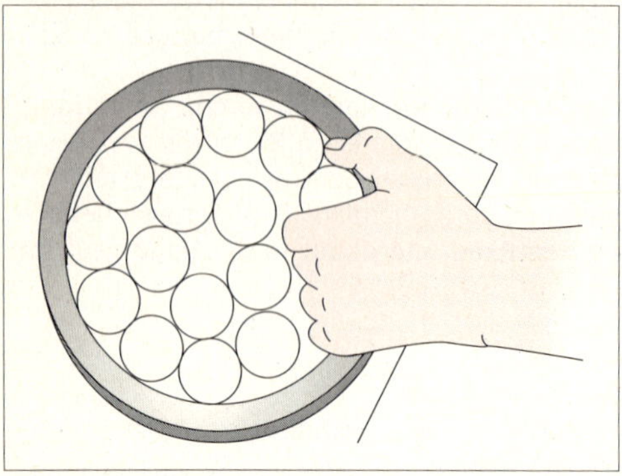

Abb. 2.**60** Aufnehmen des Tischtennisballs

Finger kommen läßt. Je nach Läsionshöhe und Geschicklichkeit des Übenden sind folgende Techniken möglich:
- der Ball wird zwischen Daumen und Zeigefinger eingeklemmt (Abb. 2.**61 a**),
- der Ball liegt auf der Funktionshand, auf Daumen und Zeigefinger (Abb. 2.**61 b**),

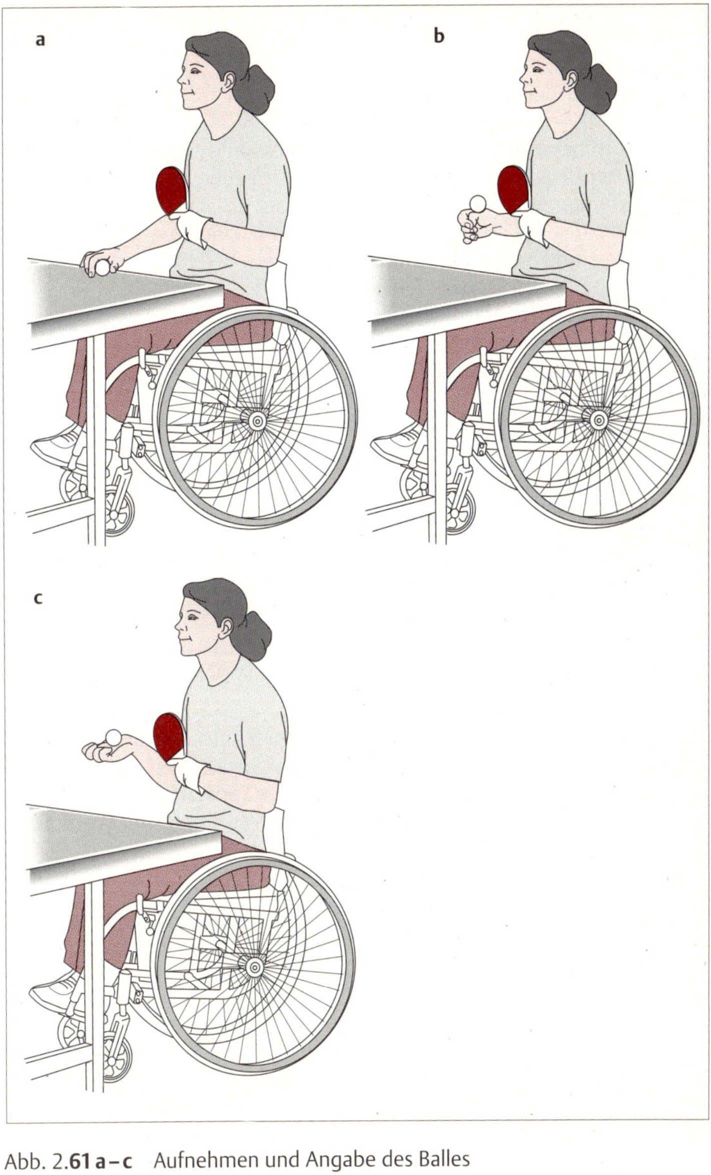

Abb. 2.**61 a – c** Aufnehmen und Angabe des Balles

- der Ball liegt auf dem Handteller, hängt an den Fingerspitzen (Abb. 2.**61 c**).

Methodik

Die technischen Fertigkeiten des Tischtennisspiels werden in sehr kleinen Lernschritten systematisch erarbeitet. Vorübergehende Erleichterungen können sein:
- Position des Rollstuhls an der Platte: mit zunächst geschlossenen Bremsen und gedrehter Schulterachse des Patienten (rechte Hand Rückhandspiel – Schulterachse nach links),
- Fuhrung des Schlagarmes durch den Therapeuten,
- der Ball wird dem Spieler zugeworfen,
- gezieltes Zuspiel ohne Netz,
- Zuspiel mit Netz,
- freies Spiel mit einer oder zwei geöffneten Bremsen.

•••• Bogenschießen

Das Bogenschießen nimmt unter den Sportarten eine Sonderstellung ein. Während Laufen, Springen, Schwimmen, Werfen, Fangen, Boxen, Ringen und ähnliche Bewegungsabläufe angeborene Funktionen darstellen, handelt es sich beim Bogenschießen um eine Kunst, die neben dem Feuermachen den „Homo sapiens“ auszeichnet. Es handelt sich um eine „Ur“-Faszination, die in dieser Form bei anderen Sportarten nicht erlebt wird.

Diese Sportart kann bei Patienten mit Querschnittlähmung therapeutisch eingesetzt werden. Bogenschießen war vor der Zeit des speziellen Rollstuhlbaus die erste und einzig integrative Sportart. Sie kann gleichwertig neben nichtbehinderten Sportlern im Verein und auf Wettkämpfen durchgeführt werden.

Bogenschießen bei Patienten mit einer Paraplegie

Ziele

- Schulung des Körpergefühls,
- Verbesserung der Kraft der verbliebenen Rumpf-, Schultergürtel- und Armmuskulatur,
- Verbesserung der Kraftausdauer,
- Verbesserung der Konzentrationsfähigkeit.

Maßnahmen und Methode

Das Schießen selbst ist ein komplexer Bewegungsablauf und sollte in einzelnen Lernschritten systematisch geübt werden (Abb. 2.**62**):

- Feststellung des dominierenden Auges,
- Rollstuhlposition an der Schießlinie,
- Haltung des Bogenarmes,
- Haltung der Sehnenhand und des Sehnenarms,
- Ausziehen der Sehne,
- „Ankern" der Sehne in der Kinnmitte,
- Anvisieren,
- Auflegen des Pfeils und Lösen der Sehne,
- Atmen während des Schießens.

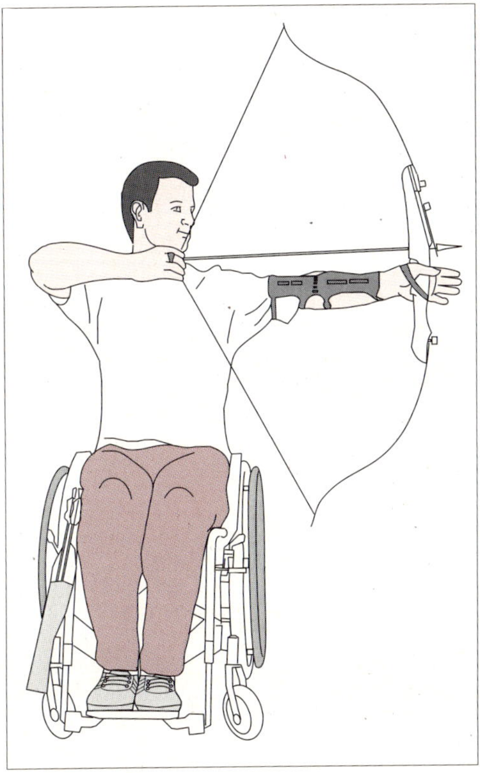

Abb. 2.**62** Haltung während des Bogenschießens. Patient mit einer Paraplegie unterhalb 1

Das Erarbeiten der technischen Fertigkeiten unterscheidet sich in keiner Weise von der Unterrichtung eines nichtbehinderten Schützen und kann der entsprechenden Fachliteratur entnommen werden. Das gilt auch für die Ausrüstung, wobei darauf geachtet werden muß, daß dem Anfänger ein leichter Bogen mit geringem Zuggewicht (12 – 16 Ibs) zur Verfügung stehen sollte. Ein schwerer Bogen mit hohem Zuggewicht verlangt von dem Anfänger zu hohe Anforderungen an die Muskulatur sowie die Sitzbalance, so daß das Erlernen der Technik unnötig erschwert oder bei nichtinnervierter Rumpfmuskulatur unmöglich wird. Es kommt zu kompensatorischen Ausweichbewegungen, die einem gezielten Training besonders der Mm. rhomboidei entgegenwirken.

Wird die Technik exakt ausgeführt, so können Anforderungen hinsichtlich der Kraft und Kraftausdauer zunehmend gesteigert werden. Das Zuggewicht des Bogens kann zunehmend erhöht werden. Die Entfernung zur Scheibe erweitert sich von 10 m auf 30 m und, je nach zur Verfügung stehendem Raum, auf mehr Meter.

Bogenschießen bei Patienten mit einer Tetraplegie

Patienten mit einer Tetraplegie ab unterhalb C 5/6 sind durchaus in der Lage, das Bogenschießen mit den entsprechenden Hilfsmitteln zu erlernen. Voraussetzung ist eine möglichst freie Gelenkbeweglichkeit der Halswirbelsäule sowie der oberen Extremitäten.

Ziele

- Schulung des Körpergefühls,
- Schulung der Hilfslokomotion (Ellbogenblockade),
- Verbesserung der Kraft der Schultergürtel-, Arm- und Fingermuskulatur,
- Verbesserung der Kraftausdauer,
- Verbesserung der Konzentrationsfähigkeit.

Hilfsmittel

Zu den Ausrüstungsgegenständen, wie sie auch für paraplegische Patienten erforderlich sind, benötigt der Patient mit einer Tetraplegie folgende Hilfsmittel:
- Bogenhandschuh (Abb. 2.**63**): Ein aus weichem Leder angefertigter „Handschuh" mit Klettbändern, mit dem die Hand am Bogen fixiert werden kann;
- Armmanschette mit Relais (Abb. 2.**64**): Das Relais ist ein ursprünglich für Kompoundbögen entwickelter Sehnenlösemechanismus. Dieses

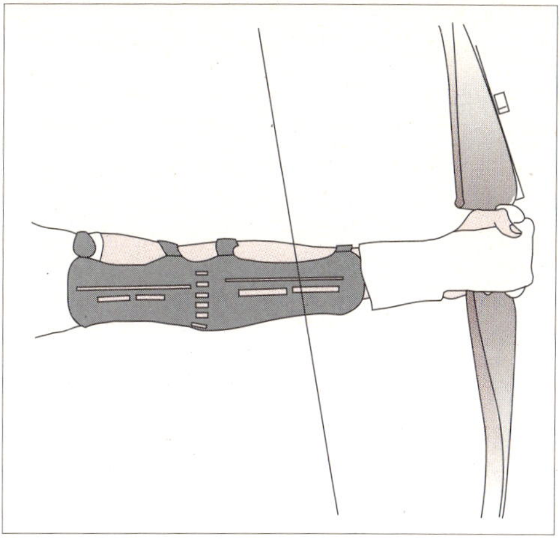

Abb. 2.**63** Bogenhandschuh

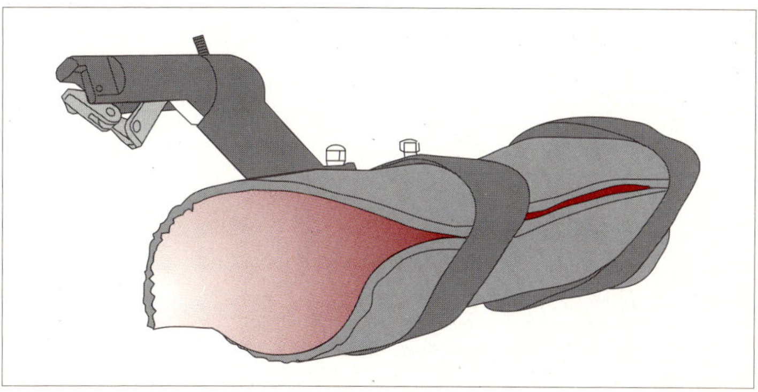

Abb. 2.**64** Armmanschette mit Relais

wird an eine Armmanschette montiert, mit deren Hilfe der Patient die Sehne ausziehen und später auch lösen kann;

- eventuell höhere Rollstuhlrückenlehne; Fixationsgurt am Rollstuhl.

Maßnahmen und Methode

- Grundsätzlich entscheidet das dominierende Auge über die „Händigkeit". Jedoch entscheidet die jeweilige funktionelle Situation und der

Muskelstatus darüber, mit welchem Arm der Bogen gehalten, mit welcher Hand die Sehne ausgezogen und welches Hilfsmittel benutzt wird.

- Der Schütze steht zunächst noch in einem Winkel von ca. 60 Grad zur Schießscheibe. Mit dieser Ausgangsstellung wird der Auszugsweg der Sehne kleiner, die aufzubringende Kraft ist dadurch geringer.
- Wenn die Funktionsfähigkeit der Fingerflexoren gegeben, jedoch noch zu schwach ist, um den Bogen zu halten, so wird auf den Bogenhandschuh zugunsten eines schwächeren Hilfsmittels verzichtet. Die Fixation erfolgt durch ein Gummiband, das in Achtertouren um Bogen und Hand gelegt wird.

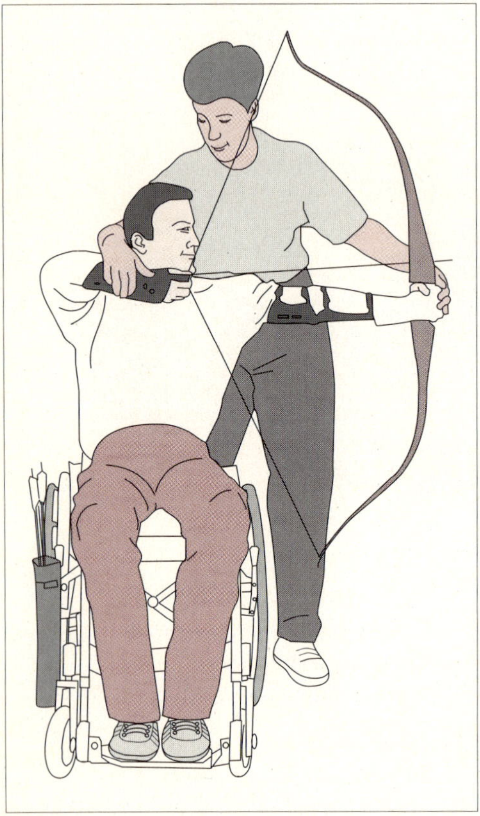

Abb. 2.**65** Bogenschießen eines Patienten mit Tetraplegie mit Hilfestellung

- Ist die Ellbogenblockade des Bogenarmes noch unzureichend, so muß zu Beginn eine Hilfestellung durch den Therapeuten gegeben werden, will man auf eine Ellbogenschiene verzichten (Abb. 2.**65**).
- Aufnehmen und Auflegen des Pfeiles (Abb. 2.**66**, Abb. 2.**67**),
- Erfassen der Sehne mit dem Relais,
- Ausziehen des Bogens und Ankern der Sehne,
- Anvisieren.
- Das Lösen der Sehne erfolgt je nach Bauart des verwendeten Relais unter Einsatz des M. extensor carpi radialis, einer kleinen Pronations- oder Supinationsbewegung des Unterarmes.
- Das Zuggewicht des Bogens sowie die Entfernung zur Schießscheibe werden je nach Fähigkeit des Patienten gesteigert.

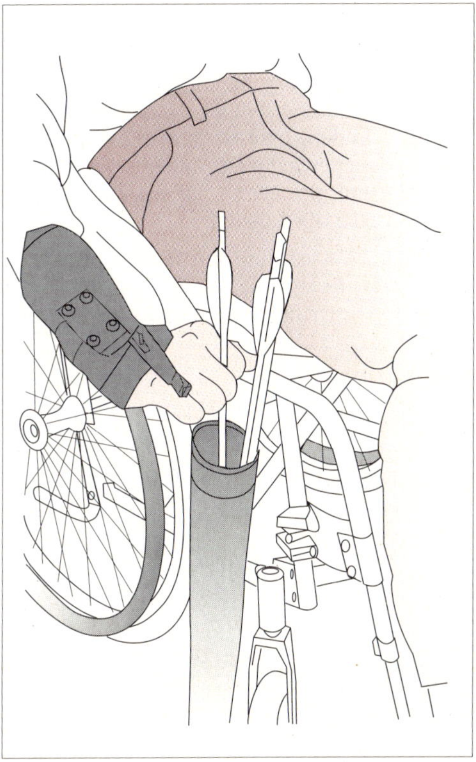

Abb. 2.**66** Aufnehmen des Pfeiles. Patient mit einer Tetraplegie unterhalb C 6/7

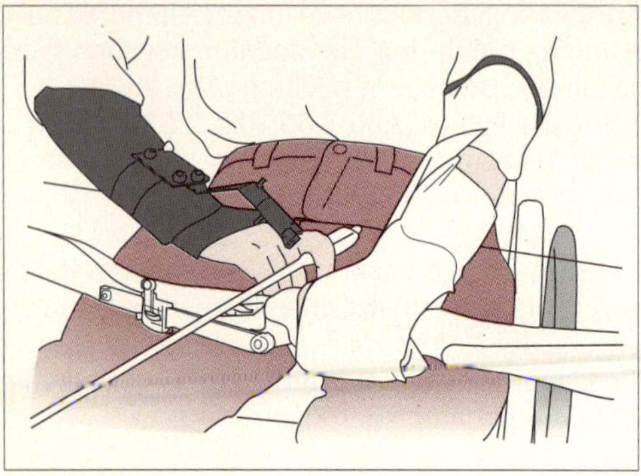

Abb. 2.67 Auflegen des Pfeiles auf die Sehne, Patient mit einer Tetraplegie unterhalb C 6/7

• • • • Schwimmen

Das Medium Wasser ermöglicht freie Bewegung um alle Körperachsen. Voraussetzung hierfür ist jedoch, daß die Fortbewegung im Wasser ohne Auftriebskörper praktiziert wird. In der Klinik nutzt man die positiven Effekte des Mediums Wasser, um mit der Schwimmtherapie den Rehabilitationsverlauf zu unterstützen und gleichzeitig für die Zukunft den Freizeitwert des Schwimmens wieder aufzubauen.

Die selbständige Fortbewegung im Wasser ohne Auftriebshilfen ist allen Patienten mit einer Paraplegie oder Tetraplegie ab unterhalb von C 4/5, in Abhängigkeit vom spezifischen Gewicht (Knochen, Muskeln, Fettgewebe) möglich.

Ziele

- Zunehmende Geschicklichkeit im Umgang mit dem eigenen Körper,
- Kräftigung der innervierten und teilinnervierten Muskulatur,
- Verbesserung der allgemeinen Ausdauerleistung.

Voraussetzungen

- Intakte Hautverhältnisse,
- Belastbarkeit der Wirbelsäule,
- eine geregelte Blasen- und Darmtätigkeit.

Maßnahmen und Methode

- Transfertechniken, um möglichst ohne Unterstützung ins und aus dem Wasser zu gelangen,

- Wassergewöhnung,
- Schulung der Wasserlage, Gleichgewicht und Körperreaktionen nach der Halliwick-Methode,
- Erlernen der möglichen Fortbewegung im Wasser,
- Korrektur oder Verbesserung der Schwimmtechnik, Rückenschwimmen, Brustschwimmen, Kraulschwimmen, Butterfly,
- Anpassung der Atemtechnik an die Schwimmtechnik,
- Ausdauerschwimmen.

Das Grundprinzip des Schwimmens ist, daß der Körper durch die Kopfsteuerung in eine strömungsgünstige Lage gebracht wird und durch schnelle Armarbeit das Absinken des Beckens und der Beine vermieden werden kann.

•••• Basketball

Die beliebteste Spielsportart für Sportler mit einer Paraplegie kann bereits frühzeitig mit in das klinische Rehabilitationsprogramm aufgenommen werden. Die Hinführung zu diesem Spiel kann durch abwechslungsreiche Angebote von Übungs- und Trainingsprogrammen sowie kleinen Spielen erfolgen. Neben den reinen rollstuhlfahrerischen Fähigkeiten können zusätzlich Interaktionsformen, gruppendynamische Prozesse, Mannschaftszusammenhalt praktisch erlebt und ausgelebt werden, die der Selbsterfahrung dienen.

Ziele

- Verbesserung des Körpergefühls,
- Verbesserung der Rollstuhlfahrtechniken,
- Verbesserung der Koordination,
- Verbesserung der Reaktionsfähigkeit,
- Gruppenerfahrung,
- Verbesserung der Ausdauer,
- Erwerb von grundlegenden Spielregeln.

Technik

- Passen beidhändig vor der Brust, über dem Kopf,
- einhändiges Passen über die Schulter, Hakenpaß, Unterarmpaß, Bodenpässe.
  Beim Passen ist darauf zu achten, daß die Pässe nicht in den Lauf, sondern – da der Rollstuhl nur langsam zu beschleunigen ist – immer auf den Mann gespielt werden.
- Fangen,

- Werfen,
- Dribbeln auf der Stelle,
- Dribbeln aus der Fahrt, hierbei ist es zwischen dem Dribbeln erlaubt, den Ball für maximal 2 Anschübe auf den Schoß zu legen (Schübe = analog Schrittregel),
- Ball aufnehmen aus der Fahrt,
- einfache Korbleger,
- Blocken,
- Spielregeln: Das Regelwerk der FIBA (Internationaler Basketballverband) dient im allgemeinen als Grundlage. Besondere Änderungen sind:
  - alle spezifischen Rollstuhlfouls,
  - die Dribblingregel (s. o.),
  - bei Frei- und Dreipunktewürfen dürfen die Vorderräder des Rollstuhls über der Linie stehen,
  - alle Spieler müssen gemäß des Klassifikationssystems eingestuft sein, so daß eine Mannschaft nur aus Spielern mit unterschiedlichen Läsionshöhen bestehen kann.
- Taktiken.

Unwichtig ist in der klinischen Erstrehabilitation das Erzielen von perfekten Techniken, Taktiken oder von möglichst vielen Körben. Wichtig ist das praktische Ausleben des mannschaftlichen Spielgedankens. Mit zunehmender Erfahrung und Motivation können immer mehr Techniken integriert und auch die grundlegenden Spielregeln erarbeitet werden. Sofern sich ein Patient für diese Sportart begeistert und diese auch nach dem Rehabilitationsende weiterführen möchte, steht ihm ein fast flächendeckendes Vereinsangebot zur Ausübung dieser Sportart zur Verfügung (Abb. 2.**68**).

•••• Rollstuhl-Rugby

Hier handelt es sich um die einzige Mannschaftssportart, die für Sportler mit einer Tetraplegie angeboten wird. Diese noch relativ neue Sportart ist in Deutschland seit 1992 im Aufbau begriffen. Es handelt sich hier um ein Ballspiel, das mit einem Volleyball gespielt wird (Abb. 2.**69**).

Rollstuhl-Rugby wird von 2 Mannschaften zu je 4 Spielern gespielt. Alle Spieler müssen im Rollstuhl gemäß dem gültigen Klassifikationssystem eingestuft sein. Ziel jeder Mannschaft ist es, ein Tor zu erzielen, indem ein Spieler, der im Ballbesitz ist, die Torlinie berührt oder überfährt. Der Ball kann abgegeben, geworfen, geschlagen, gerollt, geprellt oder getragen werden, und zwar innerhalb der Regelbeschränkungen in jede beliebige Richtung.

Gespielt wird auf dem Basketballspielfeld.

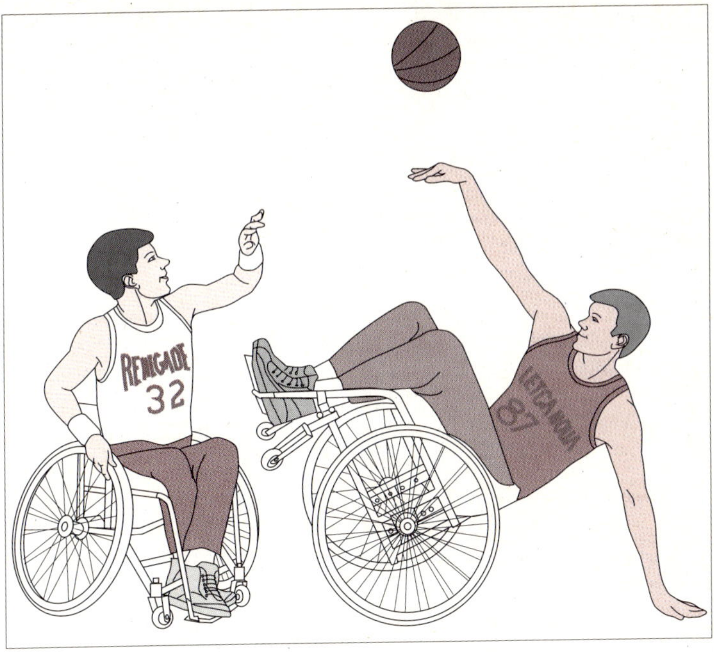

Abb. 2.**68** Spielsituation Basketball

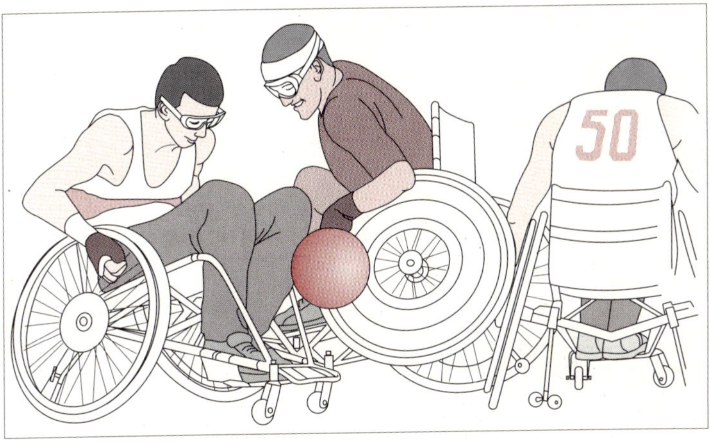

Abb. 2.**69** Spielsituation Rugby

Die Torzone (1,75 m tief × 8 m breit), die der Torlinie vorgelagert ist, ist für beide Mannschaften ein sehr wichtiger Bereich des Spielfeldes. Der Angreifer muß diese erreichen, um zum Torerfolg zu kommen. Die Verteidiger dürfen die vorgelagerte Zone nur mit drei Spielern besetzen. Wenn man davon ausgeht, daß jeder Verteidiger etwa einen Quadratmeter besetzt, bleibt scheinbar genug Platz, um zur Torlinie (8 m breit), vorzudringen.

Ein wichtiger Aspekt dieses Spieles ist das Blocken und Abschirmen, um mit der eigenen Mannschaft eine Überlegenheit zu erlangen und die Verteidigung zu schwächen.

Da es sich bei diesem Spiel zwar um ein körperloses, jedoch höchst offensives Spiel mit Rammen und Blocken von Rollstühlen handelt, sind dafür spezielle Rollstühle nötig. Die vielen Rollstuhlkontakte erfordern das Benutzen eines Sicherheitsrades. Um eine größere Sitzstabilität und dadurch eine effektivere Fahr-, Wurf- und Fangmöglichkeit zu erzielen, werden die Spieler mit einem Nierengurt am Rollstuhl fixiert.

Ziele

- Verbesserung der Rollstuhlfahrtechniken,
- Verbesserung des Körpergefühls,
- Verbesserung der Koordination,
- Verbesserung der allgemeinen Ausdauerleistungsfähigkeit,
- Erfahren von Interaktionsmöglichkeiten in der Gruppe.

Auch wenn in der Klinik meist ein Spezialrollstuhl nicht zur Verfügung steht, so können Grundformen dieses Spiels erlernt werden, und sofern alle Spieler mit einem Stützrad ausgerüstet sind, auch in der Spielpraxis erprobt werden. Voraussetzung für dieses Spiel ist ein ausgedehntes Rollstuhltrainingsprogramm.

Technik und Methodik

- Erlernen des Umgangs mit dem Ball:
  - Passen,
  - Fangen,
  - Werfen, beidhändig – einhändig,
  - Dribbeln,
  - Ball aufheben, aus dem Stand, aus der Fahrt,
- Blocken und Abschirmen:
  - Zurückhalten,
  - Freisperren,
- Angriff,
- Verteidigung,
- Taktik.

Außer diesen bereits erwähnten Basissportarten gibt es noch weit mehr Möglichkeiten, Sport für Rollstuhlfahrer anzubieten.

•••• Rollstuhlsportarten

Badminton
Bodybuilding
Elektro-Rollstuhl-Hockey
Fechten (Abb. 2.**70**)
Fliegen: Ultralight, Segelfliegen
Gewichtheben
Go-Kart-Fahren
Golf
Kegeln, Bowling
Leichtathletik: Wurfdisziplinen, Rollstuhlschnellfahren
Motorrad-Trike-Fahren
Pool-Billard
Racket Ball – Squash
Reiten

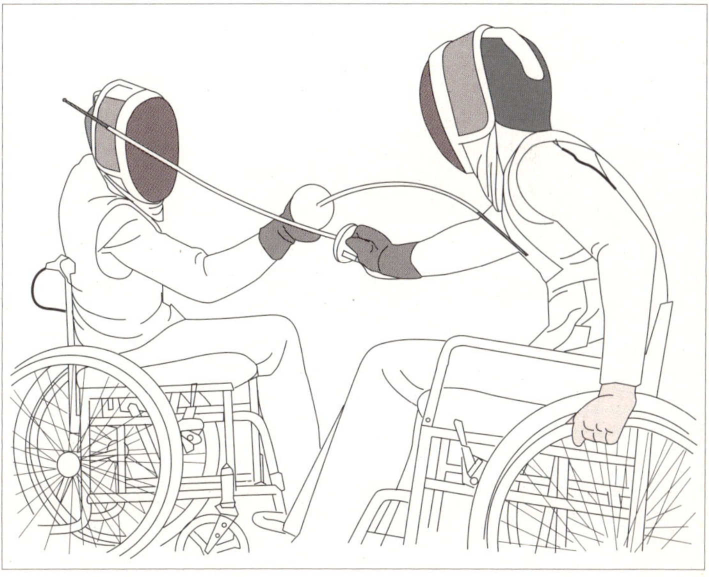

Abb. 2.**70** Florettfechten

Rolli-Bike-Fahren (Abb. 2.**71**)
Rhythmische Gymnastik
Sportangeln
Sportschießen: Pistole, Luftgewehr
Tanz: Ausdruckstanz, Freestyle Tanz, Gesellschaftstanz (Abb. 2.**72**)
Tennis (Abb. 2.**73**)
Wassersport: Tauchen, Segeln, Kajakfahren, Paddeln, Wasserskifahren
Wintersport: Eispicking, Eishockey, Langlaufschlittenfahren, Monoskibob

Natürlich können Rehabilitationseinrichtungen nicht alle Sportmöglichkeiten anbieten. Je nach Ausstattung mit den entsprechend dafür notwendigen Sportgeräten ist das sportartspezifische Angebot weit gefächert oder stark eingeschränkt.

Dennoch obliegt es den Einrichtungen, die Patienten schon in der Erstrehabilitation an den Sport heranzuführen und ihnen neben den Basissportarten eine Einführung mittels Medien in alle weiteren möglichen Sportarten zu geben.

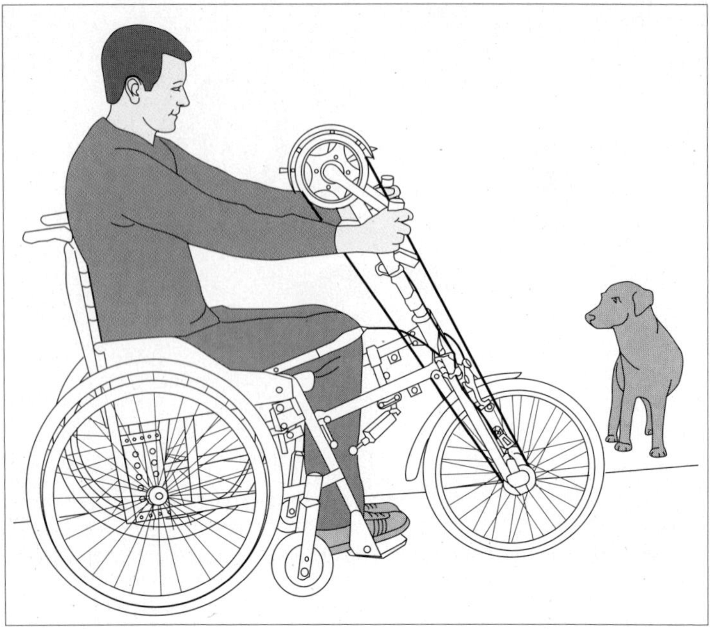

Abb. 2.**71** Rolli-Bike-Fahren

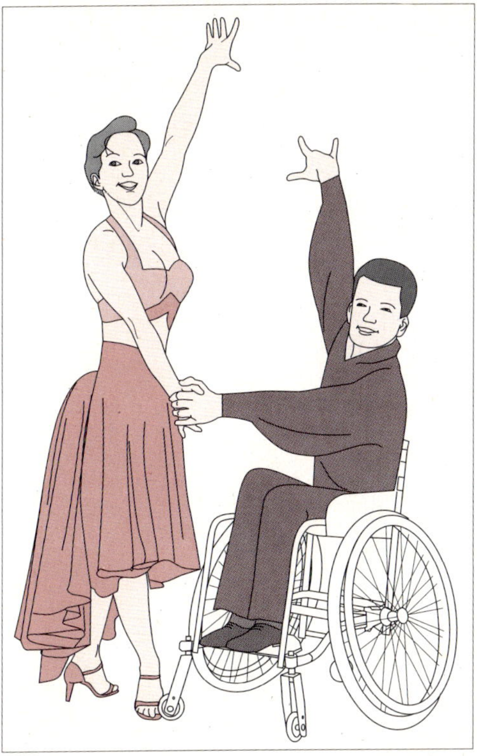

Abb. 2.**72** Lateinamerikanischer Tanz

Aufgrund der über die Klinik geknüpften Kontakte und erhaltener Vereinsadressen kann der Patient im Anschluß an die Erstrehabilitation nahtlos im Sportverein, seinen persönlichen Neigungen entsprechend, weiter aktiv werden.

Zusätzlich können die vom Deutschen Rollstuhl Sportverband angebotenen Anfängerkurse in den verschiedensten Sportarten besucht werden.

Für Kinder, Jugendliche und Erwachsene besteht ein breites Angebot von Mobilitäts-Trainingskursen. Interessierte Therapeuten können sowohl an den Anfänger- und Mobilitäts-Trainingskursen als auch an speziellen Übungsleiterkursen teilnehmen.

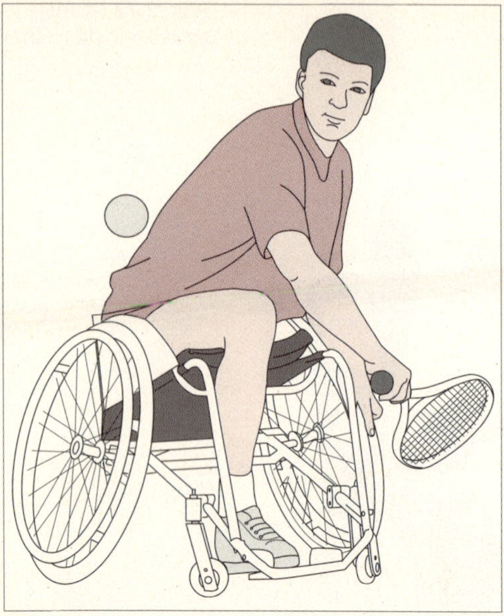

Abb. 2.**73** Tennis: Rückhandspiel

Kontaktadresse: Deutscher Rollstuhl Sportverband – DRS
Friedrich-Alfred-Str. 10
47055 Duisburg
Tel.: (0203) 7780 – 180

Soweit vorhanden, können Regelwerke und Trainerhandbücher der einzelnen Sportarten über diese Adresse von den jeweiligen Fachbereichen (Sportarten) bezogen werden.

Arbeitsblatt für Stationsbesprechung aller Fachbereiche des klinischen Teams — dient zum Infoaustausch

Checkliste für: Station: Eintritt der Lähmung: Aufnahmedatum:

I. Patient:			Datum	Hz.	Besonderheiten
1. ärztl. Aufklärung					
2. ärztl. Aufklärung					
Vorstellung Soz. Arbeit					
Vorstellung Psychologe					
Vorstellung Ergotherapie					
Schulunterr. eingeleitet					
Gespräch Blasen u. Darmtr.		– Arzt			
		– Pflege			
Urolog. Untersuchungen (Arzt)					
Sexualberatung (Arzt, Psych.)					
Gespräch Hautpflege (Pflege)					
Gespräch Trinken, Diät		– Arzt			
		– Pflege			
Hilfsmittel-versorgung	ET:	– Beratung			
		– Einleitung			
	PT:	– Beratung			
		– Einleitung			
	Pflege:	– Beratung			
		– Einleitung			
1. Ausfahrt					
Wochen-endurlaub	ET:	– Vorbereitung			
	PT:	– Vorbereitung			
	Pflege:	– Vorbereitung			
		– Rückmeldung			
	Soz.:	– Vorbereitung			

		Datum	Hz.	Besonderheiten
Antr. SchwbA. (spät. 6 Wo. v. Entl.)				
Führerschein abklären (ET, Soz.)				
Schul. Fragen (Lehrer)				
Berufl. Fragen (Soz.)				
Entl. Termin 4 Wo. vorh. fests. (A)				
Wohnsituation (ET, Soz.)				
Nach-Betreuung	– häusl. Pflege geregelt (Soz.)			
	– hausärztl. Vers. geregelt (Arzt)			
Hilfsmittelvers. abgeschl. ET, PT, Pfl.				
II. Angehörige:				
Aufklärung durch den Arzt				
Einverständniserkl. d. Eltern (Ausgang Minderjähriger)				
Gespräch mit Sozialarbeiter				
Gespräch mit Psychologie/in				
Ein-arbeitungs-woche	– ET			
	– PT			
	– Pflege			
Sonstiges:				
Rehagespräche				

Literatur

1 Traumatologie

Aitken, A. P., H. K. Magill: Fractures involving the distal epiphyseal cartilage. J. Bone Jt. Surg. 34-A (1952) 96

Beckers, D., M. Buck: PNF in der Praxis. Springer, Berlin 1988

Beineke, H., E. M. Funke: Prävention von Spätfolgen nach traumatischen Ereignissen. Krankengymnastik 1989, 1215

Blount, W. P.: Knochenbrüche bei Kindern. Thieme, Stuttgart 1975

Böhler, L.: Die Technik der Knochenbruchbehandlung. Maudrich, Wien 1957

Bold, R. M., A. Grossmann, R. Block: Stemmführung nach R. Brunkow, 5. Aufl. Enke, Stuttgart 1989

Bringezu, G., O. Schreiner: Die Therapieform Manuelle Lymphdrainage. Haase, Lübeck 1987

Buck-Gramcko, D.: Verletzungen der Hand. In Koslowski, L., W. Irmer, K. Bushe: Lehrbuch der Chirurgie. Schattauer, Stuttgart 1978

Buck-Gramcko, D.: Sehnennähte. Im Dienste der Chirurgie, Heft 35. Ethicon Hamburg 1979

Bunnell, S.: Surgery of the Hand. Lippincott, Philadelphia 1917

Burri, C., H. Ecke, E. H. Kuner, A. Pannike, L. Schweiberer, C. H. Schweikert, W. Spier, H. Tscherne: Unfallchirurgie. Springer, Berlin 1976

Colles, A.: On the fracture of the carpal extremity of the radius. Med. surg. J. 10 (1814) 182

Daniels, L.: Muskelfunktionsprüfung. Fischer, Stuttgart 1974

Debrunner, H. U.: AO-Gelenkmessung (Neutral-0-Methode), Längenmessung, Umfangmessung. Dokumentation der BGOT, Tübingen 1971

Ehrenberg, H.: Über die Lösungs- und Atemtherapie von A. Schaarschuch. Krankengymnastik 22 (1970) 176

Ehrenberg, H.: Atemtherapie in der Krankengymnastik. Krankengymnastik 23 (1971) 239

Ehrenberg, H.: Atemtherapie in der Krankengymnastik. Sonderheft der Krankengymnastik, ZV Krankengymnastik, München 1975

Einsingbach, T.: PNF in Orthopädie und Traumatologie. Pflaum, München 1988

Földi, M., S. Kulik: Lymphologie. Fischer, Stuttgart 1989

Frisch, H.: Manuelle Therapie in der Krankengymnastik. Krankengymnastik 1976, 93

Gillert, O.: Niederfrequente Reizströme in der therapeutischen Praxis. Pflaum, München 1977

Gillert, O.: Hydrotherapie und Balneotherapie in Theorie und Praxis. Pflaum, München 1978

Goldthwait, J. E.: Permanent dislocation of the patella. Ann. Surg. 29 (1899) 62

Grober, H.: Klinisches Lehrbuch der Physikalischen Therapie. Fischer, Jena 1963

Haase, H., H. Ehrenberg, M. Schweizer: Lösungstherapie in der Krankengymnastik. Pflaum, München 1985

Hamann, A., W. Haschke, H. Krug, G. Leutert, M. Lindemann, L. Zett: Massage in Bild und Wort, 4. Aufl. Verlag Volk und Gesundheit, Berlin 1982

Heipertz, W.: Sportmedizin, 7. Aufl. Thieme, Stuttgart 1985

Honigmann, M.: Krankengymnastische Behandlungsschwerpunkte nach traumatischen Sehnen- und Nervenverletzungen. Krankengymnastik 1977, 208

Horn, H. G.: Der Einsatz der manuellen Lymphdrainage bei der Behandlung von Narben im Rahmen der krankengymnastischen Behandlung. Krankengymnastik 1984, 458

Iselin, M.: Chirurgie der Hand. Thieme, Stuttgart 1965

Jentschura, G., H. W. Janz: Beschäftigungstherapie, Grundlagen und Praxis, 3. Aufl. 2 Bde. Thieme, Stuttgart 1979

Kaltenborn, F.: Manuelle Therapie der Extremitätengelenke. DGMT, Hamm 1973

Klein-Vogelbach, S.: Funktionelle Bewegungslehre. Springer, Berlin 1976

Klinkmann-Eggers, R.: Grifftechnik in der krankengymnastischen Behandlung, 2. Aufl. Fischer, Stuttgart 1982

Knott, M.: Komplexbewegungen. Fischer, Stuttgart 1970

Koester, G., A. tum Suden-Weickmann, H. Cotta, W. Heipertz, E. Marquardt, W. Puhl, G. Rompe: Krankengymnastik, 2. Aufl. Bd. V. Thieme, Stuttgart 1990

Koppelmann, J.: Zur konservativen Behandlung und Anwendung der Kryotherapie bei posttraumatischen und postoperativen Gelenkkontrakturen. Mschr. Unfallheilk. 74 (1971) 544

Koppelmann, J.: Eisanwendung als Ergänzung zur krankengymnastischen Behandlung. Oskar-Helene-Heim, FU Berlin 1974

Kuner, E., V. Schlosser: Traumatologie, 4. Aufl. Thieme, Stuttgart 1988

Küntscher, G.: Praxis der Marknagelung. Schattauer, Stuttgart 1962

Letournel, E.: Traitement chirurgical des traumatismes du bassin en dehors des fractures isolées du cotyle. Rev. chir. orthop. 67 (1981) 771 – 782

Lewit, K.: Manuelle Medizin. Barth, Leipzig 1977

List, M:: Die krankengymnastische Behandlung der verletzten Hand. Krankengymnastik 1968, 409

List, M.: Eisbehandlung in der Krankengymnastik. ZV Krankengymnastik, München 1978

List, M.: Die krankengymnastische Behandlung in der Traumatologie, 2. Aufl. Springer, Berlin 1986

Lorenzen, H.: Lehrbuch des Versehrtensports. Enke, Stuttgart 1961

Mittelbach, H. R.: Die verletzte Hand. Springer, Berlin 1977

Moberg, E.: Dringliche Handchirurgie, 3. Aufl. Thieme, Stuttgart 1972

von Mühlmann, A.: Krankengymnastik bei Verletzungsfolgen am Behandlungsapparat, 5. Aufl. Pflaum, München 1975

Müller, M. E., M. Allgöwer, R. Schneider, H. Willenegger: Manual der Osteosynthese, AO-Technik. Springer, Berlin 1969

Mumenthaler, M., H. Schliack: Läsionen peripherer Nerven. 5. Aufl. Thieme, Stuttgart 1987

Neer, C. S.: Displaced proximal humeral fractures. I. Classification and evaluation. J. Bone Jt Surg. 52-A (1970) 1077

Pauwels, F.: Atlas zur Biomechanik der gesunden und kranken Hüfte. Springer, Berlin 1973

Perren, S. M., A. Huggler, M. Russenberger, M. Allgöwer, R. Mathys, R. Schenk, H. Willenegger, M. E. Müller: The reaction of cortical bone to compression. Acta orthop. scand., Suppl. 125 (1969) 19 – 28

Petracic, B.: Funktionelle Nachbehandlung operierter Knochenbrüche, 2. Aufl. Thieme, Stuttgart 1983

Poelchen, R.: Selbstinnervationsbehandlung geschlossener Knochenbrüche und Verrenkungen, eine biologische Behandlungsart. Hippokrates, Stuttgart 1940

Ricklin, P., A. Rüttimann, M. S. del Buono: Die Meniskusläsion, 2. Aufl. Thieme, Stuttgart 1980

Schlosser, V., E. Kuner: Traumatologie, 3. Aufl. Thieme, Stuttgart 1980

Spring, H., U. Illi, H.-R. Kunz, R. Röthlin, W. Schneider, T. Tritschler: Dehn- und Kräftigungsgymnastik, 3. Aufl. Thieme, Stuttgart 1990

Stenger, E.: Verbandlehre. Urban & Schwarzenberg, München 1969
Trnavsky, G.: Kryotherapie. Pflaum, München 1978
Wenk, W.: Der Schlingentisch. Pflaum, München 1989
Zichner, L.: Knochenheilung durch elektrischen Strom. Bücherei des Orthopäden, Bd. XLII. Enke, Stuttgart 1984

2 Erworbene Querschnittlähmungen

Arbeitskreis „Querschnittlähmungen" im Hauptverband der Gewerblichen Berufsgenossenschaften e. V.: Emfpehlungen für den behandelnden Arzt zur nachstationären Betreuung von Querschnittgelähmten. Ausgabe 1989
Barbu, A.: Tischtennis für Rollstuhlfahrer, Schmidt-Römhild, Lübeck 1978
Barbu, A.: Übungen und Ballspiele für Rollstuhlfahrer, 3. Aufl. Schmidt-Römhild, Lübeck 1978
Bedbrook, G. M.: The Care Management of Spinal Cord Injuries. Springer, Berlin 1981
Bröxkes S., U. Herzog: Rollstuhlversorgung bei Kindern, Jugendlichen und Erwachsenen. Arbeitsgemeinschaft Spina Bifida und Hydrocephalus, 1993
Brügger A.: Erkrankung des Bewegungsapparates und seines Nervensystems, Fischer, Stuttgart 1980
Buck, M., D. Beckers: Rehabilitation bei Querschnittlähmung. Ein multidisziplinärer Leitfaden. Springer, Berlin 1993
Bundesarbeitsgemeinschaft für Rehabilitation: Rehabilitation Behinderter. Wegweiser für Ärzte und weitere Fachkräfte der Rehabilitation 2. Aufl., Deutscher Ärzteverlag, Köln 1994
Gerner, H. J.: Die Querschnittlähmung. Blackwell Wissenschaft, Berlin 1992
Grüninger, W.: Spinale Spastik. Ueberreuter, Wien 1989
Guttmann, L.: Spinal Cord Injuries: Comprehensive Management and Research. Blackwell, Oxford 1973
Guttmann, L.: Sport für Körperbehinderte. Urban & Schwarzenberg, München 1979
Hardy, A. G., A. B. Rossier: Tetra- und Paraplegie. In Nigst, H.: Spezielle Frakturen und Luxationslehre, Bd. I/2. Thieme, Stuttgart 1972 (S. 65)
Hoffmann, K., W. Grüninger: Physiotherapie bei Querschnittlähmungen. In Schirmer, M.: Querschnittlähmungen. Springer, Berlin 1985
Jochheim, K.-A., J. F. Scholz: Rehabilitation, Bd. I – III. Thieme, Stuttgart 1975
Jonas, H. P., H. Madersbacher, W. Strubreiter (Hrsg.): Der polytraumatisierte Querschnittgelähmte. 8. Jahrestagung DMGP Seefeld/T. 1995. Allgemeine Unfallversicherungsanstalt Wien 1995
Krombholz G.: Tanzen für alle. Von Grundformen zu geselligen Tanzformen. BLV, München 1980
Kutzner, M., H. W. Delank: Rückenmarkstraumen. In Suchenwirth, R. M. A., G. Wolf: Neurologische Begutachtung. Fischer, Stuttgart 1987
Maury, M.: La paraplègie. Flammarion, Paris 1981
Meinecke, F.-W. (Hrsg.): Querschnittlähmungen. Internationales Symposium 1988. Springer Verlag, Berlin 1990
Mumenthaler M.: Neurologie. 9. Auflage. Thieme, Stuttgart 1990
Owen, Ed: Playing and Coaching Wheelchair Basketball. University of Illinois Press. Urbana 1982
Paeslack, V.: Internistische Störungen beim Paraplegiker. Thieme, Stuttgart 1965
Paeslack, V.: Sexualpädagogische Probleme. In Stöhrer, M.: Urologie bei Rückenmarkverletzten. Springer, Berlin 1979

Paeslack, V.: Sexualität und Sexualverhalten bei Rückenmarkgeschädigten. In Paeslack, V.: Sexualität und körperliche Behinderung. Schindele, Heidelberg 1983

Paeslack, V.: Der Querschnittgelähmte. In Bundesarbeitsgemeinschaft Hilfe für Behinderte: Schriftenreihe Kommunikation zwischen Partnern, 6. Aufl. 1989

Paeslack, V.: Therapie und Rehabilitation bei Rückenmarktraumen. In Hopf, H. Ch., K. Poeck, H. Schliack (Hrsg.): Neurologie in Praxis und Klinik. Bd. 1, 2. Aufl. Thieme, Stuttgart 1992

Paeslack, V.: Traumatische Schäden des Rückenmarks bei verschiedenen Freizeitunfällen. In Schütze, U. (Hrsg.): Freizeitunfälle im Kinder- und Jugendalter. Thieme, Stuttgart 1992

Paeslack, V.: Rehabilitation als biographischer Prozess –Lebensschicksal Querschnittlähmung. Kongreß DMGP Heidelberg 1995. Springer, Berlin 1995

Paeslack, V., H. Schlüter: Physiotherapie in der Rehabilitation Querschnittgelähmter. Springer, Berlin 1980

Paeslack, V., H. J. Gerner, F. W. Meineke, A. Pape, W. Tschochner, B. Winter: Die Rehabilitation von Behinderten mit Schädigung des Rückenmarks. In Scholz, J. F.: Rehabilitation als Schlüssel zum Dauerarbeitsplatz. Rehabilitationskongreß 1978. Springer, Berlin 1979

Pape, A.: Krankengymnastische Gesichtspunkte zur Beeinflussung spinaler Spastizität. In Grüninger, W.: Spinale Spastik. Ueberreuter, Wien 1989

Pape, A.: Heben und Heben lassen. Heben und Tragen bewegungsbehinderter Menschen. Pflaum, München 1989

Poeck, K.: Neurologie. Springer, Berlin 1987

Schirmer, M.: Querschnittlähmungen. Springer, Berlin 1986

Schriftenreihe Sporttherapeutische Praxis: Band 1 – Übungen und Ballspiele für Rollstuhlfahrer; Band 2 – Tischtennis für Rollstuhlfahrer; Band 4 – Bogenschießen für Behinderte; Band 5 – Basketball für Rollstuhlfahrer; Band 6 – Reitsport für Behinderte. Max Schmidt Römhild, Lübeck

Schwan J. L., A. Foitzik: Rollstuhl-Tennis. Pflege Publiziert, Oldenburg 1994

Stöhrer, M.: Urologie bei Rückenmarkverletzten unter Berücksichtigung sexualpädagogischer, gynäkologischer und andrologischer Probleme. Springer, Berlin 1979

Stöhrer, M., H. Palmtag, H. Madersbacher: Blasenlähmung. Sexualität und Blasenfunktion bei Rückenmarkverletzten und Erkrankungen des Nervensystems. Thieme, Stuttgart 1984

Strohkendl, H.: Funktionelle Klassifizierung für den Rollstuhlsport. Springer, Berlin 1978

Sturm, E.: Rehabilitation von Querschnittgelähmten. Eine medizinpsychologische Studie. Huber, Bern 1989

Vojta, V., A. Peters: Das Vojta-Prinzip. Springer, Berlin 1987

Wahle, H.: Behandlung und Rehabilitation beim Patienten mit Querschnittlähmungen. In: Klinik der Gegenwart, Bd. I. Urban & Schwarzenberg, München 1977

Winter-Klemm, B.: Psychosomatische Symptome bei Wirbelsäulenverletzung mit Querschnittlähmung. Die Wirbelsäule in Forschung und Praxis, Bd. 73. Hippokrates, Stuttgart 1977.

Zäch, G. A. (Hrsg.): Rehabilitation beginnt am Unfallort. Multidisziplinäre Betreuung Querschnittgelähmter in der Akutphase. Springer, Berlin 1992

Sachverzeichnis

A

Abbruchblutung 319
Abduktionsschiene 214
Abführmittel 318, 353
Abhusten 63
– Rippenfraktur 95
Absauggerät 350
Abscherfraktur 20
Abscherung 16
Abschlußbefund, Querschnittlähmung 408
Abschlußdokumentation 407
Abstützplatte 28
Achillessehne 191
– degenerative Veränderung 191
– Naht, physiotherapeutische Behandlung 192 ff
– – – – Maßnahmen 193
– – – – Übungsbeispiel 194
– – – – Verlauf 192 f
Achillessehnenausriß 198
Achillessehnenruptur 9, 191
– Behandlung 192
Achselstütze 51
Affenhand 11
Akromioklavikulargelenk 18, 212
– Luxation 212
– Subluxation 212
Akromionbruch 209
Allgöwer-Apparat 197
Amnesie, retrograde 38
Anfangsuntersuchung 40
Anhaktechnik 54
Anhidrose 314
Ankippen, Rollstuhl 383
Ankylose 324
Antazida 318
Antekurvation 23
Antikoagulanzientherapie 315
Anziehhilfe 350
AO-Klassifikation, Fraktur 22
Arbeitsblatt für Stationsbesprechung aller Fachbereiche 463
Arm, Verletzung 204 ff
Armlagerungsmöglichkeit 287
Armmanschette mit Relais 450 f
Armverletzung 45
Arteria brachialis 260
– – mechanische Irritation 302
– – Schädigung 260
– cubitalis 245
Arteria-spinalis-anterior-Syndrom 308
Arthrose, subtalare 199
Arthrosis deformans 106, 139
Arthrotomie 147
Atemfrequenz, erhöhte 63
Atemfunktion, Störung 312 f
Ateminsuffizienz, akute 313
Atemtherapie 306, 313
– konservativ versorgte Klavikulafraktur 207
– bei Spontanatmung 365
Atlas, Berstungsbruch 73
Auffahrunfall von hinten 70
Aufhängung, schwerelose 56
Aufheben von Gegenständen vom Boden, Rollstuhl 440
Aufrichtehilfe 346
Aufrichten zum Stand, Brustwirbelfraktur 84
Aufrichtephase 313
Aufsetzen aus Rückenlage zum Langsitz 401

Aufsitzen aus Bauchlage zum Langsitz 395
Aufstehen aus dem Rollstuhl im Barren 405
Auftriebshilfe im Wasser 347
Auftriebskörper 56
Auftriebskraft 55
Augenfehlstellung 60
Ausdauertraining 63
Ausfall, motorischer, Definition 308
Ausziehhilfe 350
Axonotmesis 9
Azetabulumfraktur 106, 111 f

B

Badewannensitz 344
Bandruptur 14
– Häufigkeit 14
– Symptom 14
Bandschaden, Kniegelenk 138
– – Formen 139
Bandscheiben 65
Bandscheibenzerreißung 65
Bandverletzung, oberes Sprunggelenk 179 f
– – – Behandlung 180
– – – Formen 180
– – – Spätschäden 181
Basisinformation 40 f, 284
Basketball 455 ff
Bauchgurt, Tetraplegiker 345
Bauchlagerung, Tetraplegie 368
Bauliche Gegebenheiten, Bewältigung 441
Beatmung, maschinelle assistive, Maßnahmen 366
Beckenfraktur 98 ff
– Klassifikation 99
Beckenrandfraktur, Knochenheilung 100
– Sofortmaßnahme 100
Beckenringfraktur 98 f
– Knochenheilung 100
– konservativ versorgte 100
– – – physiotherapeutische Behandlung 104
– – – – – Übungsbeispiele 104
– – – Verlauf 100
– operativ versorgte 106
– physiotherapeutische Behandlung 100 ff
– – – Maßnahmen 101
Beckenschaufelfraktur 98 f
Beckenverletzung 98 ff
Befragen des Patienten 41, 285
Befund, neurologischer, Überprüfen 376
Behandlung, hydrotherapeutisch-balneologische 59
– manuelle 57
– neurophysiologische 57
– physiotherapeutische, allgemeine Richtlinien 39 ff
– – Beckenringfraktur 100 ff
– – Brustwirbelfraktur 78 ff
– – Dornfortsatzfraktur 91
– – Finger, Beugesehnenverletzung 292
– – – Strecksehnenverletzung 291 ff
– – Halswirbelfraktur 76 ff
– – Handverletzung 282 ff
– – ischämische Kontraktur 303 f
– – Kahnbeinfraktur 287
– – Kalkaneusfraktur 200 ff
– – Kapsel-Band-Verletzung mit Ruptur 142
– – Kleinert-Naht 292
– – konservativ versorgte Humerusschaftfraktur 238 ff
– – – – Klavikulafraktur 205 ff
– – – – Radiusköpfchenfraktur 258 f
– – – – Schenkelhalsfraktur 121
– – – – Skapulafraktur 210
– – – – zentrale Hüftluxation 108 f
– – Lendenwirbelfraktur 86 ff
– – Ligamentum collaterale 148
– – Meniskus 148
– – Nervus medianus, Parese 274 f
– – – ulnaris, Parese 262
– – operativ versorgte distale Femurfraktur 131 f

– – – – Ellenbogenluxation 253 f
– – – – Femurschaftfraktur 125 f
– – – – Humerusschaftfraktur 241
– – – – Patellafraktur 134
– – – – Radiusköpfchenfraktur 259 f
– – – – Unterarmfraktur 265
– – Osteitis 301 f
– – Osteomyelitis 301 f
– – polytraumatisierter Patient 48
– – präoperative 40 ff
– – prophylaktische, Armverletzung 45
– – – Beinverletzung 45
– – – bettlägeriger Patient 44
– – – Patient mit Gipsversorgung 44
– – proximale Femurfraktur 117
– – Pseudarthrose 299
– – Querfortsatzfraktur 91
– – Querschnittlähmung 356 ff
– – – Spätphase 387
– – Radiusköpfchenfraktur 258 f
– – Rippenserienfraktur 96
– – Rotatorenmanschettenruptur 220 f
– – Schleudertrauma 72 f
– – Slap lesion 220
– – Sternumfraktur 97
– – subkapitale Humerusfraktur 232
– – Sudeck-Dystrophie 295 ff
– – suprakondyläre, konservativ versorgte Humerusfraktur 245 ff
– – Talusfraktur 200 ff
– – traumatische Hüftluxation 113
– – – Schulterluxation 224 f
– – verzögerte Farkturheilung 299
– – vordere Schulterluxation 229
– – mit Zuggurtung versorgte Olekranonfraktur 256 f
Behandlungsplan, physiotherapeutischer 42
– – Maßnahmen 285 f
Behandlungsprinzipien 46
Behandlungstechnik, neurophysiologisch orientierte 306
Behindertensport, Querschnittgelähmter 355
Beinlagerungsschiene 36
Beinorthese 346
Beinverletzung 45
Belastung 46 f, 49
Belastungsbeginn 46
Belastungsbestimmung 47 f
– dynamische 47
– statische 47
Belastungsgrad 49
Belastungsphase, ganztägige 357
– – Rollstuhl 384
Belastungsstabilität 46
Belastungssteigerung, Bewegungsbad 46
Bema-Genex-Kissen 177
Bennett-Luxationsfraktur 280 f
– Behandlung 281
– Formen 281
Beobachtung, ergänzende 41, 285
– optische 41, 284
– taktile 41, 285
Bergab fahren an der Rampe 425
Bergauf fahren an der Rampe 423 f
Beschäftigungstherapie 2
Bett, behindertengerechtes 341
Bettfixationsgurt, gepolsterter 342
Bettgalgen 341
– Hochziehen unter Spannung von Bauch- und Rückenmuskeln 102
Bettunterlage, wasserdichte 343
Beugesehnenverletzung, Hand 278
Bewältigung baulicher Gegebenheiten 441
– Hindernis 423
Bewegen, passives, Extremitäten 375
– Rollstuhl 437
Bewegungsapparat, frische Verletzung 2
Bewegungsbad 55
– Lendenwirbelsäule 91
– Wirbelsäulenverletzung 91
Bewegungsschiene 35
– Knie 152
– passive motorisierte 37
Bewegungsübergang, Rückenlage-Seitlage 393
Biegungsbruch 19
Binde, elastische 315

Bindegewebe, Ödembildung 5
– Wucherung 5
Bindegewebsmassage 5
Bindegewebsschaden 4
Bindegewebsveränderung 4
Binnenschaden, Kniegelenk 138
– – Formen 139
Bißwunde 3
Blase, automatische 316
– autonome 316
– neurogene 316
Blasenentleerung 353
– Kontrolle 317, 354
Blasenentleerungsstörung 316
Blasenfunktion, Störung 92
Blasentraining 317, 353
Blattwendegerät 349
β-Blocker 314
Blutdruckerhöhung, anfallsweise auftretende 314
Bluterguß s. Hämatom
Blutung, Mund 61
– Nase 61
– Ohr 61
Blutversorgung, Störung 298
Blutzirkulation 26
– Erhaltung 26
Blutzufuhr 26
Bodenkontakt 47
Bogenhandschuh 450 f
Bogenschießen, Haltung 449
– Paraplegie 448 ff
– Tetraplegie 450
Bordstein, Fahrtechnik 424
Braun-Schiene 35 f
Briefträgerkissen 215
Brillenhämatom 38
Bronchopneumonie 94
Brown-Séquard-Lähmung s. Halbseitensyndrom, spinales
Bruch s. Fraktur
Brückentisch, Tetraplegiker 349
Brustbeinbruch s. Sternumfraktur
Brustkorb-Bauch-Verletzung 39
Brustkorbverletzung 93
Brustwirbelfraktur 78 ff
– Behandlung 79
– physiotherapeutische Behandlung 78 ff
– – – Maßnahmen 79 ff
– – – Übungsbeispiele 81 ff
– Stauungsbruch 79
– Überstreckungsbruch 79
Brustwirbelsäule, Verletzung 313
Bücken, Lendenwirbelsäule 90
Bühne s. Hebebühne

C

Cauda equina 306
Chopping 73
Cocktail, lytischer 62
Commotio cerebri 38, 61
Compressio cerebri 38, 61
Computer, Steuergerät 350
Contusio cerebri 38, 61
Conus medullaris 309
Conus-cauda-Läsion 309
Cool pack 54
Coxa vara 19
– – posttraumatische 19
Cramer-Schiene 37
Crush-Syndrom 7
Crutchfield-Zange 75

D

Darmbeinstachel 9
Darmentleerung 353
– Störung 318
Darmlähmung 318
Darmmassage 318
Daten, persönliche 41, 284
Dauerbeatmung 313
– apparative 313
Débridement 6, 276
Dehnreiz, langandauernder 5
Dehnübung, Barren 406
Dekubitalulkus 322
Dekubitus 117
Dekubitus-Auflegematratze 341
Dekubitusbehandlung 54

Dekubitus-Ellenbogenschützer, Tetraplegiker 342
Dekubitus-Fußschützer 342
Dekubitus-Pneumonie-Thrombose-Prophylaxe 42
Dekubitusprophylaxe 54, 323, 367
Dekubitus-Schutzauflage für das Bett 342
– Krankenfahrzeug 349
Densfraktur 73
De-Quervain-Fraktur 279
Desinfektionsmittel 343
Dezerebration 60
Diadynamik 57
Dickdarm, Atonie 318
Distorsion 14
Distraktionsbruch 67
Divertikel, Harnröhre 316
Dornfortsatzfraktur 67
– physiotherapeutische Behandlung 91 f
DPTP s. Dekubitus-Pneumonie-Thrombose-Prophylaxe
Drahtleiterschiene 37
Drehen aus der Fahrt, Rollstuhl 421, 440
– von Rückenlage in Seitlage, Tetraplegie 394
– auf der Stelle, Rollstuhl 421
Drehscheibe 349
Dreieckbein, Abrißbruch 280
Dreieckschlinge 346
Dreiecktuch 17
Dreipunktekorsett, Brustwirbelfraktur 79
– Querschnittlähmung 379
Drei-Punkte-Stützkorsett nach Bähler, Wirbelfraktur 69
Dreirad, Erwachsene 349
– Kind 349
Dringlichkeit, aufgeschobene 8
– – Hand 276
Druckbelastung, flächenförmige 322
– punktuelle 322
Druckentlastung 323, 352
– rund um die Uhr 323
Druckgeschwür s. Dekubitalulkus
Dumo-Körpertrainer 177
Duodenum, Entzündung 318
– Ulzeration 318
Durchblutungsförderung 33, 42, 285
Durchblutungsstörung 33
Duschstuhl 344

E

Eigentraining im Rollstuhl 390
Einlegerahmen, elektrisch verstellbarer 341
Einmalhandschuh 343
Einstieg rückwärts hoch in den Rollstuhl 433 f
– seitlicher, aus der Hockstellung 434 f
– – aus dem Langsitz 434
– vorwärts über den Kniestand 435 f
Eisbehandlung s. Kryotherapie
Eitererreger 300
Eiweißstoffwechsel 315
Ejakulation 318
Elefantenfußpseudarthrose 298
Elektrorollstuhl mit Recarositz 414
Elektrostimulator, Blasenfunktion 317
Elektrotherapeutische Anwendung 57
Ellenbogengelenkverletzung 252 ff
– Komplikation 260
Ellenbogenluxation 18
– – operativ versorgte 253 f
– – – physiotherapeutische Behandlung 253 f
– – – – – Maßnahmen 254
– – – – – Übungsbeispiele 253
– – – – – Verlauf 253
Ellenbogenspitze 9
Ellennerv s. Nervus ulnaris
Empfängnisfähigkeit 319
Empfindungsstörung, dissoziierte 307
Endost 23
Enduntersuchung 40
Entlassung aus stationärer Behandlung 351
Entlassungsphase 407
Entlasten, seitliches 437
Entspannung 285

Entstauung 42, 285
Entstauungsbank 246
Entzündung 54
Epiphysenfugenverletzung 21
– Einteilung nach Aitken 21
Epithelwachstum, Anregung 5
Erektionsvermögen 318
Ergometer für Rollstuhlfahrer 392
Ermüdungsbruch 19
Ersatzrollstuhl 349
Erstbehandlung, Querschnittsgelähmter 306
Erste Hilfe 2
Escherichia coli 300
Eßhilfe 350
Expander 346
Exponentialstrom 57
Extension, Adduktion, Außenrotation, Knieverletzung 162
– durch das Olekranon nach Baumann 244
– vertikale, beider Beine, Pflasterzug 125
Extensionsbehandlung 25
Extensionsschiene, Fingerendgelenk 37
Extremität, obere, Lagerung 37
– passives Bewegen 375
– untere 35
– – Lagerung 34, 37
– – Verletzung 114 ff

F

Fahren mit dem Rollstuhl, Paraplegie 418 ff
– – – bergab an der Rampe 425
– – – bergauf an der Rampe 423 f
– – – Bewältigung von Hindernissen 423
– – – Bordstein 424
– – – Drehen aus der Fahrt 421
– – – – auf der Stelle 421
– – – dynamischer Wechsel der Fahrtrichtung 420
– – – einhändiges Fahren 421
– – – Fahren im freien Gelände 431
– – – Greiftechnik 418
– – – Kippen auf die Hinterräder 421
– – – Rückwärtsfahren 420
– – – Slalom 421
– – – Stufe 424
– – – Treppenfahren 426 ff
– – – Vorwärtsfahren 418
– – Tetraplegie 439
– – – Ankippen auf die Hinterräder 440
– – – Aufheben von Gegenständen vom Boden 440
– – – Drehen 440
– – – einhändiges Rückwärtsfahren 440
– – – Geländefahren 440
– – – Rückwärtsfahren 439
– – – Schräge 440
– – – Slalomfahren 440
– – – Vorwärtsfahren 439
Fahrstuhl 441
Fahrtrichtung, dynamischer Wechsel 420
Fallen aus dem Rollstuhl 432
Fallhand 11
Faltfahrzeug s. Faltrollstuhl
Faltrollstuhl 348, 411
– Ersatzrollstuhl 349
Faserknorpel 99
Fechten 459
Femoropatellargelenk 132
Femurfraktur, distale 130 ff
– – Behandlung 131
– – Formen 130
– – operativ versorgte 131 f
– – – – physiotherapeutische Behandlung 131 f
– – Spätschäden 131
– intertrochantäre 115
– laterale 115
– perkondyläre 131
– proximale 114 f
– – Behandlung 116
– – Einteilung nach Pauwels 114
– – physiotherapeutische Behandlung 117 f
– subtrochantäre 115

– suprakondyläre 131
Femurschaftfraktur 122 f
– Dislokation 124
– Erwachsener 122
– Formen 122
– Kind 122
– operativ versorgte 125 ff
– – – physiotherapeutische Behandlung 125 ff
– – – – – Maßnahmen 126
– – – – – Übungsbeispiele 129 f
– – – – – Verlauf 125 f
– Spätschäden 124
Fersenbeinbruch s. Kalkaneusfraktur
Fersenschiene 169
Fettembolie 19
Fibularisparese s. Nervus fibularis peronaeus, Parese
Finger, Beugesehnenverletzung, physiotherapeutische Behandlung 292
– Strecksehnenverletzung 291 ff
– – physiotherapeutische Behandlung 291 ff
Fingerendgelenk-Extensionsschiene 37
Fingerendglied, Streckensehnenabriß 8
Fingergelenkfraktur 282
Fingergelenkluxation 18
Fingerling 343
Fissur, knöcherner Schädel 59
Fistel, Harnröhre 316
Fixateur externe 29, 33
– – Entfernung 33
Fixation 17
– federnde 144
– stabile innere 26
Fixationskallus 23
Fixationsmaterial, Entfernung 33
Flake fractures 13
Fleck, roter 352
Flexibilität 39
Flexion, Adduktion, Außenrotation mit Knieflexion, Knieverletzung 163
Fraktur, diaphysäre 122 f
– direkte 19
– Einteilung 19 ff
– indirekte 19
– Klassifikation 22
– klinische Symptome 22
– komplizierte 19
– Kopf 60 ff
– offene 19
– pathologische 18
– sichere Zeichen 22
– spontane 18
– unsichere Zeichen 22
– Verschiebung der Bruchstücke 21
Frakturbehandlung, Kind 30 f
– konservative 25 f
– operative 26 f
– – Nachteile 31
– – Vorteile 31
– physiotherapeutische 26, 31
– Ziel 25 f
Frakturformen 20
Frakturheilung 25
– gestörte 24
– ungestörte 23 f
– verzögerte 298
– – Behandlung 299
– – physiotherapeutische Behandlung 299 f
– zeitlicher Ablauf 25, 32
Frakturkonsolidation 26
Frakturlehre, allgemeine 18 ff
Frankfurter Bewegungsschiene 35, 135
Friedreich-Ataxie 310
Frottee-Methode 54
Functio laesa 22
Funktion, vegetative 312
Funktionsschema, Querschnittlähmung 386
Funktionsschulung 286
Fußfraktur 195 f
Fußluxation 194
Fußstauchung 194 f
Fußverletzung 194 ff
Fußwurzelfraktur 199

G

Galeazzi-Fraktur 264 f
Galgen 102
Gangschulung 46

Gasbrand 6
Gebrauchsbewegungen, Schulung 43, 286
Gebrauchsgegenstand, Adaption 350
Geburt 319
Gefäßspasmus 302
Gefäßverletzung 11 ff
– arterielle 12
– gedeckte 12
– offene 11 f
– venöse 12
Gehbarren 346
Gehbock 52
Gehgestell, reziprokes 52
Gehirnerschütterung s. Commotio cerebri
Gehirnschädel, Fraktur 60
Gehtraining, Stützapparat 402
Gehübungsgerät 346
Gehwagen 50
Geländefahren, Rollstuhl 440
Gelenk, femorotibiales, Luxation 144
Gelenkerkrankung, septische 323
Gelenkfraktur 20
Gelenkkapsel, Schrumpfung 17
Gelenkkörper, freier 146
Gelenksteife 5
Gelenkverletzung, Zeichen 12
Gesamtfunktion, Beurteilung 285
Gesäß, Entlastung im Rollstuhl 381
Geschlechtsverkehr, Querschnittlähmung 319
Gesichtsschädel 60
Gewalt, direkte 18
– indirekte 18
Gewebe, tieferes 4
– – Verletzung 4
Gewebstod, lokaler 322
Gewichtsmanschette 346
Gipsbehandlung 31
– Nachteile 31
– Vorzüge 31
Gipsverband 25, 44
Gliedmaße s. Extremität
Granulation 4
Greiffunktion, Wiederherstellung 276
Greiftechnik, Rollstuhl 418
Grünholzfraktur 18
Guillain-Barré-Syndrom 310

H

Halbseitensyndrom, spinales 307
Halofixateur externe 75
Halsmark, Schädigung 312
Halsmarksyndrom, zentrales 308
Halswirbelfraktur 73 ff
– Behandlung 74
– konservativ versorgte 76
– – – Maßnahmen 76
– physiotherapeutische Behandlung 76 ff
Halswirbelkörperbruch 74
Halswirbelsäule, Bewegungseinschränkung 71
Halswirbelsäulenverletzung 70 ff
Haltehilfe 341
Haltungsschulung 109
Hämarthros 141
Hämatom 5, 85
– manuelle Lymphdrainage 58
– retroperitoneales 85
Hämatopneumothorax 320
Hämatothorax 94, 320
Hand, Beugesehnenverletzung 278
– Haut, Verletzung 276
– Luxation 278
– Nervenverletzung 278
– Sehnenverletzung 277
– Strecksehnenverletzung 277
– – Behandlung 277
Handfunktion, Wiederherstellung 276
Handgelenkverletzung 275 ff
– Behandlungszeitplan 275
Handstock 51
Handverletzung 275 ff
– Behandlungszeitplan 275
– physiotherapeutische Behandlung 282 ff
– – – Behandlungsprinzipien 284
– – – Behandlungsziel 284
– – – Kriterien 283
– – – Maßnahmen 283

– – – Voraussetzung 283
Handwurzelfraktur 279 f
Handwurzelluxation 278 f
Hängegipsbehandlung 237
– Oberarmfraktur 237
Hanging cast s. Hängegipsbehandlung
Hangman's fracture 73
Hanteln 346
Harnausscheidung, überschießende 316
– Verminderung 315
Harnblase s. Blase
Harnkultur 353
Harnröhre, Divertikel 316
– Fistel 316
Harnuntersuchung 353
Harnwegsfunktion, Störung 312, 315 f
Harnwegsprophylaxe 354
Hausaufgaben 58
Hautdefekt, ausgedehnter 5
Hautgeschwür 5
Hautpflege 352
Hautverletzung 3
– Hand 276
– Kopf 59
Havers-Osteon 23
Hebebühne 55
– gesenkte 56
Heftpflasterextension 122
Heilentzündung 293
Heilverlauf, Störung 293
Herausfallen, richtig vorwärts 433
Hiebwunde 3
Hilfsmittelversorgung, Planen 377 ff
Hindernis, Bewältigung 423
Hirnabszeß 61
Hirnkompression s. Compressio cerebri
Hirnkontusion s. Contusio
Hirnschädigung 38
Histaminblocker 318
Hodenkanälchen, Schädigung 318
Höhlenverletzung, gedeckte 12
Horner-Syndrom 92
Hüftgelenk, Ausrenkung 16
– Totalendoprothese 122
Hüftgelenkspfannenfraktur 106
Hüftkopf 116
Hüftkopffraktur 114
Hüftkopfnekrose 116
– Spätschäden 106
Hüftluxation, konservativ versorgte zentrale 106 f
– – – – physiotherapeutische Behandlung 106 ff
– – – – – Maßnahmen 108
– – – – – Übungsbeispiele 109 f
– – – – – Verlauf 107
– operativ versorgte zentrale 109
– traumatische 110, 113
– – Form 111 f
– – ohne knöcherne Beteiligung 113
– – physiotherapeutische Behandlung 113
– – – – Maßnahmen 113
– – – – Übungsbeispiele 109 f
– – – – Verlauf 113
– zentrale 106
Hüftschraube, dynamische 116
Humeroradialgelenk 252
Humeroulnargelenk 252
Humerusfraktur 230 ff
– distale 243 f
– – Behandlung 244
– – Formen 243
– operativ versorgte, Extension, Abduktion, Innenrotation mit Ellenbogenextension 250
– subkapitale 232 ff
– – physiotherapeutische Behandlung 232 ff
– – – – Maßnahmen 233
– – – – Übungsbeispiele 235
– – – – Verlauf 232 f
– suprakondyläre, konservativ versorgte 245 ff
– – – – physiotherapeutische Behandlung 245 ff
– – operativ versorgte 249 ff
– – – – physiotherapeutische Behandlung 249 f
Humerushalsfraktur 230
– Behandlung 230
– Topographie nach Neer 230

Humeruskopffraktur 230 f
– Behandlung 230
– Topographie nach Neer 230
Humeruskopfnekrose 232
Humerusschaftfraktur 236 ff
– Formen 236
– konservativ versorgte 238 f
– – – Desault-Verband 238
– – – Hängegips 238
– – – physiotherapeutische Behandlung 238 ff
– – – – – Maßnahmen 239
– – – – – Übungsbeispiele 240
– – – – – Verlauf 238
– operativ versorgte 240 ff
– – – physiotherapeutische Behandlung, Maßnahmen 241
– – – – – Übungsbeispiele 240 f
– – – – – Verlauf 240
Hypalbuminämie 315
Hypästhesie 71, 321
Hyperalgesie 321
Hyperästhesie 71, 321
Hypermobilität 72
Hyperreflexie, paroxysmale 354
– – autonome 314

I

Ileus 318
Iliosakralfugenruptur 98 f
Impingement-Syndrom 219
Impressionsfraktur 60
Inaktivitätsatrophie 11
Infektion, Muskelverletzung 6
Information, befundungsorientierte, Austausch 376
– patientenorientierte, Austausch 376
Inhalationsbehandlung 350
Inkongruenzarthrose 147, 187
Innervationsschema, Querschnittlähmung 386
Innervationsschulung 43
Interartikularportionfraktur 85

J

Jefferson-Fraktur 73

K

Kahnbeinfraktur 279
– Behandlungsmodell 286
– physiotherapeutische Behandlung 287
– – – Behandlungsverlauf 289
– – – Übungsbeispiele 290
Kalkaneusfraktur 197 f
– Formen 197
– physiotherapeutische Behandlung 200 ff
– – – Maßnahmen 202
– – – Übungsbeispiele 201
– – – Verlauf 201
Kallus 23
Kallusbildung, überschießende 298
Kapsel-Band-Apparat, Teilriß 15
Kapsel-Band-Luxation, Ellenbogengelenk 252 f
Kapselbandriß 14
Kapsel-Band-Verletzung, Ellenbogengelenk 252 f
– Kniegelenk 140
– – Behandlung 140
– – Dehnung 140
– – mit Ruptur 140 ff
– – – Behandlung 141
– – – Formen 140
– – – physiotherapeutische Behandlung 142
– – – Spätschäden 142
– – Verdrehung 140
Karabinerhaken 346
Katheter, Anwendung 316, 354
– Material 354
Katheterisierung, intermittierende 316
Kaudaläsion 309
Kaudaschaden 311
Kippen auf die Hinterräder 421 f, 440
Kirschner-Schiene 35 f
Klavikulafraktur 204 f

- konservativ versorgte 205
- – – physiotherapeutische Behandlung 205 ff
- – – – – Maßnahmen 206
- – – – – Übungsbeispiele 207 f
- – – – – Verlauf 207
- operativ versorgte 209

Kleinert-Naht 292
- physiotherapeutische Behandlung 292

Knie, Naht des vorderen Kreuzbands 152
- – – – physiotherapeutische Behandlung, Maßnahmen 153
- – – – – Verlauf 153 f

Kniegelenk, Bandschaden 138
- – Formen 139
- Binnenschaden 138
- – Formen 139
- Knorpel-Knochen-Schäden 147
- – Behandlung 147
- – Formen 147
- Kontusion 139 f
- Luxation 144 f
- – Begleitverletzung 145
- Reizbereitschaft 139
- veraltete Bandschäden 142 ff
- Verdrehung 15

Kniegelenk-Streckapparat, Verletzung 132

Kniegelenkverletzung 132 ff
- Formen 132

Kniescheibe s. Patella

Knieverletzung, Bandage 151

Knöchelfraktur 185
- Behandlung 187
- Unterteilung 185 f

Knochenbruchkrankheit (s. auch Fraktur) 26

Knochenreiben 22

Knopflochriß 277

Knorpel-Knochen-Stück 16

Kommotion, Gehirn s. Commotio cerebri

Kommunikation 39

Kompartment-Syndrom 12

Kompression, Hirnschädigung s. Compressio cerebri

Kompressionsfraktur 20, 66

Kompressionsplatte 28

Kondom 343

Kontakt, unzureichender 298

Kontraktionshilfe 286

Kontraktur 4 f, 321
- ischämische 260, 302
- – Behandlung 261, 303
- – physiotherapeutische Behandlung 303 f
- paralytische 11

Kontusion 12 f
- Behandlung 13
- Hirnschädigung s. Contusio cerebri
- Kniegelenk 139 f
- – Behandlung 139
- – Blutung 139

Kooperation 39

Kopf (s. auch Schädel), Fraktur 60 ff
- Hautverletzung 59

Kopf-Brust-Gips 74

Kopfprothese, bipolare 116

Kopfschwarte 59

Kopfverletzung 38, 59

Korakoidbruch 209

Korbhenkelriß 146

Körper, Bewegen im Rollstuhl 437

Körperhöhlenverletzung 38

Körpertemperatur, Anstieg 314

Körpertraining, nachstationäres, Hilfen 345

Kräftigung 43

Kragen 78
- Sofortversorgung 78

Krallenhand 11

Krankenfahrzeug, Erstversorgung 347
- faltbares 347

Krankenlifter, Tetraplegiker 345

Krankenunterlage 342

Krapp-Schiene 35 f

Krawatte 69

Kreislauffunktion, Störung 312

Kreislaufregulationsstörung 313
- hypotone 313

Kreislauftraining 42

Krepitation 22
Kreuzbeinfraktur 99
Kryotherapie 54
Kumarinderivat 315
Küntscher-Nagelung 34
Kurbelrückschlag 279
Kyphose, physiologische 78

L

Lachman-Zeichen 141
Lagerung 366
90-90-Lagerung 127
Lagerung, Gesichtspunkte 367
– der oberen Extremitäten in Rückenlage 369
– der unteren Extremitäten in Rückenlage 369
Lagerungskeil, Bett 342
Lagerungskissen, Bett 342
Lagerungsschiene 34
Lagerungsstabilität 46
Lähmung, motorische 311
– vegetative 307
Lähmungsniveau 308
Langzeitbeatmung, apparative 313
Langzeitrehabilitation, Querschnittsgelähmter 306
Läsion (s. auch Verletzung), gemischte 309
– lumbale 416
– unterhalb C 2/3 371
– – C 3/4 370
– – C 4/5 370
– – C 5/6 369
– – C 7/8 371
– zervikale 417
Läsionsphase 357
Latex-Katheter 354
Latextrichter 343
Leibgurt 379
Lenden-Becken-Bereich, Mobilisation 104
Lendenwirbelfraktur 85
– physiotherapeutische Behandlung 86 ff
Lendenwirbelsäule, Ball 90
– Bewegungsbad 91
– Bücken 90
– Hocker 90
– Mobilisation auf dem Ball 89
– – – Variation 89
– – nach Klein-Vogelbach 86
– Stand 91
Liegephase, anamnestischer Befund 358
– Befundungsmaßnahme 358
– – Gelenkstatus 363
– – neurologischer Status 359
– – Spontananhaltung 363
– – Spontanbewegung 363
– – Tast- und Sichtbefund 363
– – vitale Situation 359
– Dauer 357
– Gesichtspunkte zu physiotherapeutischen Maßnahmen 364
Lifting 74
Ligamentum collaterale, physiotherapeutische Behandlung 148
– – – – Maßnahmen 148
– – – – Verlauf 148 ff
– patellae, Ruptur 132 f
Lindemann-Mieder 379
Liquoraustritt 60
Liquorfistel 61
Lowdoses-Heparin 315
Luftkissen 177
Lungenembolie 313
Lungenentzündung 26
Luxatio iliaca 111 f
– obturatoria 111 f
– sub talo 195
– – – Behandlung 195
– suprapubica 111 f
Luxation 16 ff
– Behandlung 17
– Einteilung 16
– Erstversorgung 17
– gewohnheitsmäßige 17
– Komplikation 16
– perilunäre 278
Luxationsfraktur 17, 20
Lymphdrainage, manuelle 58

M

Magen, Entzündung, streßbedingte 318
– Ulzeration 318
Magenatonie 318
Marknagel 27, 122
Markphlegmone 300
Marschfraktur 19
Mastdarmfunktion, Störung 92, 312
Mehrfachverletzung 38 f
Meningitis 61
Meniskektomie 147
– offene 159
– – physiotherapeutische Behandlung, Maßnahmen 159 f
– – – – Übungsbeispiele 162 ff
– – – – Verlauf 160 f
Meniskus, Naht 148
– physiotherapeutische Behandlung 148
– – – Maßnahmen 148
– – – Verlauf 148 ff
Meniskusablösung 15, 146
Meniskusriß 145
– Formen 146
Meniskusschaden 145 ff
Meniskusverletzung 15
Messen 41, 285
Metakarpalknochenfraktur 281
– Behandlung 281
Metallentfernung 33 f
Metatarsalia, konservativ versorgte Fraktur 203
– operativ versorgte Fraktur 204
Minderdurchblutung, Muskulatur 302
Minimalbelastung 49
Mittelfußfraktur 199
Mittelhandfraktur 280 f
Mobilisation 43, 286
Mobilisierungsphase 357, 379 f
Mondbeinverrenkung, isolierte 279
Monokelhämatom 38, 61
Monteggia-Fraktur 264 f
Motorradunfall 320
Motorschiene 155
Musculus(-i) biceps brachii 370
– brachialis 261
– deltoideus 370
– detrusor vesicae 316
– extensor digitorum communis 371
– flexor carpi radialis 371
– glutaei 107
– quadriceps femoris 107
Muskelbindegewebe, Ossifikation 324
Muskeldurchriß 7
Muskelkontraktur 302
Muskelkorsett 70, 80
Muskelpumpe 315
Muskelquetschung, ausgedehnte 6
Muskelriß 7
– vollständiger 7
Muskelstatus 359
Muskelteilriß 7
Muskeltestschema 360 f
Muskelverletzung 6
– geschlossene 7
– offene 6
Muskelzerrung 7
Muskulatur, Heilungsfähigkeit 6
– Minderdurchblutung 302
Myelose, funikuläre 310
Myositis ossificans 7, 13, 261
– – Behandlung 261
– – circumscripta neurotica 7
– – Ellenbogengelenksluxation 18

N

Nachtlagerungsschiene 342
Nachtliegeschale 169
Nagelung nach Ender 116
– nach Küntscher 116
Narbe 3 ff
– Veränderung 4
Narbenbehandlung 42
– manuelle Lymphdrainage 58
Narbengewebe, Schrumpfung 4
Narbenmassage 150
Nasenbeinschiefstand 60
Navikularquartett 280
Nekrose 352
Nervenlähmung 11

Nervennaht 10
Nervenverletzung 9
– Formen 9 f
– geschlossene 10
– – Behandlung 10
– Hand 278
– Heilungsfähigkeit 9
– offene 10
– – Behandlung 10
Nervus axillaris 224, 228
– – Parese 228
– fibularis peronaeus 167 f
– – – Parese 167 f
– – – – physiotherapeutische Behandlung 167 ff
– – – – – Maßnahmen 167 ff
– – – – – Übungsbeispiele 169
– medianus, Parese 273 f
– – – physiotherapeutische Behandlung 274
– – Schädigung 270
– phrenicus 313
– radialis, Parese 242
– – – physiotherapeutische Behandlung 242
– suprascapularis 210
– transversus 210
– ulnaris, Parese 262 f
– – – physiotherapeutische Behandlung 262 f
– – Spätlähmung 245
– – Verletzung 262
– – – Behandlung 262
Neuropraxis 9
Neurotmesis 9
Neutralisationsplatte 28
Niemandsland 8
Non-union 298

O

Oberarmbruch 230
Oberarmhöckerfraktur 230
Oberflächensensibilität 312
– Verteilung 308
Oberschenkel-Schienen-Schellen-Apparat 405
Oberschenkelstrumpf, elastischer 315
Ödem 302
– posttraumatisches 26
– renal bedingtes 315
Ödembildung, Behandlung 315
– Bindegewebe 5
Öffnen der Tür 441
Olekranon 9
Olekranonfraktur 255
– Formen 255
– mit Zuggurtung versorgte 256 f
– – – physiotherapeutische Behandlung 256 f
– – – – – Übungsbeispiele 257
– – – – – Verlauf 257
Orgasmusfähigkeit 318 f
Ortholen-Orthese 37
Os naviculare, Luxationsfraktur 279
– scaphoideum s. Kahnbein
Ossifikation, heterotope s. Myositis ossificans
Osteitis 300
– Behandlung 301
– physiotherapeutische Behandlung 301 f
– – – konservative Versorgung 302
– – – operative Versorgung 301
– traumatische 300
Osteomyelitis 300 f, 323
– Behandlung 301
– physiotherapeutische Behandlung, konservative Versorgung 302
– – – operative Versorgung 301 f
Osteoporose, generalisierte 19
Osteosynthese 116, 122
– adaptierende 29 f
– stabile 27
Osteotomie 30
– valgisierende 116

P

Paraosteoarthropathie 324
Paraplegie s. Querschnittlähmung
Parästhesie 71
Parese, untere Gliedmaße 92
Parierfraktur 263
Patella 132
– Exstirpation 138
– – Maßnahmen 138
Patellafraktur 132 f
– Behandlung 133
– Formen 133
– operativ versorgte, physiotherapeutische Behandlung 134
– – – – – Maßnahmen 134 f
– – – – – Übungsbeispiele 135 ff
– Spätschäden 133
Patellaluxation 144
Patellamobilisation 157
Patellasehnenriß 133
Patient, Befragung 285
Peitschenschlagverletzung 65
Pendelgips 230
Penisendoprothese 318
Periathropathia humeroscapularis 15
Periost 23
Personenwaage 47
Pfeil, Auflegen 454
– Aufnehmen 452
Pflasterzug, vertikale Extension beider Beine 125
Phalanxfraktur 282
Physiotherapeutische Behandlung s. Behandlung, physiotherapeutische
Physiotherapie, Bedeutung 39
– Behandlungsplan 40
– Behandlungsziel 40
– Durchführung 2
– prophylaktische Aufgabe 40 f
– Untersuchung 40
– Voraussetzung 2
Pilon tibial 178
Pivot-shift 141
Plattenosteosynthese 28, 123
– Entfernung 33
Platzwunde 3
Plexus brachialis, Parese 228
Plexuszerrung 223
Pneumonie 94, 97
Pneumonieprophylaxe 63
Pneumothorax 94
POA s. Paraosteoarthropathie
Polytraumatisierung 38
Polyurie s. Harnausscheidung
Prellung 12 f
– Behandlung 13
Processus coronoideus 255
Pronationsfraktur 185
Proteus 300
Pseudarthrose 298 f
– atrophische 24
– avitale 298
– hypertrophe 24
– hypervitale 298
– physiotherapeutische Behandlung 299 f
Pseudoarthrose 116, 124
Pupille, lichtstarre 60
Pyelogramm mit Miktionszystogramm 317

Q

Quadrizepssehneruptur 9, 132
Querfortsatzfraktur 67
– physiotherapeutische Behandlung 91
Querschnittgelähmter, Absprache mit der überweisenden Klinik 335
– Ankunft des Frischverletzten 335
– – des Hubschraubers 336
– Behindertensport 355
– Erstuntersuchung 336
– Formblatt für Neuaufnahme 334
– frischverletzter, Richtlinien für die Aufnahme 325 ff, 335 ff
– Katalog der Hilfen 340 ff
– Röntgenuntersuchung 337
– Spezialabteilung zur Erstbehandlung 326 ff
– – – Deutschland 326 ff
– – – Niederlande 331

Querschnittgelähmter, Spezialabteilung zur Erstbehandlung, Österreich 331 f
– – – – Schweiz 332 f
– Überlagern auf den Röntgentisch 336
– Übernahme des Patienten 336
Querschnittlähmung 68, 305 ff
– Begleitverletzungen 319 f
– Diagnose 308
– Entscheidung über operative Maßnahmen 338
– erworbene 305 ff
– Frühbehandlung 339
– Funktionsschema 386
– Innervationsschema 386
– Kontaktaufnahme mit den Angehörigen 339
– Krankheitsbild 306
– Patientenaufklärung 339
– Phaseneinteilung 357
– physiotherapeutische Behandlung, Richtlinien 356
– Reintegration 305
– schlaffe 309, 311
– spastische 311
– Therapieplan 338
– Trainingsphase 339
– Transport 325
– unvollständige (Paraparese) 307
– Ursache 309 f
– vollständige (Tetraparese) 307
– Voranmeldung eines Frischverletzten 325
Querschnittsyndrom, operatives Vorgehen 92
Quetschung 3
Quick-ice-Eismassage 54

R

Radialisschiene 242
Radialisverletzung 238
Radioulnargelenk 252
Radiusfraktur, distale, konservativ versorgte 270 ff
– – – – physiotherapeutische Behandlung 270 ff
– – – – – Maßnahmen 271
– – – – – Übungsbeispiele 272 f
– – – – – Verlauf 272
Radiusköpfchen, Resektion 259 f
Radiusköpfchenfraktur 258
– konservativ versorgte 258
– – – physiotherapeutische Behandlung 258 f
– – – – – Übungsbeispiele 259
– – – – – Verlauf 258
– operativ versorgte 259 f
– physiotherapeutische Behandlung 258 f
Radschutz 349
Reanimationsmaßnahme 19
Reflexblase, spinale 316
Reflexstatus 362 f
Refraktur 33
Rehabilitation der ersten Stunde 306
Reinnervation 10
Reintegration 305
Reizknie 139
Reizstrom 57
Reizstromtherapie 10
Reizzustand 54
Rekurvation 23
Reluxation 229
Reorganisationsphase 357
Reposition 17, 25
– frühestmögliche 17
Repositionsmanöver 25
Restharnbestimmung 353
Retention 25
Retinaculum flexorum 8
Retinakulumriß 133
Reverdin-Plastik 5
Rippenfraktur 93
– Behandlung 94
– physiotherapeutische Behandlung 94
– – – Atemtherapie 95
– – – Maßnahmen 95
– – – Übungsbeispiele 96
– – – Verlauf 95
– Querschnittlähmung 320
Rippenserienfraktur 19, 93, 96 f

- physiotherapeutische Behandlung 96
- Querschnittlähmung 320
Rißwunde 3
Rohr-im-Rohr-System 27
Rollator 346
Rollhügel 9
Rolli-Bike-Fahrer 460
Rollstuhl 410 ff
- Ankippen 383
- Bewegen des Körpers 437
- Druckentlastung 323
- Einstiegtechnik, rückwärts 434
- Einweisen 383
- elektrischer 350
- - Steuergerät 350
- Entlastung des Gesäßes 381
- Fahren s. Fahren
- Fallen 432
- gefaltet 412
- Grundbestandteile 411 ff
- Handhabung der beweglichen Teile 439
- richtig rückwärts umfallen 433
- - vorwärts herausfallen 433
- rückwärts umkippen 432
- Sitzposition 415 f
- mit starrem Rahmen 413
- Tagesablauf 382
- Überwechseln 381
- Vorbereitung des Sitzens 377 f
Rollstuhlbelastungsphase 381
Rollstuhlgrundtypen 410
Rollstuhlhandschuhe 440
Rollstuhlmodell 380
Rollstuhlphase, Beginn, Tetraplegie 385
Rollstuhl-Rugby 456
Rollstuhlsportarten 459
Rollstuhltraining 417 ff
- Paraplegie 418
- Tetraplegie 435 ff
Rollstuhlversorgung, Gesichtspunkte 410
Rotationsbruch 67
Rotationsschublade 141
Rotatorenmanschettenruptur 219
- physiotherapeutische Behandlung 220 f
- - - Maßnahmen 221
- - - Verlauf 220
Rückenmark 66
- angeborene Fehlbildung 310
- Blutung im zentralen Bereich 308
- Contusio 309
- entzündliche Erkrankung 310
- Kommotion 68
- Ort der Schädigung 308
- Tumorwachstum 310
Rückenmarkbahnen, halbseitige Unterbrechung 307
Rückenmarkläsion 306
Rückenmarksschädigung 92 f
Rückenmarksyndrom, akutes vorderes 308
Rückenmarktrauma, offenes 310 f
Rucksackverband 205
Rückwärtsfahren, Rollstuhl 420, 439
- - einhändiges 440
Ruhigstellung 17
- mangelnde 298
Rutschbrett 349
- Übersetzen 396

S

Sandsack 344
Schädel (s. auch Kopf), knöcherner, Fissur 59
Schädelbasisfraktur 60
Schädeldecke, Platzwunde 38
Schädelfraktur 38
- offene 38
Schädel-Hirn-Trauma 38, 59 ff
- gedecktes 61
- physiotherapeutische Behandlung 62 ff
- - - Übungsbeispiele 63
- - - Verlauf 63
- Querschnittlähmung 320
Schädelkalotte 60
- Bedeutung 60
Schädelverletzung 39

Schädigungsniveau, Rückenmark 308
Schambeinbruch 98
Schanz-Verband 69, 72
Schätzen 41, 285
Schaumstoffschiene, hohe 35
Schenkelhalsfraktur 114
– konservativ versorgte 121
– – – physiotherapeutische Behandlung 121
– mediale 114 ff
– operativ versorgte laterale, physiotherapeutische Behandlung 117
– – – – Üben in Seitenlage 119
– – – mediale, physiotherapeutische Behandlung 117
– – – – Üben in Seitenlage 119
– physiotherapeutische Behandlung 117 ff
– – – Maßnahmen 118
– – – Übungsbeispiele 120 f
– – – Verlauf 117
Schienbein s. Tibia
Schiene, orthetische 265
– Ulnarisparese 263
Schienenarten 35 ff
Schipperkrankheit 68
Schleudertrauma 65, 70 ff
– Behandlung 72
– physiotherapeutische Behandlung 72
– – – Maßnahmen 72
– – – Übungsbeispiele 73
– Verletzungsstufen 71
Schlingentisch 56
– statische Übungen 103
Schlüsselbeinbruch s. Klavikulafraktur
Schmerz 312
– Querschnittlähmung 321 f
– schwer einzuordnender 312
Schmerzklinik 355
Schmerzsyndrom, radikuläres 321
Schmetterlingsfraktur 20
Schnittwunde 3
Schnüffeln 96
Schock, hämorrhagischer 19
– spinaler 311, 315, 357
Schonungsatrophie 11
Schräge, Rollstuhl 440
Schraubenosteosynthese 30
Schreibhilfe 350
Schulter, subluxable 18
Schulterblattbruch s. Skapulafraktur
Schulterblattdurchbruch 209
Schulterblattgrätenbruch 209
Schulterblattmobilisation im Schlingentisch 227
Schultereckgelenkssprengung, operativ versorgte 214
– – – physiotherapeutische Behandlung 214 ff
– – – – – Übungsbeispiele 217
– – – – – Verlauf nach Metallentfernung 217
– – – – – Verlauf vor Metallentfernung 215 f
– nach Tossy 213
Schultergelenk, Kapsel-Band-Schaden 219
– Luxation 222
– – Behandlung 223
– – Formen 223
– – rezidivierende 228 f
– Prellung 219
– Zerrung 219
Schultergelenkverletzung 218 ff
Schultergürtel, Gelenkverletzung 212 ff
– Verletzung 204
Schulterluxation 17, 222
– traumatische 224
– – physiotherapeutische Behandlung 224 f
– – – – Maßnahmen 225
– – – – Übungsbeispiele 226 f
– – – – Verlauf 224 f
– vordere 229 f
– – physiotherapeutische Behandlung 229
– – – – Verlauf 229 f
Schulterprellung 15, 218
Schultersteife 219
Schulterteilsteife 15
– Behandlung 15
Schulterzerrung 15
Schußwunde 3

Schutzhose, wasserdichte 344
Schutzimpfung, passive 4
Schwangerschaft 319
Schweben 47
Schwellstrom 57
Schwellung, Frakturzeichen 22
– manuelle Lymphdrainage 58
Schwimmen 454 f
Schwimmkragen 347
Schwindelgefühl 71
Schwurhand 273
Sehne, Heilungsfähigkeit 6
Sehnenriß 8 f
– Behandlung 9
Sehnenscheidenentzündung 8
– bakterielle 8
Sehnenverletzung 6
– geschlossene 8 f
– Hand 277
– offene 7 f
Seitenbandruptur, konservativ versorgte 152
Selbstdehnung 184
Selbstkatheterisierung, intermittierende 317, 354
Sensibilität 312
Sensibilitätsausfall, vollständiger 307
Sepsis 323
Sexualfunktion, Störung 312, 318 f
Sicherheitsleibgurt 346
Silikon-Katheter 354
Sinusthrombose 61
Sitzbeinbruch 98
Sitzposition 415 f
– 90 Grad 416
– gekippte 417
– Sicherung 388 f
Skapulafraktur (s. auch Schulterblattdurchbruch) 209
– konservativ versorgte 210 ff
– – – physiotherapeutische Behandlung 210
– – – – – Maßnahmen 211
– – – – – Übungsbeispiele 212
– – – – – Verlauf 210
Skapulahalsbruch 209
Skapulakörperbruch 209
Skapulapattern in Seitenlage 227
SKAT-Therapie 319
Skifraktur 164
Sklerose, multiple 310
Slalomfahren, Rollstuhl 421, 440
Slap lesion 219 f
– – physiotherapeutische Behandlung 220
Spanngerät 28
Spasmolytika 355
Spastik, spinale 320 f
Spastizität, Grade 320 f
Spätphase, physiotherapeutische Behandlung 387
Spezialdrehbett 368
Spezialrückenkissen 349
Spezialsitzkissen 348
Spezial-Toilettensitz 344
Sphinkterotomie, dosierte 317
Spielformen 443
Spielidee 443
Spina iliaca anterior superior 9
Spinalkanal 66
Spitz-Klump-Fuß 11
Spontanatmung, Maßnahmen 366
Spontanerektion 318
Sport, klinischer 409
– – Ziele 409
Sportart 443
Sportkreisel 110 f
Sprunggelenk, oberes, Bandverletzung 179 f
– – Mobilisation und Kräftigung 189 f
– – Naht des Außenbandes 181 f
– – – – physiotherapeutische Behandlung 181 f
– – – – – Maßnahmen 182
– – – – – Übungsbeispiele 184
– – – – – Verlauf 181
– – operativ versorgte Fraktur, physiotherapeutische Behandlung 187 ff
Sprunggelenkverletzung 179
Stabilisation im Vierfüßlerstand 81
Stabilisationsphase 357
Stand und Hocke, mit Stemmführung, Wechsel 90
Staphylococcus aureus 300

Stauchung 13
Stecklaken 343
Stehbalance 405
Stehgerät 402
– mechanisches 403
Stehtraining 402
Stehübungsgerät 346
Steinmann-Nagel 29
Steinmann-Zeichen 146
Steißbeinfraktur 99
Stemmen im Vierfüßlerstand 88
Stemmführung nach Brunkow 57, 86
Stemmübung 390
Sternoklavikulargelenk 18, 213 f
Sternumfraktur 97
– physiotherapeutische Behandlung 97
– Querschnittlähmung 320
Steuergerät, Computer 350
– elektrischer Rollstuhl 350
Stichwunde 3
Stoffwechselstörung, Minderdurchblutung 302
Strecksehnenabriß, Fingerendglied 8
Strecksehnenverletzung, Hand 277
Strom, diadynamischer 57
Strumpf, elastischer 315
Stufe, Fahrtechnik 424
– – Bewegungsstudie 427
Stützapparat, frische Verletzung 2
Stützfunktion, Schulung, obere Extremitäten 388 f
Stützgewebe, vernarbendes 4
Stützmieder 345
Subileus 318
Subluxation, Kniegelenk 145
Sudeck-Dystrophie 54, 293 f
– physiotherapeutische Behandlung 295 ff
– – – Maßnahmen 296
– Prophylaxe 295
Sudeck-Erkrankung s. Sudeck-Dystrophie
Sudeck-Persönlichkeit 293
Suizidversuch 320
Supergrip 436
Supinationsfraktur 185
Sustentaculum tali 197
Sustentaculum-tali-Abbruch 198
Symphysenfugenruptur 98 f
Syndesmose, radioulnare 15
– tibiafibulare 15
Syndrom, dystrophisches s. Sudeck-Dystrophie
Syringomyelie 310

T

Tabatiere, Anfüllung 280
Tagesablauf, Rollstuhl 382
Talus, Fuß 194
Talusfraktur 195, 200
– Formen 196
– physiotherapeutische Behandlung 200 ff
– – – Übungsbeispiele 201 f
– – – Verlauf 201
Talusnekrose 181
Tanz 460 f
Taschenmesser-Flexionsmechanismus 97
Tastsinn, Wiederherstellung 276
Tauchbad 54
Technik, physiotherapeutische, Brauchbarkeit 306
Teilbelastung 49
Temperaturregulation 312
– Störung 312
Tennis 462
Teppich, Überwinden 441
Tetraplegie 306
– Bauchlagerung 368
– C 5/6 372
– – Rollstuhl 384
– C 6/7 374
– Rollstuhlphase, Beginn 385
– Trickbewegung 373 f
Thermoregulation, periphere 314
– – Beeinträchtigung 314
Thiersch-Plastik 6
Thorakalsegment, oberes 312
Thoraxabduktionsgips 237
Thoraxabduktionsschiene 37

Thoraxdiademgips 78
Thoraxverletzung 39
- gedeckte 93
- perforierende 93
Thromboembolie 314
- Prophylaxe 315
- Ursache 314
Thromboembolieprophylaxe 371
Thrombose 97
Thromboseprophylaxe 63
Tibia, distale Epiphysenfraktur 178
Tibiafraktur, distale 178
- isolierte 170
- proximale 165 ff
- - Behandlung 165
- - Formen 165
- - Spätschäden 165
Tibiakopffraktur, operativ versorgte 167 f
- - - physiotherapeutische Behandlung 167
- - - - - Maßnahmen 167 f
Tibiaschaftbruch 170
Tiefensensibilität 312
Tischtennis 443
- Paraplegie 443 f
- Tetraplegie 444 ff
Tischtennishandschuh 446
Toilettenanlage, automatische 345
Toilettenstuhl 344
Torsionsbruch 19
Totalendoprothese 116
Training, funktionelles 387
- körperliches 355
Transfer Boden - Rollstuhl 433 f
Trauma, Ursache 1
Traumatologie 1 ff
- Methode 1
- Voraussetzung 1
- Ziel 1
Treppe mit Geländer 430
Treppenfahren 426 ff
- Instruktion für Hilfsperson 426 f
- selbständiges 429 f
Treppensteigen 49
Trickbewegung 320
- Tetraplegie 373 f
Trinkhilfe 350
Trinkmenge 353
Trochanter 9
- major 114
Trochanterregionfraktur 114
Tuberkulumabbruch 198
Tuchunterlage 343
Tumor, gutartiger 19
Tumorwachstum 310
- Rückenmark 310
Türen öffnen 441

U

Üben, selbständiges 58
Überdehnung 14
Überdruckinhalation 350
Übersetzen mit Hilfsperson 396
- auf höhere Sitzgelegenheiten 400
- Rutschbrett 396
- selbständiges 397 ff
Überwechseln in den Rollstuhl 381
Überwinden, Teppich 441
Übungsbehandlung, sorgfältige 306
Übungsmatte 345
Übungsstabilität 46
Übungswand 273
Ulmer Schiene 37
Ulnarisparese, Schiene 263
Umfallen, richtig rückwärts 433
Umkippen, rückwärts 432
Unterarmfraktur, distale 268 ff
- - Behandlung 268
- - bei dorsal extendierter Hand 269
- - Formen 268 f
- operativ versorgte 265 ff
- - - Extension - Abduktion - Innenrotation 266
- - - Flexion - Adduktion - Außenrotation 266
- - - physiotherapeutische Behandlung 265 ff
- - - - - Maßnahmen 267
- - - - - Übungsbeispiele 268
- - - - - Verlauf 266
- proximale 252 ff

Unterarmschaftfraktur 263
– Behandlung 265
– Formen 264
Unterarmstütze 50, 346
Unterschenkelfraktur 164
Unterschenkelgipsverband nach Sarmiento 171
Unterschenkelschaftfraktur 170 ff
– Behandlung 171
– physiotherapeutische Behandlung, Maßnahmen 173
– – – Übungsbeispiele 175
– Spätschäden 172
Unterschenkelschwellung, physiotherapeutische Behandlung 172
Unterschenkel-Tibiaschaft-Fraktur, operativ versorgte, Marknagelung 176
– – – – physiotherapeutische Behandlung 176 f
– – – physiotherapeutische Behandlung 172
– – – Platten-Schrauben-Osteosynthese 172
– – – Verriegelungsnagel 177
Untersuchung, physiotherapeutische 284 f
– urodynamische 317
Untersuchungsergebnis 40
Urinalversorgung 353
Urinflasche 343
Urinschiffchen 344

V

Venenstauung 302
Venenthrombose 26
Verdauungswege, Funktionsstörung 318 ff
Verdrehung 14
Verkalkung, Weichteilumgebung 324
Verknöcherung, Weichteilumgebung 324
Verletzung (s. auch Läsion), frische 2
– tieferes Gewebe 4
Verletzungsmechanismus 2
Verrenkung s. Luxation
Verriegelungsnagel 27, 123
Versorgung, stationäre, Hilfen 341
Verstauchung 14
Vertreten 179
Verweilkatheter, suprapubischer 316, 354
– transurethraler, Kontraindikation 316, 354
Vierfüßlerstand 81
Viergliedmaßenlähmung s. Tetraplegie
Vierpunktgehhilfe 53
Vojta-Therapie 371
Volkmann-Kontraktur 260
Volkmann-Schiene 35 f
Vollbelastung 49
Vorwärtsfahren, Rollstuhl 418, 439
– – Bewegungsstudie 419
V-Phlegmon 8

W

Waagenstraße 47
Wahrnehmungsfunktion 307
Wandzuggerät, Eigentraining 391
Wärmestau, peripherer 314
Weichteilverknöcherung, neurogene 324
– – Behandlungsverlauf 325
Weiterbetreuung, ambulante 351
Weiterbildungsbereitschaft 39
Whiplash injury 65
Wickeln, Beine 315
Willkürbewegung 307
Wippe 396
Wirbelbogenbruch 65
Wirbelkörperbruch 66
– isolierter 68
Wirbelsäule, Flexion und Extension über die Extremitäten in Seitenlage 87
– – – – – im Vierfüßlerstand 88
Wirbelsäulenfraktur, Frakturkonsolidation 70
– instabile 66
Wirbelsäulenbruchform 66

Wirbelsäulenluxation 68
Wirbelsäulenverletzung 65 ff
- Ausmaß 68
- Behandlung 68
- Bewegungsbad 91
- Diagnose 68
- Einteilung 65
- ohne Rückenmarksschädigung 92
- Spätschäden 92
Wirbelverletzung, voll ausgebildete 68
Wundbehandlung, operative 4
Wunde 3 ff
Wundform 3
Wundheilung 4
- per secundam 4
- primäre 4
Wundödem 4
Wundrand, Ausschneiden 4
Wundstarrkrampf 4
Wundtoilette 4

Z

Zehenfraktur 195 f, 199, 203
Zehengelenk, Stauchung 195
Zehenschwellung, physiotherapeutische Behandlung 172
Zellstoffeinlage 343
Zerrung 13
- Behandlung 14
Zervikalstütze 379
Zeugungsfähigkeit 318
Zusammenarbeit, interdisziplinäre 306
Zweitrollstuhl 349